國醫典藏影印系列

千金翼方

唐·孫思邈 著

人民衛生出版社
·北京·

圖書在版編目（CIP）數據

千金翼方 /（唐）孫思邈著 .—北京：人民衛生出版社，2022.11
（國醫典藏影印系列）
ISBN 978-7-117-33931-5

Ⅰ. ①千… Ⅱ. ①孫… Ⅲ. ①《千金方》 Ⅳ. ①B289.3

中國版本圖書館 CIP 數據核字（2022）第 203255 號

人衛智網	www.ipmph.com	醫學教育、學術、考試、健康，購書智慧智能綜合服務平臺
人衛官網	www.pmph.com	人衛官方資訊發布平臺

國醫典藏影印系列
千金翼方
Guoyi Diancang Yingyin Xilie
Qianjin Yifang

著　　者：孫思邈
出版發行：人民衛生出版社（中繼綫 010-59780011）
地　　址：北京市朝陽區潘家園南里 19 號
郵　　編：100021
E - mail：pmph @ pmph.com
購書熱綫：010-59787592　010-59787584　010-65264830
印　　刷：三河市宏達印刷有限公司（勝利）
經　　銷：新華書店
開　　本：787 × 1092　1/16　印張：24　插頁：1
字　　數：511 千字
版　　次：2022 年 11 月第 1 版
印　　次：2023 年 1 月第 1 次印刷
標準書號：ISBN 978-7-117-33931-5
定　　價：99.00 元
打擊盜版舉報電話：010-59787491　E-mail：WQ @ pmph.com
質量問題聯系電話：010-59787234　E-mail：zhiliang @ pmph.com
數字融合服務電話：4001118166　E-mail：zengzhi @ pmph.com

中國的傳世古籍浩如烟海，汗牛充棟，其中中醫藥古典醫籍占有重要的地位。據不完全統計，存世的中醫藥古籍超過一萬種，若包括不同版本在內，數量更多。中醫藥古籍是傳承中華優秀文化的重要載體，是中醫文化寶庫中之瑰寶。這些珍貴的中醫文化遺產是當代中醫藥學繼承和創新的源泉，蘊藏着精深的無可替代的學術價值和實用價值。保護和利用好中醫藥古籍，是弘揚中華優秀傳統文化、傳承中醫學術的必由之路。大凡古今醫家，無不是諳熟中醫藥古籍，并在繼承前人經驗的基礎上而成爲一代宗師。步入新時代，中醫的發展創新仍然離不開繼承，而繼承的第一步必須是學習古籍，奠定基礎，在此基礎上創立新説，真正做到傳承精華，守正創新。

人民衛生出版社自一九五三年成立以來即開始承擔中醫古籍出版工作。先後出版了影印本、點校本、校注本、校釋本等數百種古籍著作。通過近七十年的積澱，人衛社形成了中醫古籍整理規範，爲中醫藥教材、專著建設做了大量基礎性工作；并通過古籍整理，培養了一大批中醫古籍整理人才；同時，造就了一批治學嚴謹，并具有中醫古籍編輯職業素養的專業編輯隊伍，形成了編輯、排版、校對、印製各環節成熟的質量保證體系。多個項目獲得國家古籍整理出版資助，榮獲中國出版政府獎、國家科技進步獎等殊榮，并且形成了「品牌權威、名家雲集」「版本精良、校勘精準」「讀者認可、歷久彌新」的特點，贏得了讀者和行業内的一致認可與高度評價。

讀經典、跟名師、做臨床、成大醫是中醫人才成長的重要路徑。中醫古籍的影印最忠實於原著，也是中醫古籍整理的重要方法之一，具有較高的學術價值和文獻價值。爲了更好地貫徹落實中共中央辦公廳、國務院辦公廳於二〇二二年四月印發的《關於推進新時代古籍工作的意見》精神，滿足讀者學習和研究中醫古籍需要，我們精選了十種曾在我社二十世紀六十年代先後影印出版，頗受廣大讀者歡迎的中醫經典古籍影印本，作爲《國醫典藏影印系列》出版。其内容涉及中醫理論、中醫臨床、中藥等；所選版本，均爲傳世之本，部分品種現已成爲市場稀有的收藏之作。爲便於讀者研習和收藏，本次影印在版式上進行了擴印，對於影印本中不清楚的字進行描修等，并以精裝版面世。本次影印出版不僅具有實用價值，更具有珍貴的版本價值與文獻價值，期待本系列的出版，能真正起到讀古籍、築根基、做臨床、提療效的作用，爲推動我國中醫藥事業的發展與創新做出貢獻。

《國醫典藏影印系列》（十種）

《黄帝内經素問》
《黄帝内經靈樞》
《黄帝内經太素》
《注解傷寒論》
《金匱玉函經》
《神農本草經》
《本草綱目》（全二册）
《備急千金要方》
《千金翼方》
《外臺秘要》（全三册）

人民衛生出版社
二〇二二年八月

唐孫思邈著

千金翼方

光緒戊寅上海印行
獨山莫繩孫補署檢

校正千金翼方表

臣聞醫方之學其來遠矣上古神農播穀嘗藥以養其生黄帝岐伯君臣問對垂於不刊爲萬世法中古有長桑扁鵲漢有陽慶倉公張機華佗晋宋如王叔和葛稚川皇甫謐范汪胡洽深師陶景之流凡數十家皆師祖農黄著爲經方迨及唐世孫思邈出誠一代之良醫也其行事見諸史傳撰千金方三十卷辨論精博囊括衆家高出於前輩猶慮或有所遺又撰千金翼方以輔之一家之書可謂大備矣其書之傳於今訛舛尤甚雖洪儒碩學不能辨之

仁宗皇帝詔儒臣校正醫書臣等今校定千金翼方謂手物之繁必先得其要故首之以藥録纂要凡治病者宜别藥之性味故次之以本草人之生育由母無疾故次之以婦人疾病之急無急於傷寒故次之以傷寒然後養其少小故次之以小兒人身既立必知所以自養故次之以養性養性者莫善於養氣故次之以辟穀氣之盈乃可安閒故次之以退居退居者當事補養故次之以補益若補養失宜則風疾乃作故次之以中風風者百病之長邪氣緣而畢至故次之以雜病又次之以萬病愈諸疾者必資乎大藥故次之以飛鍊乳石性堅久服生熱故次之以瘡癰衆多之疾源乎脉證故次之以色脉色脉既明乃通腧穴故次之以針灸而禁經終焉總三十卷目録一卷臣以爲晋有人欲刊正周易及諸藥方與祖訥論祖云辨釋經典縱有異同不足以傷風教至於湯藥小小不達則後人受弊不少是醫方不可以輕議也臣等不敢肆臆見妄加塗竄取自神農以來書行於世者而質之有所未至以俟來者書成繕寫將預

聖覽恭惟

皇帝陛下天縱深仁孝述前烈刊行方論拯治生類俾天下家藏其書人知其學皆得爲忠孝亦 皇風之高致焉太子右贊善大夫臣高保衡尚書都官員外郎臣孫奇太常少卿充秘閣校理臣林億等謹上

千金翼方序

唐 逸士 孫 思邈 撰

原夫神醫祕術至賾參於道樞寶餌凝靈宏功浹於真畛知關籥玄牡駐歷之効已深轡策天機全生之德爲大稽炎農於紀籙資太一而反營魂鏡軒后於遺編事岐伯而宣藥力故能嘗味之績鬱騰天壤診體之教播在神寰醫道由是濫觴時義肇基于此亦有志其大者高密問紫文之術先其遠者伯陽流玉冊之經擬斯壽於乾坤豈伊難老儔厥齡於龜鶴詎可彌痾茲廼大道之真以持身抑斯之謂也若其業濟含靈命懸茲乎則有越人徹視於腑藏秦和洞達於膏肓仲景候色而驗眉元化刳腸而湔胃斯皆方軌疊跡思韞入神之妙極變探幽精超絕代之巧晉宋方技既其無繼齊梁醫術曾何足云若夫醫道之爲言寔惟意也固以神存心手之際意析毫芒之裏當其情之所得口不能言數之所在言不能諭然則三部九候廼經絡之樞機氣少神餘亦鍼刺之鈞軸況乎良醫則貴察聲色神工則深究萌芽心考錙銖安假懸衡之驗敏同機駭曾無挂髮之淹非天下之至精其孰能與於此是故先王鏤之于玉板往聖藏之以金匱豈不以營疊至道括囊真賾者歟余幼智蔑聞老成無已才非公幹夙嬰沈瘵德異士安早纒尫瘵所以志學之歲馳百金而徇經方耄及之年竟三餘而勤藥餌酌華公之錄帙異術同窺採葛生之玉函奇方畢綜每以爲生者兩儀之大德人者五行之秀氣氣化則人育伊人稟氣而存德合則生成是生曰德而立既知生不再於我人處物爲靈可幸蘊靈心闕顧我性源者由檢押神秘幽求今古撰方一部號曰千金可以濟物攝生可以窮微盡性猶恐岱山臨目必昧秋毫之端雷霆在耳或遺玉石之響所以更撰方翼三十卷共成一家之學譬輗軏之相濟運轉無涯等羽翼之交飛摶搖不測矧夫易道深矣孔宣繫十翼之辭玄文奧矣陸績增玄翼之說或沿斯義述此方名矣貽厥子孫永爲家訓雖未能譬言中庶比潤上池亦足以慕遠測深稽門叩鍵者哉儻經目於君子庶知余之所志焉

千金翼方目録

唐 逸士 孫 思邈 撰

○卷之一

○卷之二

草部上品之下二十八味

草部中品之上三十七味

草部中品之下三十九味

卷之三

草部下品之上二十五味

草部下品之下六十八味

蟲魚部七十一味　論一首
石蜜　蜜蠟白蠟附　蜂子黄蜂土蜂附　牡蠣
桑螵蛸　海蛤　文蛤　魁蛤　石決明
秦龜　龜甲　鯉魚膽肉骨齒附　蠡魚
鮑魚　鮧魚　鱓魚　鯽魚　伏翼
天鼠屎　蝟皮　石龍子　露蜂房　樗雞
蚱蟬　白殭蠶　木䖟　蜚䖟　蜚蠊
䗪蟲　蠐螬　蛞蝓　蝸牛　水蛭
鼉甲肉附　鮀魚甲肉附　烏賊魚骨肉附　蟹爪附
原蠶蛾屎附　鰻鱺魚　鮫魚皮　紫貝　蝦蟇
鼃　牡鼠肉糞附　蚺蛇膽膏附　蝮蛇膽肉附
鯪鯉甲　蜘蛛　蜻蛉　石蠶　蛇蛻
蛇黄　蜈蚣　馬陸　蠮螉　雀甕
鼠婦　螢火　衣魚　白頸蚯蚓　螻蛄
蜣蜋　斑猫　芫青　葛上亭長　地膽
馬刀　貝子　田中螺汁　甲香　珂

果部二十五味
豆蔻　葡萄　蓬蘽　覆盆子　大棗生棗及葉附
藕實莖　雞頭實　芰實　栗　櫻桃
梅實　枇杷葉　柿　木瓜　甘蔗
石蜜乳糖也　沙糖　芋　烏芋　杏核人花實附
桃核人花梟蠹膠實等附　李核人根實附　梨
柰　安石榴殼根附

菜部三十七味
白瓜子　白冬瓜　瓜蔕花附　冬葵子根葉附
莧實　苦菜　薺實附　蕪菁子附　萊菔根
龍葵子附　菘　芥　苜蓿　荏子葉附
蓼實葉附　葱實根莖汁等附　薤　韭根附
白蘘荷　菾菜　紫蘇子附　水蘇　假蘇
香薷　薄荷　秦荻梨　苦瓠　水芹
馬芹子　蓴　落葵　蘩蔞　蕺
葫蒜也　蒜小蒜也　堇　芸薹

米穀部二十八味
胡麻　青蘘　麻蕡子附　飴糖　大豆黄卷生大豆附
赤小豆　豉　大麥　穬麥葉附　小麥麴附
青粱米　黄粱米　白粱米　粟米　丹黍米
蘗米　秫米　陳廪米　酒　腐婢
藊豆葉附　黍米　粳米　稻米　稷米
醋　醬　食鹽

有名未用一百九十六味
青玉　白玉髓　玉英　璧玉　合玉石
紫石華　白石華　黑石華　黄石華　厲石華
石肺　石肝　石脾　石腎　封石
陵石　碧石青　遂石　白肌石　龍石膏
五羽石　石流青　石流赤　石耆　紫加石
終石　玉伯　文石　曼諸石　山慈石
石濡　石芸　石劇　路石　曠石
敗石　越砥石　金莖　夏臺　柴紫
鬼目　鬼蓋　馬顛　馬唐　馬逢
牛舌　羊乳　羊實　犀洛　鹿良
菟棗　雀梅　雀翹　雞涅　相烏
鼠耳　蛇舌　龍常草　離樓草　神護草

千金翼方目錄終

千金翼方卷第一

朝奉郎守太常少卿充秘閣校理判登聞檢院上護軍賜緋魚袋臣林億等校正

藥録纂要

採藥時節第一

論曰：夫藥採取不知時節，不以陰乾暴乾，雖有藥名，終無藥實。故不依時採取，與朽木不殊，虛費人功，卒無裨益。其法雖具，大經學者尋覽造次難得，是以甄別，即日可知耳。

萎蕤立春後採陰乾　菊花正月採根三月採葉五月採莖九月採花十一月採實皆陰乾
白英春採葉夏採莖秋採花冬採根　絡石正月採　飛廉正月採根七八月採花陰乾
藁本正月二月採暴三十日成　通草正月採陰　女菀正月二月採陰
烏頭烏喙正月二月採春採爲烏頭冬採爲附子八月上旬採根陰乾　蒴藋春夏採葉秋冬採莖根
柏葉四時各依方面採陰　枸杞春夏採葉秋採莖實冬採根陰　茗春採
桃梟正月採　天門冬二月三月七月八月採暴　麥門冬二月三月八月十月採陰
朮二月三月八月九月採暴　黃精二月採陰　乾地黃二月八月採陰　署預二月八月採暴
甘草二月八月採暴乾十日成　人參二月四月八月上旬採暴乾無令見風
牛膝二月八月十月採陰　細辛二月八月採陰　獨活二月八月採暴　升麻二月八月採日乾
柴胡二月八月採暴　龍膽二月八月十一月十二月採陰　巴戟天二月八月採陰
白蒿二月採　防風二月十月採暴　黃連二月八月採　沙參二月八月採暴
王不留行二月八月採　黃耆二月十月採陰　杜若二月八月採暴
茜根二月三月採暴　當歸二月八月採陰　秦艽二月八月採暴　芍藥二月八月採暴
前胡二月八月採暴　知母二月八月採暴　栝樓二月八月採根暴三十日成
石龍芮五月五日採子二月八月採皮陰　石韋二月採陰　狗脊二月八月採暴
萆薢二月八月採暴　菝葜二月八月採暴　白芷二月八月採暴　紫菀二月三月採陰
百合二月八月採暴　牡丹二月八月採陰　防己二月八月採陰　地榆二月八月採暴
莎草根二月八月採　大黃二月八月採火乾　桔梗二月八月採暴　甘遂二月採陰
赭魁二月採　天雄二月採陰　貫衆二月八月採陰　虎掌二月八月採陰

白斂二月八月採暴　羊桃二月採陰　狼毒二月八月採陰　鬼臼二月八月採
茯苓茯神二月八月採陰　桂二月八月十月採陰　杜仲二月五月六月九月採
商陸二月八月採日乾　丁香二月八月採　榆皮二月採皮暴乾八月採實
猪苓二月八月採陰　秦皮二月八月採陰　石南二月四月採葉八月採實陰
藍葉二月三月採暴本草無　赤箭三月四月八月採暴　防葵三月三日採暴
芎藭三月四月採暴　徐長卿三月採　黃芩三月三日採陰　大青三月四月採陰
玄參三月四月八月十月採暴　杜衡三月三日採暴　紫草三月採陰
白薇三月三日採陰　紫參三月採火乾　澤蘭三月三日採陰　王瓜三月採陰
垣衣三月三日採陰　艾葉三月三日採暴　水萍三月採暴　芫花三月三日採陰
澤漆三月三日七月七日採陰　菴䕡三月採陰　羊躑躅三月採陰
茵芋三月三日採陰　射干三月三日採陰　青葙子三月採莖葉陰五月六月採子
紫葳三月八月採暴乾　白附子三月採　桑上寄生三月三日採陰
厚朴三月九月十月採陰　蕪荑三月採陰　黃環三月採陰　烏芋三月三日採暴
桃花三月三日採陰　苦菜三月三日採陰　遠志四月採陰　菥蓂子四月五月採暴
景天四月四日七月七日採陰　蒲黃四月採　蘭草四月五月採
蘼蕪四月五月採暴　白頭翁四月採　夏枯草四月採　溲疏四月採
鼠尾草四月採葉七月採花陰　菖蒲五月十二月採陰　卷柏五月七月採陰
澤瀉五月六月八月採陰葉五月採實九月採　車前子五月五日採陰
茺蔚子五月採　石龍芻五月七日採暴　丹參五月採暴　天名精五月採
肉蓯蓉五月五日採陰　蛇牀子五月採陰　茵陳蒿五月及立秋採陰
旋花五月採陰　葛根五月採暴　酸漿五月採陰　蠡實五月採陰
大小薊五月採　葒草五月採實　旋覆花五月採日乾　鳶尾五月採
半夏五月八月採暴　莨菪子五月採　蜀漆五月採陰　閭茹五月採陰
萹蓄五月採陰　生漆夏至後採　蕤核五月六月採日乾　松蘿五月採陰
五加皮五月七月採莖十月採根陰　莽草五月採陰　郁李根五月六月採
欒華五月採　覆盆子五月採　楮實五月採火乾　杏核人五月採

蘩蔞五月五日採　葫五月五日採　蒜五月五日採　青蘘五月採本草無
紫芝六月八月採　茅根六月採　蕘花六月採陰　昨葉何草夏採日乾
松脂六月採　五木耳六月採暴乾　石斛七月八月採陰　蒺藜子七月八月採暴
續斷七月八月採陰　薇銜七月採　麻黃立秋採陰　瞿麥立秋採陰
海藻七月七日採暴　陸英立秋採　菌桂立秋採　槐實七月七日十月巳日採
桃核仁七月採陰　瓜蒂七月七日採陰　水蘇七月採　麻蕡七月七日採
萵婢七月採陰　蓍實八月九月採日乾　薏苡仁八月採實根無時　地膚子八月十月採陰
漏蘆八月採陰　營實八月九月採陰　五味子八月採陰　敗醬八月採
恒山八月採陰　牙子八月採暴　蛇含八月採陰　雚菌八月採陰
連翹八月採陰　屋遊八月九月採　女青八月採陰　牡荊實八月九月採陰
酸棗八月採陰　楮實八月九月採日乾　秦椒八月九月採　衛矛八月採陰
巴豆八月採陰　蜀椒八月採陰　雷丸八月採暴　大棗八月採暴
藕實八月採　雞頭實八月採　白瓜子八月採　菟絲子九月採暴
藎草九月十月採　乾薑九月採　松實九月採陰　辛夷九月採暴
枳實九月十月採陰　山茱萸九月十月採陰　吳茱萸九月九日採陰　梔子九月採暴
皂莢九月十月採陰　栗九月採　荏九月採陰　麻子九月採
大豆九月採　菴藺子十月採　決明子十月十日採陰百日　雲實十月採暴
貝母十月採暴　女貞立冬採　橘柚十月採　款冬花十一月採陰
棘刺冬至後一百二十日採　莧實十一月採　忍冬十二月採陰　大戟十二月採陰
木蘭十二月採陰　冬葵子十二月採　白鮮四月五月採陰　葶藶立夏後採陰

論曰。凡藥皆須採之有時日。陰乾暴乾則有氣力。若不依時採之。則與凡草不別。徒棄功用。終無益也。學者當要及時採掇以供所用耳。

藥名第二

論曰。有天竺大醫耆婆云。天下物類皆是靈藥。萬物之中。無一物而非藥者。斯乃大醫也。故神農本草舉其大綱。未盡其理。亦猶咎繇創律。但述五刑。豈卒其事。且令後學者因事典法。觸類長之。無窮竭。則神農之意從可知矣。所以述錄藥名品。欲令學徒知無物之非藥耳。

玉泉　玉屑　丹砂　空青　綠青
曾青　白青　扁青　石膽　雲母
朴消　消石　芒消　滑石　石鍾乳
紫石英　礬石馬齒礬黃礬　絳礬青礬　白石英　五石脂
太一餘糧　紫禹餘糧　石中黃子　禹餘糧　黃禹餘糧
金屑　銀屑　水銀附粉　雄黃　雌黃
殷孽　孔公孽　石腦　石硫黃　熏黃
陽起石　凝水石　石膏　磁石　玄石
理石　長石　膚青　石黛　鐵落
鐵　生鐵　鋼鐵　鐵精　鐵漿
食鹽　光明鹽　綠鹽　蜜陀僧　桃花石
珊瑚　石花　乳牀　青琅玕　礜石
特生礜石　握雪礜石　方解石　蒼石　土陰孽
代赭　鹵鹹　大鹽　戎鹽　青鹽
赤鹽　白堊　鉛丹　錫粉　錫銅鏡鼻
銅弩牙　金牙　石灰　冬灰　炭
鍛竈灰　伏龍肝　東壁土　半天河　地漿
硇砂　薑石　赤銅屑　銅礦石　銅青
白瓷瓦屑　烏古瓦　石燕　梁上塵　不灰木
青芝　赤芝　黃芝　白芝　黑芝
紫芝　赤箭　天門冬　麥門冬　朮
女萎萎蕤　黃精　乾地黃　昌蒲　遠志小草
澤瀉附葉實　署預　菊花　甘草　人參

石斛 牛膝 卷柏 細辛 獨活
升麻 柴胡 防葵 蓍實 菴䕡子
薏苡仁 車前子(葉附) 析蓂子 茺蔚子 木香
龍膽 菟絲子 巴戟天 白英 白蒿
肉蓯蓉 地膚子 忍冬 蒺藜子 防風(葉附)
石龍芻 絡石 千歲虆 黃連 沙參
丹參 藍實 景天 天名精 王不留行
蒲黃 蘭草 决明子 芎藭 香蒲(蒲根附)
蘼蕪 續斷 雲實 黃耆 徐長卿
杜若 蛇牀子 茵陳蒿 漏蘆 茜根
飛廉 營實 薔薇根 薇銜 五味子
旋花 白兔藿 鬼督郵 白花藤 當歸
秦艽 黃芩 芍藥 藁本(實附) 乾薑(生薑附)
麻黃(根子附) 葛根(花葉附) 前胡 知母 大青
貝母 栝樓(實莖葉附) 玄參 苦參 石龍芮
石韋 狗脊 萆薢 菝葜 通草
瞿麥 敗醬 白芷 杜衡 紫草
紫菀 白鮮皮 白薇 枲耳 茅根
百合 酸漿 王參 女萎 淫羊藿
蠡實(花葉附) 款冬花 牡丹 防己 女菀
澤蘭 地榆 王孫 爵牀 白前
百部根 王瓜 薺苨 高良薑 馬先蒿
蜀羊泉 積雪草 惡實 莎草 大小薊
垣衣 艾葉 水萍 海藻 昆布
葒草 陟釐 蔛草 鳧葵 井中苔萍(藍附)
鱧腸 蒟醬 百脉根 蘿摩子 白藥

懷香子 鬱金 薑黃 百兩金 阿魏
大黃 桔梗 甘遂 葶藶 芫花
澤漆 大戟 蕘花 旋復花 鉤吻
藜蘆 赭魁 及己 天雄 烏頭(射罔烏喙附)
附子 側子 羊躑躅 茵芋 射干
鳶尾 貫衆(花附) 半夏 由跋 虎掌
莨菪子 蜀漆 恒山 青葙子 牙子
白斂 白及 蛇含 草蒿 雚菌
連翹 白頭翁 䕡茹 苦芙 羊桃
羊蹄 鹿藿 牛扁 陸英 蒴藋
藎草 夏枯草 烏韭 蚤休 虎杖
石長生 鼠尾草 馬鞭草 馬勃 松脂(實葉根節附)
蛇莓 苧根 菰根 狼跋子 弓弩弦
敗天公 敗蒲席 敗船茹 屋遊 赤地利
赤車使者 三白草 牽牛子 豬膏母 劉寄奴草
紫葛 蓖麻子 藎草 格注草 獨行根
狗舌草 烏蘞母 豨薟 狼毒 鬼臼
蘆根 甘蕉根 萹蓄 酢漿草 蕳實
蒲公草 商陸 女青 水蓼 角蒿
白附子 鶴虱 魚網 馬絆繩 昨葉何草
破扇 破故紙 甑帶灰 鬼蓋 屐屧鼻繩
雀麥 茯苓(茯神附) 琥珀(玉附) 柏實(葉皮寄生附) 麻布叩幅頭
菌桂 牡桂 桂 杜仲 故麻鞋底
楓香脂皮 乾漆(生漆附) 蔓荊實 牡荊 女貞實
蕤核 五加皮 沉香(薰陸香 詹糖香 雞舌香 藿香附) 蘇合香
丁香 蘗木(根附) 辛夷 木蘭 桑上寄生

榆皮花附　酸棗　槐實枝皮等附　枸杞　楮實葉皮莖白汁附
蘇合香　龍眼　厚朴　猪苓　竹葉根汁實瀝等附
枳實刺附　山茱萸　吳茱萸根附　秦皮　梔子
檳榔　合歡　秦椒　衛矛　紫葳
蕪荑　食茱萸　椋子木　折傷木　每始王木
茗苦搽　蜀桑根　松蘿　桑根白皮葉耳五木耳桑灰等附
白棘　安息香　龍腦　菴摩勒　棘刺花實棗針附
毗梨勒　紫鉚　騏驎竭　胡桐淚　黃環
石南實附　巴豆　蜀椒　莽草　郁李仁根附
鼠李　欒華　杉材　楠材　釣樟根皮
榧實　蔓椒　雷丸　溲疏　欅樹皮
白楊皮　水楊葉　欒荊　小蘗　莢蒾
釣藤　藥實根　皂莢　楝實根附　柳華葉實汁附
桐葉花附　梓白皮　蘇枋木　接骨木　枳椇
木天蓼　烏臼木　赤爪木　訶梨勒　楓柳皮
賣子木　大空　紫真檀　胡椒　椿木葉樗木附
橡實　無食子　楊櫨木　槲若　鹽麩子
紫荊　髮髲　亂髮　人乳汁　頭垢
屎溺
龍骨白龍骨齒角等附　牛黃　麝香　象牙齒膚等附
馬乳　牛乳　羊乳　酥　熊脂膽附
白膠　阿膠　醍醐　底野迦　酪
犀角　羚羊角　鹿茸　羖羊角髓腦骨肉齒骨頭血脂蹄屎等附
牛角鰓髓膽腎心肝齒腦尾脂肉屎中毛耳中垢屎溺屎中豆等附　脂　麞骨肉髓等附
豹肉　狼牙　狸骨肉陰莖等附　虎骨膏爪肉膽等附
兔頭骨腦肝肉等附　筆頭灰　六畜毛蹄甲

鼺鼠　麋脂角附　豚卵蹄心腎膽肚屎毛筋齒膏肉耳中垢等附
鼹鼠　獺肝肉屎附　狐陰莖五藏腸屎等附　貒膏肉胞等附
野猪黃　驢屎尿乳垢等附　豺皮　野駝脂　敗鼓皮
白馬莖頭蹄齒心肝脾肉骨髓鬐毛屎溺通汁屎中粟等附　狗陰莖膽心腦齒血肉頭中骨等附
丹雄雞白雄雞黃雌雞烏雄雞雞肫肝頭血冠血肪肶胵裏黃皮左右翅毛黑雌雞雞黃雞卵殼雞子卵中白皮白腸
雞冢東門上雞頭等附　白鵝膏毛肉子等附　鶩肪
鴈肪　鷓鴣　雉肉毛附　白　鷹屎白脂附
鸛骨　雄鵲　鴝鵒　鷰屎　雀卵屎腦頭血附
伏翼　天鼠屎　孔雀　鸕鷀屎頭附　鴟頭
石蠶　蜜蠟白蠟附　牡蠣　桑螵蛸　蜂子黃蜂土蜂等附
海蛤　文蛤　魁蛤　石決明　真珠
秦龜　龜甲　蠡魚　鮑魚　鯉魚膽肉骨附
鮧魚　鱓魚血附　鯽魚　黃魚膽　蝟皮
石龍子　露蜂房　樗雞　蚱蟬　白殭蠶
木虻　蜚虻　蜚蠊　䗪蟲　蠐螬
蛞蝓　蝸牛　水蛭　水馬　鼈甲肉附
鮀魚甲肉附　蟹爪附　螈蠶蛾屎附蠶子紙　烏賊魚骨
鰻鱺魚　鮫魚皮　紫貝　蝦蟇　黿
牡鼠肉糞附　蚺蛇膽膏附　蝮蛇膽肉附　陵鯉甲　蜘蛛
蜻蛉　石蠶　蛇蛻　蛇黃　烏蛇
蜈蚣　馬陸　蠮螉　雀甕　鼠婦
螢火　衣魚　螻蛄　蜣蜋　白頸蚯蚓
斑猫　芫青　地膽　馬刀　葛上亭長
貝子　甲香　珂　田中螺汁
豆蔻　葡萄　蓬蘽　覆盆子　大棗生棗葉附及
藕實莖　雞頭實　芰實　栗　櫻桃

橘柚　橙葉　梅實　枇杷葉　柹
木瓜　甘蔗　石蜜　沙糖　芋
烏芋　杏核仁花實附　桃核仁花梟毛蠹皮葉膠實附
李核仁根實附　梨葉附　柰　安石榴殼根附
白瓜子　白冬瓜　瓜蔕子附　莧實　冬葵子根葉附
苦菜　薺　蕪菁　萊服　龍葵
菘　芥　苜蓿　荏子　蓼
葱實　薤　白蘘荷　菾菜　蘇
水蘇　假蘇　香薷　薄荷　秦荻梨
苦瓠　水靳　馬芹子　蓴　落葵
蘩蔞　雞腸草　蕺　葫　蒜
堇　芸臺
胡麻葉附　青蘘　麻蕡子附　飴糖　大豆黃卷生大豆附
赤小豆　豉　大麥　穬麥　小麥
麥奴　青粱米　黃粱米　白粱米　粟米
丹黍米　蘗米　秫米　陳廩米　舂杵頭糠
酒　腐婢　藊豆葉附　黍米　粳米
稻米稻穣附　稷米　醋　醬　蕈豆

右六百八十種皆今時見用藥並可收採以備急要用也

藥出州土第三

論曰：按本草所出郡縣皆是古名，今之學者卒尋而難曉，自聖唐開闢，四海無外，州縣名目，事事惟新，所以須甄明即因土地名號，後之學者容易即知其出藥土地。凡一百三十三州，合五百一十九種，其餘州土皆有，不堪進御，故不繁錄耳。

○關内道

雍州　柏子仁　茯苓
華州　覆盆子　柏白皮　杜衡　茯苓　茵芋　茯神　木防己　天門冬　黃精　署預　白术　王不留行
款冬花　白芷　牛膝　白斂　細辛　狼牙　鱉甲　水蛭　丹參　松花　鬼臼　鼈頭
桑螵蛸　五味子　松子　菝葜　松蘿　桔梗　兔肝　玄參　遠志　沙參　澤瀉　續斷
山茱萸　石南　萆薢　石韋　白薇　龜頭　通草　麥門冬　小草
同州　寒水石　麻黃根　班猫　蕪荑　麻黃　蒲黃　䗪蟲　麻黃
岐州　鬼督郵　及己　[illegible]　藜蘆　麝香　秦艽　[illegible]　甘草
寧州　菴蕳子　菴蕳花　芫青　荊子　萹蓄　蕳茹　鄜州　芍藥　黃芩　蕳茹　秦艽
原州　[illegible]狼牙　[illegible]柳皮　從蓉　白藥　黃耆　延州　蕪荑
涇州　[illegible]　秦艽　防風　黃芩　靈州　代赭　從蓉　野豬黃　狟脂
鹽州　青鹽

○河南道

洛州　秦椒　黃石脂　黃魚膽　穀州　半夏　桔梗　鄭州　秦椒
陝州　栝樓　柏子仁　汝州　鹿角　鹿茸　許州　鹿茸
虢州　茯苓　細辛　茯神　栝樓　桔梗　白石英　桑上寄生　豫州　吳茱萸　鹿茸
齊州　阿膠　防風　[illegible]　萊州　牡蠣　文蛤　蕳茹　牛黃　海藻　海蛤　馬刀　烏賊魚　七孔決明
兗州　防風　雲母　羊石　紫石英　仙靈脾　桃花石　密州　海蛤　牛黃　泗州　麋脂　麋角
徐州　桑上寄生　淄州　防風　沂州　紫石英

○河東道

蒲州　龍骨　石膽　紫參　龍角　雄黃　龍齒　五味子　絳州　防風
隰州　當歸　大黃　汾州　石龍芮　石膏　潞州　赤石脂　人參　不灰木　白石脂
澤州　人參　防風　禹餘糧　白石英　并州　白菀　礬石　鬼督郵　礜石　白龍骨　甘草　柏子仁
晉州　白垩　紫參　代州　柏子仁　蔚州　松子　慈州　白石脂

○河北道

懷州　牛膝　相州　知母　磁石　箕州　人參　滄州　葶藶
幽州　人參　蛇膽　知母　檀州　人參　營州　野豬黃　平州　野豬黃

○山南西道

梁州 小蘗 蘇子 芒消 恒脂 理石 防己 皂莢 野猪黃 洋州 野猪黃 恒脂 鳳州 鹿茸
始州 重臺 巴戟天 通州 藥子 渠州 賣子木
商州 香零皮 楓香木 厚朴 秦椒 熊膽 辛夷 龍膽 恒山 楓香脂 獺肝 菖蒲 熊
杜仲 枳實 莽草 芍藥
金州 獺肝 獺肉 枳茹 枳實 莽草 枳刺 蜀漆 恒山
○山南東道
鄧州 夜干 蜈蚣 甘菊花 梔子花 蜥蜴 牡荊子 均州 萎蕤 荊州 橘皮
襄州 石龍芮 鼈頭 藍實 橘葉 蜀水花 梔子花 茗草 蜥蜴 雷丸 蜈蚣 陵鯉甲 孔公孽 烏梅 敗醬 牽牛子 貝母 莞白
夔州 橘皮 硤州 杜仲 房州 野猪黃 恒脂 唐州 鹿茸
○淮南道
揚州 白芷 蛇床子 鹿脂 鹿角 壽州 光州 蘄州 黃州 舒州 並出生石斛 申州 白及
○江南東道
潤州 躑躅 鬼臼 貝母 半夏 卷柏 越州 梔子 劉寄奴
婺州 睦州 歙州 建州 並出黃連 泉州 乾薑
○江南西道
宣州 半夏 黃連 饒州 黃連 吉州 陟釐 江州 生石斛
岳州 杉木 楠木 蚺蛇 龜甲 潭州 生石斛 朗州 牛黃
永州 石鷰 郴州 鈎樟根 辰州 丹砂
○隴右道
秦州 防葵 狼牙 芎藭 莫耳 狼毒 蘪蕪 麋角 成州 防葵 狼牙
蘭州 蓯蓉 鹿角膠 武州 石膽 雌黃 雄黃 廓州 大黃
宕州 藁本 當歸 獨活
○河西道
涼州 大黃 鹿茸 白附子 甘州 椒根 肅州 肉蓯蓉 百脈根
伊州 伏翼 葵子 瓜州 甘草 西州 蒲桃 沙州 石膏
○劒南道
益州 苧根 蜀漆 枇杷葉 百兩金 黃環 薏苡 鬱金 恒山 薑黃 乾薑 木蘭 百部根 沙糖 慎火草
眉州 巴豆 綿州 天雄 側子 烏頭 甘皮 附子 巴戟天 烏喙
資州 折傷木 嘉州 巴豆 紫葛 邛州 賣子木 瀘州 蒟醬
茂州 升麻 朴消 羌活 大黃 金牙 雄黃 芒消 礬石 馬齒礬 馬牙消
巂州 高良薑 松州 當州 並出當歸 扶州 芎藭
龍州 側子 烏頭 巴戟天 烏喙 天雄 附子 松州 黃連
○嶺南道
廣州 石斛 決明子 白藤花 甘蕉根 丁根 韶州 石斛 鍾乳 牡桂
賀州 梧州 象州 並出蚺蛇膽 春州 封州 瀧州 並出石斛
恩州 蚺蛇膽 桂州 滑石 蚺蛇膽 柳州 桂心 鈎樟根
融州 桂心 潘州 蚺蛇膽 交州 檳榔 龍眼 三百兩銀 木藍子
峯州 豆蔻

馬牙石一名長石，一名大乳，一名牛腦石，出在齊州歷城縣。

論曰：既知無物非藥，及所出土地，復採得時須在貯積，以供時急，不得虛棄光陰，臨事忽遽，失其機要，使風燭不救，實可悲哉！博學者深可思之，用為備耳。

用藥處方第四

論曰：凡人在身感病無窮，而方藥醫療有限，由此觀之，設藥方之篇，是以忮其大意，豈能得之萬一，聊舉所全，以發後學。此篇凡有六十五章，總攝衆病，善用心者，所以觸類長之，其救苦亦以博矣。臨事處方，可得依之取訣也。

治風第一

當歸　秦艽　乾薑　藁本　麻黃
葛根　前胡　知母　石韋　狗脊
萆薢　杜蘅　白薇　白芷　葈耳
女萎　桔梗　大戟　烏頭　烏喙

附子 側子 天雄 躑躅 茵芋
貫衆 白及 蒴藋 藺茹 鬼箭
磁石 石膏 天門冬 萎蕤 白朮
昌蒲 澤瀉 署預 菊花 細辛
獨活 升麻 菴藺 薏苡 巴戟天
松葉 松節 石南 蜀椒 莽草
防風 王不留行 芎藭 蘼蕪 杜若
辛夷 牡荊子 五加皮 木蘭 枸杞
竹葉 厚朴 松實 秦皮 牡丹皮
防己 秦椒 女菀 澤蘭 竹瀝
山茱萸 吳茱萸 蒺藜子 曾青 礜石
代赭

濕痺腰脊第二

白膠 阿膠 鹿茸 鹿角 鹿脂
雞頭 蔓荊 竹瀝 肉蓯蓉 防風
芎藭 景天 丹參 絡石 千歲蘽汁
王不留行 山攖木汁 蛇床 漏蘆 茜根
飛廉 礜石 桔梗 芫花 旋覆花
附子 側子 天雄 躑躅 茵芋
當歸 秦艽 芍藥 乾薑 葛根
石龍芮 狗脊 萆薢 菝葜 敗醬
藁耳 白鮮 蠡實 青蘘 大豆卷
石南 蜀椒 蔓荊 皂莢 天門冬
白朮 萎蕤 乾地黃 昌蒲 澤瀉
菊花 署藥 石斛 牛膝 細辛
柴胡 菴藺 薏苡 車前子 柏子仁

薪蓂 蒴藋 桂心 杜仲 乾漆
五加皮 酸棗 枸杞 松子 桑上寄生
續斷 天名精

攣急疼痹第三

秦艽 藁本 狗脊 萆薢 通草
石南 防風 芎藭 續斷 天門冬
女萎 乾地黃 石斛 牛膝 薏苡
菟絲 杜仲 乾漆 荊子 枸杞
大豆卷 天雄 附子 野葛 蒴藋

身瘙痒第四

青琅玕 石灰 丹砂 雄黃 水銀
硫黃 牙子 白及 鐵落 枳實
蒺藜子 莽草 柳花 蜀羊泉 水萍
防風 藺茹 羊蹄 蓋草 敗醬
藜蘆 青葙 青蒿 羖羊角 蟬蛻
秦艽 天鼠矢

驚癇第五

鉛丹 紫石英 白石脂 秦皮 銀屑
玄石 鐵精 釣藤 款冬花 牡丹皮
白鮮皮 紫菀 女菀 柏子仁 茯苓
茯神 桔梗 蕘花 莨菪子 蛇銜
遠志 人參 細辛 防葵 龍膽
杏仁 龍骨 龍齒 牛黃 頭髮
白芝 龍角 羊齒 羊骨 亂髮
牛齒 白馬莖 白馬齒 赤馬齒 白馬懸蹄
麋茸 牡狗齒 豚卵 狐五藏 石蜜

海蛤　蚱蟬　露蜂房　白殭蠶　蛇脫
雀甕　蛇黄　鼠婦　蜣蜋　六畜毛蹄甲

鬼魅第六

代赭　粉錫　金牙　衛矛　赤箭
銅鏡鼻　升麻　牛黄　青木香　藍實
蘼蕪　徐長卿　雲實　黄環　狸骨
獺肝　桃花　桃梟　蜈蚣　蛇膽
亭長　芫青　斑猫　石長生　狼毒
鬼臼　商陸　躑躅　白及　野葛
琥珀　六畜毛蹄甲

蠱毒第七

方解石　代赭　金牙　衛矛　赤箭
徐長卿　升麻　瓜蔕　雷丸　紫菀
黄環　青木香　巴豆　麝香　景天
蘘荷　犀角　羖羊角　豘卵　獺肝
狐莖　鸛骨　蜂房　胡鷰屎　鮫魚皮
白頸蚯蚓　蛇蛻　蜈蚣　斑猫　芫青
芫花　藜蘆　野葛　榧子　猪苓
敗鼓皮　桑上亭長　六畜毛蹄甲

痰實第八

淡竹葉　枳實　吳茱萸　厚朴　胡椒
檳榔仁　萊菔　茯苓　恒山　松蘿
旋復花　大黄　芫花　蕘花　半夏
烏頭　黄芩　前胡　巴豆　柴胡
白术　細辛　朴消　芒消

固冷積聚腹痛腸堅第九

礜石　雄黄　礬石　厚朴　特生礜石
曾青　戎鹽　硫黄　陽起石　石膏
理石　高良薑　朴消　芫花　桔梗
吳茱萸　葶藶　旋復花　麥門冬　太一餘粮
澤瀉　茯苓　人參　柴胡　蒺藜
雚菌　防葵　牡丹　蕘花　海藻
肉蓯蓉　丹參　巴戟天　莽草　芍藥
苦參　藺茹　狼毒　大黄　附子
烏頭　麻黄　貝母　乾薑　玄參

腹痛脹滿嘔吐第十

厚朴　竹茹　枳實　吳茱萸　檳榔
葛根　桑白皮　松蘿　橘皮　大黄
桔梗　甘遂　乾薑　大戟　藜蘆
半夏　恒山　朴消　生薑　藁本
阿膠　禹餘粮　人參　戎鹽

胷脅滿第十一

方解石　蘭草　杜若　莎草　竹葉
厚朴　枳實　乾薑　前胡　玄參
紫菀　枸杞　桔梗　蕘花　茯苓
芫花　旋復花　射干　烏頭　半夏
恒山　人參　菊花　細辛　柴胡

補五臟第十二

白石脂　五石脂　琥珀　紫菀　石韋
大黄　桔梗　石蜜　龍骨　牛髓
鹿肉　鵝肉　乾漆　柏子仁　女貞
銀屑　沙參　酸棗　五味子　枳實

山茱萸　麥門冬　乾地黄　昌蒲　澤瀉
署藥　人參　石斛　細辛　菥蓂
龍膽　巴戟天　牡丹　韭　貝母
蕪菁　葱白　覆盆　當歸　鍾乳
玄參　苦參

益氣第十三

玉泉　鍾乳　五石脂　白石英　柏子仁
柏葉　蘭草　續斷　茵蔯　黄耆
飛廉　營實　五味子　旋花　澤瀉
署藥　巴戟天　大棗　牡蒙　青蘘
烏麻　枳實　赤箭　蕪菁子　苦菜
蒲桃　覆盆子　芍藥　紫草　淫羊藿
羊肉　桑螵蛸　牛髓　蠟　牛肉
鹿茸　鹿角　麋角　猪肚　雲母粉
兔屎　兔肉　戎鹽　石蜜

長陰陽益精氣第十四

羊腎　牛腎　肉蓯蓉　蓬蘽　磁石
理石　地膚子　決明子　杜若　白棘
蛇床子　茜根　黑石脂　五味子　天雄
附子　栝樓　玄參　石韋　石龍芮
白薇　萆薢　紫參　麥門冬　遠志
小草　署藥　石斛　牛膝　卷柏
細辛　柴胡　車前子　茺蔚子　菟絲子
巴戟天　茯苓　枸杞　杜仲　丹砂
扁青　雲母　滑石　鍾乳

補骨髓第十五

五石脂　乾漆　金屑　乾地黄　防葵
菟絲子　烏麻　天門冬　青蘘　貝母
淫羊藿　附子　天雄　羊腎　零羊角
磁石

長肌肉第十六

藁本　天門冬　當歸　白馬莖　桑上寄生
冬葵子　白芷　蠡實　垣衣　麥門冬
麻仁　乾地黄　澤瀉　署藥　菟絲子
石斛　甘草　女貞子　五加皮　枳實
胡麻　玉泉　磁石　赤石脂　厚朴
蒲桃　赤箭　五味子　酸棗仁

堅筋骨第十七

玉泉　雲母　杜仲　乾漆　枸杞
硫黄　蔓荊　絡石　磁石　戎鹽
續斷　烏麻　金屑　五加皮　酸棗仁

陰下濕痒第十八

木蘭　槐皮　五加皮　杜仲　蛇床子
漏蘆　飛廉　陽起石

消渴第十九

曾青　滑石　紫石英　白石英　凝水石
丹砂　石膏　理石　竹笋　桑白皮
枸杞根　松脂　茯苓　馬乳　兔骨
紫參　赤小豆　大麥　小麥　澤瀉
萊菔　人參　麥門冬　蓴菜　蠐螬
粟米　青粱　甘草　牡蠣　猪肚
雞屎白　雲實　黄連　礜石　栝樓

葛根　玄參　苦參　茅根　竹根
長石　知母　菰根　生葛汁　王瓜
冬瓜　水萍　羊酪

消食第二十

白朮　桔梗　大黄　黄芩　大豆屑熬
糵麥蘗　皂莢　萊菔根　麥門冬　吳茱萸
檳榔　橘皮　小蒜　厚朴　苦參

淋閉第二十一

玉泉　石膽　芒消　茯苓　琥珀
石鷰　瞿麥　胡鷰窠　茅根　鯉魚齒
髮髲　亂髮　頭垢

利小便第二十二

消石　滑石　紫參　栝樓　百合
白石脂　海藻　榆皮　地膚子　山茱萸
蒲黄　棘人　天門冬　車前子　麻子仁
赤小豆　郁李仁　冬瓜　冬葵子　牽牛子
茅根　葎草　犍牛尿　橘皮　楝實
長石　天名精　苦參　茵陳　秦艽

止小便利第二十三

赤石脂　鉛丹　粉錫　菖蒲　王瓜
栝樓　菝葜　牡蠣　菰根　蘆根
雞腸草　龍骨　鹿茸　鹿角　雞肶胵
山茱萸

明目第二十四

玉泉　丹砂　空青　紫貝　螢火
貝齒　馬珂　石膽　鍾乳　礜石
五石脂　鹵鹹　戎鹽　理石　特生礜石
蔓荊子　桑椹子　槐子　蕤仁　地膚子
鐵精　長石　黄連　景天花　香蒲
決明子　飛廉　杜若　枳實　秦艽
合歡　秦椒　棘仁　人參　細辛
蓍實　菴䕡　菟絲子　茺蔚子　菥蓂
烏麻　薺子　蕪菁子　蓼子　葱子
前胡　玄參　瞿麥　石決明　石龍芮
羚羊角　羖羊角　青牛膽　兔肝　狗脊

止淚第二十五

空青　曾青　蔓荊　蕤仁　綠鹽
苦參　白芷　杜若　菊花　欒花
菥蓂　皂莢　芎藭　決明子　白朮

目赤痛第二十六

空青　車前子　曾青　石膽　礬石
戎鹽　菥蓂　蕤人　薺子　欒花
鯉魚膽　蘗木　石鹽　萎蕤　決明子

益肝膽第二十七

空青　曾青　礬石　酸棗仁　細辛
龍膽　苦參　薺菜　黄連

補養心氣第二十八

紫石英　遠志　羚羊角　人參

補養腎氣第二十九

六畜腎　絡石　澤瀉　石南　萆薢
車前子　狗脊　栗子　沙參　白棘
玄參　黑石脂　磁石　瞿麥　粟米

石斛 鹿茸

補脾第二十

大棗 櫻桃 甘蔗 石蜜

欬逆上氣第二十一

石膽 蘼蕪 蜀椒 款冬 桑根白皮
狼毒 竹葉 女菀 白前 吳茱萸
百部根 當歸 麻黃 貝母 紫菀
白鮮皮 蕘花 藜蘆 烏頭 附子
鬼臼 射干 半夏 蜀漆 昌蒲
遠志 甘草 細辛 防葵 杏仁
桃仁 瓜丁 豬脂肉 牡蠣 桂心
白石脂 羊肺 紫石英 鍾乳 硫黃
蒺蔾 芫花 五味子 茯苓

下氣第二十二

鈆丹 梅實 蛇床 石韋 水蘇
竹葉 蘇子 薄荷 蒺蔾 秦荻梨
甘草 石斛 細辛 牡荆 枇杷葉
甘蔗 署藥 馬肉 白石英 鹿茸
杏仁 石膏 橘皮 鍾乳 雲母
礜石 胡椒

霍亂轉筋第二十三

木瓜 雞屎白 乾薑 附子 瞿麥
女萎 香薷 藊豆 薄荷 橘皮
人參 桂心 白朮 厚朴

腸痔第二十四

石膽 消石 丹砂 五石脂 水銀
雄黃 殷孽 石硫黃 孔公孽 磁石
蘗木 槐子 桐皮 飛廉 敗醬
露蜂房 鰻鱺魚 蛇脫皮 蠡魚 蝟皮
鼈甲 豬後足懸蹄

鼠瘻并痔第二十五

黃耆 續斷 連翹 夏枯草 王不留行
鼠尾草 萹蓄 通草 狼毒 敗醬
桐葉 及巳 蛇銜草 側子 地榆
王瓜 昆布 牡蠣 蠡魚 露蜂房
文蛤 龜甲 蝟皮 鼈甲 蚺蛇膽
蛇脫皮 斑貓 虎骨 地膽 豬懸蹄
五石脂 陵鯉甲

三蟲第二十六

粉錫 梓白皮 山茱萸 檳榔 衛矛
蕪荑 天門冬 天名精 桑白皮 乾漆
蔓荆 苦參 蘼蕪 雷丸 特生礜石
楝實 莧實 麝香 通草 白頸蚯蚓
桃仁 桃花 連翹 貫衆 鶴蝨
萹蓄 青桐 藜蘆 牙子 榧實
槲皮 薏苡根

下部䘌第二十七

石硫黃 雄黃 雌黃 苦參 艾葉
大蒜 鹽 馬鞭草 蚺蛇膽

崩中下血第二十八

白瓷屑 伏龍肝 敗船茹 青石脂 衛矛
桃毛 紫葳 蘗木 當歸 桑上寄生

白歛 茅根 牡狗齒 玉泉 鯉魚骨
白殭 龍骨 白膠 阿膠 牛角腮
陽起石 地榆 生地黄 茜根 白芷
艾葉 景天花 烏賊魚骨 小麥 大小薊根

女人血閉第三十九

銅鏡鼻 銅弩牙 桃仁 茅根 烏賊魚骨
白芷 栝樓 大黄 桑螵蛸 牛角腮
蠐螬 蝱蟲 䗪蟲 水蛭 芎藭
菴蕳子 陽起石 紫葳 黄芩 巴豆
牛膝 瞿麥 當歸

女人寒熱疝瘕漏下第四十

白堊 乾漆 茯苓 黄耆 蛇床子
禹餘粮 陽起石 秦椒

產難胞衣不出第四十一

代赭 石鷰 冬葵子 弓弩絃 滑石
蚱蟬 澤瀉 續斷 羖羊角 王不留行

女人陰冷腫痛第四十二

松蘿 白鮮皮 卷柏

陰蝕瘡第四十三

土陰孽 䕡茹 五加皮 黑石脂 礬石
蘗木 桐葉 礜石 石膽 蝦蟆
龜甲 狐莖

傷寒溫疫第四十四

犀角屑 羖羊角 徐長卿 麻黄 前胡
生葛汁 葛根 大青 栝樓 柴胡
青木香 吴藍 貝母 玄參 白薇
知母 桂心 芍藥

健忘第四十五

遠志 昌蒲 人參 茯神 蓍實
蕳茹 白馬心 龍膽 龜甲 通草

通九竅第四十六

大棗 芥子 遠志 昌蒲 細辛
蔓荊

下部䘌第四十七

櫟實 龍骨 鼠尾草 營實 黄連
黄芩 乾薑 附子 倉米 蜀椒
五石脂 無食子 槲若 地榆 龍膽
黄蘗

虚損泄精第四十八

白棘 韭子 鹿茸 山茱萸 澤瀉
菟絲子 牡蠣 白龍骨

唾粘如膠并唾血第四十九

紫菀 紫參 旋覆花 麻黄 茯苓
桂心 槐子 芎藭 乾薑 射干
小麥

吐血第五十

戎鹽 柏葉 水蘇 敗船茹 生地黄汁
竹茹 蠐螬 艾葉 白膠 大小薊根
羖羊角 馬屎

下血第五十一

白瓷屑 伏龍肝 柏葉 青羊脂 艾葉
五石脂 赤箭 天名精 蒲黄 生地黄

黄芩　茜根　敗船茹　水蘇　白膠
馬屎　豭豚
衄血第五十二
亂髮灰　水蘇　紫參　柏葉　王不留行
生地黄汁
尿血第五十三
龍骨　戎鹽　麋茸　葱涕汁
耳聾第五十四
磁石　菖蒲　山茱萸　烏雞脂　鵝脂
通草　王瓜
止汗第五十五
牡蠣　龍骨　柏實　衛矛
出汗第五十六
山茱萸　細辛　石膏　蜀椒　乾薑
葱白鬚　桂心　葛根　麻黄
堅齒第五十七
桑上寄生　香蒲　蔓荊　秦椒
蜀椒　鼠李根　戎鹽
癰腫第五十八
營實　飛廉　蒺藜子　白棘　王不留行
木蘭皮　絡石　紫石英　五石脂　礜石
芍藥　防己　澤蘭　大蒜　連翹
黄耆　白斂　苦參　敗醬　通草
王瓜
惡瘡第五十九
白及　雚蘆　蛇銜　青葙　牙子

狼毒　營實　黄芩　當歸　苦參
萆薢　雌黄　松脂　漏蘆　及己
通草　地榆　蜀羊泉
熱極喘口舌焦乾第六十
石膏　石蜜　麥門冬　栝樓　絡石
杏仁　茯苓　松脂　紫菀　款冬
梅子　大黄　甘草
利血脉第六十一
玉泉　丹砂　空青　長石　芒消
乾地黄　人參　甘草　通草　芍藥
桂心　蜀椒　麻子
失魂魄第六十二
玉泉　丹砂　紫石英　茯神　琥珀
龍骨　人參　牛黄
悅人面第六十三
白瓜子　雄黄　丹砂　落葵子　鹿髓
菌桂　旋復花　麝香　瓜樓
口瘡第六十四
黑石脂　乾地黄　黄連　龍膽　大青
升麻　蘗木　小蘗　苦竹葉　酪
酥　豉　石蜜
腳弱疼冷第六十五
石斛　石鍾乳　殷孽　孔公孽　石硫黄
附子　豉　丹參　五加皮　竹瀝
大豆　天雄　側子　木防己　獨活
松節　牛膝

一卷終

千金翼方卷第二

本草上

論曰。金石草木。自有本經。而條例繁富。非淺學近識所能悟之。忽逢事逼。豈假披討。所以録之於卷。附之於方。使忠臣孝子。怱遽之際。造次可見。故録之以冠篇首焉。

玉石部上品 二十二味

玉泉 味甘平無毒。主五藏百病。柔筋強骨。安魂魄。長肌肉。益氣。利血脉。療婦人帶下十二病。除氣癃。明耳目。久服耐寒暑。不飢渴。不老神仙。輕身長年。人臨死服五斤。死三年色不變。一名玉札。生藍田山谷。採無時。

玉屑 味甘平無毒。主除胃中熱。喘息煩滿。止渴。屑如麻豆服之。久服輕身長年。生藍田。採無時。

丹砂 味甘微寒無毒。主身體五臟百病。養精神。安魂魄。益氣明目。通血脉。止煩滿消渴。益精神。悅澤人面。殺精魅邪惡鬼。除中惡腹痛。毒氣疥瘻諸瘡。久服通神明。不老。輕身神仙。能化爲汞。作末名真朱。光色如雲母。可析者良。生符陵山谷。採無時。

空青 味甘酸寒大寒無毒。主青盲耳聾。明目。利九竅。通血脉。養精神。益肝氣。療目赤痛。去膚翳。止淚出。利水道。下乳汁。通關節。破堅積。久服輕身延年不老。令人不忘。志高神仙。能化銅鐵鉛錫作金。生益州山谷及越巂山有銅處。銅精熏則生空青。其腹中空。三月中旬採。亦無時。

緑青 味酸寒無毒。主益氣。療鼽鼻。止洩痢。生山之陰穴中。色青白。

曾青 味酸小寒無毒。主目痛。止淚出。風痹。利關節。通九竅。破癥堅積聚。養肝膽。除寒熱。殺白蟲。療頭風腦中寒。止煩渴。補不足。盛陰氣。久服輕身不老。能化金銅。生蜀中山谷及越巂。採無時。

白青 味甘酸鹹平無毒。主明目。利九竅。耳聾。心下邪氣。令人吐。殺諸毒三蟲。久服通神明。輕身延年不老。可消爲銅劍。辟五兵。生豫章山谷。採無時。

扁青 味甘平無毒。主目痛明目。折跌癰腫。金瘡不瘳。破積聚。解毒氣。利精神。去寒熱風痹。及丈夫莖中百病。益精。久服輕身不老。生朱崖山谷、武都、朱提。採無時。

石膽 味酸辛寒有毒。主明目目痛。金瘡。諸癇痙。女子陰蝕痛。石淋寒熱。崩中下血。諸邪毒氣。令人有子。散癥積。欬逆上氣。及鼠瘻惡瘡。鍊餌服之不老。久服增壽神仙。能化鐵爲銅成金銀。一名畢石。一名黑石。一名碁石。一名銅勒。生羌道山谷羌里勾青山。二月庚子辛丑日採。

雲母 味甘平無毒。主身皮死肌。中風寒熱。如在車船上。除邪氣。安五藏。益子精。明目。下氣。堅肌。續絕補中。療五勞七傷。虛損少氣。止痢。久服輕身延年。悅澤不老。耐寒暑。志高神仙。一名雲珠。色多赤。一名雲華。五色具。一名雲英。色多青。一名雲液。色多白。一名雲砂。色青黃。一名磷石。色正白。生太山山谷齊盧山及琅邪北定山石間。二月採。

石鍾乳 味甘溫無毒。主欬逆上氣。明目益精。安五藏。通百節。利九竅。下乳汁。益氣補虛損。療脚弱疼冷。下焦傷竭。強陰。久服延年益壽。好顏色。不老。令人有子。不鍊服之。令人淋。一名公乳。一名蘆石。一名夏石。生少室山谷及太山。採無時。

朴消 味苦辛寒大寒無毒。主百病。除寒熱邪氣。逐六腑積聚。結固留癖。胃中食飲熱結。破留血閉絕。停痰痞滿。推陳致新。能化七十二種石。鍊餌服之。輕身神仙。鍊之白如銀。能寒能

熱能滑能澁能辛能苦能鹹能酸入地千歲不變色青白者佳黃者傷人赤者殺人一名消石朴生益州山谷有鹹水之陽採無時

消石 味苦辛寒大寒無毒主五臟積熱胃脹閉滌去蓄結飲食推陳致新除邪氣療五藏十二經脉中百二十疾暴傷寒腹中大熱止煩滿消渴利小便及瘻蝕瘡鍊之如膏久服輕身天地至神之物能化成十二種石一名芒消生益州山谷及武都隴西西羌採無時

芒消 味辛苦大寒主五臟積聚久熱胃閉除邪氣破留血腹中痰實結搏通經脉利大小便及月水破五淋推陳致新生於朴消

礬石 味酸寒無毒主寒熱洩痢白沃陰蝕惡瘡目痛堅骨齒除固熱在骨髓去鼻中息肉鍊餌服之輕身不老增年岐伯云久服傷人骨能使鐵為銅一名羽碮一名羽澤生河西山谷及隴西武都石門採無時

滑石 味甘寒大寒無毒主身熱洩澼女子乳難癃閉利小便蕩胃中積聚寒熱益精氣通九竅六腑津液去留結止渴令人利中久服輕身耐飢長年一名液石一名共石一名脫石一名番石生赭陽山谷及太山之陰或掖北白山或卷山採無時

紫石英 味甘辛溫無毒主心腹欬逆邪氣補不足女子風寒在子宮絕孕十年無子療上氣心腹痛寒熱邪氣結氣補心氣不足定驚悸安魂魄填下焦止消渴除胃中久寒散癰腫令人悅澤久服溫中輕身延年生太山山谷採無時

白石英 味甘辛微溫無毒主消渴陰痿不足欬逆胸膈間久寒益氣除風濕痹療肺痿下氣利小便補五臟通日月光久服輕身長年耐寒熱生華陰山谷及太山大如指長二三寸六面如削白澈有光其黃端白稜名黃石英赤端名赤石英青端名青石英黑端名黑石英二月採亦無時

青石赤石黃石白石黑石脂 等味甘平主黃疸洩痢腸澼膿血陰蝕下血赤白邪氣癰腫疽痔惡瘡頭瘍疥瘙久服補髓益氣肥健不飢輕身延年五石脂各隨五色補五藏生南山之陽山谷中

青石脂 味酸平無毒主養肝膽氣明目療黃疸洩痢腸澼女子帶下百病及疽痔惡瘡久服補髓益氣不飢延年生齊區山及海崖採無時

赤石脂 味甘酸辛大溫無毒主養心氣明目益精療腹痛洩澼下痢赤白小便利及癰疽瘡痔女子崩中漏下產難胞衣不出久服補髓好顏色益智不飢輕身延年生濟南射陽及太山之陰採無時

黃石脂 味苦平無毒主養脾氣安五藏調中大人小兒洩痢腸澼下膿血去白蟲除黃疸癰疽蟲久服輕身延年生嵩高山色如鶯雛採無時

白石脂 味甘酸平無毒主養肺氣厚腸補骨髓療五藏驚悸不足心下煩止腹痛下水小腸澼熱溏便膿血女子崩中漏下赤白沃排癰疽瘡痔久服安心不飢輕身長年生太山之陰採無時

黑石脂 味鹹平無毒主養腎氣強陰主陰蝕瘡止腸澼洩痢療口瘡咽痛久服益氣不飢延年一名石涅一名石墨出潁川陽城採無時

太一餘糧 味甘平無毒主欬逆上氣癥瘕血閉漏下除邪氣肢節不利大飽絕力身重久服耐寒暑不飢輕身飛行千里

神仙。一名石腦、生太山山谷。九月採。

石中黃子 味甘平無毒。久服輕身延年不老。此禹餘粮殼中未成餘粮黃濁水也。出餘糧處有之。陶云芝品中有石中黃子、非也。

禹餘粮 味甘寒平無毒。主欬逆寒熱煩滿、下赤白、血閉癥瘕、大熱。療小腹痛結煩疼。鍊餌服之不飢、輕身延年。一名白餘粮。生東海池澤及山島中或池澤中。

玉石部中品二十九品

金屑 味辛平有毒。主鎮精神、堅骨髓、通利五藏、除邪毒氣。服之神仙。生益州。採無時。

銀屑 味辛平有毒。主安五藏、定心神、止驚悸、除邪氣。久服輕身長年。生永昌。採無時。

水銀 味辛寒有毒。主疥瘻、痂瘍白禿、殺皮膚中虱、墮胎、除熱、以傅男子陰、陰消無氣。殺金銀銅錫毒。鎔化還復爲丹。久服神仙不死。一名汞。生符陵平土。出於丹砂。

雄黃 味苦甘平寒大溫有毒。主寒熱、鼠瘻、惡瘡、疽痔、死肌、療疥蟲䘌瘡、目痛、鼻中息肉、及絕筋破骨、百節中大風、積聚、癖氣、中惡、腹痛、鬼疰、殺精物惡鬼邪氣、百蟲毒、勝五兵、殺諸蛇虺毒、解藜蘆毒、悅澤人面。鍊食之輕身神仙。餌服之、皆飛入人腦中、勝鬼神。延年益壽、保中不飢。得銅可作金。一名黃食石。生武都山谷、燉煌山之陽。採無時。

雌黃 味辛甘平大寒有毒。主惡瘡、頭禿、痂疥、殺毒蟲虱、身痒、邪氣諸毒、蝕鼻中息肉、下部䘌瘡、身面白駮、散皮膚死肌、及恍惚邪氣、殺蜂蛇毒。鍊之久服輕身、增年不老、令人腦滿。生武都山谷、與雄黃同山生。其陰山有金、金精熏則生雌黃。採無時。

殷孽 味辛溫無毒。主爛傷瘀血、泄痢、寒熱、鼠瘻、癥瘕、結氣、脚冷疼弱。一名薑石、鍾乳根也。生趙國山谷、又梁山及南海。採無時。

孔公孽 味辛溫無毒。主傷食不化、邪結氣、惡瘡、疽瘻、痔、利九竅、下乳汁、男子陰瘡、女子陰蝕、及傷食病常欲眠睡。一名通石、殷孽根也。青黃色。生梁山山谷。

石腦 味甘溫無毒。主風寒虛損、脚腰疼痹、安五藏、益氣。一名石飴餅。生名山土石中。採無時。

石硫黃 味酸溫大熱有毒。主婦人陰蝕、疽痔、惡血、堅筋骨、除頭禿、療心腹積聚、邪氣冷癖在脅、欬逆上氣、脚冷疼弱無力、及鼻衄、惡瘡、下部䘌瘡、止血、殺疥蟲。能化金銀銅鐵奇物。生東海牧羊山谷中、及太山、河西山。礬石液也。

陽起石 味鹹微溫無毒。主崩中漏下、破子藏中血、癥瘕結氣、寒熱腹痛、無子、陰痿不起、補不足、療男子莖頭寒、陰下濕痒、去臭汗、消水腫。久服不飢、令人有子。一名白石、一名石生、一名羊起石、雲母根也。生齊山山谷及琅邪或雲山、陽起山。採無時。

凝水石 味辛甘寒大寒無毒。主身熱、腹中積聚邪氣、皮中如火燒、煩滿、水飲之。除時氣熱盛、五藏伏熱、胃中熱、煩滿、止渴、水腫、小腹痹。久服不飢。一名白水石、一名寒水石、一名凌水石。色如雲母、可析者良、鹽之精也。生常山山谷、又水中縣及邯鄲。

石膏 味辛甘微寒大寒無毒。主中風寒熱、心下逆氣驚喘、口乾舌焦、不能息、腹中堅痛、除邪鬼、產乳、金瘡。除時氣頭痛身熱、三焦大熱、皮膚熱、腸胃中膈氣、解肌發汗、止消渴煩逆、腹脹暴氣喘息、咽熱。亦可作浴湯。一名細石。細理白澤者良。黃若令人淋。生齊山山谷及齊盧山魯蒙山。採無時。

慈石 味辛鹹寒無毒。主周痺風濕肢節中痛不可持物。洗洗酸痟。除大熱煩滿及耳聾。養腎藏，強骨氣，益精，除煩，通關節，消癰腫鼠瘻頸核喉痛。小兒驚癇，錬水飲之，亦令人有子。一名玄石，一名處石。生太山川谷及慈山山陰，有鐵處則生其陽。採無時。

玄石 味鹹溫無毒。主大人小兒驚癇，女子絕孕，小腹冷痛，少精身重，服之令人有子。一名玄水石，一名處石。生太山之陽，山陰有銅，銅者雌，玄者雄。

理石 味辛甘寒大寒無毒。主身熱，利胃解煩，益精明目，破積聚，去三蟲，除榮衛中去來大熱結熱，解煩毒，止消渴及中風痿痺。一名立制石，一名肌石，如石膏順理而細。生漢中山谷及盧山。採無時。

長石 味辛苦寒無毒。主身熱，胃中結氣，四肢寒厥，利小便，通血脉，明目，去翳眇，下三蟲，殺蠱毒，止消渴，下氣，除脅肋肺間邪氣。久服不飢。一名方石，一名土石，一名直石。理如馬齒，方面潤澤玉色。生長子山谷及太山臨淄。採無時。

膚青 味辛鹹平無毒。主蠱毒及蛇菜肉諸毒惡瘡。不可久服，令人瘦。一名推青，一名推石。生益州川谷。

鐵落 味辛甘平無毒。主風熱惡瘡瘍疽瘡痂疥氣在皮膚中，除胸膈中熱氣食不下，止煩，去黑子。一名鐵液，可以染皂。生牧羊平澤及祊城或析城。採無時。

鐵 主堅肌耐痛。

生鐵 微寒。主療下部及脫肛。

鋼鐵 味甘無毒。主金瘡煩滿熱中，胸膈氣塞食不化。一名跳鐵。

鐵精 平微溫。主明目，化銅，療驚悸，定心氣，小兒風癇陰㿉脫肛。

光明鹽 味鹹甘平無毒。主頭面諸風，目赤痛，多眵淚。生鹽州五原鹽池下，鑿取之。大者如升，皆正方光澈。一名石鹽。

綠鹽 味鹹苦辛平無毒。主目赤淚出，膚翳眵暗。

密陀僧 味鹹辛平有小毒。主久痢五痔，金瘡，面上瘢䵟，面膏藥用之。

桃花石 味甘溫無毒。主大腸中冷膿血痢。久服令人肌熱能食。

珊瑚 味甘平無毒。主宿血，去目中翳，鼻衄，末吹鼻中。生南海。

石花 味甘溫無毒。酒漬服，主腰脚風冷，與殷孽同。一名乳花。

石牀 味甘溫無毒。酒漬服，與殷孽同。一名乳牀，一名逆石。

玉石部下品三十一味

青琅玕 味辛平無毒。主身癢，火瘡癰傷，白禿疥瘙死肌，浸淫在皮膚中。煮鍊服之，起陰氣，可化為丹。一名石珠，一名青珠。生蜀郡平澤。採無時。

礜石 味辛甘大熱，生溫熟熱，有毒。主寒熱鼠瘻蝕瘡死肌風痺，腹中堅癖邪氣，除熱明目，下氣，除膈中熱，止消渴，益肝氣，破積聚痼冷腹痛，去鼻中息肉。久服令人筋攣。火鍊百日，服一刀圭。不鍊服則殺人及百獸。一名青分石，一名立制石，一名固羊石，一名白礜石，一名太白石，一名澤乳，一名食鹽。生漢中山谷及少室。採無時。

特生礜石 味甘溫有毒。主明目利耳，腹內絕寒，破堅結及鼠瘻，殺百蟲惡獸。久服延年。一名蒼礜石，一名鼠毒。生西域。採無時。

握雪礜石 味甘溫無毒。主痼冷積聚，輕身延年，多食令人熱。

方解石 味苦辛大寒無毒。主胸中留熱結氣，黃疸，通血脉，去蠱毒。一名黃石。生方山。採無時。

蒼石 味甘平有毒。主寒熱，下氣，瘻蝕，殺禽獸。生西域。採無時。

土陰孽 味鹹，無毒。主婦人陰蝕，大熱，乾痂。生高山崖上之陰。色白如脂。採無時。

代赭 味苦甘，寒，無毒。主鬼疰，賊風，蠱毒，殺精物惡鬼，腹中毒邪氣，女子赤沃漏下，帶下百病，產難，胞衣不出，墮胎，養血氣，除五藏血脉中熱，血痹血瘀，大人小兒驚氣入腹，及陰痿不起。一名須丸，一名血師。生齊國山谷。赤紅青色如雞冠有，染爪甲不渝者良。採無時。

鹵鹹 味苦鹹，寒，無毒。主大熱，消渴狂煩，除邪及下蠱毒，柔肌膚，去五藏腸胃留熱結氣，心下堅，食已嘔逆喘滿，明目目痛。生河東鹽池。

大鹽 味甘鹹，寒，無毒。主腸胃結熱喘逆，胸中病，令人吐。生邯鄲及河東池澤。

戎鹽 味鹹，寒，無毒。主明目目痛，益氣，堅肌骨，去毒蠱，心腹痛，溺血吐血，齒舌血出。一名胡鹽。生胡鹽山及西羌北地、酒泉福祿城東南角。北海青，南海赤。十月採。

白堊 味苦辛，溫，無毒。主女子寒熱癥瘕，月閉積聚，陰腫痛，漏下，無子，泄痢。不可久服，傷五藏，令人羸瘦。一名白善。生邯鄲山谷。採無時。

鉛丹 味辛，微寒。主吐逆胃反，驚癇癲疾，除熱下氣，止小便利，除毒熱臍攣，金瘡溢血。鍊化還成九光。久服通神明。一名鉛華。生於鉛。生蜀郡平澤。

粉錫 味辛，寒，無毒。主伏尸毒螫，殺三蟲，去鱉瘕，療惡瘡，墮胎，止小便利。一名解錫。

錫銅鏡鼻 主女子血閉，癥瘕伏腸，絕孕，及伏尸邪氣。生桂陽山谷。

銅弩牙 主婦人產難，血閉，月水不通，陰陽隔塞。

金牙 味鹹，無毒。主鬼疰毒蠱諸疰。生蜀郡。如金色者良。

石灰 味辛，溫。主疽瘍疥瘙，熱氣惡瘡，癩疾死肌，墮眉，殺痔蟲，去黑子息肉，療髓骨疽。一名惡灰，一名希灰。生中山川谷。

冬灰 味辛，微溫。主黑子，去肬息肉，疽蝕疥瘙。一名藜灰。生玄谷川澤。

鍛竈灰 主癥瘕堅積，去邪惡氣。

伏龍肝 味辛，微溫。主婦人崩中，吐血，止欬逆，止血，消癰腫毒氣。

東壁土 主下部瘡，脫肛。

紫鉚騏驎竭 味甘鹹，平，有小毒。主五藏邪氣，帶下，止痛，破積血，金瘡生肉。與騏驎竭二物大同小異。

硇砂 味鹹苦辛，溫，有毒。不宜多服。主積聚，破結血，爛胎，止痛下氣，療欬嗽宿冷，去惡肉，生好肌，柔金銀，可為銲藥。出西戎，形如牙消，光淨者良。驢馬藥亦用。

薑石 味鹹，寒，無毒。主熱豌豆瘡，丁毒等腫。生土石間，狀如薑，有五種色，白者最良。所在有之。以爛不磣者好。齊州歷城東者良。

赤銅屑 以醋和如麥飯，袋盛，先刺腋下脉出血，封之，攻腋臭神效。又熬使極熱，投酒中，服五合，日三，主賊風反折。又燒赤銅五斤，內酒二斗中，百遍，服同前，主賊風甚驗。

銅礦石 味酸，寒，有小毒。主丁腫惡瘡，驢馬脊瘡，臭腋，石上水磨取汁塗之。其丁腫，末之傅瘡上良。

白瓷瓦屑 平，無毒。主婦人帶下白崩，止嘔吐逆，破血，止血水。磨塗，主瘡滅瘢。定州者良，餘皆不如。

烏古瓦 寒，無毒。以水煮及漬汁飲，止消渴。取屋上年深者良。

石燕 以水煮汁飲之，主淋，有效。婦人難產，兩手各把一枚，立驗。出零陵。

梁上塵 主腹痛噎中惡鼻衄小兒軟瘡。

草部上品之上 四十味

青芝 味酸平。主明目。補肝氣，安精魂，仁恕。久食輕身不老延年神仙。一名龍芝。生泰山。

赤芝 味苦平。主胸腹結。益心氣，補中，增智慧不忘。久食輕身不老延年神仙。一名丹芝。生霍山。

黃芝 味甘平。主心腹五邪。益脾氣，安神，忠信和樂。久食輕身不老延年神仙。一名金芝。生嵩高山。

白芝 味辛平。主欬逆上氣。益肺氣，通利口鼻，強志意，勇悍，安魄。久食輕身不老延年神仙。一名玉芝。生華山。

黑芝 味鹹平。主癃。利水道，益腎氣，通九竅，聰察。久食輕身不老延年神仙。一名玄芝。生常山。

紫芝 味甘溫。主耳聾。利關節，保神，益精氣，堅筋骨，好顏色。久服輕身不老延年。一名木芝。生高夏山谷。六芝皆無毒。六月八月採。

赤箭 味辛溫。主殺鬼精物，蠱毒惡氣，消癰腫，下支滿，疝，下血。久服益氣力，長陰，肥健，輕身增年。一名離母，一名鬼督郵。生陳倉川谷、雍州及太山少室。三月四月八月採根，暴乾。

天門冬 味苦甘平，大寒，無毒。主諸暴風濕偏痺，強骨髓，殺三蟲，去伏尸，保定肺氣，去寒熱，養肌膚，益氣力，利小便，冷而能補。久服輕身益氣，延年不飢。一名顛勒。生奉高山谷。二月三月七月八月採根，暴乾。

麥門冬 味甘平，微寒，無毒。主心腹結氣，傷中傷飽，胃絡脈絕，羸瘦短氣，身重目黃，心下支滿，虛勞客熱，口乾燥渴，止嘔吐，愈痿蹷，強陰益精，消穀調中，保神，定肺氣，安五藏，令人肥健，美顏色，有子。久服輕身不老不飢。秦名羊韭，齊名愛韭，楚名馬韭，越名羊蓍，一名禹葭，一名禹餘糧。葉如韭，冬夏長生。生函谷川谷及堤坂肥土石間久廢處。二月三月八月十月採，陰乾。

朮 味苦甘溫，無毒。主風寒濕痺死肌，痙疸，止汗，除熱，消食，主大風在身面，風眩頭痛，目淚出，消痰水，逐皮間風水結腫，除心下急滿及霍亂吐下不止，利腰臍間血，益津液，暖胃消穀嗜食。作煎餌久服，輕身延年不飢。一名山薊，一名山薑，一名山連。生鄭山山谷、漢中、南鄭。二月三月八月九月採根，暴乾。

女萎萎蕤 味甘平，無毒。主中風暴熱，不能動搖，跌筋結肉，諸不足，心腹結氣，虛熱濕毒，腰痛，莖中寒，及目痛眥爛淚出。久服去面黑䵟，好顏色，潤澤，輕身不老。一名熒，一名地節，一名玉竹，一名馬薰。生太山山谷及丘陵。立春後採，陰乾。

黃精 味甘平，無毒。主補中益氣，除風濕，安五藏。久服輕身延年不飢。一名重樓，一名菟竹，一名雞格，一名救窮，一名鹿竹。生山谷。二月採根，陰乾。

乾地黃 味甘苦寒，無毒。主折跌絕筋，傷中，逐血痺，填骨髓，長肌肉。作湯除寒熱積聚，除痺。主男子五勞七傷，女子傷中，胞漏下血，破惡血，溺血，利大小腸，去胃中宿食，飽力斷絕，補五藏內傷不足，通血脈，益氣力，利耳目。生者尤良。

生地黃 大寒。主婦人崩中血不止，及產後血上薄心悶絕，傷身胎動下血，胎不落，墮墜踠折，瘀血留血，衄鼻吐血，皆擣飲之。久服輕身不老。一名地髓，一名芐，一名芑。生咸陽川澤黃土地者佳。二月八月採根，陰乾。

昌蒲 味辛溫，無毒。主風寒濕痺，欬逆上氣，開心孔，補五藏，通九竅，明耳目，出音聲，主耳聾癰瘡，溫腸胃，止小便利，四肢濕痺不得屈伸，小兒溫瘧，身積熱不解，可作浴湯。久服輕身聰

耳明目不忘不迷惑延年益心智高志不老一名昌陽生上洛池澤及蜀郡嚴道一寸九節者良露根不可用五月十二月採根陰乾

【遠志】味苦溫無毒主欬逆傷中補不足除邪氣利九竅益智慧耳目聰明不忘強志倍力利丈夫定心氣止驚悸益精去心下膈氣皮膚中熱面目黃久服輕身不老好顏色延年葉名小草主益精補陰氣止虛損夢洩一名棘菀一名葽繞一名細草生太山及冤句川谷四月採根葉陰乾

【澤瀉】味甘鹹寒無毒主風寒濕痺乳難消水養五藏益氣力肥健補虛損五勞除五藏痞滿起陰氣止洩精消渴淋瀝逐膀胱三膲停水久服耳目聰明不飢延年輕身面生光能行水上扁鵲云多服病人眼一名水瀉一名及瀉一名芒芋一名鵠瀉生汝南池澤五月六月八月採根陰乾

【葉】味鹹無毒主大風乳汁不出產難強陰氣久服輕身五月採

【實】味甘無毒主風痺消渴益腎氣強陰補不足除邪濕久服面生光令人無子九月採

【署預】味甘溫平無毒主傷中補虛羸除寒熱邪氣補中益氣力長肌肉主頭面遊風風頭眼眩下氣止腰痛補虛勞羸瘦充五藏除煩熱強陰久服耳目聰明輕身不飢延年一名山芋秦楚名玉延鄭越名土藷生嵩高山谷二月八月採根暴乾

【菊花】味苦甘平無毒主風頭頭眩腫痛目欲脫淚出皮膚死肌惡風濕痺療腰痛去來陶陶除胸中煩熱安腸胃利五脈調四肢久服利血氣輕身耐老延年一名節華一名日精一名女節一名女華一名女莖一名更生一名周盈一名傅延年一名陰成生雍州川澤及田野正月採根三月採葉五月採莖九月採花十一月採實皆陰乾

【甘草】味甘平無毒主五藏六腑寒熱邪氣堅筋骨長肌肉倍力金瘡尰解毒溫中下氣煩滿短氣傷藏欬嗽止渴通經脈利血氣解百藥毒為九土之精安和七十二種石一千二百種草久服輕身延年一名蜜甘一名美草一名蜜草一名蕗草生河西川谷積沙山及上郡二月八月除日採根暴乾十日成

【人參】味甘微寒微溫無毒主補五藏安精神定魂魄止驚悸除邪氣明目開心益智療腸胃中冷心腹鼓痛胸脅逆滿霍亂吐逆調中止消渴通血脈破堅積令人不忘久服輕身延年一名人銜一名鬼蓋一名神草一名人微一名土精一名血參如人形者有神生上黨山谷及遼東二月四月八月上旬採根竹刀刮暴乾無令見風

【石斛】味甘平無毒主傷中除痺下氣補五藏虛勞羸瘦強陰益精補內絕不足平胃氣長肌肉逐皮膚邪熱痱氣腳膝疼冷痺弱久服厚腸胃輕身延年定志除驚一名林蘭一名禁生一名杜蘭一名石蓫生六安山谷水傍石上七月八月採莖陰乾

【牛膝】為君味苦酸平無毒主寒濕痿痺四肢拘攣膝痛不可屈伸逐血氣傷熱火爛墮胎療傷中少氣男子陰消老人失溺補中續絕填骨髓除腦中痛及腰脊痛婦人月水不通血結益精利陰氣止髮白久服輕身耐老一名百倍生河內川谷及臨朐二月八月十月採根陰乾

【卷柏】味辛甘溫平微寒無毒主五藏邪氣女子陰中寒熱痛癥瘕血閉絕子止欬逆治脫肛散淋結頭中風眩痿蹷強陰益精久服輕身和顏色令人好容體一名萬歲一名豹足一名求股一名交時生常山山谷石間五月七月採陰乾

細辛　味辛溫無毒。主欬逆頭痛腦動。百節拘攣風濕痺痛。死肌溫中下氣破痰利水道開胸中。除喉痺齆鼻風癇癲疾。下乳結汗不出。血不行。安五藏益肝膽通精氣。久服明目利九竅。輕身長年。一名小辛。生華陰山谷。二月八月採根陰乾。

獨活　味苦甘平微溫無毒。主風寒所擊。金瘡止痛。賁豚癇痓。女子疝瘕。療諸賊風。百節痛風無久新者。久服輕身耐老。一名羌活。一名羌青。一名護羌使者。一名胡王使者。一名獨搖草。此草得風不搖。無風自動。生雍州川谷或隴西南安。二月八月採根暴乾。

升麻　味甘苦平微寒無毒。主解百毒。殺百精老物殃鬼。辟溫疫瘴氣邪氣蠱毒。入口皆吐出。中惡腹痛。時氣毒癘。頭痛寒熱。風腫諸毒。喉痛口瘡。久服不夭。輕身長年。一名周麻。生益州山谷。二月八月採根日乾。

柴胡　為君。味苦平微寒無毒。主心腹。去腸胃中結氣。飲食積聚。寒熱邪氣。推陳致新。除傷寒心下煩熱。諸痰熱結實。胸中邪逆。五藏間遊氣。大腸停積水脹。及濕痺拘攣。亦可作浴湯。久服輕身明目益精。一名地薰。一名山菜。一名茹草。葉名芸蒿。辛香可食。生弘農川谷及宛句。二月八月採根暴乾。

防葵　味辛甘苦寒無毒。主疝瘕腸泄。膀胱熱結。溺不下。欬逆。溫瘧癲癇。驚邪狂走。療五藏虛氣。小腹支滿。臚脹口乾。除腎邪強志。久服堅骨髓。益氣輕身。中火者不可服。令人恍惚見鬼。一名梨蓋。一名房慈。一名爵離。一名農果。一名利茹。一名方蓋。生臨淄川谷及嵩高太山少室。三月三日採根暴乾。

蓍實　味苦酸平無毒。主益氣。充肌膚。明目聰慧先知。久服不飢不老輕身。生少室山谷。八月九月採實日乾。

菴䕡子　味苦微寒微溫無毒。主五藏瘀血。腹中水氣。臚脹留熱。風寒濕痺。身體諸痛。療心下堅。膈中寒熱。周痺。婦人月水不通。消食明目。久服輕身延年不老。駏驉食之神仙。生雍州川谷。亦生上黨及道邊。十月採實陰乾。

薏苡仁　味甘微寒無毒。主筋急拘攣不可屈伸。風濕痺。下氣。除筋骨邪氣不仁。利腸胃。消水腫。令人能食。久服輕身益氣。其根下三蟲。一名解蠡。一名屋菼。一名起實。一名贛。生真定平澤及田野。八月採實。採根無時。

車前子　味甘鹹寒無毒。主氣癃。止痛。利水道小便。除濕痺。男子傷中。女子淋瀝不欲食。養肺強陰益精。令人有子。明目療赤痛。久服輕身耐老。**葉**及**根**　味甘寒。主金瘡。止血衄鼻。瘀血血瘕。下血。小便赤。止煩下氣。除小蟲。一名當道。一名芣苢。一名蝦蟆衣。一名牛遺。一名勝舄。生真定平澤丘陵阪道中。五月五日採陰乾。

菥蓂子　味辛微溫無毒。主明目。目痛淚出。除痺。補五藏。益精光。療心腹腰痛。久服輕身不老。一名蔑析。一名大戢。一名馬辛。一名大蕺。生咸陽川澤及道傍。四月五月採暴乾。

茺蔚子　味辛甘微溫微寒無毒。主明目益精。除水氣。療血逆大熱。頭痛心煩。久服輕身。**莖**　主癮疹上音隱下音軫癢。可作浴湯。一名益母。一名益明。一名大札。一名貞蔚。生海濱池澤。五月採。

木香　味辛溫無毒。主邪氣。辟毒疫溫鬼。強志。主淋露。療氣劣。肌中偏寒。主氣不足。消毒。殺鬼精物。溫瘧蠱毒。行藥之精。久服不夢寤魘寐。輕身致神仙。一名蜜香。生永昌山谷。

龍膽　味苦寒大寒無毒。主骨間寒熱。驚癇邪氣。續絕傷。定五藏。殺蠱毒。除胃中伏熱。時氣溫熱。熱泄下痢。去腸中小蟲。益肝膽氣。止驚惕。久服益智不忘。輕身耐老。一名陵游。生齊朐

山谷及宽句二月八月十一月十二月採根陰乾

菟絲子 味辛甘平無毒主續絕傷補不足益氣力肥健汁去面䵟養肌強陰堅筋骨主莖中寒精自出溺有餘瀝口苦燥渴寒血為積久服明目輕身延年一名菟蘆一名菟縷一名蓎蒙一名玉女一名赤網一名菟纍生朝鮮川澤田野蔓延草木之上色黃而細為赤網色淺而大為菟纍九月採實暴乾

巴戟天 味辛甘微溫無毒主大風邪氣陰痿不起強筋骨安五藏補中增志益氣療頭面遊風小腹及陰中相引痛下氣補五勞益精利男子生巴郡及下邳山谷二月八月採根陰乾

白英 味甘寒無毒主寒熱八疸消渴補中益氣久服輕身延年一名穀菜一名白草生益州山谷春採葉夏採莖秋採花冬採根

白蒿 味甘平無毒主五藏邪氣風寒濕痹補中益氣長毛髮令黑療心懸少食常飢久服輕身耳目聰明不老

草部上品之下　三十八味

肉蓯蓉 味甘酸鹹微溫無毒主五勞七傷補中除莖中寒熱痛養五藏強陰益精氣多子婦人癥瘕除膀胱邪氣腰痛止痢久服輕身生河西山谷及代郡鴈門五月五日採陰乾

地膚子 味苦寒無毒主膀胱熱利小便補中益精氣去皮膚中熱氣散惡瘡疝瘕強陰久服耳目聰明輕身耐老使人潤澤一名地葵一名地麥生荊州平澤及田野八月十日採實陰乾

忍冬 味甘溫無毒主寒熱身腫久服輕身長年益壽十二月採陰乾

蒺蔾子 味苦辛溫微寒無毒主惡血破癥結積聚喉痹乳難身體風癢頭痛欬逆傷肺肺痿止煩下氣小兒頭瘡癰腫陰㿉可作摩粉其葉主風癢可煮以浴久服長肌肉明目輕身一名旁通一名屈人一名止行一名豺羽一名升推一名即藜一名茨生馮翊平澤或道傍七月八月採實暴乾

防風 味甘辛溫無毒主大風頭眩痛惡風風邪目盲無所見風行周身骨節疼痹煩滿脇痛脇風頭面去來四肢攣急字乳金瘡內痙久服輕身葉主中風熱汗出一名銅芸一名茴草一名百枝一名屏風一名簡根一名百蜚生沙苑川澤及邯鄲琅邪上蔡二月十月採根暴乾

石龍芻 味苦微寒微溫無毒主心腹邪氣小便不利淋閉風濕鬼疰惡毒補內虛不足痞滿身無潤澤出汗除莖中熱痛殺鬼疰惡毒氣久服補虛羸輕身耳目聰明延年一名龍鬚一名草續斷一名龍朱一名龍華一名懸莞一名草毒九節多味者良生梁州山谷濕地五月七月採莖暴乾

絡石 味苦溫微寒無毒主風熱死肌癰傷口乾舌焦癰腫不消喉舌腫不通水漿不下大驚入腹除邪氣養腎主腰髖痛堅筋骨利關節久服輕身明目潤澤好顏色不老延年通神一名石鯪一名石蹉一名略石一名明石一名領石一名懸石生太山川谷或石山之陰或高山巖石上或生人間正月採

千歲虆汁 味甘平無毒主補五臟益氣續筋骨長肌肉去諸痹久服輕身不飢耐老通神明一名虆蕪生太山川谷

黃連 味苦寒微寒無毒主熱氣目痛眥傷泣出明目腸澼腹痛下痢婦人陰中腫痛五臟冷熱久下泄澼膿血止消渴大驚除水利骨調胃厚腸益膽療口瘡久服令人不忘一名王連生巫陽川谷及蜀郡太山二月八月採

沙參 味苦微寒無毒主血積驚氣除寒熱補中益肺氣療胃痹心腹痛結熱邪氣頭痛皮間邪熱安五藏補中久服利人

一名知母。一名苦心。一名志取。一名虎鬚。一名白參。一名識美。一名文希。生河内川谷及寃句般陽續山。二月八月採根暴乾。

丹參 味苦微寒無毒。主心腹邪氣。腸鳴幽幽如走水。寒熱積聚。破癥除瘕。止煩滿。益氣養血。去心腹痼疾結氣。腰脊强。脚痺。除風邪留熱。久服利人。一名郄蟬草。一名赤參。一名木羊乳。生桐柏山川谷及太山。五月採根暴乾。

王不留行 味苦甘平無毒。主金瘡。止血逐痛。出刺。除風痺内寒。止心煩。鼻衄。癰疽惡瘡。瘻乳。婦人產難。久服輕身耐老增壽。生太山山谷。二月八月採。

藍實 味苦寒無毒。主解諸毒。殺蠱蚑疰鬼螫毒。久服頭不白。輕身。其葉汁殺百藥毒。解狼毒射罔毒。其莖葉可以染青。生河内平澤。

景天 味苦酸平無毒。主大熱火瘡。身熱煩。邪惡氣。諸蠱毒。痂疕。寒熱風痺。諸不足。花主女人漏下赤白。輕身明目。久服通神不老。一名戒火。一名火母。一名救火。一名據火。一名愼火。生太山川谷。四月四日七月七日採陰乾。

天名精 味甘寒無毒。主瘀血。血瘕欲死。下血止血。利小便。除小蟲。去痺。除胷中結熱。止煩渴。逐水大吐下。久服輕身耐老。一名麥句薑。一名蝦蟇藍。一名豕首。一名天門精。一名玉門精。一名彘顱。一名蟾蜍蘭。一名覲。生平原川澤。五月採。

蒲黃 味甘平無毒。主心腹膀胱寒熱。利小便。止血。消瘀血。久服輕身。益氣力。延年神仙。生河東池澤。四月採。

香蒲 味甘平無毒。主五藏心下邪氣。口中爛臭。堅齒明目聰耳。久服輕身耐老。一名睢。一名醮。生南海池澤。

蘭草 味辛平無毒。主利水道。殺蠱毒。辟不祥。除胷中痰癖。久服益氣。輕身不老。通神明。一名水香。生大吳池澤。四月五月採。

決明子 味鹹苦甘平微寒無毒。主青盲。目淫膚。赤白膜。眼赤痛。淚出。療脣口青。久服益精光。輕身。生龍門川澤。石決明生豫章。十月十日採陰乾百日。

芎藭 味辛溫無毒。主中風入腦。頭痛。寒痺。筋攣緩急。金瘡。婦人血閉無子。除腦中冷動。面上遊風去來。目淚出。多涕唾。忽忽如醉。諸寒冷氣。心腹堅痛。中惡卒急腫痛。脅風痛。溫中内寒。一名胡藭。一名香果。其葉名蘼蕪。生武功川谷斜谷西嶺。三月四月採根暴乾。

蘼蕪 味辛溫無毒。主欬逆。定驚氣。辟邪惡。除蠱毒鬼疰。去三蟲。久服通神。主身中老風。頭中久風。風眩。一名薇蕪。一名茳蘺。芎藭苗也。生雍州川澤及寃句。四月五月採葉暴乾。

續斷 味苦辛微溫無毒。主傷寒。補不足。金瘡癰傷。折跌。續筋骨。婦人乳難。崩中漏血。金瘡血内漏。止痛。生肌肉。及踠傷惡血。腰痛。關節緩急。久服益氣力。一名龍豆。一名屬折。一名接骨。一名南草。一名槐。生常山山谷。七月八月採陰乾。

雲實 味辛苦溫無毒。主洩痢腸澼。殺蟲蠱毒。去邪惡結氣。止痛。除寒熱。消渴。花主見鬼精物。多食令人狂走。殺精物。下水。燒之致鬼。久服輕身。通神明。益壽。一名員實。一名雲英。一名天豆。生河間川谷。十月採暴乾。

黃耆 味甘微溫無毒。主癰疽。久敗瘡。排膿止痛。大風癩疾。五痔鼠瘻。補虛。小兒百病。婦人子藏風邪氣。逐五藏間惡血。補丈夫虛損。五勞羸瘦。止渴。腹痛洩痢。益氣。利陰氣。白水者冷補。其莖葉療渴及筋攣。癰腫疽瘡。一名戴糝。一名戴椹。一名獨椹。一名芰草。一名蜀脂。一名百本。生蜀郡山谷白水漢中。二月十日採陰乾。

徐長卿　味辛溫無毒。主鬼物百精蠱毒疫疾邪惡氣溫瘧。久服強悍輕身益氣延年。一名鬼督郵。生太山山谷及隴西。三月採。

杜若　味辛微溫無毒。主胸脅下逆氣，溫中，風入腦戶，頭腫痛，多涕淚出，眩倒目䀮䀮，止痛，除口臭氣。久服益精明目輕身，令人不忘。一名杜衡，一名杜連，一名白連，一名白苓，一名若芝。生武陵川澤及冤句。二月八月採根暴乾。

蛇床子　味苦辛甘平無毒。主婦人陰中腫痛，男子陰痿濕癢，除痺氣，利關節，癲癇惡瘡，溫中下氣，令婦人子藏熱，男子陰強。久服輕身好顏色，令人有子。一名蛇粟，一名蛇米，一名虺床，一名思益，一名繩毒，一名棗棘，一名牆蘼。生臨淄川谷及田野。五月採實陰乾。

茵蔯蒿　味苦平微寒無毒。主風濕寒熱邪氣，熱結黃疸，通身發黃，小便不利，除頭熱，去伏瘕。久服輕身益氣耐老，面白悅長年。白兔食之仙。生太山及丘陵坡岸上。五月及立秋採陰乾。

漏蘆　味苦鹹寒大寒無毒。主皮膚熱，惡瘡疽痔，濕痺，下乳汁，止遺溺，熱氣瘡癢如麻豆，可作浴湯。久服輕身益氣，耳目聰明，不老延年。一名野蘭。生喬山山谷。八月採根陰乾。

茜根　味苦寒無毒。主寒濕風痺，黃疸，補中，止血，內崩下血，膀胱不足，踒跌蠱毒。久服益精氣輕身。可以染絳。一名地血，一名茹藘，一名茅蒐，一名蒨。生喬山川谷。二月三月採根暴乾。

飛廉　味苦平無毒。主骨節熱，脛重酸疼，頭眩頂重，皮間邪風如蜂螫針刺，魚子細起，熱瘡癰疽痔，濕痺，止風邪欬嗽，下乳汁。久服令人身輕，益氣明目不老，可煮可乾。一名漏蘆，一名天薺，一名伏豬，一名飛輕，一名伏兔，一名飛雉，一名木禾。生河內川澤。正月採根，七月八月採花陰乾。

營實　味酸溫微寒無毒。主癰疽惡瘡結肉，跌筋敗瘡，熱氣陰蝕不瘳，利關節。久服輕身益氣。根止洩痢腹痛，五藏客熱，除邪逆氣，疽癩諸惡瘡，金瘡傷撻，生肉復肌。一名牆薇，一名牆麻，一名牛棘，一名牛勒，一名薔蘼，一名山棘。生零陵川谷及蜀郡。八月九月採陰乾。

薇銜　味苦平微寒無毒。主風濕痺歷節痛，驚癇吐舌，悸氣賊風，鼠瘻癰腫，暴癥逐水，療痿蹷。久服輕身明目。一名麋銜，一名承膏，一名承肌，一名無心，一名無顛。生漢中川澤及冤句邯鄲。七月採莖葉陰乾。

五味子　味酸溫無毒。主益氣，欬逆上氣，勞傷羸瘦，補不足，強陰，益男子精，養五藏，除熱，生陰中肌。一名會及，一名玄及。生齊山山谷及代郡。八月採實陰乾。

旋花　味甘溫無毒。主益氣，去面皯黑色，媚好。其根味辛，主腹中寒熱邪氣，利小便。久服不飢輕身。一名筋根花，一名金沸，一名美草。生豫州平澤。五月採陰乾。

白兔藿　味苦平無毒。主蛇虺蜂蠆猘狗菜肉蠱毒鬼疰風疰諸大毒不可入口者，皆消除之。又去血，可末著痛上，立消。毒入腹者，煮飲之即解。一名白葛。生交州山谷。

鬼督郵　味辛苦平無毒。主鬼疰卒忤中惡，心腹邪氣，百精毒，溫瘧疫疾，強腰腳，益膂力。一名獨搖草。

白花藤　味苦寒無毒。主解諸藥菜肉中毒，酒漬服之。主虛勞風熱。生嶺南交州廣州平澤。

草部中品之上　三十七味

當歸　味甘辛溫大溫無毒。主欬逆上氣，溫瘧寒熱洗洗在皮膚中，婦人漏下絕子，諸惡瘡瘍金瘡，煮飲之。溫中止痛，除客血內塞，中風痓汗不出，濕痺中惡客氣虛冷，補五藏，生肌肉

一名乾歸生隴西川谷二月八月採根陰乾

秦艽味苦辛平微溫無毒主寒熱邪氣寒濕風痹肢節痛下水利小便療風無問久新通身攣急生飛烏山谷二月八月採根暴乾

黃芩味苦平大寒無毒主諸熱黃疸腸澼泄痢逐水下血閉惡瘡疽蝕火瘍療痰熱胃中熱小腹絞痛消穀利小腸女子血閉淋露下血小兒腹痛一名腐腸一名空腸一名內虛一名黃文一名經芩一名妒婦其子主腸澼膿血生秭歸川谷及冤句三月三日採根陰乾

芍藥味苦酸平微寒有小毒主邪氣腹痛除血痹破堅積寒熱疝瘕止痛利小便益氣通順血脉緩中散惡血逐賊血去水氣利膀胱大小腸消癰腫時行寒熱中惡腹痛腰痛一名白朮一名餘容一名犁食一名解倉一名鋋生中岳川谷及丘陵二月八月採根暴乾

乾薑味辛溫大熱無毒主胸滿欬逆上氣溫中止血出汗逐風濕痹腸澼下痢寒冷腹痛中惡霍亂脹滿風邪諸毒皮膚間結氣止唾血生者尤良

生薑味辛微溫主傷寒頭痛鼻塞欬逆上氣止嘔吐久服去臭氣通神明生犍為川谷及荊州揚州九月採

藁本味辛苦溫微溫微寒無毒主婦人疝瘕陰中寒腫痛腹中急除風頭痛長肌膚悅顏色辟霧露潤澤療風邪嚲曳金瘡可作沐藥面脂實主風流四肢一名鬼卿一名地新一名微莖生崇山山谷正月二月採乾暴乾三十日成

麻黃味苦溫微溫無毒主中風傷寒頭痛溫瘧發表出汗去邪熱氣止欬逆上氣除寒熱破癥堅積聚五藏邪氣緩急風脇痛字乳餘疾止好唾通腠理疎傷寒頭疼解肌洩邪惡氣消赤黑斑毒不可多服令人虛一名卑相一名龍沙一名卑鹽生晉地及河東立秋採莖陰乾令青

葛根味甘平無毒主消渴身大熱嘔吐諸痹起陰氣解諸毒療傷寒中風頭痛解肌發表出汗開腠理療金瘡止痛脇風痛生根汁大寒療消渴傷寒壯熱葛穀主下痢十歲已上白葛燒以粉瘡止痛斷血葉主金瘡止血花主消酒一名雞齊根一名鹿藿一名黃斤生汶山川谷五月採根暴乾

前胡味苦微寒無毒主療痰滿胸脇中痞心腹結氣風頭痛去痰實下氣治傷寒寒熱推陳致新明目益精二月八月採根暴乾

知母味苦寒無毒主消渴熱中除邪氣肢體浮腫下水補不足益氣療傷寒久瘧煩熱脇下邪氣膈中惡及風汗內疸多服令人泄一名蚳母一名連母一名野蓼一名地參一名水參一名水浚一名貨母一名蝭母一名女雷一名女理一名兒草一名鹿列一名韭逢一名兒踵草一名東根一名水須一名沈燔一名薚生河內川谷二月八月採根暴乾

大青味苦大寒無毒主療時氣頭痛大熱口瘡三月四月採莖陰乾

貝母味辛苦平微寒無毒主傷寒煩熱淋瀝邪氣疝瘕喉痹乳難金瘡風痙療腹中結實心下滿洗洗惡風寒目眩項直欬嗽上氣止煩熱渴出汗安五臟利骨髓一名空草一名藥實一名苦花一名苦菜一名商草一名勤母生晉地十月採根暴乾

栝樓根味苦寒無毒主消渴身熱煩滿大熱補虛安中續絕傷除腸胃中痼熱八疸身面黃唇乾口燥短氣通月水止小便利一名地樓一名果蠃一名天瓜一名澤姑實名黃瓜主

胷脾，悦澤人面，并藥療中熱傷暑。生弘農川谷及山陰地，入土深者良。生鹵地者有毒。二月、八月採根，暴乾。三十日成。

玄參　味苦鹹，微寒，無毒。主腹中寒熱積聚，女子産乳餘疾，補腎氣，令人目明。主暴中風傷寒，身熱支滿，狂邪忽忽不知人，温瘧洒洒，血瘕，下寒血，除胷中氣，下水，止煩渴，散頸下核、癰腫，心腹痛，堅癥，定五藏。久服補虚，明目，強陰益精。一名重臺，一名玄臺，一名鹿腸，一名正馬，一名咸，一名端。生河間川谷及寃句。三月、四月採根，暴乾。

苦參　味苦，寒，無毒。主心腹結氣，癥瘕積聚，黄疸，溺有餘瀝，逐水，除癰腫，補中，明目，止淚，養肝膽氣，安五藏，定志，益精，利九竅，除伏熱腸澼，止渴，醒酒，小便黄赤，療惡瘡，下部䘌，平胃氣，令人嗜食，輕身。一名水槐，一名苦識，一名地槐，一名菟槐，一名橋槐，一名白莖，一名虎麻，一名岑莖，一名禄白，一名陵郎。生汝南山谷及田野。三月、八月、十月採根，暴乾。

石龍芮　味苦，平，無毒。主風寒濕痹，心腹邪氣，利關節，止煩滿，平腎胃氣，補陰氣不足，失精莖冷。久服輕身，明目，不老，令人皮膚光澤，有子。一名魯果能，一名地椹，一名石能，一名彭根，一名天豆。生太山川澤石邊。五月五日採子，二月、八月採皮，陰乾。

石韋　味苦甘，平，無毒。主勞熱邪氣，五癃閉不通，利小便水道，止煩下氣，通膀胱滿，補五勞，安五藏，去惡風，益精氣。一名石韉，一名石皮。用之去黄毛，毛射人肺，令人欬不可療。生華陰山谷石上，不聞水及人聲者良。二月採葉，陰乾。

狗脊　味苦甘，平，微温，無毒。主腰背強，關機緩急，周痹寒濕膝痛，頗利老人，療失溺不節，男子脚弱腰痛，風邪淋露，少氣目闇，堅脊，利俛仰，女子傷中，關節重。一名百枝，一名強膂，一名扶蓋，一名扶筋。生常山川谷。二月、八月採，暴乾。

萆薢　味苦甘，平，無毒。主腰背痛，強骨節，風寒濕周痹，惡瘡不瘳，熱氣，傷中恚怒，陰痿失溺，關節老血，老人五緩。一名赤節。生真定山谷。二月、八月採根，暴乾。

菝葜　味甘，平，温，無毒。主腰背寒痛，風痹，益血氣，止小便利。生山野。二月、八月採根，暴乾。

通草　味辛甘，平，無毒。主去惡蟲，除脾胃寒熱，通利九竅血脉關節，令人不忘，療脾疸，常欲眠，心煩，噦，出音聲，療耳聾，散癰腫諸結不消，及金瘡，惡瘡，鼠瘻，踒折，齆鼻息肉，墮胎，去三蟲。一名附支，一名丁翁。生石城山谷及山陽。正月採枝，陰乾。

瞿麥　味苦辛，寒，無毒。主關格，諸癃結，小便不通，出刺，決癰腫，明目去翳，破胎墮子，下閉血，養腎氣，逐膀胱邪逆，止霍亂，長毛髮。一名巨句麥，一名大菊，一名大蘭。生太山川谷。立秋採實，陰乾。

敗醬　味苦鹹，平，微寒，無毒。主暴熱，火瘡赤氣，疥瘙疽痔，馬鞍熱氣，除癰腫浮腫結熱，風痹不足，産後腹痛。一名鹿腸，一名鹿首，一名馬草，一名澤敗。生江夏川谷。八月採根，暴乾。

白芷　味辛，温，無毒。主女人漏下赤白，血閉陰腫，寒熱，風頭侵目淚出，長肌膚，潤澤，可作面脂，療風邪，久渴，吐嘔，兩脅滿，風痛，頭眩目癢，可作膏藥面脂，潤顔色。一名芳香，一名白茝，一名𦵑，一名莞，一名苻蘺，一名澤芬。葉名蒚麻，可作浴湯。生河東川谷下澤。二月、八月採根，暴乾。

杜蘅　味辛，温，無毒。主風寒欬逆，香人衣體。生山谷。三月三日採根，熟洗，暴乾。

紫草　味苦，寒，無毒。主心腹邪氣，五疸，補中益氣，利九竅，通水道，療腹腫脹滿痛，以合膏，療小兒瘡及面皶。一名紫丹，一名紫芙。生碭山山谷及楚地。二月採根陰乾。

紫菀 味苦辛溫無毒。主欬逆上氣，胸中寒熱結氣，去蠱毒痿蹷，安五藏，療欬唾膿血，止喘悸，五勞體虛，補不足，小兒驚癇。一名紫蒨，一名青苑。生房陵山谷及真定、邯鄲。二月三月採根陰乾。

白鮮 味苦鹹寒無毒。主頭風黃疸，欬逆淋瀝，女子陰中腫痛，濕痺死肌，不可屈伸起止行步，療四肢不安，時行腹中大熱飲水，欲走大呼，小兒驚癇，婦人產後餘痛。生上谷川谷及冤句。四月五月採根陰乾。

白薇 味苦鹹平大寒無毒。主暴中風，身熱支滿，忽忽不知人，狂惑邪氣，寒熱酸疼，溫瘧洗洗發作有時，療傷中淋露，下水氣，利陰氣，益精。一名白幕，一名薇草，一名春草，一名骨美。久服利人。生平原川谷。三月三日採根陰乾。

枲耳實 味甘苦溫，葉味苦辛微寒有小毒。主風頭寒痛，風濕周痺，四肢拘攣痛，惡肉死肌，膝痛，溪毒。久服益氣，耳目聰明，強志輕身。一名胡葸，一名地葵，一名葹，一名常思。生安陸川谷及六安田野。實熟時採。

茅根 味甘寒無毒。主勞傷虛羸，補中益氣，除瘀血血閉寒熱，利小便，下五淋，除客熱在腸胃，止渴堅筋，婦人崩中。久服利人。其苗主下水。一名蘭根，一名茹根，一名地菅，一名地筋，一名兼杜。生楚地山谷田野。六月採根。

百合 味甘平無毒。主邪氣腹脹心痛，利大小便，補中益氣，除浮腫臚脹，痞滿寒熱，通身疼痛，及乳難，喉痺腫，止涕淚。一名重箱，一名重邁，一名摩羅，一名中逢花，一名強瞿。生荊州川谷。二月八月採根暴乾。

酸漿 味酸平寒無毒。主熱煩滿，定志益氣，利水道，產難吞其實立產。一名酢漿。生荊楚川澤及人家田園中。五月採陰乾。

紫參 味苦辛寒微寒無毒。主心腹積聚，寒熱邪氣，通九竅，利大小便，療腸胃大熱，唾血衄血，腸中聚血，癰腫諸瘡，止渴益精。一名牡蒙，一名衆戎，一名童腸，一名馬行。生河西及冤句山谷。三月採根，火炙使紫色。

女菀 味辛溫。主風寒洗洗，霍亂泄痢，腸鳴上下無常處，驚癇寒熱百病，出汗。李氏本草云止下消食。

淫羊藿 味辛寒無毒。主陰痿絕傷，莖中痛，利小便，益氣力，強志，堅筋骨，消瘰癧赤癰，下部有瘡，洗出蟲。丈夫久服令人無子。一名剛前。生上郡陽山山谷。

蠡實 味甘平溫無毒。主皮膚寒熱，胃中熱氣，風寒濕痺，堅筋骨，令人嗜食，止心煩滿，利大小便，長肌肉肥大。久服輕身。花葉去白蟲，療喉痺，多服令人溏泄。一名荔實，一名劇草，一名三堅，一名豕首。生河東川谷。五月採實陰乾。

草部中品之下 三十九味

款冬 味辛甘溫無毒。主欬逆上氣善喘，喉痺，諸驚癇，寒熱邪氣，消渴，喘息呼吸。一名橐吾，一名顆東，一名虎鬚，一名菟奚，一名氐冬。生常山山谷及上黨水傍。十一月採花陰乾。

牡丹 味辛苦寒微寒無毒。主寒熱，中風瘈瘲，痙，驚癇邪氣，除癥堅瘀血留舍腸胃，安五藏，療癰瘡，除時氣頭痛，客熱，五勞，勞氣，頭腰痛，風噤，癲疾。一名鹿韭，一名鼠姑。生巴郡山谷及漢中。二月八月採根陰乾。

防己 味辛苦平溫無毒。主風寒溫瘧熱氣諸癇，除邪，利大小便，療水腫風腫，去膀胱熱，傷寒寒熱邪氣，中風手腳攣急，止泄，散癰腫惡結，諸蝸疥癬蟲瘡，通腠理，利九竅。一名解離。文如車輻理解者良。生漢中川谷。二月八月採根陰乾。

女菀 味辛温無毒。主風寒洗洗。霍亂泄痢。腸鳴上下無常處。驚癇寒熱百疾。療肺傷欬逆出汗。久寒在膀胱支滿。飲酒夜食發病。一名白菀。一名織女菀。一名茆。生漢中川谷或山陽。正月二月採陰乾。

澤蘭 味苦甘微温無毒。主乳婦內衄。中風餘疾。大腹水腫身面四肢浮腫骨節中水。金瘡癰腫瘡膿。産後金瘡內塞。一名虎蘭。一名龍棗。一名虎蒲。生汝南諸大澤傍。三月三日採陰乾。

地榆 味苦甘酸微寒無毒。主婦人乳産痓痛七傷。帶下十二病。止痛。除惡肉。止汗。療金瘡。止膿血諸瘻惡瘡熱瘡。消酒除消渴補絶傷。産後內塞。可作金瘡膏。生桐柏及冤句山谷。二月八月採根暴乾。

王孫 味苦平無毒。主五藏邪氣寒濕痹。四肢疼酸膝冷痛。療百病。益氣。吳名白功草。楚名王孫。齊名長孫。一名黄孫。一名黄昏。一名海孫。一名蔓延。生海西川谷及汝南城郭垣下。

爵牀 味鹹寒無毒。主腰脊痛不得著牀。俛仰艱難。除熱可作浴湯。生漢中川谷及田野。

白前 味甘微温無毒。主胸脅逆氣。欬嗽上氣。

百部根 微温有小毒。主欬嗽上氣。

王瓜 味苦寒無毒。主消渴內痹。瘀血月閉。寒熱酸疼。益氣愈聾。療諸邪氣。熱結鼠瘻。散癰腫留血。婦人帶下不通。下乳汁。止小便數不禁。逐四肢骨節中水。療馬骨刺人瘡。一名土瓜。生魯地平澤田野及人家垣牆間。三月採根陰乾。

薺苨 味甘寒無毒。主解百藥毒。

高良薑 大温無毒。主暴冷。胃中冷逆。霍亂腹痛。

馬先蒿 味苦平無毒。主寒熱鬼疰。中風濕痹。女子帶下病無子。一名馬屎蒿。生南陽川澤。

蜀羊泉 味苦微寒無毒。主頭禿惡瘡熱氣。疥瘙痂癬蟲。療齲齒。女子陰中內傷。皮間實積。一名羊泉。一名羊飴。生蜀郡川谷。

積雪草 味苦寒無毒。主大熱惡瘡。癰疽浸淫。赤熛皮膚赤身熱。生荆州川谷。

惡實 味辛平無毒。主明目補中。除風傷。根莖療傷寒寒熱汗出中風面腫消渴熱中逐水。久服輕身耐老。生魯山平澤。

莎草根 味甘微寒無毒。主除胸中熱充皮毛。久服利人益氣長鬚眉。一名薃。一名侯莎。其實名緹。生田野。二月八月採。

大小薊根 味甘温。主養精保血。大薊主女子赤白沃。安胎。止吐血衄鼻。令人肥健。五月採。

垣衣 味酸無毒。主黄疸。心煩欬逆。血氣暴熱在腸胃。金瘡內塞。久服補中益氣長肌好顏色。一名昔邪。一名烏韭。一名垣嬴。一名天韭。一名鼠韭。生古垣墻陰或屋上。三月三日採陰乾。

艾葉 味苦微温無毒。主灸百病。可作煎。止下痢吐血。下部䘌瘡。婦人漏血。利陰氣。生肌肉。辟風寒。使人有子。一名水臺。一名醫草。生田野。三月三日採暴乾。作煎勿令見風。

水萍 味辛酸寒無毒。主暴熱身痒。下水氣。勝酒。長鬚髮。止消渴。下氣。以沐浴生毛髮。久服輕身。一名水花。一名水白。一名水蘇。生雷澤池澤。三月採暴乾。

海藻 味苦鹹寒無毒。主癭瘤氣頸下核。破散結氣癰腫癥瘕堅氣。腹中上下鳴。下十二水腫。療皮間積聚暴𤻮留氣熱結。利小便。一名落首。一名藫。生東海池澤。七月採暴乾。

昆布 味鹹寒無毒。主十二種水腫。癭瘤聚結氣瘻瘡。生東海。

葒草 味鹹微寒無毒。主消渴去熱明目益氣。一名鴻藹。如馬蓼而大。生水傍。五月採實。

陟釐 味甘大温無毒。主心腹大寒。温中消穀。強胃氣。止泄痢。

生江南池澤。

井中苔及萍 大寒。主漆瘡熱瘡水腫。井中藍殺野葛巴豆諸毒。

蔛草 味甘寒無毒。主暴熱喘息小兒丹腫。一名蔛菜。生水傍。

鳧葵 味甘冷無毒。主消渴去熱淋利小便。生水中即莕菜也。一名接余。五月採。

菟葵 味甘寒無毒。主下諸石五淋止虎蛇毒。

鱧腸 味甘酸平無毒。主血痢針灸瘡發洪血不可止者傅之立已。汁塗髮眉生速而繁。生下濕地。

蒟醬 味辛溫無毒。主下氣溫中破痰積。生巴蜀。

百脉根 味甘苦微寒無毒。主下氣止渴去熱除虛勞補不足。酒浸若水煑丸散兼用之。出肅州巴西。

蘿摩子 味甘辛溫無毒。主虛勞葉食之功同於子。陸璣云一名芄蘭幽州謂之雀瓢。

白藥 味辛溫無毒。主金瘡生肌。出原州。

懷香子 味辛平無毒。主諸瘻霍亂及蛇傷。

鬱金 味辛苦寒無毒。主血積下氣生肌止血破惡血血淋尿血金瘡。

薑黃 味辛苦大寒無毒。主心腹結積疰忤下氣破血除風熱消癰腫。功力烈於鬱金。

阿魏 味辛平無毒。主殺諸小蟲去臭氣破癥積下惡氣除邪鬼蠱毒。生西蕃及崑崙。

千金翼方卷第二

千金翼方卷第三

本草中

草部下品之上 三十五味

大黃 將軍 味苦寒大寒無毒主下瘀血血閉寒熱破癥瘕積聚留飲宿食蕩滌腸胃推陳致新通利水穀調中化食安和五藏平胃下氣除痰實腸間結熱心腹脹滿女子寒血閉脹小腹痛諸老血留結一名黃良生河西山谷及隴西二月八月採根火乾

桔梗 味辛苦微溫有小毒主胸脅痛如刀刺腹滿腸鳴幽幽驚恐悸氣利五藏腸胃補血氣除寒熱風痹溫中消穀療喉咽痛下蠱毒一名利如一名房圖一名白藥一名梗草一名薺苨生嵩高山谷及冤句二月八月採根暴乾

甘遂 味苦甘寒大寒有毒主大腹疝瘕腹滿面目浮腫留飲宿食破癥堅積聚利水穀道下五水散膀胱留熱皮中痞熱氣腫滿一名甘藁一名陵藁一名陵澤一名重澤一名主田生中山川谷二月採根陰乾

葶藶 味辛苦寒大寒無毒主癥瘕積聚結氣飲食寒熱破堅逐邪通利水道下膀胱水伏留熱氣皮間邪水上出面目浮腫身暴中風熱痱癢利小腹久服令人虛一名丁歷一名蕇蒿一名大室一名大適生藁城平澤及田野立夏後採實陰乾得酒良

芫花 味辛苦溫微溫有小毒主欬逆上氣喉鳴喘咽腫短氣蠱毒鬼瘧疝瘕癰腫殺蟲魚消胸中痰水喜唾水腫五水在五藏皮膚及腰痛下寒毒肉毒久服令人虛一名去水一名毒魚一名杜芫其根名蜀桑根療疥瘡可用毒魚生淮源川谷三月三日採花陰乾

澤漆 味苦辛微寒無毒主皮膚熱大腹水氣四肢面目浮腫丈夫陰氣不足利大小腸明目輕身一名漆莖大戟苗也生太山川澤三月三日七月七日採莖葉陰乾

大戟 味苦甘寒大寒有小毒主蠱毒十二水腹滿急痛積聚中風皮膚疼痛吐逆頸腋癰腫頭痛發汗利大小腸一名卬鉅生常山十二月採根陰乾

芫花 味苦辛寒微寒有毒主傷寒溫瘧下十二水破積聚大堅癥瘕蕩滌腸胃中留癖飲食寒熱邪氣利水道療痰飲欬嗽生咸陽川谷及河南中牟六月採花陰乾

旋復花 味鹹甘溫微溫冷利有小毒主結氣脅下滿驚悸除水去藏間寒熱補中下氣消胸上痰結唾如膠漆心脅痰水膀胱留飲風氣濕痹皮間死肉目中眵䁾利大腸通血脈益色澤一名戴椹一名金沸草一名盛椹其根主風濕生平澤川谷五月採花日乾二十日成

鉤吻 味辛溫有大毒主金瘡乳痓中惡風欬逆上氣水腫殺鬼疰蠱毒破癥積除腳膝痹痛四肢拘攣惡瘡疥蟲殺鳥獸一名野葛折之青烟出者名固活甚熱不入湯生傅高山谷及會稽東野

藜蘆 味辛苦寒微寒有毒主蠱毒欬逆洩痢腸澼頭瘍疥瘙惡瘡殺諸蟲毒去死肌療噦逆喉痹不通鼻中息肉馬刀爛瘡不入湯一名葱苒一名葱菼一名山葱生太山山谷三月採根陰乾

赭魁 味甘平無毒主心腹積聚除三蟲生山谷二月採

及己 味苦平有毒主諸惡瘡疥痂瘻蝕及牛馬諸瘡

烏頭 味辛甘溫大熱有大毒主中風惡風洗洗出汗除寒濕痹欬逆上氣破積聚寒熱消胸上痰冷食不下心腹冷疾臍

間痛肩胛痛不可俛仰目中痛不可久視又墮胎其汁煎之名射罔殺禽獸

射罔 味苦有大毒療尸疰癥堅及頭中風痹痛一名奚毒一名即子一名烏喙

烏喙 味辛微溫有大毒主風濕丈夫腎濕陰囊痒寒熱歷節掣引腰痛不能行步癰腫膿結又墮胎生朗陵山谷正月二月採陰乾長三寸以上爲天雄

天雄 味辛甘溫大溫有大毒主大風寒濕痹歷節痛拘攣緩急破積聚邪氣金瘡強筋骨輕身健行療頭面風去來疼痛心腹結積關節重不能行步除骨間痛長陰氣強志令人武勇力作不倦又墮胎一名白幕生少室山谷二月採根陰乾

附子 味辛甘溫大熱有大毒主風寒欬逆邪氣溫中金瘡破癥堅積聚血瘕寒濕踒躄拘攣膝痛脚疼冷弱不能行步腰脊風寒心腹冷痛霍亂轉筋下痢赤白堅肌骨強陰又墮胎爲百藥長生犍爲山谷及廣漢冬月採爲附子春採爲烏頭

側子 味辛大熱有大毒主癰腫風痹歷節腰脚疼冷寒熱鼠瘻又墮胎

羊躑躅 味辛溫有大毒主賊風在皮膚中淫淫痛溫瘧惡毒諸痹邪氣鬼疰蠱毒一名玉支生太行山川谷及淮南山三月採花陰乾

茵芋 味苦溫微溫有毒主五藏邪氣心腹寒熱羸瘦如瘧狀發作有時諸關節風濕痹痛療久風流走四肢脚弱一名莞草一名卑共生太山川谷三月三日採葉陰乾

射干 味苦平微溫有毒主欬逆上氣喉痹咽痛不得消息散結氣腹中邪逆食飲大熱療老血在心脾間欬唾言語氣臭散胸中熱氣久服令人虛一名烏扇一名烏蒲一名烏翣一名烏吹一名草薑生南陽川谷田野三月三日採根陰乾

鳶尾 味苦平有毒主蠱毒邪氣鬼疰諸毒破癥瘕積聚大水下三蟲療頭眩殺鬼魅一名烏園生九疑山谷五月採

貫衆 味苦微寒有毒主腹中邪熱氣諸毒殺三蟲去寸白破癥瘕除頭風止金瘡花療惡瘡令人泄一名貫節一名貫渠一名百頭一名虎卷一名扁符一名伯萍一名藥藻此謂草鴟頭生玄山山谷及冤句少室山二月八月採根陰乾

半夏 味辛平生微寒熟溫有毒主傷寒寒熱心下堅下氣喉咽腫痛頭眩胸脹欬逆腸鳴止汗消心腹胸膈痰熱滿結欬嗽上氣心下急痛堅痞時氣嘔逆消癰腫墮胎療痿黄悅澤面目生令人吐熟令人下用之湯洗令滑盡一名守田一名地文一名水玉一名示姑生槐里川谷五月八日採根暴乾

由跋 主毒腫結熱

虎掌 味苦溫微寒有大毒主心痛寒熱結氣積聚伏梁傷筋痿拘緩利水道除陰下濕風眩生漢中山谷及冤句二月八月採陰乾

莨菪子 味苦甘寒有毒主齒痛出蟲肉痹拘急使人健行見鬼療癲狂風癇顛倒拘攣多食令人狂走久服輕身走及奔馬強志益力通神一名橫唐一名行唐生海濱川谷及雍州五月採子

蜀漆 味辛平微溫有毒主瘧及欬逆寒熱腹中癥堅痞結積聚邪氣蠱毒鬼疰療胸中邪結氣吐出之生江林山川谷及蜀漢中常山苗也五月採葉陰乾

恒山 味苦辛寒微寒有毒主傷寒寒熱熱發溫瘧鬼毒胸中痰結吐逆療鬼蠱往來水脹洒洒惡寒鼠瘻一名互草生益州川谷及漢中八月採根陰乾

青葙子 味苦微寒無毒。主邪氣皮膚中熱風瘙身痒。殺三蟲。惡瘡疥蝨痔蝕下部䘌瘡。子名草决明。療脣口青。一名草蒿。一名萋蒿。生平谷道傍。三月採莖葉。陰乾。五月六月採子。

狼牙 味苦酸寒有毒。主邪氣熱氣疥瘙惡瘍瘡痔。去白蟲。一名牙子。一名狼齒。一名狼子。一名犬牙。生淮南川谷及冤句。八月採根暴乾。中濕腐爛生衣者殺人。

白蘞 味苦甘平微寒無毒。主癰腫疽瘡。散結氣。止痛除熱。目中赤。小兒驚癇溫瘧。女子陰中腫痛。下赤白。殺火毒。一名菟核。一名白草。一名白根。一名崑崙。生衡山山谷。二月八月採根暴乾。

白及 味苦辛平微寒無毒。主癰腫惡瘡敗疽。傷陰死肌。胃中邪氣。賊風鬼擊。痱緩不收。除白癬疥蟲。一名甘根。一名連及草。生北山川谷及冤句及越山。

蛇全 味苦微寒無毒。主驚癇寒熱邪氣。除熱。金瘡疽痔鼠瘻。惡瘡頭瘍。療心腹邪氣腹痛濕痺。養胎。利小兒。一名蛇銜。生益州山谷。八月採陰乾。

草蒿 味苦寒無毒。主疥瘙痂痒惡瘡。殺蝨。留熱在骨節間。明目。一名青蒿。一名方潰。生華陰川澤。

雚菌 味鹹甘平微溫有小毒。主心痛溫中。去長蟲白癬蟯蟲蛇螫毒。癥瘕諸蟲。疽蝸。去蚘蟲寸白惡瘡。一名雚蘆。生東海池澤及渤海章武。八月採陰乾。

草部下品之下　六十八味

連翹 味苦平無毒。主寒熱鼠瘻瘰癧。癰腫惡瘡癭瘤。結熱蠱毒。去白蟲。一名異翹。一名蘭華。一名折根。一名軹。一名三廉。生太山山谷。八月採陰乾。

白頭翁 味苦溫無毒有毒。主溫瘧狂易寒熱。癥瘕積聚癭氣。逐血止痛。療金瘡鼻衄。一名野丈人。一名胡王使者。一名柰何草。生高山山谷及田野。四月採。亦療毒痢。

藺茹 味辛酸寒微寒有小毒。主蝕惡肉敗瘡死肌。殺疥蟲。排膿惡血。除大風熱氣。善忘不樂。去熱痺。破癥瘕。除息肉。一名屈據。一名離婁。生代郡川谷。五月採根陰乾。黑頭者良。

苦芙 微寒。主面目通身漆瘡。作灰療金瘡。大驗。

羊桃 味苦寒有毒。主熛熱身暴赤色。風水積聚惡瘍。除小兒熱。去五藏五水大腹。利小便。益氣。可作浴湯。一名鬼桃。一名羊腸。一名萇楚。一名御弋。一名銚弋。生山林川谷及生田野。二月採陰乾。

羊蹄 味苦寒無毒。主頭禿疥瘙。除熱。女子陰蝕浸淫疽痔。殺蟲。一名東方宿。一名連蟲陸。一名鬼目。一名蓄。生陳留川澤。

鹿藿 味苦平無毒。主蠱毒女子腰腹痛不樂。腸癰瘰癧瘍氣。生汶山山谷。

牛扁 味苦微寒無毒。主身皮瘡熱氣。可作浴湯。殺牛蝨小蟲。又療牛病。生桂陽川谷。

陸英 味苦寒無毒。主骨間諸痺。四肢拘攣疼酸。膝寒痛。陰痿。短氣不足。脚腫。生熊耳川谷及冤句。立秋採。

蒴藋 味酸溫有毒。主風瘙癮瘮身痒濕痺。可作浴湯。一名堇草。一名芨。生田野。春夏採葉。秋冬採莖根。

藎草 味苦平無毒。主久欬上氣喘逆。久寒驚悸。痂疥白禿瘍氣。殺皮膚小蟲。可以染黃作金色。生青衣川谷。九月十月採。

夏枯草 味苦辛寒無毒。主寒熱瘰癧鼠瘻頭瘡。破癥瘕。散癭結氣。脚腫濕痺。輕身。一名夕句。一名乃東。一名燕面。生蜀郡川谷。四月採。

烏韭 味甘寒無毒。主皮膚往來寒熱。利小腸膀胱氣。療黃疸金瘡內塞。補中益氣。好顏色。生山谷石上。

蚤休 味苦微寒有毒。主驚癇搖頭弄舌。熱氣在腹中。癲疾癰瘡。陰蝕。下三蟲。去蛇毒。一名蚩休。生山陽川谷及冤句。

虎杖根 微溫。主通利月水。破留血癥結。

石長生 味鹹苦微寒有毒。主寒熱惡瘡大熱。辟鬼氣不祥。下三蟲。一名丹草。生咸陽山谷。

鼠尾草 味苦微寒無毒。主鼠瘻寒熱。下痢膿血不止。白花者主白下。赤花者主赤下。一名葝。一名陵翹。生平澤中。四月採葉。七月採花。陰乾。

馬鞭草 主下部䘌瘡。

胡桐淚 味鹹苦大寒無毒。主大毒熱。心腹煩滿。水和服之取吐。又主牛馬急黃黑汗。水研二三兩灌之。立瘥。又為金銀銲藥。出肅州以西平澤及山谷中。形似黃礬而堅實。有夾爛木者。云是胡桐樹滋淪入土石鹹鹵地作之。其樹高大。皮葉似白楊青桐桑輩。故名胡桐木。堪器用。又名胡桐律。西域傳云。胡桐似桑而曲。

馬勃 味辛平無毒。主惡瘡馬疥。一名馬疕。生園中久腐處。

雞腸草 主腫止小便利。

蛇莓汁 大寒。主胸腹大熱不止。瘥溪毒射工傷寒大熱。甚良。

苧根 寒。主小兒赤丹。其漬苧汁療渴。

菰根 大寒。主腸胃痼熱。消渴。止小便利。

狼跋子 有小毒。主惡瘡蝸疥。殺蟲魚。

弓弩弦 主難產胞衣不出。

舂杵頭細糠 主卒噎。

敗天公 平。主鬼疰精魅。

半天河 微寒。主鬼疰狂邪氣惡毒。洗諸瘡用之。

地漿 寒。主解中毒煩悶。

敗蒲席 平。主筋溢惡瘡。

敗船茹 平。主婦人崩中吐痢血不止。燒作灰服之。

敗鼓皮 平。主中蠱毒。燒作灰水服。

屋遊 味甘寒。主浮熱在皮膚。往來寒熱。利小腸膀胱氣。生屋上陰處。八月九月採。

赤地利 味苦平無毒。主赤白冷熱諸痢。斷血破血。帶下赤白。生肌肉。所在山谷有之。

赤車使者 味辛苦溫有毒。主風冷邪疰。蠱毒癥瘕。五藏積氣。

劉寄奴草 味苦溫。主破血下脹。多服令人痢。生江南。

三白草 味甘辛寒有小毒。主水腫腳氣。利大小便。消痰破癖。除積聚。消丁腫。生池澤畔。

牽牛子 味苦寒有毒。主下氣。療腳滿水腫。除風毒。利小便。

豬膏莓 味辛苦平無毒。主金瘡止痛。斷血生肉。除諸惡瘡。消浮腫。擣封之。湯漬散傅並良。

紫葛 味甘苦寒無毒。主癰腫惡瘡。取根皮擣為末。醋和封之。生山谷中。不入方用。

蓖麻子 味甘辛平有小毒。主水癥。水研二十枚服之。吐惡沫。加至三十枚。三日一服。瘥則止。又主風虛寒熱。身體瘡癢浮腫。尸疰惡氣。榨取油塗之。葉主腳氣風腫不仁。擣蒸傅之。

葎草 味甘苦寒無毒。主五淋。利小便。止水痢。除瘧虛熱渴。煮汁及生汁服之。生故墟道傍。

格注草 味辛苦溫有大毒。主蠱疰諸毒疼痛等。生齊魯山澤。

獨行根 味辛苦冷有毒。主鬼疰積聚。諸毒熱腫。蛇毒。水磨為泥封之。日三四。立瘥。水煮一二兩取汁服。吐蠱毒。

狗舌草 味苦寒有小毒。主蠱疥瘙。殺小蟲。

烏蘞莓　味酸苦寒。無毒。主風毒熱腫游丹。蛇傷。擣傅并飲汁。

蒛葐　味苦寒有小毒。主熱蠱煩滿不能食。生擣汁服三四合。多則令人吐。

狼毒　味辛平有大毒。主欬逆上氣。破積聚飲食寒熱水氣。脅下積癖。惡瘡鼠瘻疽蝕。鬼精蠱毒。殺飛鳥走獸。一名續毒。生秦亭山谷及奉高。二月八月採根陰乾。陳而沈水者良。

鬼臼　味辛溫微溫有毒。主殺蠱毒鬼疰精物。辟惡氣不祥。逐邪解百毒。療欬嗽喉結。風邪煩惑。失魄妄見。去目中膚翳。殺大毒。不入湯。一名爵犀。一名馬目毒公。一名九臼。一名天臼。一名解毒。生九眞山谷及寃句。二月八月採根。

蘆根　味甘寒。主消渴客熱。止小便利。

甘蕉根　大寒。主癰腫結熱。

萹蓄　味苦平無毒。主浸淫疥瘙疽痔。殺三蟲。療女子陰蝕。生東萊山谷。五月採陰乾。

酢漿草　味酸寒無毒。主惡瘡瘑瘻。擣傅之。殺諸小蟲。生道傍。

苘實　味苦平無毒。主赤白冷熱痢。散服飲之。吞一枚破癰腫。

蒲公草　味甘平無毒。主婦人乳癰腫。水煑汁飲之。及封之立消。一名構耨草。

商陸　味辛酸平有毒。主水脹疝瘕痺。熨除癰腫。殺鬼精物。療胸中邪氣。水腫痿痺。腹滿洪直。疏五藏。散水氣。如人形者有神。一名葛根。一名夜呼。生咸陽川谷。

女青　味辛平有毒。主蠱毒。逐邪惡氣。殺鬼溫瘧。辟不祥。一名雀瓢。蛇銜根也。生朱崖。八月採陰乾。

水蓼　主蛇毒。擣傅之。絞汁服。止蛇毒入內心悶。水煑漬捋脚。消氣腫。

角蒿　味辛苦平有小毒。主甘濕䘌諸惡瘡有蟲者。

昨葉何草　味酸平無毒。主口中乾痛。水穀血痢。止血。生上黨屋上。如蓬初生。一名瓦松。夏採日乾。

白附子　主心痛血痺。面上百病。行藥勢。生蜀郡。三月採。

鶴虱　味苦平有小毒。主蚘蟯蟲。用之為散。以肥肉臛汁服方寸匕。亦丸散中用。生西戎。

甑帶灰　主腹脹痛脫肛。煑汁服。主胃反。小便失禁不通。及淋。中惡尸疰。金瘡刃不出。

屐屧鼻繩灰　水服。主噎哽心痛胸滿。

故麻鞋底　水煑汁服之。解紫石英發毒。又主霍亂吐下不止。及解食牛馬肉毒。腹脹吐痢不止。

雀麥　味甘平無毒。主女人產不出。煑汁飲之。一名籥。一名鷰麥。生故墟野林下。葉似麥。

筆頭灰　久者。主小便不通。小便數難。陰腫中惡。脫肛淋瀝。燒灰水服之。

木部上品二十七味

茯苓　味甘平無毒。主胸脅逆氣。憂恚驚邪恐悸。心下結痛。寒熱煩滿。欬逆。口焦舌乾。利小便。止消渴。好唾。大腹淋瀝。膈中痰水。水腫淋結。開胸腑。調藏氣。伐腎邪。長陰益氣力。保神守中。久服安魂養神。不飢延年。一名伏菟。其有木根者名茯神。

茯神　平。主辟不祥。療風眩風虛。五勞口乾。止驚悸。多恚怒善忘。開心益智。安魂魄。養精神。生太山山谷大松下。二月八月採陰乾。

琥珀　味甘平無毒。主安五藏。定魂魄。殺精魅邪鬼。消瘀血。通五淋。生永昌。

松脂　味苦甘溫無毒。主疽惡瘡。頭瘍白禿。疥瘙風氣。安五藏。除熱。胃中伏熱。咽乾消渴。及風痺死肌。鍊之令白。其赤者主惡痺。久服輕身不老延年。一名松膏。一名松肪。生太山山谷。六月採。

【松實】味苦溫無毒。主風痺寒氣。虛羸少氣。補不足。九月採。陰乾。

【松葉】味苦溫。主風濕瘡。生毛髮。安五藏。守中不飢延年。

【松節】溫。主百節久風。風虛脚痺疼痛。

【松根白皮】主辟穀不飢。

【柏實】味甘平無毒。主驚悸。安五藏。益氣。除風濕痺。療恍惚虛損吸吸。歷節腰中重痛。益血止汗。久服令人潤澤美色。耳目聰明。不飢不老。輕身延年。生太山山谷。柏葉尤良。

【柏葉】味苦微溫無毒。主吐血衄血。利血崩中赤白。輕身益氣。令人耐寒暑。去濕痺。止飢。四時各依方面採。陰乾。

【柏白皮】主火灼爛瘡。長毛髮。

【菌桂】味辛溫無毒。主百病。養精神。和顏色。為諸藥先聘通使。久服輕身不老。面生光華。媚好常如童子。生交趾桂林山谷巖崖間。無骨。正圓如竹。立秋採。

【牡桂】味辛溫無毒。主上氣欬逆。結氣喉痺吐吸。心痛脅風脅痛。溫筋通脈。止煩出汗。利關節。補中益氣。久服通神。輕身不老。生南海山谷。

【桂】味甘辛大熱有小毒。主溫中。利肝肺氣。心腹寒熱冷疾。霍亂轉筋。頭痛腰痛。出汗止煩。止唾欬嗽鼻齆。能墮胎。堅骨節。通血脉。理疎不足。宣導百藥。無所畏。久服神仙不老。生桂陽。二月八月十月採皮。陰乾。

【杜仲】味辛甘平溫無毒。主腰脊痛。補中益精氣。堅筋骨。強志。除陰下痒濕。小便餘瀝。脚中酸疼。不欲踐地。久服輕身耐老。一名思仙。一名思仲。一名木綿。生上虞山谷及上黨漢中。二月五月六月九月採皮。

【楓香脂】味辛苦平無毒。主癮疹風痒。浮腫齒痛。一名白膠香。其樹皮味辛平有小毒。主水腫。下水氣。煮汁用之。所在大山皆有。

【乾漆】味辛溫無毒有毒。主絕傷。補中。續筋骨。填髓腦。安五藏。五緩六急。風寒濕痺。療欬嗽。消瘀血痞結腰痛。女子疝瘕。利小腸。去蛔蟲。生漆去長蟲。久服輕身耐老。生漢中川谷。夏至後採。乾之。

【蔓荊實】味苦辛微寒平溫無毒。主筋骨間寒熱濕痺拘攣。明目堅齒。利九竅。去白蟲長蟲。主風頭痛。腦鳴。目淚出。益氣。久服輕身耐老。令人潤澤顏色。小荊實亦等。

【牡荊實】味苦溫無毒。主除骨間寒熱。通利胃氣。止欬逆下氣。生河間南陽宛句山谷。或平壽都鄉高岸上及田野中。八月九月採實。陰乾。

【女貞實】味苦甘平無毒。主補中。安五藏。養精神。除百疾。久服肥健。輕身不老。生武陵川谷。立冬採。

【桑上寄生】味苦甘平無毒。主腰痛。小兒背強。癰腫。安胎。充肌膚。堅髮齒。長鬚眉。主金瘡。去痺。女子崩中。內傷不足。產後餘疾。下乳汁。其實明目。輕身通神。一名寄屑。一名寓木。一名宛童。一名蔦。生弘農川谷桑上。三月三日採莖葉。陰乾。

【蕤核】味甘溫微寒無毒。主心腹邪結氣。明目。目赤痛傷淚出。目腫眥爛。齆鼻。破心下結痰痞氣。久服輕身益氣不飢。生函谷川谷及巴西。

【五加皮】味辛苦溫微寒無毒。主心腹疝氣腹痛。益氣療躄。小兒不能行。疽瘡陰蝕。男子陰痿囊下濕。小便餘瀝。女人陰痒及腰脊痛。兩脚疼痺風弱。五緩虛羸。補中益精。堅筋骨。強志意。久服輕身耐老。一名豺漆。一名豺節。五葉者良。生漢中及

寬句五月七月採莖十月採根陰乾

沉香 **薰陸香** **雞舌香** **藿香** **詹糖香** **楓香** 並微溫悉療風水毒腫去惡氣薰陸詹糖去伏尸雞舌藿香療霍亂心痛楓香療風瘾疹痒毒

檗木 味苦寒無毒主五藏腸胃中結氣熱黃疸腸痔止泄痢女子漏下赤白陰傷蝕瘡療驚氣在皮間肌膚熱赤起目熱赤痛口瘡久服通神

根 一名**檀桓**主心腹百病安魂魄不飢渴久服輕身延年通神生漢中山谷及永昌

辛夷 味辛溫無毒主五藏身體寒熱風頭腦痛面䵟溫中解肌利九竅通鼻塞涕出治面腫引齒痛眩冒身兀兀如在車船之上者生鬚髮去白蟲久服下氣輕身明目增年耐老可作膏藥用之去心及外毛毛射人肺令人欬一名辛矧一名侯桃一名房木生漢中川谷九月採實暴乾

木蘭 味苦寒無毒主身大熱在皮膚中去面熱赤皰酒皶惡風癩疾陰下痒濕明耳目療中風傷寒及癰疽水腫去臭氣一名林蘭一名杜蘭皮似桂而香生零陵山谷及太山十二月採皮陰乾

榆皮 味甘平無毒主大小便不通利水道除邪氣腸胃邪熱氣消腫性滑利久服輕身不飢其實尤良療小兒頭瘡痂疕花主小兒癇小便不利傷熱一名零榆生潁川山谷二月採皮取白暴乾八月採實並勿令中濕濕則傷人

酸棗 味酸平無毒主心腹寒熱邪結氣聚四肢酸疼濕痹煩心不得眠臍上下痛血轉久泄虛汗煩渴補中益肝氣堅筋骨助陰氣令人肥健久服安五藏輕身延年生河東川澤八月採實陰乾四十日成

槐實 味苦酸鹹寒無毒主五內邪氣熱止涎唾補絕傷五痔火瘡婦人乳瘕子藏急痛以七月七日取之擣取汁銅器盛之日煎令可作圓大如鼠屎內竅中三易乃愈又墮胎久服明目益氣頭不白延年枝主洗瘡及陰囊下濕痒皮主爛瘡根主喉痹寒熱生河南平澤可作神燭

楮實 味甘寒無毒主陰痿水腫益氣充肌膚明目久服不飢不老輕身生少室山一名穀實所在有之八月九月採實日乾四十日成

葉 味甘無毒主小兒身熱食不生肌可作浴湯又主惡瘡生肉皮主逐水利小便莖主癮疹痒單煮洗浴皮間白汁療癬

枸杞 味苦寒根大寒子微寒無毒主五內邪氣熱中消渴周痹風濕下胸脅氣客熱頭痛補內傷大勞噓吸堅筋骨強陰利大小腸久服堅筋骨輕身不老耐寒暑一名杞根一名地骨一名枸忌一名地輔一名羊乳一名却暑一名仙人杖一名西王母杖生常山平澤及諸丘陵阪岸冬採根春夏採葉秋採莖實陰乾

蘇合香 味甘溫無毒主辟惡殺鬼精物溫瘧蠱毒癇痓去三蟲除邪令人無夢魘久服通神明輕身長年生中臺川谷

橘柚 味辛溫無毒主胸中瘕熱逆氣利水穀下氣止嘔欬除膀胱留熱停水五淋利小便主脾不能消穀氣衝胸中吐逆霍亂止泄去寸白久服去臭下氣通神明長年一名橘皮生南山川谷及生江南十月採

木部中品二十九味

龍眼 味甘平無毒主五藏邪氣安志厭食除蟲去毒久服強魂聰明輕身不老通神明一名益智其大者似檳榔生南海山谷

厚朴 味苦溫大溫無毒。主中風傷寒，頭痛寒熱，驚悸，氣血痺死肌，去三蟲，溫中益氣，消痰下氣，療霍亂及腹痛脹滿，胃中冷逆，胸中嘔不止，泄痢淋露，除驚，去留熱心煩滿，厚腸胃。一名厚皮，一名赤朴，其樹名榛，其子名逐折，療鼠瘻，明目益氣。生交阯、冤句。三月、九月、十月採皮，陰乾。

豬苓 味甘苦平無毒。主痎瘧，解毒蠱疰不祥，利水道。久服輕身耐老。一名猳豬屎。生衡山山谷及濟陰、冤句。二月、八月採，陰乾。

箽竹葉 味苦平大寒無毒。主欬逆上氣，溢筋急，惡瘍，殺小蟲，除煩熱風痓，喉痺嘔吐。根 作湯益氣止渴，補虛下氣，消毒。汁 主風痓。實 通神明，輕身益氣。生益州。

淡竹葉 味辛平大寒。主胸中痰熱，欬逆上氣。瀝 大寒，療暴中風風痺，胸中大熱，止煩悶。

皮茹 微寒。主嘔啘，溫氣寒熱，吐血，崩中，溢筋。

竹筍 味甘無毒。主消渴，利水道，益氣，可久食。

枳實 味苦酸寒微寒無毒。主大風在皮膚中如麻豆苦癢，除寒熱結，止痢，長肌肉，利五藏，益氣輕身，除胸脅痰癖，逐停水，破結實，消脹滿，心下急痞痛，逆氣脅風痛，安胃氣，止溏洩，明目。生河內川澤。九月、十月採，陰乾。

山茱萸 味酸平微溫無毒。主心下邪氣寒熱，溫中，逐寒濕痺，去三蟲，腸胃風邪，寒熱疝瘕，頭風風氣去來，鼻塞目黃，耳聾，面皰，溫中下氣，出汗，強陰益精，安五藏，通九竅，止小便利。久服輕身明目，強力長年。一名蜀棗，一名雞足，一名鬾實。生漢中山谷及琅邪、冤句、東海承縣。九月、十月採實，陰乾。

吳茱萸 味辛溫大熱有小毒。主溫中下氣，止痛，欬逆寒熱，除濕血痺，逐風邪，開腠理，去痰冷，腹內絞痛，諸冷實不消，中惡心腹痛，逆氣，利五藏。根 殺三蟲。根白皮 殺蟯蟲，治喉痺欬逆，止洩注，食不消，女子經產餘血，療白癬。一名藙。生上谷川谷及冤句。九月九日採，陰乾。

秦皮 味苦微寒大寒無毒。主風寒濕痺，洗洗寒氣，除熱，目中青翳白膜，療男子少精，婦人帶下，小兒癇，身熱，可作洗目湯。久服頭不白，輕身，皮膚光澤，肥大有子。一名岑皮，一名石檀。生廬江川谷及冤句。二月、八月採皮，陰乾。

梔子 味苦寒大寒無毒。主五內邪氣，胃中熱氣，面赤，酒皰皶鼻，白癩赤癩，瘡瘍，療目熱赤痛，胸心大小腸大熱，心中煩悶，胃中熱。一名木丹，一名越桃。生南陽川谷。九月採實，暴乾。

檳榔 味辛溫無毒。主消穀逐水，除痰癖，殺三蟲，伏尸，療寸白。生南海。

合歡 味甘平無毒。主安五藏，利心志，令人歡樂無憂。久服輕身明目，得所欲。生益州山谷。

秦椒 味辛溫生溫熟寒有毒。主風邪氣，溫中除寒痺，堅齒髮，明目，療喉痺吐逆，疝瘕，去老血，產後餘疾，腹痛出汗，利五藏。久服輕身好顏色，耐老增年，通神。生太山川谷及秦嶺上或琅邪。八月、九月採實。

衛矛 味苦寒無毒。主女子崩中下血，腹滿汗出，除邪，殺鬼毒蠱疰，中惡腹痛，去白蟲，消皮膚風毒腫，令陰中解。一名鬼箭。生霍山山谷。八月採，陰乾。

紫葳 味酸微寒無毒。主婦人產乳餘疾，崩中，癥瘕血閉，寒熱羸瘦，養胎。

莖葉 味苦無毒。主痿蹷，益氣。一名陵苕，一名茇華。生西海川谷及山陽。

蕪荑 味辛平無毒。主五內邪氣，散皮膚骨節中淫淫溫行毒，

去三蟲化食逐寸白散腸中嗢嗢喘息一名無姑一名蕨蓎生晉山川谷三月採實陰乾

食茱萸 味辛苦大熱無毒功用與吳茱萸同少爲劣爾療水氣用之乃佳

椋子木 味甘鹹平無毒主折傷破惡血養好血安胎止痛生肉

每始王木 味苦平無毒主傷折跌筋骨生肌破血止痛酒水煑濃汁飲之生資州山谷

折傷木 味甘鹹平無毒主傷折筋骨疼痛散血補血產後血悶止痛酒水煑濃汁飲之生資州山谷

茗 **苦𣘻茗** 味甘苦微寒無毒主瘻瘡利小便去痰熱渴令人少睡春採之

苦𣘻 主下氣消宿食作飲加茱萸葱薑等良

桑根白皮 味甘寒無毒主傷中五勞六極羸瘦崩中脈絶補虛益氣去肺中水氣唾血熱渴水腫腹滿臚脹利水道去寸白可以縫金瘡採無時出土上者殺人葉主除寒熱出汗汁解蜈蚣毒

桑耳 味甘有毒黑者主女子漏下赤白汁血病癥瘕積聚陰痛陰陽寒熱無子療月水不調其黃熟陳白者止久洩益氣不飢其金色者治癖飲積聚腹痛金瘡一名桑菌一名木麥五木耳名檽益氣不飢輕身強志生犍爲山谷六月多雨時採即暴乾

松蘿 味苦甘平無毒主瞋怒邪氣止虛汗頭風女子陰寒腫痛療痰熱溫瘧可爲吐湯利水道一名女蘿生熊耳山川谷松樹上五月採陰乾

白棘 味辛寒無毒主心腹痛癰腫潰膿止痛決刺結療丈夫虛損陰痿精自出補腎氣益精髓一名棘鍼一名棘刺生雍州川谷

棘刺花 味苦平無毒主金瘡内漏冬至後百二十日採之實主明目心腹痿痹除熱利小便生道傍四月採一名菥蓂一名馬朐一名刺原又有棗鍼療腰痛喉痹不通

安息香 味辛苦平無毒主心腹惡氣鬼疰出西戎似松脂黃黑色爲塊新者亦柔韌

龍腦香及**膏香** 味辛苦微寒一云溫平無毒主心腹邪氣風濕積聚耳聾明目去目赤膚瞖出婆律國形似白松脂作杉木氣明淨者善久經風日或如雀屎者不佳云合糯粳一作米炭相思子貯之則不耗膏主耳聾

菴摩勒 味苦甘寒無毒主風虛熱氣一名餘甘生嶺南交廣愛等州

毗梨勒 味苦寒無毒功用與菴摩勒同出西域及嶺南交愛等州戎人謂之三果

木部下品 四十五味

黃環 味苦平有毒主蠱毒鬼疰鬼魅邪氣在藏中除欬逆寒熱一名淩泉一名大就生蜀郡山谷三月採根陰乾

石南 味辛苦平有毒主養腎氣内傷陰衰利筋骨皮毛療脚弱五藏邪氣除熱女子不可久服令思男實殺蠱毒破積聚逐風痹一名鬼目生華陰山谷二月四月採葉八月採實陰乾

巴豆 味辛溫生溫熟寒有大毒主傷寒溫瘧寒熱破癥瘕結聚堅積留飲痰癖大腹水脹蕩滌五藏六腑開通閉塞利水穀道去惡肉除鬼毒蠱疰邪物殺蟲魚療女子月閉爛胎金瘡膿血不利丈夫陰殺斑猫毒可鍊餌之益血脈令人色好變化與鬼神通一名巴椒生巴郡川谷八月採陰乾用之去心皮

蜀椒 味辛，溫，大熱，有毒。主邪氣欬逆，溫中，逐骨節皮膚死肌，寒濕痹痛，下氣，除六腑寒冷，傷寒溫瘧，大風汗不出，心腹留飲宿食，腸澼下痢，洩精，女子字乳餘疾，散風邪瘕結，水腫黃疸，鬼疰蠱毒，殺蟲魚毒。久服之頭不白，輕身增年，開腠理，通血脈，堅齒髮，調關節，耐寒暑，可作膏藥。多食令人乏氣，口閉者殺人。一名巴椒，一名蓎藙。生武都川谷及巴郡。八月採實，陰乾。

莽草 味辛、苦，溫，有毒。主風頭癰腫，乳癰疝瘕，除結氣疥瘙，殺蟲魚，療喉痹不通，乳難，頭風癢，可用沐，勿令入眼。一名弭，一名春草。生上谷山谷及冤句。五月採葉，陰乾。

郁李仁 味酸，平，無毒。主大腹水腫，面目四肢浮腫，利小便水道。根：主齒齗腫，齲齒，堅齒，去白蟲。一名爵李，一名車下李，一名棣。生高山川谷及丘陵上。五月、六月採根。

鼠李 主寒熱瘰癧瘡。

其皮 味苦，微寒，無毒。主除身皮熱毒。一名牛李，一名鼠梓，一名椑。生田野，採無時。

欒華 味苦，寒，無毒。主目痛淚出，傷眥，消目腫。生漢中川谷。五月採。

杉材 微溫，無毒。主療漆瘡。

楠材 微溫。主霍亂吐下不止。

榧實 味甘，無毒。主五痔，去三蟲，蠱毒鬼疰。生永昌。

蔓椒 味苦，溫，無毒。主風寒濕痹，歷節疼，除四肢厥氣，膝痛。一名豕椒，一名豬椒，一名彘椒，一名狗椒。生雲中川谷及丘冢間。採莖根，煮釀酒。

釣樟根皮 主金瘡，止血。

雷丸 味苦、鹹，寒、微寒，有小毒。主殺三蟲，逐毒氣，胃中熱，利丈夫，不利女子。作摩膏，除小兒百病，逐邪氣惡風汗出，除皮中熱結積蠱毒，白蟲寸白自出不止。久服令陰痿。一名雷矢，一名雷實。赤者殺人。生石城山谷及漢中土中。八月採根，暴乾。

溲疏 味辛、苦，寒、微寒，無毒。主身皮膚中熱，除邪氣，止遺溺，通利水道，除胃中熱，下氣，可作浴湯。一名巨骨。生熊耳川谷及田野故丘墟地。四月採。

欅樹皮 大寒。主時行頭痛，熱結在腸胃。

白楊皮 味苦，無毒。主毒風腳氣腫，四肢緩弱不隨，毒氣游易在皮膚中，痰癖等，酒漬服之。取葉圓大，蒂小，無風自動者良。

水楊葉 嫩枝味苦，平，無毒。主久痢赤白，擣和水絞取汁，服一升，日二，大效。

欒荊 味辛、苦，溫，有小毒。主大風，頭面手足諸風，癲癇狂痓，濕痹寒冷疼痛。俗方大用之，而本草不載，亦無別名，但有欒花，功用又別，非此花也。

小蘗 味苦，大寒，無毒。主口瘡，甘䘌，殺諸蟲，去心腹中熱氣。一名山石榴。

莢蒾 味甘、苦，平，無毒。主三蟲，下氣，消穀。

釣藤 微寒，無毒。主小兒寒熱，十二驚癇。

藥實根 味辛，溫，無毒。主邪氣，諸痹疼酸，續絕傷，補骨髓。一名連木。生蜀郡山谷，採無時。

皂莢 味辛、鹹，溫，有小毒。主風痹死肌，邪氣，風頭淚出，利九竅，殺精物，療腹脹滿，消穀，除欬嗽，囊結，婦人胞不落，明目益精。可為沐藥，不入湯。生雍州川谷及魯鄒縣。如豬牙者良。九月、十月採莢，陰乾。

楝實 味苦，寒，有小毒。主溫疾傷寒，大熱煩狂，殺三蟲，疥瘍，利小便水道。

根微寒。療蚘蟲、利大腸。生荊山山谷。
欅葉味苦寒無毒。主風水黃疸。面熱黑。痂疥惡瘡。金瘡。一名
柳絮。葉主馬疥痂瘡。取煎煮以洗馬疥。立愈。又療心腹內血
止痛。實主潰癰。逐膿血。子汁療渴。生琅邪川澤。
桐葉味苦寒無毒。主惡蝕瘡著陰。皮主五痔。殺三蟲。療賁豘
氣病。花主傅豬瘡。飼豬肥大三倍。生桐柏山谷。
梓白皮味苦寒無毒。主熱。去三蟲。療目中疾。葉擣傅豬瘡。飼
豬肥大三倍。生河內山谷。
蘇方木味甘鹹平無毒。主破血。產後血脹悶欲死者。水煮若
酒煮五兩。取濃汁服之效。
接骨木味甘苦平無毒。主折傷。續筋骨。除風癢齲齒。可作浴湯。
枳椇味甘平無毒。主頭風。小腹拘急。一名木蜜。其木皮溫無
毒。主五痔。和五藏。以木為屋。屋中酒則味薄。此亦奇物。
木天蓼味辛溫有小毒。主癥結積聚。風勞虛冷。生山谷中。
烏臼木根皮味苦微溫有毒。主暴水。癥結積聚。生山南平澤。
赤爪木味苦寒無毒。主水痢。風頭身癢。生平陸。所在有之。
實味酸冷無毒。汁服主水痢。沐頭及洗身上瘡癢。一名羊梂。
一名鼠查。
訶梨勒味苦溫無毒。主冷氣。心腹脹滿。下食。生交愛州。
楓柳皮味辛大熱有毒。主風齲齒痛。出原州。
賣子木味甘微鹹平無毒。主折傷血內溜。續絕。補骨髓。止痛
安胎。生山谷中。其葉似柹。出劍南邛州。
大空味辛苦平有小毒。主三蟲。殺蟣虱。生山谷中。取根皮作
末。油和塗。蟣虱皆死。
紫真檀味鹹微寒。主惡毒風毒。
椿木葉味苦有毒。主洗瘡疥。風疽。水煮葉汁用之。皮主甘䘌。
樗木根葉尤良。
胡椒味辛大溫無毒。主下氣。溫中。去痰。除藏腑中風冷。生西
戎。形如鼠李子。調食用之。味甚辛辣。而芳香當不及蜀椒。
橡實味苦微溫無毒。主下痢。厚腸胃。肥健人。其殼為散及煮
汁服。亦主痢。并堪染用。一名杼斗。槲櫟皆有斗。以櫟為勝。所
在山谷中皆有。
無食子味苦溫無毒。主赤白痢。腸滑。生肌肉。出西戎。
楊櫨木味苦寒有毒。主疽瘻惡瘡。水煮葉汁洗瘡立差。生籬
垣間。一名空疏。所在皆有。
槲若味甘苦平無毒。主痔。止血。療血痢。止渴。取脉炙用之。
皮味苦。水煎濃汁。除蠱毒及瘻。俗用甚效。

人獸部　五十六味

髮髲味苦溫小寒無毒。主五癃。關格不通。利小便水道。療小
兒癇。大人痓。仍自還神化。合雞子黃煎之。消為水。療小兒驚熱。
亂髮微溫。主欬嗽。五淋。大小便不通。小兒驚癇。止血。鼻衄燒
之吹內立止。
人乳汁主補五藏。令人肥白悅澤。
頭垢主淋閉不通。
人屎寒。主療時行大熱狂走。解諸毒。宜用絕乾者。擣末沸湯
沃服之。
人溺療寒熱。頭疼。溫氣。童男者尤良。溺白垽。療鼻衄。湯火灼
瘡。東向圊廁溺坑中青泥。療喉痺。消癰腫。若已有膿即潰。
龍骨味甘平微寒無毒。主心腹鬼疰。精物老魅。欬逆。泄痢膿
血。女子漏下。癥瘕堅結。小兒熱氣驚癇。療心腹煩滿。四肢痿
枯。汗出。夜臥自驚。恚怒。伏氣在心下。不得喘息。腸癰內疽。陰
蝕。止汗。縮小便。溺血。養精神。定魂魄。安五藏。

白龍骨 療夢寐洩精，小便洩精。齒主小兒大人驚癎癲疾狂走，心下結氣不能喘息，諸痙，殺精物。小兒五驚十二癎，身熱不可近，大人骨間寒熱，又殺蠱毒。

角 主驚癎瘈瘲，身熱如火，腹中堅及熱洩。久服輕身，通神明，延年。生晉地川谷及太山巖水岸土穴中死龍處，採無時。

牛黃 味苦平，有小毒。主驚癎寒熱，熱盛狂痓，除邪逐鬼。療小兒百病，諸癎熱，口不開，大人狂顛，又墮胎。久服輕身，增年，令人不忘。生晉地平澤，於牛得之，即陰乾百日，使時燥，無令見日月光。

麝香 味辛溫，無毒。主辟惡氣，殺鬼精物，溫瘧，蠱毒，癎痓，去三蟲。療諸凶邪鬼氣，中惡，心腹暴痛，脹急痞滿，風毒，婦人產難，墮胎，去面䵟，目中膚翳。久服除邪，不夢寤魘寐，通神仙。生中臺川谷及益州、雍州山谷，春分取之，生者益良。

馬乳 止渴。

牛乳 微寒。補虛羸，止渴。

羊乳 溫。補寒冷虛乏。

酥 微寒。補五藏，利大腸，主口瘡。

熊脂 味甘，微寒，微溫，無毒。主風痺不仁，筋急，五藏腹中積聚，寒熱羸瘦，頭瘍白禿，面皯皰，食飲吐嘔。久服強志，不飢，輕身，長年。生雍州山谷，十一月取。

白膠 味甘平溫，無毒。主傷中勞絕，腰痛羸瘦，補中益氣，婦人血閉無子，止痛安胎。療吐血下血，崩中不止，四肢酸疼，多汗淋露，折跌傷損。久服輕身延年。一名鹿角膠。生雲中，煮鹿角為之，得火良。

阿膠 味甘平，微溫，無毒。主心腹內崩，勞極灑灑如瘧狀，腰腹痛，四肢酸疼，女子下血，安胎，丈夫小腹痛，虛勞羸瘦，陰氣不足，脚酸不能久立，養肝氣。久服輕身益氣。一名傅致膠。生東平郡，煮牛皮作之，出東阿。

醍醐 味甘平，無毒。主風邪痺氣，通潤骨髓，可為摩藥，性冷利，功優於酥，生酥中。

底野迦 味辛苦平，無毒。主百病，中惡客忤邪氣，心腹積聚。出西戎。

酪 味甘酸寒，無毒。主熱毒，止渴，解散發利，除胸中虛熱，身面上熱瘡，肌瘡。

犀角 味苦酸鹹，寒，微寒，無毒。主百毒蠱疰，邪鬼瘴氣，殺鉤吻、鴆羽、蛇毒，除邪，不迷惑魘寐。療傷寒溫疫，頭痛寒熱，諸毒氣。久服輕身駿健。生永昌山谷及益州。

羚羊角 味鹹苦，寒，微寒，無毒。主明目，益氣起陰，去惡血注下，辟蠱毒惡鬼不祥，安心氣，常不魘寐。療傷寒時氣寒熱，熱在肌膚，溫風注毒伏在骨間，除邪氣驚夢，狂越僻謬，及食噎不通。久服強筋骨，輕身，利丈夫。生石城山川谷及華陰山，採無時。

羖羊角 味鹹苦溫，微寒，無毒。主青盲，明目，殺疥蟲，止寒洩，辟惡鬼虎狼，止驚悸。療百節中結氣，風頭痛，及蠱毒吐血，婦人產後餘疾。燒之殺鬼魅，辟虎狼。久服安心，益氣輕身。生河西川谷，取無時，勿使中濕，濕即有毒。

羊髓 味甘溫，無毒。主男女傷中，陰氣不足，利血脈，益經氣，以酒服之。

青羊膽 主青盲，明目。

羊肺 補肺，主欬嗽。

羊心 止憂恚膈氣。

羊腎 補腎氣，益精髓。

羊齒 主小兒羊癎寒熱。三月三日取之。

羊肉味甘大熱無毒主緩中字乳餘疾。及頭腦大風汗出。虛
勞寒冷。補中益氣安心止驚。
羊骨熱。主虛勞寒中羸瘦。
羊屎燔之。主小兒泄痢腸鳴驚癇。
牛角鰓下閉血瘀血疼痛女人帶下血。燔之。味苦無毒。
水牛角療時氣寒熱頭痛。**髓**補中填骨髓。久服增年。
髓味甘溫無毒。主安五藏。平三焦。溫骨髓。補中續絕傷。益氣
止泄痢消渴。以酒服之。
膽可圓藥。膽味苦大寒。除心腹熱渴。利口焦燥。益目精。
心主虛忘。
肝主明目。
腎主補腎氣。益精。
齒主小兒牛癇。
肉味鹹平無毒。主消渴止吐泄安中益氣。養脾胃。自死者不良。
屎寒。主水腫惡氣。用塗門戶著壁者燔之。主鼠瘻惡瘡。
黃犍牛**烏牯牛**溺主水腫腹脹腳滿。利小便。
白馬莖味鹹甘平無毒。主傷中脉絕陰不起。強志益氣。長肌
肉肥健生子。小兒驚癇。陰乾百日。
眼主驚癇腹滿瘧疾。
懸蹄主驚邪瘈瘲乳難。辟惡氣鬼毒蠱疰不祥。止衄血內漏。
鬐齒生雲中平澤。
白馬蹄療婦人瘻下白崩。
赤馬蹄療婦人赤崩。
齒主小兒馬癇。
鬐頭膏主生髮。
鬐毛主女子崩中赤白。

心主喜忘。
肺主寒熱小兒莖痿。
肉味辛苦冷。主熱下氣長筋強腰脊壯健強志輕身不飢。**脯**
療寒熱痿痹。
屎名馬通。微溫。主婦人崩中止渴。及吐下血鼻衄金瘡止血。
頭骨主喜眠令人不睡。
溺味辛微寒。主消渴。破癥堅積聚男子伏梁積疝婦人瘕疾
銅器承飲之。
牡狗陰莖味鹹平無毒。主傷中陰痿不起。令強熱大生子。除
女子帶下十二疾。一名狗精。六月上伏取陰乾百日。
膽主明目痂瘍惡瘡。
心主憂恚氣除邪。
腦主頭風痺下部䘌瘡鼻中息。
齒主癲癇寒熱卒風痱伏日取之。
頭骨主金瘡止血。
四腳蹄煮飲之。下乳汁。
白狗血味鹹無毒。主癲疾發作。
肉味鹹酸溫。主安五藏補絕傷輕身益氣。
屎中骨主寒熱小兒驚癇。
鹿茸味甘酸溫微溫無毒。主漏下惡血寒熱驚癇。益氣強志。
生齒不老。療虛勞洒洒如瘧羸瘦四肢酸疼。腰脊痛。小便利
泄精溺血破留血在腹。散石淋癰腫骨中熱疽癢。
骨安胎下氣。殺鬼精物。不可近陰令痿。久服耐老。四月五月
解角時取。陰乾使時燥。
角味鹹無毒。主惡瘡癰腫逐邪惡氣留血在陰中。除小腹血
急痛腰脊痛。折傷惡血。益氣。七月取。

髓 味甘温。主丈夫女子傷中絶脉。筋急痛。欬逆。以酒和服之良。

腎 平。主補腎氣。

肉 温。補中。强五藏。益氣力。生者療口僻。割薄之。

麞骨 微温。主虚損泄精。

肉 温。補益五藏。

髓 益氣力。悦澤人面。

虎骨 主除邪惡氣。殺鬼疰毒。止驚悸。主惡瘡鼠瘻。頭骨尤良。

膏 主狗齧瘡。

爪 辟惡魅。

肉 主惡心欲嘔。益氣力。

豹肉 味酸平無毒。主安五藏。補絶傷。輕身益氣。久服利人。

狸骨 味甘温無毒。主風疰尸疰鬼疰毒氣在皮中淫躍如針刺者。心腹痛走無常處。及鼠瘻惡瘡。頭骨尤良。

肉 療諸疰。

陰莖 主月水不通。男子陰㿗。燒之。以東流水服之。

兔頭骨 平無毒。主頭眩痛癲疾。

骨 主熱中消渴。

腦 主凍瘡。

肝 主目暗。

肉 味辛平無毒。主補中益氣。

六畜毛蹄甲 味鹹平有毒。主鬼疰蠱毒。寒熱驚癇。癲痓狂走。

駱駝毛 尤良。

鼺鼠 主墮胎。令産易。生山都平谷。

麋脂 味辛温無毒。主癰腫惡瘡死肌。寒風濕痺。四肢拘緩不收。風頭腫氣。通腠理。柔皮膚。不可近陰。令痿。一名宫脂。

角 味甘無毒。主痺。止血。益氣力。生南山山谷及淮海邊。十月取。

豚卵 味甘温無毒。主驚癇癲疾。鬼疰蠱毒。除寒熱。賁豚。五癃。邪氣攣縮。一名豚顛。陰乾藏之。勿令敗。

懸蹄 主五痔。伏熱在腸。腸癰内蝕。

豬四足 小寒。主傷撻諸敗瘡。下乳汁。

心 主驚邪憂恚。

腎 冷。和理腎氣。通利膀胱。

膽 主傷寒熱渴。

肚 主補中益氣。止渴利。

齒 主小兒驚癇。五月五日取。

鬐膏 生髮。

肪膏 主煎諸膏藥。解斑猫芫青毒。

豭豬肉 味酸冷。療狂病。

凡豬肉 味苦。主閉血脉。弱筋骨。虚人肌。不可久食。病人金瘡者尤甚。

豬屎 主寒熱。黄疸。濕痺。

鼴鼠 味鹹無毒。主癰疽。諸瘻蝕惡瘡。陰䘌爛瘡。在土中行。五月取。令乾燔之。

獺肝 味甘有毒。主鬼疰蠱毒。却魚鯁。止久嗽。燒服之。

肉 療疫氣温病。及牛馬時行病。煑屎灌之。亦良。

狐陰莖 味甘有毒。主女子絶産。陰痒。小兒陰㿗卵腫。

五藏及腸 味苦微寒有毒。主蠱毒寒熱。小兒驚癇。

雄狐屎 燒之辟惡。在木石上者是。

猯肉胞膏 味甘平無毒。主上氣乏氣。欬逆。酒和三合服之。日二。又主馬肺病。蟲顙等病。

肉 主久水脹不瘥垂死者。作羹臛食之。下水大效。胞乾之。湯磨如雞卵許。空腹服。吐諸蠱毒。

野猪黄 味辛甘平無毒。主金瘡。止血生肉。療癲癇。水研如棗核。日二服效。

驢屎 熬之。主熨風腫瘻瘡。

屎汁 主心腹卒痛諸疰忤。

尿 主癥癖胃反吐不止牙齒痛水毒。

牝驢尿 主燥水。

駮驢尿 主濕水。一服五合良。燥水者畫體成字。濕水者不成字。

乳 主小兒熱急黄等。多服使痢。

尾下軸垢 主瘧。水洗取汁和麪如彈丸二枚。作燒餅。瘧未發前食一枚。至發時食一枚。療瘧無久新發無期者。

狗皮 性熱。主冷痺脚氣。熱之以纏病上即瘥。

丹雄雞 味甘微溫微寒無毒。主女人崩中漏下赤白沃。補虛溫中。止血久傷乏瘡。通神。殺毒。辟不祥。

頭 主殺鬼。東門上者尤良。

白雄雞肉 味酸微溫。主下氣。療狂邪。安五藏。傷中消渴。

烏雄雞肉 微溫。主補中止痛。

膽 微寒。主療目不明肌瘡。

心 主五邪。

血 主踒折骨痛及痿痺。

肪 主耳聾。

腸 主遺溺小便數不禁。

肝 及左翅毛主起陰。

冠血 主乳難。

肶胵裏黄皮 微寒。主洩利小便利遺溺。除熱止煩。

屎白 微寒。主消渴傷寒寒熱。破石淋及轉筋。利小便。止遺溺。滅瘢痕。

黑雌雞 主風寒濕痺五緩六急。安胎。

血 無毒。主中惡腹痛及踒折骨痛乳難。

翮羽 主下血閉。

黄雌雞 味酸甘平。主傷中消渴小便數不禁腸澼洩利。補益

五藏 續絶傷療勞益氣。

肋骨 主小兒羸瘦食不生肌。

雞子 主除熱火瘡癇痓。可作虎魄神物。

卵白 微寒。療目熱赤痛。除心下伏熱。止煩滿欬逆。小兒下洩婦人産難胞衣不出。醯漬之一宿。療黄疸破大煩熱。

卵中白皮 主久欬結氣。得麻黄紫菀和服之。立已。雞白蠹肥脂。生朝鮮平澤。

白鵝膏 主耳卒聾。以灌之。

毛 主射工水毒。

肉 平。利五藏。

鶩肪 味甘無毒。主風虛寒熱。

白鴨屎 名通。主殺石藥毒。解結縛。散畜熱。

肉 補虛除熱。和藏腑。利水道。

鴈肪 味甘平無毒。主風攣拘急偏枯氣不通利。久服長毛髮鬚眉。益氣不飢。輕身耐老。一名鶩肪。生江南池澤。取無時。

鷓鴣 味甘溫無毒。主嶺南野葛菌毒生金毒及溫瘴久欲死不可差者。合毛熬酒漬服之。生擣取汁服最良。生江南。形似母雞。鳴云鉤輈格磔者是。

雉肉 味酸微寒無毒。主補中益氣力。止洩痢。除蟻瘻。

鷹屎白 主傷撻滅瘢。

雀卵 味酸溫無毒。主下氣。男子陰痿不起。強之令熱。多精有子。

腦 主耳聾。

頭血 主雀盲。

雄雀屎 療目痛，決癰癤，女子帶下，溺不利，除疝瘕。五月取之良。

鸛骨 味甘，無毒。主鬼蠱諸疰毒，五尸心腹疾。

雄鵲肉 味甘，寒，無毒。主石淋，消結熱。可燒作灰，以石投中散解者，是雄也。

鴝鵒肉 味甘，平，無毒。主五痔，止血。炙食，或爲散飲服之。

鷰屎 味辛，平，有毒。主蠱毒鬼疰，逐不祥邪氣，破五癃，利小便。生高山平谷。

孔雀屎 微寒。主女子帶下，小便不利。

鸕鷀屎 一名蜀水花。去面黑䵟黶誌。

頭 微寒。主鯁及噎，燒服之。

鴟頭 味鹹，平，無毒。主頭風眩，顛倒癇疾。

千金翼方卷第三

千金翼方卷第四

本草下

蟲魚部七十一味　論一首

石蜜 味甘平微溫無毒。主心腹邪氣，諸驚癇痓，安五藏，諸不足，益氣補中，止痛解毒，除衆病，和百藥，養脾氣，除心煩，食飲不下，止腸澼，肌中疼痛，口瘡，明耳目。久服强志輕身，不飢不老，延年神仙。一名石飴。生武都山谷、河源山谷及諸山石中。色白如膏者良。

蜜蠟 味甘微溫無毒。主下痢膿血，補中，續絶傷金瘡，益氣，不飢耐老。

白蠟 療久洩澼後重見白膿，補絶傷，利小兒。久服輕身不飢。生武都山谷，生於蜜房木石間。

蜂子 味甘平微寒無毒。主風頭，除蠱毒，補虛羸傷中，心腹痛，大人小兒腹中五蟲口吐出者，面目黃。久服令人光澤，好顔色，不老，輕身益氣。

大黃蜂子 主心腹脹滿痛，乾嘔，輕身益氣。

土蜂子 主癰腫，嗌痛。一名蜚零。生武都山谷。

牡蠣 味鹹平微寒無毒。主傷寒寒熱，溫瘧洒洒，驚恚怒氣，除拘緩鼠瘻，女子帶下赤白，除留熱在關節榮衛，虛熱去來不定，煩滿，止汗，心痛氣結，止渴，除老血，澀大小腸，止大小便，療洩精，喉痺，欬嗽，心脅下痞熱。久服强骨節，殺邪鬼，延年。一名蠣蛤，一名牡蛤。生東海池澤。採無時。

桑螵蛸 味鹹甘平無毒。主傷中，疝瘕，陰痿，益精生子，女子血閉腰痛，通五淋，利小便水道，又療男子虛損，五藏氣微，夢寐失精遺溺。久服益氣養神。一名蝕肬。生桑枝上，螳蜋子也。二月三月採，蒸之，當火炙，不爾令人洩。

海蛤 味苦鹹平無毒。主欬逆上氣，喘息煩滿，胸痛寒熱，療陰痿。一名魁蛤。生東海。

文蛤 味鹹平無毒。主惡瘡，蝕五痔，欬逆胸痺，腰痛脅急，鼠瘻大孔出血，崩中漏下。生東海，表有文。取無時。

魁蛤 味甘平無毒。主痿痺，洩痢便膿血。一名魁陸，一名活東。生東海。正圓兩頭空，表有文。取無時。

石決明 味鹹平無毒。主目障翳痛，青盲。久服益精輕身。生南海。

秦龜 味苦無毒。主除濕痺氣，身重，四肢關節不可動搖。生山之陰土中。二月八月取。

龜甲 味鹹甘平有毒。主漏下赤白，破癥瘕，痎瘧，五痔，陰蝕，濕痺，四肢重弱，小兒顖不合，頭瘡難燥，女子陰瘡及驚恚氣，心腹痛不可久立，骨中寒熱，傷寒勞復，或肌體寒熱欲死，以作湯良。久服輕身不飢，益氣資智，亦使人能食。一名神屋。生南海池澤及湖水中。採無時。勿令中濕，中濕即有毒。

鯉魚膽 味苦寒無毒。主目熱赤痛，青盲，明目。久服强悍益志氣。

肉 味甘。主欬逆上氣，黃疸，止渴。生者主水腫脚滿，下氣。

骨 主女子帶下赤白。

齒 主石淋。生九江池澤。取無時。

蠡魚 味甘寒無毒。主濕痺，面目浮腫，下大水，療五痔，有瘡者不可食，令人瘢白。一名鮦魚。生九江池澤。取無時。

鮑魚 味辛臭溫無毒。主墜墮，骽蹶踠折，瘀血血痺在四肢不散者，女子崩中血不止。勿令中鹹。

鮧魚 味甘無毒。主百病。

鱓魚 味甘大溫無毒。主補中益血，療瀋脣。五月五日取頭骨燒之，止痢。

鯽魚 主諸瘡，燒以醬汁和塗之，或取猪脂煎用。又主腸癰頭灰。主小兒頭瘡、口瘡、重舌、目翳。一名鮒魚。合蓴作羹。主胃弱不下食。作鱠。主久赤白痢。

伏翼 味鹹，平，無毒。主目瞑癢痛，淋，利水道，明目，夜視有精光。久服令人喜樂，媚好無憂。一名蝙蝠。生太山川谷及人家屋間。立夏後採，陰乾。

天鼠屎 味辛，寒，無毒。主面癰腫，皮膚洗洗時痛，腹中血氣，破寒熱積聚，除驚悸，去面黑皯。一名鼠法，一名石肝。生合浦山谷。十月、十二月取。

蝟皮 味苦，平，無毒。主五痔陰蝕，下血赤白五色，血汁不止，陰腫痛引腰背，酒煮殺之。又療腹痛疝積，亦燒為灰，酒服之。生楚山川谷田野。取無時，勿使中濕。

石龍子 味鹹，寒，有小毒。主五癃邪結氣，破石淋下血，利小便，利水道。一名蜥蜴，一名山龍子，一名守宮，一名石蜴。生平陽川谷及荊山山石間。五月取，著石上令乾。

露蜂房 味苦鹹，平，有毒。主驚癇瘈瘲，寒熱邪氣，癲疾，鬼精蠱毒，腸痔，火熬之良。又療蜂毒、毒腫。一名蜂腸，一名百穿，一名蜂勦。生牂牁山谷。七月七日採，陰乾。

樗雞 味苦，平，有小毒。主心腹邪氣，陰痿，益精強志，生子，好色，補中輕身。又療腰痛下氣，強陰多精。不可近目。生河內川谷樗樹上。七月採，暴乾。

蚱蟬 味鹹甘，寒，無毒。主小兒驚癇，夜啼，癲病，寒熱，驚悸，婦人乳難，胞衣不出，又墮胎。生楊柳上。五月採，蒸乾之，勿令蠹。

白殭蠶 味鹹辛，平，無毒。主小兒驚癇夜啼，去三蟲，滅黑皯，令人面色好，男子陰瘍病，女子崩中赤白，產後餘痛，滅諸瘡瘢痕。生潁川平澤。四月取自死者，勿令中濕，中濕有毒，不可用。

木虻 味苦，平，有毒。主目赤痛，眥傷淚出，瘀血血閉，寒熱酸慚，無子。一名魂常。生漢中川澤。五月取。

蜚虻 味苦，微寒，有毒。主逐瘀血，破下血積堅痞癥瘕，寒熱，通利血脈及九竅，女子月水不通，積聚，除賊血在胸腹五藏者，及喉痺結塞。生江夏川谷。五月取，腹有血者良。

蜚蠊 味鹹，寒，有毒。主血瘀癥堅，寒熱，破積聚，喉咽痺，內寒無子，通利血脈。生晉陽川澤及人家屋間。立秋採。

䗪蟲 味鹹，寒，有毒。主心腹寒熱洗洗，血積癥瘕，破堅，下血閉，生子大良。一名地鱉，一名土鱉。生河東川澤及沙中人家牆壁下土中濕處。十月取，暴乾。

蠐螬 味鹹，微溫、微寒，有毒。主惡血血瘀痺氣，破折血在脅下堅滿痛，月閉，目中淫膚，青翳白膜，療吐血在胸腹不去，及破骨踒折血結，金瘡內塞，產後中寒，下乳汁。一名蟦蠐，一名蜰齊，一名勃齊。生河內平澤及人家積糞草中。取無時，反行者良。

蛞蝓 味鹹，寒，無毒。主賊風喎僻，軼筋及脫肛，驚癇攣縮。一名陵蠡，一名土蝸，一名附蝸。生太山池澤及陰地沙石垣下。八月取。

蝸牛 味鹹，寒。主賊風喎僻，踠跌，大腸下脫肛，筋急及驚癇。

水蛭 味鹹苦，平，微寒，有毒。主逐惡血瘀血月閉，破血瘕積聚，無子，利水道及墮胎。一名蚑，一名至掌。生雷澤池澤。五月、六月採，暴乾。

鱉甲 味鹹，平，無毒。主心腹癥瘕堅積寒熱，去痞息肉，陰蝕痔惡肉，療溫瘧血瘕腰痛，小兒脅下堅。

肉 味甘。主傷中益氣，補不足。生丹陽池澤。取無時。

鮀魚甲 味辛，微溫，有毒。主心腹癥瘕伏堅積聚寒熱，女子崩中下血五色，小腹陰中相引痛，瘡疥死肌，五邪涕泣時驚，腰中重痛，小兒氣癃眥潰。

肉主少氣吸吸。足不立地。生南海池澤。取無時。

烏賊魚骨 味鹹微溫無毒。主女子漏下赤白經汁血閉。陰蝕腫痛。寒熱。癥瘕。無子。驚氣入腹。腹痛環臍。陰中寒腫。令人有子。又止瘡多膿汁不燥。

肉 味酸平。主益氣強志。生東海池澤。取無時。

蟹 味鹹寒有毒。主胸中邪氣熱結痛。喎僻面腫。敗漆燒之致鼠。解結散血。愈漆瘡。養筋益氣。

爪 主破胞墮胎。生伊洛池澤諸水中。取無時。

原蠶蛾 雄者有小毒。主益精氣。強陰道。交接不倦。亦止精。

屎 溫無毒。主腸鳴。熱中消渴。風痺癮疹。

鰻鱺魚 味甘有毒。主五痔瘡瘻。殺諸蟲。

鮫魚皮 主蠱氣蠱疰方用之。即裝刀靶䱜魚皮也。

紫貝 主明目。去熱毒。

蝦蟇 味辛寒有毒。主邪氣。破癥堅血。癰腫。陰瘡。服之不患熱病。療陰蝕疽癘惡瘡。猘犬傷瘡。能合玉石。一名蟾蜍。一名䵶又。一名去甫。一名苦蠪。生江湖池澤。五月五日取。陰乾。東行者良。

鼉 味甘寒無毒。主小兒赤氣。肌瘡。臍傷。止痛。氣不足。一名長股。生水中。取無時。

牡鼠 微溫無毒。療踒折。續筋骨。擣傅之。三日一易。四足及尾主婦人墮胎。易產。

肉 熱無毒。主小兒哺露大腹。炙食之。

糞 微寒無毒。主小兒癇疾。大腹。時行勞復。

蚺蛇膽 味甘苦寒有小毒。主心腹䘌痛。下部䘌瘡。目腫痛。

膏 平有小毒。主皮膚風毒。婦人產後腹痛餘疾。

蝮蛇膽 味苦微寒有毒。主䘌瘡。

肉 釀作酒。療癩疾。諸瘻。心腹痛。下結氣。除蠱毒。其腹中吞鼠有小毒。療鼠瘻。

鯪鯉甲 微寒。主五邪。驚啼悲傷。燒之作灰。以酒或水和方寸匕。療蟻瘻。

蜘蛛 微寒。主大人小兒㿗。七月七日取其網。療喜忘。

蜻蛉 微寒。強陰。止精。

石蠶 味鹹寒有毒。主五癃。破石淋。墮胎。

肉 解結氣。利水道。除熱。一名沙蝨。生江漢池澤。

蛇蛻 味鹹甘平無毒。主小兒百二十種驚癇。瘛瘲。癲疾。寒熱。腸痔。蟲毒。蛇癇。弄舌搖頭。大人五邪。言語僻越。惡瘡。嘔咳。明目。火熬之良。一名龍子衣。一名蛇符。一名龍子皮。一名龍子單衣。一名弓皮。生荊州川谷及田野。五月五日。十五日取之良。

蛇黃 主心痛疰忤。石淋。產難。小兒驚癇。以水煮研服汁。出嶺南。蛇腹中得之。圓重如錫。黃黑青雜色。

蜈蚣 味辛溫有毒。主鬼疰蠱毒。噉諸蛇蟲魚毒。殺鬼物老精溫瘧。去三蟲。療心腹寒熱結聚。墮胎。去惡血。生大吳川谷。江南赤頭足者良。

馬陸 味辛溫有毒。主腹中大堅癥。破積聚。息肉。惡瘡。白禿。療寒熱痞結。脅下滿。一名百足。一名馬軸。生玄菟川谷。

蠮螉 味辛平無毒。主久聾。欬逆。毒氣。出刺。出汗。療鼻窒。其土房主癰腫。風頭。一名土蜂。生熊耳川谷及牂牁。或人屋間。

雀甕 味甘平無毒。主小兒驚癇。寒熱結氣。蠱毒鬼疰。一名躁舍。生漢中。採蒸之。生樹枝間。蛅蟖房也。八月取。

鼠婦 味酸溫微寒無毒。主氣癃不得小便。婦人月閉血瘕。癇痓。寒熱。利水道。一名負蟠。一名蛜蝛。一名蝜蝂。生魏郡平谷及人家地上。五月五日取。

螢火 味辛微温無毒。主明目。小兒火瘡傷。熱氣蠱毒鬼疰。通神精。一名夜光。一名放火。一名熠燿。一名即炤。生階地池澤。七月七日取陰乾。

衣魚 味鹹温無毒。主婦人疝瘕。小便不利。小兒中風項強背起。摩之。又療淋。墮胎。塗瘡滅瘢。一名白魚。一名蟫。生咸陽平澤。

白頸蚯蚓 味鹹寒大寒無毒。主蛇瘕。去三蟲伏尸鬼疰蠱毒。殺長蟲。仍自化作水。療傷寒伏熱狂謬。大腹黄疸。一名土龍。生平土。三月取陰乾。

螻蛄 味鹹寒無毒。主產難。出肉中刺。潰癰腫。下哽噎。解毒。除惡瘡。一名蟪蛄。一名天螻。一名螜。生東城平澤。夜出者良。夏至取暴乾。

蜣蜋 味鹹寒有毒。主小兒驚癇瘈瘲。腹脹寒熱。大人癲疾狂易。手足端寒。肢滿賁豚。一名蛣蜣。火熬之良。生長沙池澤。五月五日取蒸藏之。臨用當炙。勿置水中。令人吐。

斑猫 味辛寒有毒。主寒熱鬼疰蠱毒鼠瘻。疥癬惡瘡疽蝕。死肌。破石癃。血積。傷人肌。墮胎。一名龍尾。生河東川谷。八月取陰乾。

芫青 味辛微温有毒。主蠱毒風疰鬼疰。墮胎。三月取暴乾。

葛上亭長 味辛微温有毒。主蠱毒鬼疰。破淋結積聚。墮胎。七月取暴乾。

地膽 味辛寒有毒。主鬼疰寒熱。鼠瘻惡瘡死肌。破癥瘕。墮胎。蝕瘡中惡肉。鼻中息肉。散結氣石淋。去子。服一刀圭即下。一名蚖青。一名青蛙。生汶山川谷。八月取。

馬刀 味辛微寒有毒。主漏下赤白。寒熱。破石淋。殺禽獸賊鼠。除五藏間熱。肌中鼠鼷。止煩滿。補中。去厥痹。利機關。用之當鍊。得水爛人腸。又云得水良。一名馬蛤。生江湖池澤及東海。取無時。

田中螺汁 大寒。主目熱赤痛。止渴。

貝子 味鹹平有毒。主目瞖。鬼疰蠱毒。腹痛下血。五癃。利水道。除寒熱温疰。解肌。散結熱。燒用之良。一名貝齒。生東海池澤。

甲香 味鹹平無毒。主心腹滿痛。氣急。止痢。下淋。生南海。

珂 味鹹平無毒。主目中瞖。斷血。生肌。貝類也。大如鰒。皮黄黑而骨白。以為馬飾。生南海。採無時。

論曰。鳥獸蟲魚之類。凡一百一十六種。皆是生命。各各自保愛其身。與人不殊。所以稱近取諸身。遠取諸物。人自受命。即鳥獸自愛。固可知也。是以須藥者。皆須訪覓先死者。或市中求之。必不可得自殺生以救己命。若殺之者。非立方之意也。慎之慎之。

果部二十五味

豆蔻 味辛温無毒。主温中。心腹痛。嘔吐。去口臭氣。生南海。

葡萄 味甘平無毒。主筋骨濕痹。益氣倍力。強志。令人肥健。耐飢。忍風寒。久食輕身不老延年。可作酒。逐水。利小便。生隴西五原敦煌山谷。

蓬蘽 味酸鹹平無毒。主安五藏。益精氣。長陰令堅。強志倍力。有子。又療暴中風。身熱大驚。久服輕身不老。一名覆盆。一名陵藟。一名陰藟。生荊山平澤及冤句。

覆盆子 味甘平無毒。主益氣輕身。令髮不白。五月採。

大棗 味甘平無毒。主心腹邪氣。安中養脾。助十二經。平胃氣。通九竅。補少氣少津液。身中不足。大驚四肢重。和百藥。補中益氣。強力。除煩悶。療心下懸。腸澼。久服輕身長年。不飢神仙。一名乾棗。一名美棗。一名良棗。八月採暴乾。

三歲陳核中人 燔之味苦。主腹痛邪氣。

生棗味甘辛。多食令人多寒熱羸瘦者不可食。

葉覆麻黃能令出汗生河東平澤。

藕實莖味甘平寒無毒主補中養神。益氣力除百疾。久服輕身耐老不飢延年。一名水芝丹。一名蓮。生汝南池澤。八月採。

雞頭實味甘平無毒。主濕痺腰脊膝痛補中。除暴疾。益精氣強志令耳目聰明。久服輕身不飢耐老神仙。一名鴈喙實。一名芡。生雷澤池澤。八月採。

芰實味甘平無毒。主安中補五藏不飢輕身。一名蔆。

栗味鹹溫無毒主益氣厚腸胃補腎氣。令人耐飢生山陰。九月採。

櫻桃味甘。主調中益脾氣。令人好顏色美志。

梅實味酸平無毒。主下氣除熱煩滿安心肢體痛。偏枯不仁。死肌去青黑誌惡疾。止下痢好唾口乾。生漢中川谷。五月採火乾。

枇杷葉味苦平無毒。主卒啘不止。下氣。

柿味甘寒無毒。主通鼻耳氣腸澼不足。

木瓜實味酸溫無毒。主濕痺邪氣霍亂大吐下轉筋不止。其枝亦可煑用之。

甘蔗味甘平無毒。主下氣和中。助脾氣利大腸。

石蜜味甘寒無毒。主心腹熱脹口乾渴。性冷利。出益州及西戎。煎鍊沙糖為之。可作餅塊黃白色。

沙糖味甘寒無毒。功體與石蜜同而冷利過之。笮甘蔗汁煎作。蜀地西戎江東並有之。

芋味辛平有毒。主寬腸胃充肌膚滑中。一名土芝。

烏芋味苦甘微寒無毒。主消渴痺熱溫中益氣。一名藉姑。一名水萍。二月生葉如芋。三月三日採根暴乾。

杏核仁味甘苦溫冷利有毒。主欬逆上氣雷鳴喉痺下氣。產乳金瘡。寒心賁豚驚癇心下煩熱風氣去來。時行頭痛解肌消心下急。殺狗毒。五月採之。其兩仁者殺人。可以毒狗。

花味苦無毒。主補不足。女子傷中寒熱痺厥逆。

實味酸不可多食。傷筋骨。生晉山川谷。

桃核仁味苦甘平無毒。主瘀血血閉瘕邪氣。殺小蟲。止欬逆上氣。消心下堅。除卒暴擊血。破癥瘕。通月水。止痛。七月採取仁。陰乾。

桃花殺疰惡鬼。令人好顏色。味苦平無毒。主除水氣。破石淋。利大小便。下三蟲。悅澤人面。三月三日採。陰乾。

桃梟味苦微溫。主殺百鬼精物。療中惡腹痛。殺精魅五毒不祥。一名桃奴。一名梟景。是實著樹不落實中者。正月採之。

桃毛主下血瘕寒熱積聚無子。帶下諸疾。破堅閉。刮取毛用之。

桃蠹殺鬼辟邪惡不祥。食桃樹蟲也。

莖白皮味苦辛無毒。除邪鬼中惡腹痛。去胃中熱。

葉味苦平無毒。主除尸蟲。出瘡中蟲。

膠鍊之。主保中不飢忍風寒。

實味酸。多食令人有熱。生太山川谷。

李核仁味苦平無毒。主僵仆躋瘀血骨痛。

根皮大寒。主消渴止心煩逆奔氣。

實味苦。除痼熱調中。

梨味甘微酸寒。多食令人寒中。金瘡乳婦尤不可食。

柰味苦寒。多食令人臚脹。病人尤甚。

安石榴味甘酸無毒。主咽燥渴。損人肺。不可多食。

酸實殼療下痢止漏精。

東行根療蚘蟲寸白。

菜部三十七味

白瓜子 味甘平寒無毒。主令人悅澤。好顏色。益氣不飢。久服輕身耐老。主除煩滿不樂。久服寒中。可作面脂。令面悅澤。一名水芝。一名白瓜（則絞切）子。生嵩高平澤。冬瓜人也。八月採。

白冬瓜 味甘微寒。主除小腹水脹。利小便。止渴。

瓜蒂 味苦寒有毒。主大水身面四肢浮腫。下水。殺蠱毒。欬逆上氣。及食諸果病在胸腹中。皆吐下之。去鼻中息肉。療黃疸。

花 主心痛欬逆。生嵩高平澤。七月七日採。陰乾。

冬葵子 味甘寒無毒。主五藏六腑寒熱羸瘦。五癃。利小便。療婦人乳難內閉。久服堅骨長肌肉。輕身延年。生少室山。十二月採之。

葵根 味甘寒無毒。主惡瘡。療淋。利小便。解蜀椒毒。

葉 為百菜主。其心傷人。

莧實 味甘寒大寒無毒。主青盲白翳。明目除邪。利大小便。去寒熱。殺蛔蟲。久服益氣力。不飢輕身。一名馬莧。一名莫實。細莧亦同。生淮陽川澤及田中。葉如藍。十一月採。

苦菜 味苦寒無毒。主五藏邪氣。厭穀胃痺。腸澼渴熱。中疾惡瘡。久服安心益氣。聰察少臥。輕身耐老。耐飢寒。高氣不老。一名荼苦。一名選。一名游冬。生益州川谷山陵道傍。凌冬不死。三月三日採。陰乾。

薺 味甘溫無毒。主利肝氣。和中。其實主明目目痛。

蕪菁及**蘆菔** 味苦溫無毒。主利五藏。輕身益氣。可長食之。蕪菁子主明目。

萊菔根 味辛甘溫無毒。散服及炮煮服食。大下氣。消穀。去痰澼。肥健人。生擣服主消渴。試有大效。

龍葵 味苦寒無毒。食之解勞少睡。去虛熱腫。其子療丁腫。所在有之。

菘 味甘溫無毒。主通利腸胃。除胸中煩。解酒渴。

芥 味辛溫無毒。歸鼻。主除腎邪氣。利九竅。明耳目。安中。久食溫中。

苜蓿 味苦平無毒。主安中利人。可久食。

荏子 味辛溫無毒。主欬逆下氣。溫中補體。葉主調中。去臭氣。九月採。陰乾。

蓼實 味辛溫無毒。主明目溫中。耐風寒。下水氣。面目浮腫。癰瘍。葉歸於舌。除大小腸邪氣。利中益志。馬蓼去腸中蛭蟲。輕身。生雷澤川澤。

葱實 味辛溫無毒。主明目。補中不足。其莖葱白。平。可作湯。主傷寒寒熱。出汗。中風面目腫。傷寒骨肉痛。喉痺不通。安胎。歸目。除肝邪氣。安中。利五藏。益目睛。殺百藥毒。

葱根 主傷寒頭疼。

葱汁 平溫。主溺血。解藜蘆毒。

薤 味辛苦溫無毒。主金瘡瘡敗。輕身不飢耐老。歸於骨。菜芝也。除寒熱。去水氣。溫中散結。利病人。諸瘡中風寒水腫。以塗之。生魯山平澤。

韭 味辛微酸溫無毒。歸於心。安五藏。除胃中熱。利病人。可久食。子主夢泄精。溺白。根主養髮。白蘘荷微溫。主中蠱及瘧。

菾菜 味甘苦大寒。主時行壯熱。解風熱毒。

紫蘇 味辛溫。主下氣。除寒中。其子尤良。

水蘇 味辛微溫無毒。主下氣殺穀。除飲食。辟口臭。去毒。辟惡氣。久服通神明。輕身耐老。主吐血衄血血崩。一名雞蘇。一名勞祖。一名芥葅。一名芥苴。生九真池澤。七月採。

假蘇 味辛溫無毒。主寒熱鼠瘻瘰癧。生瘡。破結聚氣。下瘀血除濕痺。一名鼠蓂，一名薑芥。生漢中川澤。

香薷 味辛微溫。主霍亂腹痛吐下，散水腫。

薄荷 味辛苦溫無毒。主賊風傷寒發汗，惡氣心腹脹滿，霍亂宿食不消，下氣。煑汁服，亦堪生食。人家種之，飲汁發汗，大解勞乏。

秦荻梨 味辛溫無毒。主心腹冷脹，下氣消食。人所噉者。生下濕地，所在有之。

苦瓠 味苦寒有毒。主大水面目四肢浮腫，下水，令人吐。生晉地川澤。

水斳 味甘平無毒。主女子赤沃，止血養精，保血脉，益氣，令人肥健嗜食。一名水英。生南海池澤。

馬芹子 味甘辛溫無毒。主心腹脹滿，下氣消食，調味用之，香似橘皮而無苦味。

蓴 味甘寒無毒。主消渴熱痺。

落葵 味酸寒無毒。主滑中散熱實，主悅澤人面。一名天葵，一名繁露。

蘩蔞 味酸平無毒。主積年惡瘡不愈。五月五日日中採，乾用之。

蕺 味辛微溫。主蠷螋溺瘡。多食令人氣喘。

葫 味辛溫有毒。主散癰腫䘌瘡，除風邪，殺毒氣。獨子者亦佳。歸五藏，久食傷人，損目明。五月五日採。

蒜 味辛溫有小毒。歸脾腎。主霍亂腹中不安，消穀，理胃溫中，除邪痺毒氣。五月五日採之。

堇汁 味甘寒無毒。主馬毒瘡，擣汁洗之，并服之。堇，菜也。出小品方。萬畢方云：除蛇蝎毒及癰腫。

芸薹 味辛溫無毒。主風游丹腫乳癰。

米穀部二十八味

胡麻 味甘平無毒。主傷中虛羸，補五內，益氣力，長肌肉，填髓腦，堅筋骨，療金瘡止痛，及傷寒溫瘧大吐後虛熱羸困。久服輕身不老，明耳目，耐飢渴，延年。以作油，微寒，利大腸，胞衣不落。生者摩瘡腫，生禿髮。一名巨勝，一名狗蝨，一名方莖，一名鴻藏。葉名青蘘。生上黨川澤。

青蘘 味甘寒無毒。主五藏邪氣，風寒濕痺，益氣，補腦髓，堅筋骨。久服耳目聰明，不飢不老，增壽。巨勝苗也。生中原川谷。

麻蕡 味辛平有毒。主五勞七傷，利五藏，下血寒氣，破積止痺散膿。多食令人見鬼狂走。久服通神明輕身。一名麻勃。此麻花上勃勃者。七月七日採良。

麻子 味甘平無毒。主補中益氣，中風汗出，逐水，利小便，破積血，復血脉，乳婦產後餘疾，長髮，可為沐藥。久服肥健不老神仙。九月採，入土者損人。生太山川谷。

飴糖 味甘微溫。主補虛乏，止渴去血。

大豆黃卷 味甘平無毒。主濕痺筋攣膝痛，五藏胃氣結積，益氣止毒，去黑皯，潤澤皮毛。

生大豆 味甘平。塗癰腫，煑汁飲，殺鬼毒，止痛，逐水脹，除胃中熱痺，傷中淋露，下瘀血，散五藏結積內寒，殺烏頭毒。久服令人身重。炒為屑，味甘。主胃中熱，去腫除痺，消穀，止腹脹。生太山平澤。九月採。

赤小豆 味甘酸平無毒。主下水，排癰腫膿血，寒熱，熱中消渴，止洩，利小便，吐逆卒澼，下脹滿。

豉 味苦寒無毒。主傷寒頭痛寒熱，瘴氣惡毒，煩躁滿悶，虛勞喘吸，兩腳疼冷。又殺六畜胎子諸毒。

大麥 味鹹溫微寒無毒。主消渴，除熱，益氣調中。又云令人多熱，為五穀長。

糵。溫消食和中。

小麥 味甘微寒無毒。主除熱止躁渴咽乾。利小便。養肝氣止漏血唾血。以作麴。溫消穀止痢。以作麪。溫不能消熱止煩。

青粱米 味甘微寒無毒。主胃痹熱中消渴。止洩利小便。益氣補中。輕身長年。

黃粱米 味甘平無毒。主益氣和中止洩。

白粱米 味甘微寒無毒。主除熱益氣。

粟米 味鹹微寒無毒。主養腎氣。去胃脾中熱。益氣。陳者味苦。主胃熱消渴。利小便。

丹黍米 味苦微溫無毒。主欬逆霍亂。止洩除熱。止煩渴。

蘖米 味苦無毒。主寒中下氣除熱。

秫米 味甘微寒。止寒熱。利大腸。療漆瘡。

陳廩米 味鹹酸溫無毒。主下氣除煩渴。調胃止洩。

酒 味苦甘辛大熱有毒。主行藥勢。殺百邪惡氣。

腐婢 味辛平無毒。主痎瘧寒熱邪氣。洩痢。陰不起。止消渴病。酒頭痛。生漢中。即小豆花也。七月採。陰乾。

藊豆 味甘微溫。主和中下氣。葉主霍亂吐下不止。

黍米 味甘溫無毒。主益氣補中。多熱令人煩。

粳米 味甘苦平無毒。主益氣止煩止洩。

稻米 味苦。主溫中。令人多熱。大便堅。

稷米 味甘無毒。主益氣補不足。

醋 味酸溫無毒。主消癰腫。散水氣。殺邪毒。

醬 味鹹酸冷利。主除熱止煩滿。殺百藥熱湯及火毒。

食鹽 味鹹溫無毒。主殺鬼蠱邪疰毒氣。下部䘌瘡。傷寒寒熱。吐胸中痰澼。止心腹卒痛。堅肌骨。多食傷肺喜欬。

有名未用一百九十六味

青玉 味甘平無毒。主婦人無子。輕身不老長年。一名穀玉。生藍田。

白玉髓 味甘平無毒。主婦人無子。不老延年。生藍田玉石間。

玉英 味甘。主風瘙皮膚痒。一名石鏡。明白可作鏡。生山竅。十二月採。

璧玉 味甘無毒。主明目益氣。使人多精生子。

合玉石 味甘無毒。主益氣。療消渴。輕身辟穀。生常山中丘。如彘肪。

紫石華 味甘平無毒。主渴去小腸熱。一名茈石華。生中牛山陰。採無時。

白石華 味辛無毒。主癉消渴膀胱熱。生液北鄉北邑山。採無時。

黑石華 味甘無毒。主陰痿消渴。去熱療月水不利。生弗其勞山陰石間。採無時。

黃石華 味甘無毒。主陰痿消渴膈中熱。去百毒。生液北山。黃色。採無時。

厲石華 味甘無毒。主益氣養神。止渴除熱。強陰。生江南。如石花。採無時。

石肺 味辛無毒。主癘欬寒久痿。益氣明目。生水中。狀如肺。黑澤有赤文。出水即乾。陶隱居云今浮石亦療欬似肺而不黑澤恐非是

石肝 味酸無毒。主身痒。令人色美。生常山。色如肝。

石脾 味甘無毒。主胃寒熱。益氣。令人有子。一名胃石。一名膏石。一名消石。生隱蕃山谷石間。黑如大豆。有赤文。色微黃而輕薄如棊子。採無時。

石腎 味鹹無毒。主洩痢。色如白珠。

封石 味甘無毒。主消渴熱中。女子疽蝕。生常山及少室。採無時。

陵石味甘無毒主益氣耐寒輕身長年。生華山。其形薄澤。
碧石青味甘無毒主明目益精去白瘢延年。
遂石味甘無毒主消渴傷中益氣。生大山陰。採無時。
白肌石味辛無毒主強筋骨止渴不飢陰熱不足。一名肌石。
一名洞石。生廣焦國卷山青石間。
龍石膏無毒主消渴益壽。生杜陵。如鐵脂中黃。
五羽石主輕身長年。一名金黃。生海水中蓬葭山上倉中黃
如金。
石流青味酸無毒主療洩益肝氣明目輕身長年。生武都山
石間青白色。
石流赤味苦無毒主婦人帶下止血輕身長年。理如石耆。生
山石間。
石耆味甘無毒主欬逆氣。生石間。色赤如鐵脂。四月採。
紫加石味酸主痺血氣。一名赤英。一名石血。赤無理。生邯鄲
山。如爵茈。二月採。
終石味辛無毒主陰痿痺小便難益精氣。生陵陰。採無時。
玉伯味酸溫無毒主輕身益氣止渴。一名玉遂。生石上。如松
高五六寸。紫花。用莖葉。
文石味甘主寒熱心煩。一名黍石。生東郡山澤中水下。五色
有汁潤澤。
曼諸石味甘主益五藏氣輕身長年。一名陰精。六月七月
石上青黃色夜有光。
山慈石味苦平有毒主女子帶下。一名爰茈。生山之陽。正月
生葉如藜蘆。莖有衣。
石濡主明目益精氣令人不飢渴輕身長年。一名石芥。
石芸味甘無毒主目痛淋露寒熱溢血。一名螫烈。一名顧喙。
二月五月採莖葉陰乾。
石劇味甘無毒主渴消中。
路石味甘酸無毒主心腹止汗生肌酒痂益氣耐寒實骨髓。
一名陵石。生草石上。天雨獨乾日出獨濡。花黃。莖赤黑。三歲
一實。赤如麻子。五月十月採莖葉陰乾。
曠石味甘平無毒主益氣養神除熱止渴。生江南。如石草。
敗石味苦無毒主渴痺。
越砥石味甘無毒主目盲止痛除熱瘙。
金莖味苦平無毒主金瘡內漏。一名葉金草。生澤中高處。
夏臺味甘主百疾濟絕氣。
柒紫味苦主小腹痛利小腹破積聚長肌肉久服輕身長年。
生寃句。二月七月採。
鬼目味酸平無毒主明目。一名來甘。實赤如五味。十月採。
鬼蓋味甘平無毒主小兒寒熱癇。一名地蓋。生垣牆下。叢生
赤。旦生暮死。
馬顛味甘有毒療浮腫不可多食。
馬唐味甘寒主調中明耳目。一名羊麻。一名羊粟。生下濕地
莖有節生根。五月採。
馬逢味辛無毒主癬蟲。
牛舌實味鹹溫無毒主輕身益氣。一名彖尸。生水中澤傍。實
大葉長尺。五月採。
羊乳味甘溫無毒主頭眩痛益氣長肌肉。一名地黃。三月採。
立夏後母死。
羊實味苦寒主頭禿惡瘡疥瘙痂癬。生蜀郡。
犀洛味甘無毒主癃。一名星洛。一名泥洛。
鹿良味鹹臭主小兒驚癇賁豚瘈瘲大人痓。五月採。

莵棗 味酸，無毒。主輕身益氣。生丹陽陵地。高尺許，實如棗。

雀梅 味酸寒，有毒。主蝕惡瘡。一名千雀。生海水石谷間。葉與實如麥李。

雀翹 味鹹。主益氣明目。一名去母，一名更生。生藍中。葉細黃，莖赤有刺。四月實，兌黃中黑。五月採，陰乾。

雞涅 味甘平，無毒。主明目，目中寒風，諸不足，水腹邪氣，補中，止洩痢，療女子白沃。一名陰洛。生雞山。採無時。

相烏 味苦。主陰痿。一名烏葵。如蘭香，赤莖。生山陽。五月十五日採，陰乾。

鼠耳 味酸，無毒。主痹寒，寒熱，止欬。一名無心。生田中下地，厚華肥莖。

蛇舌 味酸平，無毒。主除留血，驚氣，蛇癇。生大水之陽。四月採花，八月採根。

龍常草 味鹹溫，無毒。主輕身，益陰氣，療痹寒濕。生河水傍，如龍芻。冬夏生。

離樓草 味鹹平，無毒。主益氣力，多子，輕身長年。生常山。七月、八月採實。

神護草 可使獨守，叱咄人，寇盜不敢入門。生常山北。八月採。

黃護草 無毒。主痹，益氣，令人嗜食。生隴西。

吳唐草 味甘平，無毒。主輕身益氣，長年。生故稻田中。日夜有光，草中有膏。

天雄草 味甘溫，無毒。主益氣，陰痿。生山澤中。狀如蘭，實如大豆，赤色。

雀醫草 味苦，無毒。主輕身益氣，洗浴爛瘡，療風水。一名白氣。春生，秋花白，冬實黑。

木甘草 主療癰腫盛熱，煑洗之。生木間。三月生，大葉如蛇床，四四相值。但折枝種之便生。五月花白，實核赤。三月三日採。

益決草 味辛溫，無毒。主欬逆肺傷。生山陰。根如細辛。

九熟草 味甘溫，無毒。主出汗，止洩，療悶。一名烏粟，一名雀粟。生人家庭中。葉如棗。一歲九熟。七月採。

兌草 味酸平，無毒。主輕身益氣長年。生蔓草木上。葉黃有毛。冬生。

酸草 主輕身延年。生名山醴泉上陰居。莖有五葉，青澤，根赤黃。可以消玉。一名醜草。

異草 味甘，無毒。主痿痹寒熱，去黑子。生籬木上。葉如葵，莖傍有角，汁白。

癰草葉 主癰腫。一名鼠肝。葉滑青白。

茈草 味辛，無毒。主傷金瘡。

莘草 味甘，無毒。主盛傷痹腫。生山澤。如蒲黃，葉如芥。

勒草 味甘，無毒。主瘀血，止精溢盛氣。一名黑草。生山谷。如栝樓。

英草華 味辛平，無毒。主痹氣，強陰，療面勞疽，解煩，堅筋骨，療風頭。可作沐藥。生蔓木上。一名鹿英。九月採，陰乾。

吳葵華 味鹹，無毒。主理心，心氣不足。

封華 味甘，有毒。主疥瘡，養肌，去惡肉。夏至日採。

北荇華 味苦，無毒。主氣脈溢。一云芹華。

隩華 味甘，無毒。主上氣，解煩，堅筋骨。

排華 味苦。主水氣，去赤蟲，令人好色。不可久服。春生乃採。

節華 味苦，無毒。主傷中，痿痹，溢腫，皮主脾中客熱氣。一名山節，一名達節，一名通漆。十月採，暴乾。

徐李 主益氣，輕身長年。生太山陰。如李小形，實青色，無核。熟採食之。

新雉木 味苦香溫，無毒。主風眩痛。可作沐藥。七月採，陰乾。實如桃。

谷新木　味辛平無毒。解心煩，止瘡痛。生遼東。

俳蒲木　味甘平無毒。主少氣，止煩。生陵谷。葉如柰，實赤三核。

遂陽木　味甘無毒。主益氣。生山中。如白楊葉，三月實，十月熟，赤可食。

學木核　味甘寒無毒。主脅下留飲，胃氣不平，除熱。如豨核。五月採，陰乾。

木核　療腸澼，華療不足，子療傷中，根療心腹逆氣，止渴。十月採。

栒核　味苦。療水身面癰腫。五月採。

荻皮　味苦。止消渴，去白蟲，益氣。生江南。如松葉，有刺，實赤黃。十月採。

桑莖實　味酸溫無毒。主字乳餘疾，輕身益氣。一名草王。葉如荏，方莖大葉。生園中。十月採。

蒲陰實　味酸平無毒。主益氣，除熱，止渴，利小便，輕身長年。生深山谷及園中。莖如芥，葉小，實如櫻桃。七月成。

可聚實　味甘溫無毒。主輕身益氣，明目。一名長壽。生山野道中。穗如麥，葉如艾。五月採。

讓實　味酸。主喉痺，止洩痢。十月採，陰乾。

惡實　味辛。主明目補中。

根莖中湯（一作涕）　療傷寒，寒熱出汗，中風面腫，消渴熱中，逐水。生魯山平澤。

青雌　味苦。主惡瘡禿敗瘡，火氣，殺三蟲。一名蟲損，一名孟推。生方山山谷。

白背　味苦平無毒。主寒熱，洗浴疥惡瘡。生山陵。根似紫葳，葉如燕盧。採無時。

白女腸　味辛溫無毒。主洩痢腸澼，療心痛，破疝瘕。生深山谷中。葉如藍，實赤。赤女腸亦同。

白扇根　味苦寒無毒。主瘧，皮膚寒熱，出汗，令人變。

白給　味辛平無毒。主伏蟲，白癬腫痛。生山谷。如藜蘆，根白相連。九月採。

白并　味苦無毒。主肺欬上氣，行五藏，令百病不起。一名玉簫，一名箭悍。葉如小竹，根黃皮白。生山陵。三月四月採根，暴乾。

白辛　味辛有毒。主寒熱。一名脫尾，一名羊草。生楚山。三月採根，根白而香。

白昌　味甘無毒。主食諸蟲。一名水昌，一名水宿，一名莖蒲。十月採。

赤舉　味甘無毒。主腹痛。一名羊飴，一名陵渴。生山陰。二月花

兌蔓草　上，五月實黑，中有核。三月三日採葉，陰乾。

赤涅　味甘無毒。主疰崩中，止血益氣。生蜀郡山石陰地濕處。採無時。

黃秫　味苦無毒。主心煩，止汗出。生如桐根。

徐黃　味辛平無毒。主心腹積瘀，莖主惡瘡。生澤中。大莖細葉，香如藁本。

黃白支　生山陵。三月四月採根，暴乾。

紫藍　味鹹無毒。主食肉得毒，能消除之。

紫給　味鹹。主毒風頭洩注。一名野葵。生高陵下地。三月三日採根，根如烏頭。

天蓼　味辛有毒。主惡瘡，去痺氣。一名石龍。生水中。

地朕　味苦平無毒。主心氣，女子陰疝血結。一名承夜，一名夜光。三月採。

地芩　味苦無毒。主小兒癇，除邪養胎，風痺，洗洗寒熱，目中青瞖，女子帶下。生腐木積草處，如朝生，天雨生蔓，黃白色。四月採。

地筋 味甘平無毒主益氣止渴除熱在腹臍利筋一名菅根一名土筋生澤中根有毛三月生四月實白三月三日採根

地耳 味甘無毒主明目益氣令人有子生丘陵如碧石青

土齒 味甘平無毒主輕身益氣長年生山陵地中狀如馬牙

燕齒 主小兒癎寒熱五月五日採

酸惡 主惡瘡去白蟲生水傍狀如澤瀉

酸赭 味酸主內漏止血不足生昌陽山採無時

巴棘 味苦有毒主惡疥瘡出蟲一名女木生高地葉白有刺根連數十枚

巴朱 味甘無毒主寒止血帶下生雒陽

蜀格 味苦平無毒主寒熱痿痹女子帶下癰腫生山陽如蘿菌有刺

纍根 主緩筋令不痛

苗根 味鹹平無毒主痹及熱中傷跌折生山陰谷中蔓草藤上莖有刺實如椒

參果根 味苦有毒主鼠瘻一名百連一名烏蓼一名鼠莖一名鹿蒲生百餘根根有衣裹莖三月三日採根

黃辯 味甘平無毒主心腹疝瘕口瘡臍傷一名經辯

良達 主齒痛止渴輕身生山陰莖蔓延大如葵子滑小

對廬 味苦寒無毒主疥諸久瘡不瘳生死肌除大熱煮洗之八月採似菴蕳

糞藍 味苦主身癢瘡白禿漆瘡洗之生房陵

委蛇 味甘平無毒主消渴少氣令人耐寒生人家園中大枝長鬚多葉而兩兩相值子如芥子

麻伯 味酸無毒主益氣出汗一名君莒一名衍草一名道止一名自死生平陵如蘭葉黑厚白裹莖實赤黑九月採根

王明 味苦主身熱邪氣小兒身熱以浴之生山谷一名王草

類鼻 味酸溫無毒主痿痹一名類重生田中高地葉如天名精美根五月採

師系 味甘無毒主癰腫惡瘡煮洗之一名臣堯一名臣骨一名鬼芭生平澤八月採

逐折 殺鼠益氣明目一名百合厚實生木間莖黃七月實黑如大豆

并苦 主䟽逆上氣益肺氣安五藏一名蜮薰一名玉荊三月採陰乾

領灰 味甘有毒主心腹痛鍊中不足葉如芒草冬生燒作灰

父陛根 味辛有毒以熨癰腫膚脹一名膏魚一名梓藻

索干 味苦無毒主易耳一名馬耳

荊莖 療灼爛八月十月採陰乾

鬼麗 生石上挼之日柔為沐

竹付 味甘無毒主止痛除血

秘惡 味酸無毒主療肝邪氣一名杜逢

唐夷 味苦無毒主療踒折

知杖 味甘無毒療疝

垄松 味辛無毒主眩痹

河煎 味酸主結氣癰在喉頸者生海中八月九月採

區余 味辛無毒主心腹熱癃

三葉 味辛主寒熱蛇蜂螫人一名起莫一名三石一名當田生田中莖小黑白高三尺根黑三月採陰乾

五母麻 味苦有毒主痿痹不便下痢一名鹿麻一名歸澤麻一名天麻一名若一草生田野五月採

疥拍腹 味辛溫無毒主輕身療痹五月採陰乾生上黨

常吏之生 味苦平無毒主明目實有刺大如稻米

救赦人者 味甘有毒主疝痺通氣諸不足生人家宫室五月十月採暴乾

丁公寄 味甘主金瘡痛延年一名丁父生石間蔓延木上葉細大枝赤莖母大如碽黄有汁七月七日採

城裏赤柱 味辛平療婦人漏血白沃陰蝕濕痺邪氣補中益氣生晉平陽

城東腐木 味鹹温主心腹痛止洩便膿血

芥 味苦寒無毒主消渴止血婦人疾除痺一名梨葉如大青

載 味酸無毒主諸惡氣

慶 味苦無毒主欬嗽

腂 味甘無毒主益氣延年生山谷中白順理十月採

雄黄蟲 主明目辟兵不祥益氣力狀如蠮螉

天社蟲 味甘無毒主絶孕益氣如蜂大腰食草木葉三月採

桑蠹蟲 味甘無毒主心暴痛金瘡肉生不足

石蠹蟲 主石癃小便不利生石中

行夜 療腹痛寒熱利血一名負盤

蝸籬 味甘無毒主燭館明目生江夏

麋魚 味甘無毒主痺止血

丹戩 味辛主心腹積血一名飛龍生蜀都如鼠負青股蜚翼赤七月七日採

扁前 味甘有毒主鼠瘻癃利水道生山陵如牛蝱翼赤五月八月採

蚖類 療痺内漏一名蚖短土色而文

蜚厲 主婦人寒熱

梗雞 味甘無毒療痺

益符 療閉一名無舌

地防 令人不飢不渴生黄陵如濡居土中

黄蟲 味苦療寒熱生地上赤頭長足有角羣居七月七日採

唐本退二十味

薰草 味甘平無毒主明目止淚療泄精去臭惡氣傷寒頭痛上氣腰痛一名蕙草生下濕地三月採陰乾脱節者良

姑活 味甘温無毒主大風邪氣濕痺寒痛久服輕身益壽耐老一名冬葵子生河東

別覉 味苦微温無毒主風寒濕痺身重四肢疼酸寒邪歷節痛一名別枝一名別騎一名鼈覉生藍田川谷二月八月採

牡蒿 味苦温無毒主充肌膚益氣令人暴肥不可久服血脉滿盛生田野五月八月採

石下長卿 味鹹平有毒主鬼疰精物邪惡氣殺百精蠱毒老魅注易亡走啼哭悲傷恍惚一名徐長卿生隴西池澤山谷

麕舌 味辛微温無毒主霍亂腹痛吐逆心煩生水中五月採

練石草 味苦寒無毒主五癃破石淋膀胱中結氣利水道小便生南陽川澤

弋共 味苦寒無毒主驚氣傷寒腹痛羸瘦皮中有邪氣手足寒無色生益州山谷

蕈草 味鹹平無毒主養心氣除心温温辛痛浸淫身熱可作鹽花生淮南平澤七月採

五色符 味苦微温主欬逆五藏邪氣調中益氣明目殺虱青符白符赤符黑符黄符各隨色補其藏白符一名女木生巴郡山谷

蘘草 味甘苦寒無毒主温瘧寒熱酸嘶邪氣辟不祥生淮南山谷

翹根味甘寒平有小毒。主下熱氣。益陰精。令人面悅好。明目。久服輕身耐老。以作蒸飲酒病人。生嵩高平澤。二月八月採。

鼠姑味苦平寒無毒。主欬逆上氣。寒熱鼠瘻。惡瘡邪氣。一名鼸。生丹水。

船虹味酸無毒。主下氣。止煩滿。可作浴湯。藥色黃。生蜀郡。立秋取。

屈草味苦微寒無毒。主胷脅下痛。邪氣腸間寒熱。陰痹。久服輕身益氣耐老。生漢中川澤。五月採。

赤赫味苦寒有毒。主痂瘍惡敗瘡。除三蟲邪氣。生益州川谷。二月八月採。

淮木味苦平無毒。主久欬上氣。傷中虛羸。補中益氣。女子陰蝕漏下赤白沃。一名百歲城中木。生晉陽平澤。

占斯味苦溫無毒。主邪氣濕痹。寒熱疽瘡。除水堅積血癥。月閉無子。小兒躄不能行。諸惡瘡癰腫。止腹痛。令人子有子。一名炭皮。生太山山谷。採無時。

嬰桃味辛平無毒。主止洩腸澼。除熱。調中益脾氣。令人好色美志。一名牛桃。一名英豆。實大如麥。多毛。四月採。陰乾。

鴆鳥毛有大毒。入五藏。爛殺人。其口主殺蝮蛇毒。一名鴆日。生南海。

千金翼方卷第四

千金翼方卷第五

婦人一

論曰婦人之病難療比之丈夫十倍費功所以古人別立婦人之方焉是以今方具在四卷一卷泛療婦人三卷專論產後好學者宜細意用心觀之廼得覩其深趣耳

婦人求子第一 論一首 方七首

論曰夫人求子者服藥須有次第不得不知其次第者男服七子散女服盪胞湯及坐導藥并服紫石門冬丸則無不得效矣不知此者得力鮮焉

七子散 主丈夫風虛目闇精氣衰少無子補不足方

牡荊子 五味子 菟絲子 車前子
菥蓂子 石斛 薯蕷 乾地黃
杜仲去皮 鹿茸炙 遠志各貳兩 附子炮去皮
蛇牀子 芎藭各壹兩半 山茱萸 天雄炮去皮
人參 茯苓 黃耆 牛膝各伍分
桂心貳兩半 巴戟天叁兩 肉蓯蓉柒分 鍾乳貳兩千金無

右貳拾肆味擣篩為散酒服方寸匕日二不知加至二匕以知為度忌生冷醋滑豬雞魚蒜油麪不能酒者蜜和丸服亦佳一方加覆盆子二兩行房法一依素女經女人月信斷一日為男二日為女三日為男四日為女以外無子每日午時夜半後行事生子吉餘時生子不吉

盪胞湯 主婦人斷緒二三十年及生來無子并數數失子服此皆有子長命無病方

朴消 桃仁去皮尖兩人者熬 茯苓 牡丹皮
大黃各叁兩 人參 桂心 芍藥 厚朴炙
細辛 牛膝 當歸 橘皮各貳兩 附子炮去皮壹兩半
䖟蟲去足翅熬 水蛭熬各陸拾枚

右壹拾陸味㕮咀以酒五升水六升合漬一宿煮取三升分肆服日三夜一服每服相去三時辰少時更服如常覆被少取汗汗不出冬月著火籠之必下積血及冷赤膿如赤小豆汁本為婦人子宮內有此惡物令然或天陰臍下痛或月水不調為有冷血不受胎若斟酌下盡氣力弱大困不堪更服亦一日二三服即止如大悶不堪可食酢飯冷漿一口即止然恐去惡物不盡不大得藥力若能忍服盡大好一日後仍著導藥千金更有桔梗甘草各貳兩

坐導藥方

皂莢去皮子壹兩炙 五味子 乾薑 細辛各叁兩
葶藶子熬 苦瓠各叁分千金作山茱萸 礬石燒半日 大黃
戎鹽 蜀椒汗 當歸各貳兩

右壹拾壹味擣篩內輕絹袋子中如指許大長三寸盛藥令滿內子門中坐臥任意勿行走急小便時即去之仍易新者一日當下青黃冷汁汁盡止即可幸御自有子若未見病出亦可至十日安之千金無葶藶一本又有砒霜三分著藥後一日廼服紫石天門冬丸

紫石天門冬圓

紫石英七日研之 烏頭炮去皮 天門冬去心各叁兩
烏賊魚骨 牛膝各壹兩半 人參 牡丹皮
桑寄生 乾薑 細辛 厚朴炙 食茱萸
續斷各五分 署預壹兩半 柏子仁壹兩 牡荊子千金作牡蒙
禹餘糧 紫葳 石斛 辛夷心 卷柏
當歸 芎藭 桂心 乾地黃 甘草炙各貳兩

右貳拾陸味擣篩為末鍊蜜和丸如梧桐子酒服十丸日

三稍加至叁拾丸慎如藥法

白薇丸 主久無子或斷緒上熱下冷百病皆療方

白薇　車前子（各三分）　澤蘭　太一餘粮
赤石脂　細辛　人參　桃仁（去皮尖熬）　覆盆子
麥門冬（去心）　白芷（各一兩半）　紫石英　石膏（研）　藁本
菴䕡子　卷柏（各伍分）　蒲黃　桂心（各二兩半）　當歸
芎藭　蛇牀子（各一兩）　乾薑　蜀椒（汗）
乾地黃（各二兩）　茯苓　遠志（去心）　白龍骨（各二兩）
橘皮（半兩）

右貳拾捌味擣篩為末鍊蜜和丸如梧桐子酒服拾伍丸日再增至肆拾丸以知為度亦可增至伍拾丸慎猪雞蒜生冷醋滑驢馬等肉覺有娠則止祕之勿妄傳也

慶雲散 主丈夫陽氣不足不能施化施化無成方

覆盆子　五味子（各貳升）　菟絲子（壹升）　白朮（熬令色變）
石斛（各三兩）　天雄（壹兩炮去皮）　天門冬（玖兩去心）　紫石英（貳兩）
桑寄生（肆兩）

右玖味擣篩為散先食酒服方寸匕日三素不耐冷者去寄生加細辛肆兩陽氣不少而無子者去石斛加檳榔拾伍枚良

承澤丸 主婦人下焦三十六疾不孕絕產方

梅核仁　辛夷（各壹升）　葛上亭長（柒枚）　澤蘭子（伍合）
溲疏　藁本（各壹兩）

右陸味擣篩為末鍊蜜和丸如大豆先食酒服貳丸日三不知稍增之若腹中無堅積者去亭長加通草壹兩惡甘者和藥先以苦酒搜散乃內少蜜和為丸

婦人積聚第二　方一十三首

牡蒙丸 主男子疝瘕女子血瘕心腹堅積聚乳餘疾小腹堅滿貫臍痛熱中腰背痛小便不利大便難不下食有伏蟲臚脹腫久寒熱胃管有邪氣方

牡蒙　蓯蓉　烏喙（炮去皮）　石膏（研）　藜蘆（各三分）
巴豆（陸拾枚去心皮熬）　乾薑　桂心（各二兩）　半夏（伍分洗）

右玖味擣篩為末別擣巴豆如膏合諸藥令調和擣至熟以飲服如小豆貳丸日二如不相得入少蜜

烏頭丸 主心腹積聚膈中氣悶脹滿疝瘕內傷瘀血產乳衆病及諸不足方

烏頭（炮去皮）　巴豆（去心皮熬各半兩）　人參　消石（各壹兩）
大黃（二兩）　戎鹽（壹兩半）　苦參　黃芩　䗪蟲（熬）
半夏（洗）　桂心（各三分）

右壹拾壹味擣篩為末內蜜青牛膽汁拌和擣三千杵丸如梧桐子大宿不食酒服五丸卧須臾當下黃者心腹積也青如粥汁者膈上邪氣也下崩血如腐肉者內傷也赤如血者乳餘疾也如蟲刺者蟲也下已必渴渴飲粥飢食蘇糜三日後當溫食食必肥濃四十日平復

乾薑丸 治婦人瘕結脅肋下疾

乾薑（壹兩半）　芎藭　芍藥（各貳兩）　前胡（熬）　乾地黃（熬）
桃仁（熬去皮尖兩仁者）　茯苓（各壹兩）　人參　當歸（各叁兩）
杏仁（熬去皮尖兩仁者）　朴消　蜀椒（汗）　蠐螬（熬）
䗪蟲（熬）　虻蟲（去翅足熬）　水蛭（各壹合熬）

右壹拾陸味擣篩為末鍊蜜和丸如梧桐子未食以飲服叁丸可增至拾丸（千金用大黃柴胡各貳兩無前胡地黃）

生地黃丸 主婦人臍下結堅大如杯升月經不通發熱往來下痢羸瘦此為氣瘕也若生肉癥不可療未生癥者可療方

生地黄叁拾斤，搗絞取汁　乾漆壹斤，熬搗篩爲末

右二味相和，微火煎，令可圓，藥成，丸如梧桐子大，食後以酒服五圓。千金云服叁圓，集驗至七八圓止。

遼東都尉所上圓　主臍下堅癖，無所不療。

恒山　巴豆去心皮熬　大黄各壹分　天雄貳枚，大者炮

雚蘆壹兩半，一方貳兩　乾薑　人參　苦參

丹參　沙參　玄參　細辛　白薇各叁分

龍膽　牡蒙各壹兩　芍藥　附子炮去皮　狼牙

牛膝　茯苓各伍分

右貳拾味，擣篩爲末，鍊蜜和丸，宿勿食，酒服伍圓，日叁。主大羸瘦而黄，月水不調，當十五日服之，下長蟲，或下種種病，出二十五日，腹中所苦悉愈，肌膚充盛，五十日萬病除矣，斷緒者皆有子也。

五京圓　主婦人腹中積聚，九痛七害，久寒，腰中冷引小腹，害食苦下，或熱痢，得冷便下方。

乾薑叁兩　黄芩壹兩　吴茱萸壹升　附子炮去皮

狼毒　當歸　牡蠣熬，各貳兩

右柒味，擣篩爲末，鍊蜜和圓如梧桐子大，酒日服伍圓，加至拾圓。此出京氏五君，故名五京圓。久患冷，當服之。

雞鳴紫圓　主婦人腹中癥瘕積聚。

大黄貳兩　前胡　人參各肆兩　皂莢炙去皮子　藜蘆

巴豆去皮心熬　礬石鍊　烏喙炮去皮，各半兩　代赭伍分

阿膠壹兩半，炙　桂心壹分　杏仁去皮尖熬　乾薑　甘草各叁分

右壹拾肆味，擣篩爲末，鍊蜜和圓。雞鳴時飲服壹圓，如梧桐子，日益壹圓，至伍圓止，仍從壹圓起。下白者風也，赤者癥瘕也，青者疝也，黄者心腹病也，如白汁爛腐者水也。

炭皮圓　主婦人憂恚，心下支滿，膈氣腹熱，月經不利，血氣上搶心，欲嘔不可眠，懈怠不勤。

炭皮　芎藭各壹分　桂心　乾薑　乾漆熬

白朮各壹分半　蜀椒汗　黄芩　芍藥　土瓜根

大黄　䗪蟲炙令出　虻蟲去翅足熬，各半兩

右壹拾貳味，擣篩爲末，鍊蜜和圓如梧桐子，飲服五圓，日叁。不知，稍增之。

七氣圓　主婦人勞氣、食氣、胷滿氣、吐逆大下氣。其病短氣，胷脅滿，氣結痛，小便赤黄，頭重方。

葶藶子熬　半夏各壹兩，洗　大黄　玄參　人參

苦參　麥門冬去心　黄芩　乾薑　芎藭

遠志去心，各壹兩半　消石壹兩　瞿麥壹兩半

右壹拾叁味，擣篩爲末，鍊蜜和圓如梧桐子，以酒服陸圓，日一服，亦理嘔逆，破積聚。

半夏湯　主婦人胷滿，心下堅，咽中貼貼如有炙腐，咽之不下，吐之不出方。

半夏壹升，洗　生薑伍兩　茯苓　厚朴各肆兩

右肆味，㕮咀，以水陸升，煮取叁升，分叁服。千金有蘇葉貳兩

厚朴湯　主婦人下焦勞冷，膀胱腎氣損弱，白汁與小便俱出。

厚朴如手大長肆寸，去皮炙，削，以酒伍升，煮兩沸，去滓，取桂心壹尺，絹篩，内汁中調和，宿勿食，曉頓服之。

温經湯　主婦人小腹痛方。

茯苓陸兩　芍藥　土瓜根各叁兩　薏苡仁半升

右肆味，㕮咀，以酒叁升漬一宿，曉加叁升水，煎取貳升，分再服之。

大補内黄芪湯　主婦人七傷，骨髓疼，小腹急滿，面目黄黑，不

能食飲并諸虛不足少氣心悸不安方

黃耆 半夏各叁兩洗 大棗叁拾枚 當歸 乾地黃

桂心 人參 茯苓 遠志去心 芍藥

澤瀉 五味子 麥門冬去心 白朮

甘草各貳兩炙 乾薑肆兩

右壹拾陸味，㕮咀，以水壹斗半，煮取貳升，壹服五合，日叁。

婦人乳疾第三 方六首

治乳堅方

當歸 芍藥 黃耆 蒺藜子 雞骨

附子炮去皮 枳實各貳兩炙 桂心叁兩 人參 薏苡仁各壹兩

右壹拾味，擣篩為散，酒服方寸匕，日三服。

治乳癰始作方

大黃 楝實 芍藥 馬蹄炙

右肆味等分，擣篩為散，酒服方寸匕，取汗出，差。廣濟云：治乳癰大堅硬，赤紫色，衣不得近，痛不可忍，經宿乃消。

排膿散 主乳癰方

鐵粉 細辛 芎藭 人參 防風

乾薑 黃芩 桂心 芍藥 茯苓各壹兩

當歸 甘草各伍分炙

右壹拾貳味，擣篩為散，酒服方寸匕，日三夜一服，加至一匕半，服十日，膿血出多，勿怪，是惡物除。

生魚薄乳癰方

生鯽魚長五寸 伏龍肝 大黃 莽草各陸兩

右肆味，別擣魚如膏，下篩三物，更擣令調，以生地黃汁和如粥，傅腫上，日五六，夜二三。

治乳癰初有異則行此湯，并將圓補之，即愈方

麥門冬壹升去心 黃芩 黃耆 芍藥

茯苓 甘草炙 通草各貳兩 桑寄生 防風

人參各叁兩 糖捌兩 大棗拾枚

右壹拾貳味，㕮咀，以水壹斗，煮取叁升，去滓，内糖，分肆服。

次服天門冬圓

天門冬伍兩去心 通草 黃耆 防風

乾地黃 桑寄生 人參各貳兩 羌活叁兩 大黃貳兩半

白芷壹兩半 升麻壹兩半 澤蘭 茯神 天雄炮去皮

黃芩 枳實炙 五味子各壹兩

右壹拾柒味，擣篩為末，鍊蜜和圓，酒服貳拾圓，日二，加至叁拾圓。

婦人雜病第四 方一十二首

治婦人斷產方

故蠶子布壹尺，燒一味，末，酒下，終身不復懷孕也。

治婦人無故尿血方

龍骨伍兩

右壹味，擣篩為散，酒服方寸匕，空腹服，日三，久者貳拾服愈。

又方

鹿角屑 大豆黃卷 桂心各壹兩

右叁味，擣篩為散，空腹酒服方寸匕，日三服。

又方

船故茹為散，酒服方寸匕，日三服，亦主遺尿。

治婦人遺尿不知出時方

白薇 芍藥各貳兩半

右貳味，擣篩為散，酒服方寸匕，日三服。

又方

礬石熬　牡蠣熬，各叁兩

右貳味，擣篩爲散，酒服方寸匕，亦治丈夫。

治妊娠得熱病五六日，小便不利，熱入五藏方

葵子壹升　榆白皮壹把，切

右貳味，水伍升，煑五沸，服一升，日三服。

又方

葵子　茯苓各壹兩

右貳味，擣篩爲散，水服方寸匕，日三，小便利則止。

治婦人小便不通方

葵子貳升　朴消壹兩

右貳味，以水五升，煑取二升，分再服。

治婦人卒不得小便方

杏仁柒枚，熬令變色，去皮尖

右壹味，擣篩爲散，以水服之，立下。

又方

紫菀爲末，井花水服三指撮，立通。

治丈夫婦人轉胞不得小便八九日方

滑石碎，壹兩　寒水石碎，壹兩　葵子壹升

右叁味，以水一斗，煑取五升，服一升，即利。

婦人經服硫黄圓，忽患頭痛項冷，冷歇又心胷煩熱，眉骨眼眥癢痛，有時生瘡，喉中乾燥，四肢痛癢方。

栝樓根　麥門冬去心　龍膽各叁兩　土瓜根捌兩

大黄貳兩　杏仁壹升，去皮尖兩仁，熬

右陸味，擣篩爲末，別擣杏仁如泥，鍊蜜和，圓如梧桐子大。飲下拾圓，日三，稍加至二十圓。

婦人面藥第五　論一首　方二十九首

論曰：面脂手膏，衣香澡豆，仕人貴勝，皆是所要。然今之醫門，極爲秘惜，不許子弟泄漏一法，至於父子之間亦不傳示。然聖人立法，欲使家家悉解，人人自知，豈使愚於天下，令至道不行，擁蔽聖人之意，甚可怪也。

面脂主面及皴黶黑皯，凡是面上之病悉皆主之方。

丁香拾分　零陵香　桃仁去皮　土瓜根　白斂

白及　梔子花　沈香　防風　當歸

辛夷　麝香研　芎藭　商陸各叁兩　白芷

萎蕤　菟絲子　甘松香　藿香各拾五分　蜀水花

青木香各貳兩　茯苓拾肆分　木蘭皮　藁本

白殭蠶各貳兩半　冬瓜仁肆兩　鵝脂　羊髓各壹升半

羊腎脂壹升　猪胰陸具　清酒伍升　生猪肪脂叁大升

右叁拾貳味，切，以上件酒挼猪胰汁，漬藥一宿，於脂中，以炭火煎，三上三下，白芷黄，綿濾，貯器中，以塗面。

面脂方

防風　芎藭　白芷　白殭蠶　藁本

萎蕤　茯苓　白斂　細辛　土瓜根

栝樓仁　桃仁去皮尖　蜀水花　青木香　當歸

辛夷各半兩　鵝脂壹升　羊腎脂壹升　猪脂貳升

右壹拾玖味，細切，綿裹，酒二升漬一日一夜，内脂中，急火煎之，三上三下，然後緩火一夜，藥成去滓，以寒水石粉半兩内脂中，以柳木篦熟攪，任用之。

又方

杏仁貳升，去皮尖　白附子叁兩　密陀僧貳兩，研如粉

生白羊髓貳升半　真珠拾肆枚，研如粉　白鮮皮壹兩

雞子白柒枚　胡粉貳兩，以帛四重裹，一石米下蒸之，熟下，陰乾

右捌味。以清酒貳升半。先取杏仁盆中研之如膏。又下雞子白研二百遍。又下羊髓研貳百遍。擣篩諸藥內之。研五百遍至千遍彌佳。初研杏仁即少少下酒薄。漸漸下使盡。藥成。以指捻看如脂即可用也。草藥絹篩。直取細如粉佳。

又方

當歸　芎藭　細辛(各伍分)　蜀水花　密陀僧
商陸　辛夷　木蘭皮　栝樓　白殭蠶
藁本　桃花　香附子　杜蘅　鸕鷀屎
零陵香　萎蕤　土瓜根(各叁分)　麝香
丁香(各半兩)　白术(貳兩)　白芷(柒分)　白附子　玉屑(各壹兩)
鵝脂(五合)　鹿髓(壹升)　白蠟(肆兩)　豬膏(貳兩)　羊髓(壹升)

右貳拾玖味。細切。醋浸密封一宿。明曉以豬膏煎。三上三下。以白芷黃為藥成。去滓。攪數萬遍。令色白。傅面。慎風日。良。

面膏方

杜蘅　牡蠣(熬，一云杜若)　防風　藁本
細辛　白附子　白芷　當歸　木蘭皮
白术　獨活　萎蕤　天雄　茯苓
玉屑(各壹兩)　菟絲子　防己　商陸　梔子花
橘皮(一云橘仁)　白斂　人參(各叁兩)　甘松香　青木香
藿香　零陵香　丁香(各貳兩)　麝香(半兩)　白犬脂
白鵝脂(無鵝脂，以羊髓代之)　牛髓(各壹升)　羊脏(叁具)

右叁拾貳味。以水浸膏髓等五日。日別再易水。又五日。日別一易水。又十日。二日一易水。凡二十日止。以酒壹升挼羊脏令消盡。去脉。乃細切香。於瓷器中浸之。密封一宿。曉以諸脂等合煎。三上三下。以酒水氣盡為候。即以綿布絞去滓。研之千遍。待凝乃止。使白如雪。每夜塗面。晝則洗却。更塗新者。十日以後色等桃花。(外臺有冬瓜仁，無杏花，無白斂、人參)

面膏主有野䵟及瘡瘢并皮膚皴劈方

防風　藁本　辛夷　芍藥　當歸
白芷　牛膝　商陸　細辛　密陀僧
芎藭　獨活　雞舌香　零陵香　萎蕤
木蘭皮　麝香　丁香　未穿真珠(各壹兩)
蕤仁　杏仁(各貳兩，去皮尖)　牛髓(伍升)　油(壹升)
臘月豬脂(叁升)　麞鹿腦(各壹具，若無麞鹿，羊腦亦得)

右貳拾伍味。先以水浸腦髓使白。藿香以上㕮咀如麥片。乃於腦髓脂油內煎之。三上三下。即以綿裹搦去滓。乃內麝香及真珠末。研之千遍。凝。即塗面上。甚妙。(今撿藥止二十六味，後一云藿香以上而方中無藿香，必脫漏叁味也)

又方

香附子(大者拾枚)　白芷(壹兩)　零陵香(貳兩)　茯苓(壹大兩)
蔓菁油(貳升，無，即豬脂代之)　牛髓　羊髓(各壹斗)
白蠟(捌兩)　麝香(半兩)

右玖味。切。以油髓微火煎五物。令色變。去滓。內麝香研千遍。凝。每澡豆洗面而塗之。

面藥方

朱砂(研)　雄黃(研)　水銀霜(各半兩)　胡粉(貳團)　黃鷹屎(壹)

右伍味。合和。淨洗面。夜塗之。以壹兩藥和面脂令稠如泥。先於夜欲臥時。澡豆淨洗面。并手乾拭。以藥塗面。厚薄如尋常塗面厚薄。乃以指細細熟摩之。令藥與肉相入乃臥。一上經五日五夜。勿洗面。止就上作妝即得。要不洗面。至第六夜洗面塗。一如前法。滿三度洗。更不塗也。一如常洗面也。其色光淨。與未塗時百倍也。

悦澤面方

雄黃研 朱砂研 白殭蠶擣篩各壹兩 真珠拾枚研末

右肆味並粉末之，以面脂和胡粉，內藥和攪，塗面作妝。曉以醋漿水洗面訖，乃塗之。三十日後如凝脂，五十歲人塗之，面如弱冠。夜常塗之，勿絕。

令面生光方

蜜陀僧研，以乳煎之，塗面即生光。

令面白媚好方

白附子 白芷 杜若 赤石脂 白石脂

杏仁去皮尖 桃花 瓜子 牛膝 雞矢白

萎蕤 遠志去心

右壹拾貳味，各三分，擣篩為末，以人乳汁一升、白蜜一升和，空腹服柒圓，日三服。

鹿角塗面方

鹿角壹握 芎藭 細辛 白斂 白朮

白附子 天門冬去心 白芷各貳兩 杏仁貳拾枚去皮尖 牛乳參升

右壹拾味，鹿角先以水漬之百日令軟，總內乳中，微火煎之，令汁竭，出角，以白練袋盛之，餘藥勿收。至夜，取牛乳石上摩鹿角用塗面，曉以清漿水洗之，令老如少也。一方用酥參兩。

急面皮方

大豬蹄一具，治如食法，水二升，清漿水一升，不渝釜中煎成膠，以洗面，又和澡豆夜塗面，曉以漿水洗，令面皮急矣。

治婦人令好顏色方

女菀貳兩半 鉛丹伍分

右貳味，擣篩為散，酒服一刀圭，日再服。男十日，女二十日。

知則止，黑色皆從大便出，色白如雪。

又方

白瓜子伍分 白楊皮參分 桃花壹兩

右參味，擣篩為散，以飲服方寸匕，日三服。三十日面白，五十日手足白。一云：欲白加瓜子，欲赤加桃花。

令人面手白淨澡豆方

白鮮皮 白殭蠶 白附子 鷹矢白 白芷

芎藭 白朮 青木香一方用藁本 甘松香

白檀香 麝香 丁香各參兩 桂心陸兩

瓜子壹兩一方用土瓜根 杏仁參拾枚去皮尖 豬胰參具

白梅參拾枚 冬瓜仁伍合 雞子白柒枚 麪參升

右貳拾味，先以豬胰和麪，暴令乾，然後合諸藥擣篩為散，又和白豆屑二升，用洗手面，十日內色白如雪，二十日如凝脂。千金有棗參拾枚，無桂心。

又方

麝香貳分 豬胰兩具 大豆黃卷壹升伍合 桃花壹兩

菟絲子參兩 冬葵子伍合一云冬瓜子 白附子貳兩

木蘭皮參兩 萎蕤貳合 梔子花貳兩

苜蓿壹兩

右壹拾壹味，以水浸豬胰三四度，易水血色及浮脂盡，乃擣諸味為散，和令相得，暴，擣篩，以洗手面，面淨光潤而香。一方若無前件，可得者直取苜蓿香一升，土瓜根、商陸、青木香各一兩，合擣為散，洗手面大佳。

澡豆方

細辛半兩 白朮參分 栝樓貳枚 土瓜根參分 皂莢伍挺炙去皮子

商陸壹兩半 冬瓜仁半升 雀矢半合 菟絲子貳合 豬胰壹具去脂

藁本　防風　白芷　白附子　茯苓
杏仁（去皮尖）　桃仁（去皮尖，各壹兩）　豆末（肆升）　麪（壹升）

右壹拾玖味，擣細篩，以麥麩米煮猪胰壹具，令爛，取汁和散作餅子，暴之令乾，更熟擣細羅之，以洗手面，甚佳。

又方

丁香　沉香　青木香　桃花　鍾乳粉
真珠　玉屑　蜀水花　木瓜花（各叁兩）　㮈花
梨花　紅蓮花　李花　櫻桃花　白蜀葵花
旋復花（各肆兩）　麝香（壹銖）

右壹拾柒味，擣諸花，別擣諸香，真珠、玉屑別研成粉，合和大豆末柒合，研之千遍，密貯勿泄。常用洗手面作糚。一百日，其面如玉，光淨潤澤，臭氣粉滓皆除，咽喉臂膊皆用洗之，悉得如意。

治面疱瘡瘢三十年以上，并冷瘡蟲瘢，令滅方

斑猫（去翅足，熬）　巴豆（去心皮，熬，各叁枚）　胡粉　鵝脂
金洮沙　蜜陀僧　高良薑　海蛤（各叁兩）

右捌味為粉，以鵝脂和，夜半塗，曉以甘草湯洗之。

治面皯黯方

礬石（燒）　硫黃　白附子（各壹兩）

右叁味，細研，以大醋一盞浸之一宿，淨洗面塗之，慎風。

治面疱方

白附子　青木香　麝香　由跋　細辛（各貳兩）

右五味，細末，水和之，塗面，日三。（外臺方無細辛）

又方

木蘭皮（伍兩，取厚者）　梔子仁（陸兩）

右貳味為散，以蜜漿服方寸匕，日三服。

治面疱甚如麻豆，痛癢，搔之黃水出，及黑色黯黮不可去方

冬瓜子　柏子仁　茯苓　冬葵子

右肆味等分，擣篩，飲服方寸匕，日三服。（外臺方無冬瓜子）

白膏 主面瘡疱疥癰惡瘡方

附子（拾伍枚）　蜀椒（一升）　野葛（一尺伍寸）

右叁味，切，醋漬一宿，猪膏一斤，煎附子黃，去滓，塗之，日三。

梔子圓 治酒瘡鼻疱方

梔子仁（叁升）　芎藭（肆兩）　大黃（陸兩）
好豉（叁升，熬）　木蘭皮（半斤）　甘草（肆兩，炙）

右陸味，擣篩為末，鍊蜜和圓如梧桐子，以飲服拾圓，日三服，稍加至貳拾伍圓。

又傳方

蒺藜子　梔子仁　豉（熬，各一兩）　木蘭皮（半斤，一方無）

右肆味為末，以醋漿水和之如泥，夜塗上，日未出時以煖水洗之，亦滅瘢痕。

又方

鸕鷀矢（一斤）

右壹味，擣篩，臘月猪脂和如泥，夜塗之。

飛水銀霜方

水銀（一斤）　朴消（捌兩）　大醋（半升）　黃礬（拾兩）
錫（貳拾兩，成鍊二遍者）　玄精（陸兩）　鹽花（叁斤）

右柒味，先鍊錫訖，又溫水銀令熱，乃投錫中，又擣玄精、黃礬令細，以絹篩之，又擣錫令碎，以鹽花并玄精等合和，以醋拌之令濕，以鹽花壹斤藉底，乃布藥令平，以朴消蓋上訖，以盆蓋合，以鹽灰為泥，泥縫固際，乾之，微火三日，武火四日，凡七日去火，一日開之，掃取極須勤心守，勿令須臾

閒懈慢大失矣

鍊粉方

胡粉三大升盆中盛水投粉於中熟攪以雞羽水上掃
取以舊破雞子拾枚去黃瀉白於瓷椀中以粉置其上
以瓷椀密蓋之伍升米下蒸之乃暴乾研用傅面百倍
省面有光

滅瘢方

衣魚二枚 白石脂壹分 鴈屎三分 白附子一分 白殭蠶半兩

右伍味為末臘月豬脂和傅慎生冷風日令肌膩

滅瘢方

丹參 羊脂

右貳味和煎傅之滅瘢神妙

又方

以蜜塗之佳

又方

取禹餘粮半夏等分擣末以雞子黃和先以新布拭瘢
上令赤以塗之勿見風塗之二十日十年瘢並滅

手膏方

桃仁 杏仁各貳拾枚去皮尖 橘仁壹合 赤匏拾枚
大棗三十枚 辛夷 芎藭 當歸 牛腦
羊腦 白狗腦各貳兩無白狗諸狗亦得

右壹拾壹味先以酒漬腦又別以酒陸升煑赤匏以上藥
令沸停冷乃和諸腦等然後碎辛夷三味以綿裹之去棗
皮核合內酒中以瓷器貯之五日以後先淨訖取塗手甚
光潤而忌近火炙手

治手足皴裂血出疼痛方

取豬脂著熱酒中以洗之即瘥

治冬月冒涉凍凌面目手足瘃壞及始熱疼痛欲瘃方

取麥窠煑取濃汁熱漬手足兼洗之三五度即瘥

治手足皴凍欲脫方

椒 芎藭各半兩 白芷壹分 防風一分 薑一分一作鹽

右伍味以水肆升煎令濃塗洗之三數遍即瘥

治凍傷十指欲墮方

取馬矢叁升煑令麻沸漬冷易之半日愈

熏衣浥衣香第六　方六首

熏衣香方

熏陸香捌兩 藿香 覽探各三兩一方無 甲香貳兩
詹糖伍兩 青桂皮伍兩

右陸味末前件乾香中先取硬者黏濕難碎者各別擣或
細切㕮咀使如黍粟然後一一薄布於盤上自餘別擣亦
別布於其上有須篩下者以紗不得木細別煎蜜就盤上
以手搜搦令勻然後擣之燥濕必須調適不得過度太燥
則難圓太濕則難燒濕則香氣不發燥則煙多煙多則惟
有焦臭無復芬芳是故香復須麤細燥濕合度蜜與香相
稱火又須微使香與綠煙而共盡

浥衣香方

沉香 苜蓿香各伍兩 丁香 甘松香
藿香 青木香 艾納香 雞舌香 雀腦香各壹兩
麝香半兩 白檀香叁兩 零陵香拾兩

右壹拾貳味各擣令如黍粟麩糠等物令細末乃和令相
得若置衣箱中必須綿裹之不得用紙秋冬猶著盛熱暑
之時令香速浥凡諸草香不但須新及時乃佳若欲少作

者準此為大率也

乾香方

丁香壹兩　麝香　白檀　沉香各半兩　零陵香伍兩

甘松香柒兩　藿香捌兩

右柒味。先擣丁香令碎。次擣甘松香。合擣訖。乃和麝香合和浥衣。

五香圓并湯主療一切腫下氣散毒心痛方

丁香　藿香　零陵香　青木香　甘松香各叁兩

桂心　白芷　當歸　香附子　檳榔各壹兩

麝香壹銖

右壹拾壹味。擣篩為末。鍊蜜和擣千杵。圓如梧子大。含咽令津盡。日三夜一。一日一夜用拾貳圓。當即覺香。五日身香。十日衣被香。忌食五辛。其湯法取檳榔以前隨多少皆等分。以水微微火上煑一炊久。大沸定。內麝香末壹銖勿去滓。澄清服壹升。凡丁腫口中喉中脚底背甲下癰疽痔漏皆服之。其湯不瘥。作圓含之。數以湯洗之。一方有豆蔻無麝香

十香圓令人身體百處皆香方

沉香　麝香　白檀香　青木香　零陵香

白芷　甘松香　藿香　細辛　芎藭

檳榔　豆蔻各壹兩　香附子半兩　丁香叁分

右壹拾肆味。擣篩為末。鍊蜜和綿裹如梧子大。日夕含之。咽津味盡即止。忌五辛。

香粉方

白附子　茯苓　白朮　白芷　白斂

白檀各壹兩　沉香　青木香　雞舌香　零陵香

丁香　藿香各貳兩　麝香壹分　粉英陸升

右壹拾肆味各細擣篩絹下以取色青黑者。乃麤擣紗下貯粉囊中。置大合子內。以粉覆之。密閉七日後取之。粉香至盛而色白。如本欲為香粉者。不問香之白黑悉以和粉。粉雖香而色至黑。必須分別用之。不可悉和之。粉囊以熟帛雙紃作之。

令身香第七　方一十三首

香身方

甘草伍分　芎藭壹兩　白芷叁分

右叁味。擣篩為散。以飲服方寸匕。日三服。三十日口香。四十日身香。

又方

瓜子　松根白皮　大棗各壹兩

右叁味為散。酒服方寸匕。日二服。百日衣被皆香。

又方

瓜子　芎藭　藁本　當歸　杜蘅

細辛　防風各壹分

右柒味。擣篩為散。食後以飲服方寸匕。日三服。五日口香。十日身香。二十日肉香。三十日骨香。五十日遠聞香。六十日透衣香。一方有白芷

治諸身體臭方

竹葉拾兩　桃白皮肆兩

右貳味。以水壹石貳斗煑取五斗。浴身即香也。

治諸腋臭方

伏龍肝為末。和作泥。傅之瘥。

又方

牛脂和胡粉叁合。煎令可圓。塗之。

又方

三年苦酒和石灰塗之。

又方

赤銅屑以大醋和銅器中炒令極熱。以布裹熨腋下。冷則易之。瘥。

又方

青木香貳兩　附子　石灰各壹兩

礬石燒半兩　米粉壹升

右伍味擣篩為散。如常粉腋良。

又方

馬齒草壹束。擣碎以蜜和作團紙裹之。以泥紙上厚半寸。暴乾。以火燒熟破取。更以少許蜜和。仍令熱勿使冷也。先以生布揩之。然後藥夾腋下。令極痛。亦忍不能得。然後以手巾勒兩臂著身即瘥

石灰散方

石灰壹升　青木香　楓香　薰陸香　丁香

陽起石各貳兩　橘皮貳兩　礬石肆兩

右捌味。並熬。擣篩為散。以綿作袋盛麁如肆指長四寸。展使著藥。先以布揩令痛。夾之也。

又方

石灰伍合　馬齒草貳兩　礬石燒叁兩　甘松香壹兩

右肆味。合擣篩。先以生布揩病上。令黃汁出。拭乾。以散傅之。滿三日瘥。永除。

又方

二月社日盜取社家糜饋一團。猥地摩腋下二七遍。擲著五道頭。勿令人知。永瘥。人知即不效。

生髮黑髮第八　方一十九首

治髮薄不生方

先以醋泔清洗禿處。以生布揩令火熱。臘月脂并細研鐵生。煎三沸。塗之。日三遍。

生髮鬚膏方

附子　荊實各貳兩　松葉　柏葉各叁兩　烏雞脂叁合

右伍味。㕮咀。合盛新瓦瓶中。陰乾百日出。擣以馬鬐膏和如薄粥。塗頭髮如澤法。裹絮中。無令中風。三十日長。

生髮膏　令髮速長而黑。傅藥時特忌風方

烏喙　莽草　續斷　皂莢　澤蘭

白朮　細辛　竹葉各壹兩　防風　辛夷各壹兩

柏葉細切肆兩　杏仁別擣　松葉各叁兩　豬脂叁升

右壹拾肆味。切。先以三年大醋叁升漬令一宿。內藥脂中。煎三上三下。膏成去滓。塗髮及頂上。千金有石南

生髮膏　主髮鬢禿落不生方

升麻　薺苨各貳兩　莽草　白芷　防風各壹兩

蜣蜋肆枚　馬鬐脂　驢鬐脂　雄雞脂一云熊脂

豬脂　狗脂各伍合

右拾壹味。藥伍味。脂取成煎者。並切。以醋漬一宿。曉合煎之。沸則倚火。冷更上。一沸倚。三上三下。去滓。傅頭。以當澤用之。三十日生矣。

又方

羊矢灰灌取汁洗之。三日一洗。不過十洗即生矣。

治髮落方

柏葉切壹升　附子貳兩

右貳味。擣篩。豬脂和作叁拾圓。洗髮時即內壹圓泔中。髮不落。其藥以布裹密器貯。勿令洩氣。

長髮方

蔓荊子叄升　大附子叄枚

右貳味㕮咀，以酒壹斗貳升漬之，盛瓷瓶中，封頭二十日，取雞肪煎，以塗之澤，以汁櫛髮，十日長一尺，勿逼面塗。

又方

麻子仁叄升　秦椒叄升

右貳味合，以泔漬一宿，以沐髮長矣。

又方

麻子貳升　白桐葉壹把

右貳味，以米泔汁煮去滓，適寒溫沐，二十日長矣。

治髮落方

石灰叄升，水拌令濕，炒令極焦，停冷，以絹袋貯之，以酒叄升漬之，密封，冬二七日，春秋七日，取酒溫服一合，常令酒氣相接，七日落止，百日服之，終身不落，新髮生也。

又方

桑白皮壹石，以水壹石煮三沸，以沐髮三過即止。

令白髮還黑方

隴西白芷　旋復花　秦椒各壹升　桂心壹尺

右肆味擣篩為散，以井花水服方寸匕，日三服，三十日還黑，禁房室。

又方

烏麻九蒸九暴，擣末，棗膏和圓，久服之。

又方

八角附子壹枚　大酢半升

右貳味，於銅器中煎取兩沸，內好礬石大如棊子壹枚，消盡，內脂叄兩，和令相得，下之，攪至凝，內竹筒中，拔白髮，以膏塗上，即生黑髮。

髮黃方

臘月豬膏和羊矢灰、蒲灰等分傅之，三日一為，取黑止。

又方

以醋煮大豆爛，去豆煎令稠，塗髮。

又方

熊脂塗髮梳之，散頭牀底伏地，一食頃即出，形盡當黑，用之不過一升。

染髮方

石榴叄顆，皮葉亦得　針沙如棗核許大　醋陸升　水叄升

和藥合煮，得壹千沸即熟，灰汁洗乾染之。

瓜子散　治頭髮早白，又主虛勞腦髓空竭，胃氣不和，諸藏虛絕，血氣不足，故令人髮早白，少而筭髮，及憂愁早白，遠視䀮䀮，風淚出，手足煩熱，恍惚忘誤，連年下痢，服之一年後大驗。

瓜子壹升　白芷去皮　當歸　芎藭　甘草炙，各貳兩

右伍味擣篩為散，食後服方寸匕，日三，酒漿湯飲任性服之。一方有松子貳兩。

千金翼方卷第五

千金翼方卷第六

婦人二

產後心悶第一 方四首

治產後心悶眼不得開方

當產婦頭項上取髮如指大。令人用力挽之。眼即開。

單行羚羊角散 治產後心悶是血氣上衝心方

羚羊角壹枚燒成灰

右壹味擣篩為散。取東流水服方寸匕。若不瘥。須臾更服取瘥止。

單行羖羊角散 治產後心悶方

羖羊角燒作灰

右壹味擣篩為散。以溫酒服方寸匕。若不瘥。須臾更服。取瘥止。亦治產難。

單行生赤小豆散 主產後心悶方

赤小豆

右壹味擣篩為散。以東流水服方寸匕。不瘥。須臾更服即愈。

產後虛煩第二 方一十三首

薤白湯 治產後胷中煩熱逆氣方

薤白切　半夏洗去滑　人參　甘草炙　知母各貳兩

麥門冬半升去心　石膏肆兩打碎綿裹　栝樓參兩

右捌味㕮咀。以水壹斗參升。煑取肆升。分為五服。日三夜再。熱甚者加石膏知母各壹兩。

竹根湯 主產後虛煩方

竹根細切壹斗伍升

右以水貳斗。煑取柒升。去滓。內小麥貳升。大棗貳拾枚。復煑。麥熟。又內甘草壹兩炙。麥門冬壹升去心。湯成去滓。溫服伍合。不瘥更服取瘥。若短氣亦服之極佳。

人參當歸湯 主產後煩悶不安方

人參　當歸　芍藥　麥門冬去心　粳米壹升

乾地黃　桂心各壹兩　大棗貳拾枚去核　淡竹葉參升切

右玖味㕮咀。以水壹斗貳升。先煎竹葉及米取捌升。去滓。內藥。煑取參升。適寒溫分參服。若煩悶不安者。當取豉壹升。以水參升。煑取壹升。盡服之甚良。

甘竹茹湯 主產後內虛煩熱短氣方

甘竹茹　人參　茯苓　黃芩　甘草炙各壹兩

右伍味㕮咀。以水陸升。煑取貳升。分參服。

知母湯 主產後乍寒乍熱通身溫熱胷心煩悶方

知母參兩　黃芩　芍藥各貳兩　桂心　甘草各壹兩

右伍味㕮咀。以水伍升。煑取貳升伍合。分為參服。一方不用桂心加生地黃。

竹葉湯 主產後心煩悶不解方

生淡竹葉切　麥門冬去心　小麥各壹升　大棗拾肆枚擘

茯苓　生薑切各參兩　甘草貳兩炙

右柒味㕮咀。以水一斗。先煑竹葉小麥取捌升。內諸藥。煑取參升。分為參服。若心中虛悸者。加人參貳兩。若其人食少無氣力者。可更加白粳米伍合。氣逆者加半夏貳兩。

淡竹茹湯 主產後虛煩頭痛短氣欲死心中悶亂不起方

生淡竹茹壹升　麥門冬伍合去心　小麥伍合　大棗拾肆枚擘

生薑參兩切一方用乾薑　甘草壹兩炙

右陸味㕮咀。以水捌升。煑竹茹小麥。減壹升。仍內諸藥。更煑取貳升。分為貳服。羸人分為三服。若有人參。內壹兩。若無人參。內茯苓壹兩半亦佳。人參茯苓皆治心煩悶及心驚悸。安定精神。有即為良。無自依本方服一劑。不瘥更作。

服之若逆氣者加半夏貳兩洗去滑。

單行白犬骨散 主產後煩悶不食方

白犬骨燒之擣篩以水和服方寸匕

單行小豆散 治產後煩悶不能食虛滿方

小豆叁柒枚燒作屑以冷水和頓服之。

單行蒲黃散 治產後苦煩悶方

蒲黃

右壹味以東流水和服方寸匕極良。

治產後虛熱往來心胷中煩滿骨節疼及頭痛壯熱晡時輒甚又似微瘧方

蜀漆葉 黃芩 桂心 甘草炙各壹兩

生地黃壹斤 黃耆 蝭母各叁兩 芍藥貳兩

右捌味㕮咀以水壹斗先煮地黃取柒升去滓下諸藥煮取貳升伍合分叁服湯治寒熱不損人

芍藥湯 治產後虛熱頭痛方

白芍藥 乾地黃 牡蠣熬各伍兩 桂心叁兩

右肆味㕮咀以水伍升煮取叁升半分三服湯不損人無毒亦治腹中急痛若通身發熱更加黃芩貳兩大熱即除

鹿角屑豉湯 主婦人墮身血不盡去苦煩悶方

鹿角屑壹兩 香豉壹升半

右貳味以水叁升先煮豉三沸去滓內鹿角屑攪令調頓服須臾血下

陰脫第三 方八首

灰坐漬法 主產後陰道不閉方

石灰壹升熬令能燒草

右壹味以水貳斗投灰中適寒溫入汁中坐漬之須臾復易如常法此是神秘方不傳已治人有驗

當歸散 治婦人陰脫

當歸 黃芩各貳兩 芍藥伍分 蝟皮半兩 牡蠣熬貳兩半

右伍味擣篩為散酒服方寸匕日三服禁舉重良。

黃芩散 治婦人陰脫

黃芩 蝟皮各半兩 芍藥壹兩 當歸叁分 牡蠣熬

松皮及實一百日陰乾燒灰 一方用狐莖 竹皮各貳兩半

右柒味擣篩為散飲服方寸匕日三服禁勞勿冷食。

硫黃散 治婦人陰脫

硫黃半兩 烏賊魚骨半兩 五味子叁銖

右叁味擣下篩以粉其上良日再三粉之。

治婦人陰脫鐵精羊脂傅方

羊脂煎訖適冷煖塗上以鐵精傅脂上多少令調以火炙布溫以熨上漸推內之末磁石酒服方寸匕日三服。

亦治脫肛

治婦人陰癢脫方

礬石熬

右壹味末之每日空腹酒和服方寸匕日三服

又方 取車釭脂傅之即愈

當歸湯 治婦人產後臟中風陰重洗方

當歸 獨活各叁兩 白芷 地榆皮 礬石熬各貳兩

右伍味㕮咀以水壹斗伍升煮取壹斗貳升以洗浴之。

惡露第四 方一十八首

治產後瘕病燒秤錘酒方

鐵秤錘燒令極赤投於酒壹升中浸令無聲出錘頓服之不瘥更作。

紫湯 治産後惡露未盡又兼有風身中急痛

取大豆壹升先取新布拭之令光生熬令豆不復聲纔斷以清酒壹升投豆中停二沸漉去滓每服壹升日三夜一服

乾地黄湯 治産後惡露不盡除諸疾補不足

乾地黄參兩 芎藭 桂心 黄耆 當歸各參兩
細辛 人參 茯苓 防風 芍藥
甘草炙各壹兩

右壹拾壹味㕮咀以水壹斗煮取參升分為三服日再夜一

桃仁湯 主産後往來寒熱惡血不盡方

桃仁伍兩去皮尖及雙仁 吴茱萸貳升 黄耆 當歸
芍藥各貳兩 生薑 柴胡去苗 百鍊酥各捌兩

右捌味㕮咀四物以酒壹斗水貳升合煮取參升絞去滓適寒温先食服一升日三服

厚朴湯 主産後腹中滿痛惡露不盡方

厚朴炙 乾薑炮 桂心各肆兩 黄芩 芍藥
乾地黄 茯苓 大黄各參兩 桃仁去皮尖 䗪蟲熬去翅足
甘草炙各貳兩 芒消壹兩 枳實炙 白术各伍兩

右壹拾肆味㕮咀以水壹斗清酒參升合煮取參升絞去滓下芒消令烊適寒温服壹升日三一方用梔子拾肆枚

澤蘭湯 主婦人産後惡露不盡腹痛不除小腹急痛痛引腰背少氣力方

澤蘭 生地黄 當歸各貳兩 生薑 芍藥各兩
大棗拾枚擘 甘草炙壹兩半

右柒味切以水玖升煮取參升分為參服隋直身欲死者服之亦瘥

甘草湯 治産後餘血不盡逆搶心胸手足冷脣乾腹脹短氣

甘草炙 芍藥 桂心各參兩 大黄肆兩 阿膠參兩

右伍味㕮咀以東流水壹斗煮取參升絞去滓內阿膠令烊分為三服一服入腹面即有顔色一日一夜盡此三服即下惡血將養如新産婦也

大黄湯 治産後惡露不盡

大黄 當歸 生薑 牡丹去心 芍藥
甘草炙各壹兩 吴茱萸壹升

右柒味㕮咀以水壹斗煮取肆升分為肆服一日令盡極佳加人參貳兩名人參大黄湯

當歸湯 治産後血留下焦不去

當歸 桂心 甘草炙各貳兩 芎藭 芍藥各參兩
乾地黄肆兩

右陸味㕮咀以水壹斗煮取伍升分為五服

柴胡湯 治産後往來寒熱惡露不盡

柴胡去苗 生薑各貳兩切 桃仁伍拾枚去皮尖 當歸
芍藥 黄耆各參兩 吴茱萸貳升

右柒味㕮咀以清酒壹斗參升煮取參升先食服壹升日三服千金以水煮

大黄湯 主産後餘疾有積血不去腹大短氣不得飲食上衝心胸時時煩憒逆滿手足煩疼胃中結熱

大黄 黄芩 甘草炙各壹兩 蒲黄半兩 大棗參拾枚擘

右伍味㕮咀以水參升煮取壹升清朝服至日中當利若下不止進冷粥半升即止若不下與少熱飲自下人羸者半之千金名蒲黄湯有芒消壹兩

梔子湯 治産後兒生處空留血不盡小腹絞痛

梔子叁拾枚。以水壹斗，煑取陸升，內當歸、芍藥各叁兩，蜜伍合，生薑伍兩，羊脂壹兩，於梔子汁中，煎取貳升，分爲三服。

大黃湯 產後血不流方

大黃 黃芩 當歸 芍藥 芒消 甘草炙，各壹兩 桃仁 杏仁各叁拾枚，去皮尖

右捌味，㕮咀，以水壹斗，煑取叁升，去滓，內芒消令烊，分爲肆服，法當下利。利若不止，作白粥飲一盃，煖服，去一炊久乃再服。

生地黃湯 治產後三日或四五日，腹中餘血未盡，絞痛強滿，氣息不通。

生地黃伍兩 生薑叁兩 大黃 細辛 甘草炙 桂心 黃芩 茯苓 芍藥 當歸各壹兩半 大棗貳拾枚，擘

右壹拾壹味，㕮咀，以水捌升，煑取貳升伍合，分爲三服。禁生冷等。良。

大黃乾漆湯 治新產後有血，腹中切痛

大黃 乾漆熬 乾地黃 乾薑 桂心各壹兩

右伍味，㕮咀，以水、清酒各五升，煑取叁升，去滓，溫服壹升，血當下。若不下，明日更服壹升，滿三服，病無不瘥。

麻子酒 治產後血不去

麻子伍升，擣，以酒壹斗漬一宿，明旦去滓，服壹升，先食服。不瘥復服壹升，不吐下。不得與男子交通一月，將養如初產法。

升麻湯 治產後惡物不盡，或經一月、半歲、一歲

升麻叁兩，以酒伍升，煑取貳升，分再服，當吐下惡物，莫恠之。極良。

大黃苦酒 治產後子血不盡

大黃捌銖，切，以苦酒貳升，合煑取壹升，適寒溫服之，即血下，甚良。

心痛第五 方四首

羊肉桂心湯 主產後虛冷，心痛方

羊肉叁斤 桂心肆兩 當歸 乾薑 甘草炙，各叁兩 吳茱萸 人參 芎藭 乾地黃各貳兩

右玖味，㕮咀，以水壹斗，煑肉取汁伍升，去肉，內藥，煑取貳升半，分爲叁服。一方有桔梗叁兩

蜀椒湯 主產後心痛，此大寒冷所爲方

蜀椒貳合，汗去目閉口者 當歸 半夏洗去滑 桂心 甘草炙 茯苓 人參各貳兩 芍藥叁兩 蜜壹升 生薑汁伍合

右壹拾味，㕮咀，以水玖升，煑椒令沸，然後內藥，煑取貳升半，去滓，內薑汁及蜜，復煎取壹升半，一服伍合，漸加至陸合，盡，勿喫冷食，佳。

治產後心痛方 一云大巖蜜湯

乾地黃 當歸 獨活 芍藥 細辛 桂心 乾薑 小草 甘草炙，各叁兩 吳茱萸壹升

右壹拾味，㕮咀，以水玖升，煑取叁升，分三服。《千金》用蜜五合

芍藥湯 主產後心痛，此大寒冷所爲方

芍藥 桂心各叁兩 當歸 半夏洗去滑 茯苓各貳兩 蜀椒汗，貳合 生薑汁伍合 蜜壹升

右捌味，㕮咀，以水柒升，煑取貳升，去滓，內薑汁及蜜，復煎取貳升伍合，壹服五合，漸加至陸合，日其服藥，毋相去一炊

久再服，忌冷食。

腹痛第六　方一十六首

乾地黄湯　主產後兩脅滿痛，兼除百病。

乾地黄　芍藥各貳兩　生薑伍兩　當歸　蒲黄各叁兩

桂心陸兩　大棗貳拾枚，擘　甘草壹兩，炙

右捌味，㕮咀，以水壹斗，煮取貳升半，分叁服。

芍藥湯　主產後腹痛

芍藥肆兩　茯苓叁兩　人參　乾地黄　甘草各貳兩

右伍味，㕮咀，以清酒兼水各陸升，煮取叁升，分服日二

豬腎湯　治產後腹痛

豬腎壹枚　茱萸壹升　黄耆　當歸　芎藭

人參　茯苓　乾地黄各貳兩　生薑切

厚朴炙　甘草炙，各叁兩　桂心肆兩　半夏伍兩，洗去滑

右壹拾叁味，㕮咀，以水貳斗，煮豬腎令熟，取壹斗，吹去肥膩，又以清酒貳升，煮取叁升，分為肆服，日三夜一服。

又方

羊肉壹斤，精　葱白壹斤　乾薑　當歸　桂心各叁兩

芍藥　芎藭　乾地黄　甘草炙，各貳兩

右玖味，㕮咀，先以水貳斗，煮肉取壹斗，去肉，内藥，煎取三升，分為肆服，一日令盡。

吳茱萸湯　主婦人先有寒冷，胸滿痛，或心腹刺痛，或嘔吐，或食少，或腫，生後益劇，或寒，或下痢，氣息綿惙欲絕，皆主之。

吳茱萸貳兩　防風　桔梗　乾薑　乾地黄

當歸　細辛　甘草炙，各半兩

右捌味，㕮咀，以水肆升，煮取壹升伍合，分為三服。

緩中葱白湯　主產後腹痛少氣。

葱白　當歸　人參　半夏洗去滑　細辛各貳兩

天門冬去心　芍藥　乾薑　甘草炙，各陸兩　生地黄取汁

吳茱萸各壹升

右壹拾壹味，㕮咀，以水柒升，煮取貳升，壹服壹升，日夜服之令盡。

羊肉當歸湯　主產後腹中心下切痛，不能食，往來寒熱，若中風乏氣力方。

羊肉叁斤，去脂　當歸貳兩　黄芩一方用黄耆　芎藭

防風各壹兩，一方用人參　生薑伍兩　芍藥　甘草炙，各叁兩

右捌味，㕮咀，以水貳斗，煮肉取壹斗，出肉，内諸藥，煎取叁升，分為三服。

蒲黄湯　主產後餘疾，胸中少氣，腹痛頭疼，餘血未盡，除腹中脹滿欲絕方。

蒲黄　生薑　生地黄各伍兩　芒消貳兩

桃仁貳拾枚，去皮尖　芎藭　桂心各壹兩　大棗拾伍枚，擘

右捌味，㕮咀，以水玖升，煮取貳升伍合，去滓，内芒消，分為三服，良驗。

敗醬湯　主產後疾痛引腰腹，如錐刀刺方

敗醬叁兩

右壹味，切，以水肆升、酒貳升，微火煎，取貳升，適寒温，服七合，日三，食前服之，大良。千金有桂心、芎藭各壹兩半，當歸壹兩，為肆味

芎藭湯　主產後腹痛。

芎藭貳兩　女萎伍分　黄芩　前胡　桃仁去皮尖

桂心各壹兩　芍藥　大黄各壹兩半　蒲黄伍合　生地黄切，壹升

甘草炙，貳兩　當歸叁分

右壹拾貳味，㕮咀，以水壹升、酒叁升合，煮取叁升，分為肆

服日三夜一服。（千金有黃耆，無芍藥。）

獨活湯 主產後腹痛引腰脊拘急方

獨活 當歸 芍藥 生薑 桂心（各叁兩）

大棗（壹拾枚，擘） 甘草（貳兩，炙）

右柒味，㕮咀，以水捌升，煮取叁升，分叁服，相去如十里久進之。

芍藥黃耆湯 治產後心腹痛方

芍藥（肆分） 黃耆（叁兩） 白芷 桂心 生薑

甘草（各貳兩，炙） 大棗（拾枚，擘）

右柒味，㕮咀，以酒并水各伍升，合煮取叁升，空腹服壹升，日叁服。（千金有人參、當歸、芎藭、地黃、茯苓，為拾貳味。）

桃人芍藥湯 治產後疾痛方

桃仁（半升，去尖皮） 芍藥（叁兩） 芎藭 當歸

乾漆（熬） 桂心 甘草（炙，各貳兩）

右柒味，㕮咀，以水捌升，煮取叁升，分為叁服，服別相去一炊久再服。

單行茱萸酒 治產後腹內疾痛方

吳茱萸壹升，以酒叁升，漬壹宿，煎取半升，頓服之，亦可再服之。

單行桂酒 主產後疾痛及卒心腹痛方

桂心叁兩，切，以酒叁升，煮取貳升，分為叁服。

單行生牛膝酒 主產後腹中苦痛方

生牛膝根伍兩，切，以酒伍升，煮取貳升，分為貳服。若用乾牛膝，須以酒漬之，然後可煮。

虛損第七 方一十七首

羊肉黃耆湯 主產後虛乏，當補益方

羊肉（叁斤） 黃耆 麥門冬（去心，各叁兩） 大棗（叁拾枚，擘）

乾地黃 茯苓 當歸 芍藥 桂心

甘草（各貳兩，炙）

右壹拾味，㕮咀，以水貳斗，煮肉取壹斗，去肉，內藥，煎取叁升，分為叁服，大良。

鹿肉湯 主產後虛羸勞損補之方

鹿肉（肆斤） 乾地黃 芍藥 茯苓 黃耆

麥門冬（去心） 甘草（各貳兩，炙） 芎藭 當歸 人參（各叁兩）

生薑（陸兩） 大棗（貳拾枚，擘） 半夏（壹升，洗，去滑）

右壹拾叁味，㕮咀，以水叁斗，煮肉取貳斗，去肉，內藥，煎取叁升，分為肆服，日三夜一服。

麞骨湯 治產後虛乏，五勞七傷，虛損不足，藏腑冷熱不調方。

麞骨（壹具，剉） 遠志（去心） 黃耆 芍藥 橘皮

茯神 厚朴（炙） 芎藭 甘草（炙，各叁兩） 當歸

乾薑 防風 獨活（各貳兩） 生薑（切） 桂心（各肆兩）

右壹拾伍味，㕮咀，以水叁斗，煮麞骨取壹斗，去滓，內藥，煮取叁升，分為肆服。

羊肉湯 主產後及傷身，大虛上氣，腹痛兼微風方

羊肉（貳斤，無羊肉用麞肉代） 麥門冬（柒合，去心） 生地黃（伍兩）

大棗（拾貳枚，擘） 黃耆 人參 獨活 桂心

茯苓 甘草（各貳兩，炙）

右壹拾味，㕮咀，以水貳斗，煮肉取壹斗，去肉，內藥，煮取叁升半，分為肆服，日三夜一服。（千金有乾薑。）

羊肉生地黃湯 主產後三日補中理藏，強氣力，消化血方

羊肉（貳斤） 芍藥（叁兩） 生地黃（切，貳升） 當歸

芎藭 人參 桂心 甘草（各貳兩，炙）

右捌味㕮咀。以水貳斗煑肉。取壹斗。去肉內藥煎。取叁升。分為肆服。日三夜一服。

羊肉杜仲湯 治產後腰痛欬嗽方

羊肉肆斤 杜仲炙 紫菀 桂心 當歸
白朮各叁兩 細辛 五味子 款冬花 厚朴炙
附子炮去皮 萆薢 人參 芎藭 黃耆
甘草炙各貳兩 生薑切捌兩 大棗叁拾枚擘

右壹拾捌味㕮咀。以水貳斗煑肉。取壹斗。去肉內藥煎。取叁升。分溫三服。

當歸建中湯 治產後虛羸不足。腹中疾痛不止。吸吸少氣。或若小腹拘急攣痛引腰背。不能飲食。產後一月。日得服四五劑為善。令人強壯內補方。

當歸肆兩 桂心叁兩 甘草炙貳兩 芍藥陸兩 生薑叁兩
大棗拾貳枚擘

右陸味㕮咀。以水壹斗。煑取叁升。分為叁服。一日令盡。若大虛。內飴糖陸兩作湯成。內之於火上煖。令飴糖消。若無生薑。則以乾薑叁兩代之。若其人去血過多。崩傷內衄不止。加地黃陸兩。阿膠貳兩。合捌種。作湯成。去滓。內阿膠。若無當歸。以芎藭代之。

內補芎藭湯 主婦人產後虛羸。及崩傷過多。虛竭。腹中疾痛。

芎藭 乾地黃各肆兩 芍藥伍兩 桂心貳兩
大棗肆拾枚擘 乾薑

右柒味㕮咀。以水壹斗貳升。煑取叁升。分為叁服。若不差。更作至叁劑。若有寒。苦微下。加附子叁兩炮。主婦人虛羸少氣。七傷損絕。腹中拘急痛。崩傷虛竭。面目無色。及唾血甚良。

大補中當歸湯 治產後虛損不足。腹中拘急。或溺血。小腹苦痛。或從高墮下。犯內。及金瘡血多內傷。男子亦宜服之。

當歸 續斷 桂心各叁兩 乾地黃陸兩
芍藥肆兩 芎藭 麥門冬去心 白芷 甘草炙各貳兩
大棗肆拾枚擘 吳茱萸壹升

右壹拾貳味㕮咀。以酒壹斗漬藥一宿。明旦以水捌升合煑。取伍升。去滓。分溫伍服。日三夜二服。有黃耆入貳兩為佳。

緩中湯 主婦人產後腹中拘急。及虛滿少氣。產後諸虛不足。寬中補寒。

吳茱萸壹升 乾薑 當歸 白芷 人參
甘草炙各貳兩 麥門冬去心 半夏湯洗去滑各叁兩 芍藥陸兩
細辛壹兩 生地黃壹斤取汁

右壹拾壹味㕮咀。以水壹斗。煑取三升。去滓。內地黃汁。更上火。合煎三二兩沸。溫服壹升。日三服。若無當歸。以芎藭肆兩代之。

大補湯 治產後虛不足。少氣乏力。腹中拘急痛。及諸疾痛。內崩傷絕。虛竭裏急。腰及小腹痛。

當歸 乾地黃 半夏湯洗去滑 桂心各叁兩 吳茱萸壹升一本無
人參 麥門冬去心 芎藭 乾薑 甘草炙
白芷各貳兩 芍藥肆兩 大棗肆拾枚擘

右壹拾叁味㕮咀。以水壹斗。煑取三升。分三服。

當歸芍藥湯 治產後虛逆害飲食方

當歸壹兩半 芍藥 人參 桂心 生薑切
甘草炙各壹兩 乾地黃貳兩 大棗貳拾枚擘

右捌味㕮咀。以水柒升。煑取三升。分為三服。

鮑魚湯 主產後腹中虛極。水道閉絕。逆脹咽喉。短氣方。

鮑魚壹斤半 麻子仁 細辛 茯苓 生薑切

五味子各壹兩 地黃伍兩

右柒味，㕮咀。以水壹斗煮鮑魚如食法。取汁柒升。內藥煎

取叁升。分為叁服。大有神驗。

厚朴湯主產後四日之中血氣口乾噓吸方

厚朴炙 枳實炙 生薑各叁兩 芍藥 五味子

茯苓 前胡各壹兩 人參半兩 大棗貳拾枚擘

右玖味，㕮咀。以水陸升。煮取貳升伍合。分為叁服。適寒溫

服。禁冷物。

生地黃湯主產後虛損少氣方

生地黃 人參 知母 桂心 厚朴炙

甘草炙各貳兩 赤小豆叁升

右柒味，㕮咀。以水貳斗伍升煮地黃取壹斗。去滓。內藥煎

取叁升。分為叁服。

氣賁湯主婦人賁豚氣積勞藏氣不足。胷中煩燥。關元以下

如懷五千錢狀方。

厚朴炙 當歸 細辛 芍藥 桔梗

石膏碎 桂心各叁兩 大黃伍兩 乾地黃肆兩 乾薑

澤瀉 黃芩 甘草各伍兩炙

右壹拾叁味，㕮咀。以水壹斗。煮取叁升。分溫叁服。服叁劑

佳。千金有吳茱萸無大黃

杏仁湯治產後虛氣方

杏仁去皮尖雙仁者 蘇葉各壹升切 半夏壹兩洗 生薑拾兩

桂心肆兩 人參 橘皮 麥門冬去心 白前各叁兩

右玖味，㕮咀。以水玖升。煮取貳升伍合。分叁服。

千金翼方卷第六

千金翼方卷第七

虛乏第一

柏子人圓 主婦人五勞七傷。羸弱瘦削，面無顏色。飲食減少。貌失光澤。及產後半身枯悴，傷墜斷絕，無子。令人肥白。能久服，夫婦不相識，神方。

柏子人　白石英　鍾乳　乾薑　黃耆各貳兩
澤蘭九分，取葉熬　藁本　蕪荑各叄分　芎藭貳兩半　防風伍分
蜀椒壹兩半，去目及閉口者，汗　人參　紫石英　石斛
赤石脂　乾地黃　芍藥　五味子　秦艽
肉蓯蓉　厚朴炙　龍骨　防葵　細辛
獨活　杜仲炙　白芷　茯苓　桔梗
白朮　桂心各壹兩　當歸　甘草炙，各柒分

右叄拾叄味。擣篩為末。練蜜和圓如梧子。空肚溫酒服十圓。不知。稍增至叄拾圓。以知為度。禁食生魚、肥豬肉、生冷。千金有烏頭，无秦艽、龍骨、防葵、茯苓

小澤蘭圓 治婦人產後虛損補益方。

澤蘭九分，取葉熬　蕪荑熬　藁本　厚朴炙　細辛
人參　柏子人　白朮各叄分　蜀椒去目閉口者，汗
白芷　乾薑　食茱萸　防風各壹兩　石膏貳兩
桂心半兩　當歸　芎藭　甘草炙，各柒分

一方有芍藥壹兩

右壹拾捌味。擣篩為末。練蜜和圓梧子大。溫酒服貳拾圓。漸加叄拾圓。日叄服。忌食生魚、肥豬肉。千金无乾薑，有茯苓

大五石澤蘭圓 主婦人產後虛損寒中。腹中雷鳴，緩急風頭痛。寒熱。月經不調。繞臍惻惻痛。或心下石堅，逆害飲食。手足常冷。多夢紛紜。身體痺痛。榮衛不和。虛弱不能動搖方。

澤蘭九分，取葉熬　石膏　乾薑　白石英　陽起石各貳兩
芎藭　當歸各柒兩　人參　石斛　烏頭炮，去皮
白朮　續斷　遠志去心　防風各伍分　紫石英
禹餘粮　厚朴炙　柏子人　乾地黃　五味子
細辛　蜀椒去目閉口者，汗　龍骨　桂心
茯苓各壹兩半　紫菀　山茱萸各壹兩　白芷
藁本　蕪荑各叄兩　鍾乳　黃耆　甘草炙，各貳兩半

右叄拾叄味。擣篩為末。練蜜和圓如梧桐子。酒服貳拾圓。漸加至叄拾圓。千金無陽起石

小五石澤蘭圓 主婦人勞冷虛損。飲食減少。面失光色。腹中冷痛。月候不調。吸吸少氣無力。補益溫中方。

澤蘭九分，取葉熬　藁本　柏子人　厚朴炙　白朮各壹兩
芍藥　蜀椒去目閉口者，汗　山茱萸　人參各伍分
紫石英　鍾乳　白石英　肉蓯蓉　礬石燒
龍骨　桂心各壹兩半　石膏　乾薑　陽起石各貳兩
蕪荑叄分，熬　赤石脂　當歸　甘草炙，各柒分

右貳拾叄味。擣篩為末。練蜜和圓如梧子。酒服貳拾圓。加至叄拾圓。日叄服。

大補益當歸圓 治產後虛羸不足。胸中少氣。腹中拘急疼痛。或引腰背痛。或產後所下過多不止。虛竭乏氣。腹中痛。晝夜不得眠。及崩中。面目失色。脣口乾燥。亦主男子傷絕。或從高墮下。內有所傷之處。或損血吐下。及金瘡等方。

當歸　芎藭　續斷　乾薑
阿膠炙　甘草炙，各肆兩　附子炮，去皮　白芷
吳茱萸　白朮各叄兩　乾地黃拾兩　桂心貳兩
赤芍藥貳兩

右壹拾叁味。擣篩爲末。鍊蜜和圓如梧子。酒服貳拾圓。日叁夜壹。漸加至伍拾圓。若有蒲黄。可加壹升爲善。

白芷圓 治婦人産後所下過多。及崩中傷損。虚竭少氣。面目失色。腹中痛方。

白芷 續斷 乾薑 當歸各叁兩 附子壹兩，炮，去皮
乾地黄伍兩 阿膠叁兩，炙

右柒味。擣篩爲末。鍊蜜和圓如梧子。酒服貳拾圓。日四五服。無當歸。用芎藭代之亦可。加蒲黄壹兩爲善。無續斷。用大薊根代之。

甘草圓 主婦人産後心虚不足。虚悸少氣。心神不安。或若恍恍惚惚。不自覺方。

甘草叁兩，炙 人參 澤瀉 桂心各壹兩 大棗伍枚
遠志去心 茯苓 麥門冬去心 菖蒲 乾薑各貳兩

右壹拾味。擣篩爲末。鍊蜜和圓如大豆許。酒服貳拾圓。日四五服。夜貳服。不知。稍增。若無澤瀉。用朮代之。若胷中冷。增乾薑。

大遠志圓 主婦人産後心虚不足。心下虚悸。志意不安。時復憒憒。腹中拘急痛。夜卧不安。胷中吸吸少氣。藥内補傷損。益氣安志定心。主諸虚損方。

遠志去心 茯苓 桂心 麥門冬去心 澤瀉
乾薑 人參 當歸 獨活 阿膠炙
菖蒲 甘草炙 白朮各叁兩 乾地黄伍兩 署預貳兩

右壹拾伍味。擣篩爲末。鍊蜜和圓如梧子。空腹温酒服貳拾圓。日叁服。不知。稍加至叁拾圓。大虚。身體冷。少津液。加鍾乳叁兩爲善。鍾乳并精氣安心。鎮志。令人顔色美。至良。

人參圓 主産後大虚。心悸。志意不安。恍惚不自覺。心中畏恐。夜不得眠。虚煩少氣方。

人參 茯苓 麥門冬去心 甘草炙，各叁兩 桂心壹兩
大棗伍拾枚，作膏 菖蒲 澤瀉 署預
乾薑各貳兩

右壹拾味。擣篩爲末。鍊蜜棗膏和圓如梧子大。空腹酒下貳拾圓。日叁夜壹服。不知。稍增至叁拾圓。若有遠志。得貳兩内之爲善。氣絶。内當歸獨活各叁兩更善。此方亦治男子虚心悸不定。至良。

生地黄煎 治婦人産後虚羸短氣。胷脅逆滿。風寒方。

生地黄捌兩 茯苓 麥門冬去心，各壹斤 桃仁半升，去皮尖
甘草壹尺，炙 人參叁兩 石斛 桂心 紫菀各肆兩

右玖味。合擣篩。以生地黄汁捌升。淳清酒捌升。合調銅器中炭火上。内鹿角膠壹斤。數攪之。得壹升。次内飴叁升。白蜜叁升。於銅器中釜湯上煎。令調藥成。先食服如彈丸壹枚。日叁。不知。稍加至貳圓。

地黄羊脂煎 治産後諸病羸瘦。欲令肥白。食飲平調方。

生地黄汁壹斗 生薑汁 白蜜各伍升 羊脂貳斤

右肆味。先煎地黄汁。令得伍升。次内羊脂煎。令减半。内薑汁。復煎。令减。内蜜。著銅器中。重湯煎如飴狀。取煎如雞子大壹枚。投温酒中。飲。日叁服。

生飲白草汁 治産後勞復及腎勞方。

白草壹把

右壹味。擣絞取汁。頓服。差。勞復生蟲。去滓。取汁。洗眼中蟲出。又屋漏水洗。亦蟲出。

盗汗第二 方四首

鯉魚湯 主婦人體虚流汗不止。或眠中盗汗方。

鯉魚貳斤 葱白切，壹升 豉壹升 乾薑 桂心壹兩

右伍味，先以水壹斗煮魚，取六升，去魚，內諸藥，微火煮取貳升，分再服，取微汗即愈。

竹皮湯 治婦人汗血、吐血、尿血、下血。

竹皮參升 乾地黃肆兩 人參半兩 芍藥 當歸 桔梗 桂心各兩 芎藭 甘草炙，各貳兩

右玖味，㕮咀，以水柒升，煮取參升，分參服。

吳茱萸湯 治婦人產後虛羸，盜汗，時濇濇惡寒。

吳茱萸參兩

右壹味，以清酒參升漬之半日，所煮令蟻鼻沸，減得貳升，分服壹升，日再，間日飲。

豬膏煎 治婦人產後體虛寒熱，自汗出。

豬膏 生薑汁 白蜜各壹升 清酒伍合

右肆味，合煎，令調和，五上五下，膏成，隨意以酒服，差當用炭火上煎。

下乳第三 方一十六首

鍾乳湯 治婦人乳無汁。

鍾乳 白石脂 消石各壹分 通草 生桔梗各貳分

右伍味，㕮咀，以水伍升，煮三上三下，餘壹升，去滓，內消石令烊，絞服。無多少，若小兒不能乳，大人嗍之。

漏蘆湯 治婦人乳無汁。

漏蘆 通草各貳兩 鍾乳壹兩 黍米壹升

右肆味，㕮咀，黍米宿漬，揩撻取汁參升，煮藥參沸，去滓，飲之，日參服。

鯽魚湯 婦人下乳汁。

鯽魚長柒寸 豬肪半斤 漏蘆 鍾乳各貳兩

右肆味，㕮咀，藥切，豬脂、魚不須洗，清酒壹斗貳升合煮，魚熟藥成，去滓，適寒溫，分五服，即乳下，良。飲其間相去須臾一飲，令藥力相及。

又方

通草 鍾乳 桔樓實 漏蘆各參兩

右肆味，㕮咀，以水壹斗，煮取參升，去滓，飲壹升，日參服。

又方

通草 鍾乳各肆兩

右貳味，切，以酒五升漬一宿，明旦煮沸，去滓，服壹升，日參服，夏冷服，冬溫服之。

又方

石膏肆兩，碎，以水貳升，煮參沸，稍稍服，一日令盡。

又方

栝樓實壹枚，青色大者，無大者用小者兩枚，無青色者黃色者亦好。

右一味，熟擣，以白酒壹斗，煮取肆升，去滓，服壹升，日參服。

又方

鬼箭伍兩

右一味，切，以水陸升，煮取肆升，壹服捌合，日參服，亦可燒灰水服方寸匕。

鼠肉臛方 治婦人乳無汁。

鼠肉五兩 羊肉陸兩 麞肉半斤

右參味作臛，勿令疾者知之。

鮑魚大麻子羹 治婦人產後下乳。

鮑魚肉參斤 麻子人壹升

右貳味，與鹽豉葱作羹，任意食之。

又方

通草　鍾乳

右貳味等分擣篩作麪粥服方寸匕日三服百日後可兼養兩兒通草横心白者是勿取羊桃根色黄者無益

又方

麥門冬去心　鍾乳　通草　理石

右肆味等分擣篩空腹酒服方寸匕日叁服

又方

漏蘆叁分　鍾乳　栝樓根伍分　蠐螬叁合

右肆味擣篩先食糖水方寸匕日叁服

又方

栝樓根叁兩　鍾乳肆兩　漏蘆　滑石　通草各貳兩

白頭翁壹兩

右陸味擣篩爲散酒服方寸匕日再服

又方

鍾乳　通草各五分　雲母貳兩半　屋上敗草貳把燒作灰

甘草壹兩炙

右五味擣篩爲散食後以温漏蘆水服方寸匕日叁服乳下爲度

又方

麥門冬去心　鍾乳　通草　理石　乾地黄

土瓜根　蠐螬各等分

右柒味擣篩爲散食後酒服方寸匕日叁服

中風第四一方一十首

甘草湯　治產後在蓐中風背強不能轉動名曰風痙

甘草炙　乾地黄　麥門冬去心　前胡　黄芩

麻黄去節　栝樓根各貳兩　芎藭壹兩　葛根半斤

杏人五十枚去皮尖雙人

右壹拾味㕮咀以水壹斗酒五升合煮葛根取捌升去滓内諸藥煮取貳升分再服一劑不差更作之大良千金無前胡

羌活湯　治產後中風身體疼痛

羌活　防風　烏頭炮去皮　桂心　芍藥

乾地黄各叁兩　防己　女萎　麻黄去節各壹兩

葛根半斤　生薑各陸兩　甘草炙貳兩

右壹拾貳味㕮咀以水玖升清酒叁升合煮取叁升服五合日三夜壹服極佳

治產後中風時煩方

知母　石膏碎　芍藥　甘草炙各貳兩　半夏壹升洗

生薑切　防風　白术各叁兩　獨活肆兩　桂心肆兩

右壹拾味㕮咀以水壹斗清酒五升合煮取叁升分叁服

獨活湯　治產後中風口噤不得言

獨活五兩　防風　秦艽　桂心　當歸

附子炮去皮　白术　甘草炙各貳兩　木防己壹兩

葛根　生薑各叁兩

右壹拾壹味㕮咀以水壹斗貳升煮取叁升分叁服

竹葉湯　治產後中風發熱面正赤喘氣頭痛

淡竹葉　葛根各叁兩　人參壹兩　防風貳兩　大附子壹枚炮去皮

生薑五兩　大棗拾伍枚擘　桔梗　桂心　甘草炙各壹兩

右壹拾味㕮咀以水壹斗煮取貳升半分貳服温覆使汗出頸項強用大附子煎藥揚去沫若嘔者加半夏半升洗

防風湯　治產後中風裏急短氣

防風　葛根　當歸　芍藥　人參

乾薑 甘草各貳兩炙 獨活五兩

右捌味。㕮咀。以水玖升煑取參升。分爲參服。

治産後覺言鬼語。由内虛未定。外客風邪所干方。

羊心壹枚 遠志去心 芍藥 黄芩 牡蠣熬

防風 甘草炙 乾地黄各貳兩 人參各參兩

右玖味。㕮咀。以水壹斗煑羊心。取五升。去心。内諸藥。煎取參升。分爲參服。

鹿肉湯 治産後風虛頭痛壯熱。言語邪僻。

鹿肉參斤 半夏壹升洗去滑 乾地黄 阿膠炙 芎藭各貳兩

芍藥 獨活 生薑切 黄耆 黄芩

人參 甘草各參兩炙 桂心貳兩 秦艽五兩 茯神肆兩一云茯苓

右壹拾伍味。㕮咀。以水貳斗煑肉。得壹斗貳升。去肉。下藥。煎取參升。内膠令烊。分肆服。日參夜壹服。

防風酒 治産後中風。

防風 獨活各壹斤 女萎 桂心各貳兩

茵芋壹兩 石斛伍兩

右陸味。㕮咀。以清酒貳斗漬參宿。初服壹合。稍加至參肆合。日參服。

木防己膏 治産後中風。

木防己半斤 茵芋五兩

右貳味。切。以苦酒玖升漬壹宿。猪膏肆升。煎三上三下。膏成。炙手摩之千遍佳。

獨活壹斤 桂心參兩 秦艽伍兩

右參味。㕮咀。以酒壹斗伍升漬參日。飲伍合。稍加至壹升。不能飲。隨性多少。

心悸第五方四首

治産後忽苦心中衝悸。或志意不定。恍恍惚惚。言語錯謬。心虛所致方。

人參 茯苓各參兩 茯神肆兩 大棗參拾枚擘 生薑捌兩

芍藥 當歸 桂心 甘草各貳兩

右玖味。㕮咀。以水壹斗。煑取參升。分服。日參。

治産後忽苦心中衝悸不定。志意不安。言語誤錯。惚惚憒憒。不自覺方。

遠志去心 人參 麥門冬去心 當歸 桂心

甘草各貳兩炙 茯苓伍兩 芍藥壹兩 生薑陸兩 大棗貳拾枚擘

右壹拾味。㕮咀。以水壹斗。煑取參升。分參服。日參。羸者分肆服。産後得此是心虛所致。無當歸用芎藭。若其人心胷中逆氣。則加半夏參兩。洗去滑。

治産後暴苦心悸不定。言語謬誤。恍恍惚惚。心中憒憒。此是心虛所致方。

茯苓五兩 芍藥 桂心 當歸 甘草各參兩炙

生薑陸兩 大棗三十枚擘 麥門冬壹升去心

右捌味。㕮咀。以水壹斗。煑取參升。分參服。無當歸用芎藭。若苦心不定。加人參遠志各貳兩。若苦煩悶短氣。加生竹葉壹升。先以水壹斗參升。煑竹葉取壹斗。内藥。若有微風。加獨活參兩。麻黄貳兩。桂心貳兩。用水壹斗五升。若頸項苦急。背中強者。加獨活葛根麻黄桂心各參兩。生薑捌兩。以水壹斗五升。煑取參升半。分四服。日參夜壹服。

治産後心衝悸。恐悸不定。恍恍惚惚。不自知覺。言語誤錯。虛煩短氣。志意不定。此是心虛所致方。

遠志貳兩去心 人參 茯神 當歸 芍藥

甘草各參兩炙 大棗參拾枚擘 麥門冬壹升去心

右捌味，㕮咀，以水壹斗，煮取叁升，分叁服。若苦虚煩短氣者，加生淡竹葉壹升，以水壹斗貳升，煮取壹斗，乃用諸藥。胷中少氣者，益甘草壹兩爲善。

下痢第六 方一十七首

阿膠湯 治產後下痢。

阿膠 當歸 黄蘗 黄連各壹兩 陳廪米壹升

蠟如碁子叁枚

右陸味，㕮咀，以水捌升煮米，蟹目沸，去米，内藥，煮取貳升，去滓，内膠、蠟，令烊，分肆服，一日令盡。

桂心湯 治產後餘寒，下痢便膿血赤白，日數十行，腹痛時時下血。

桂心 甘草各貳兩 白蜜壹升 乾薑貳兩 當歸叁兩

赤石脂拾兩，綿裹 附子壹兩，炮，去皮，破

右柒味，㕮咀，以水陸升，煮取叁升，内蜜再沸，分叁服。

羊脂湯 治產後下痢，諸療不斷。

羊脂五兩 當歸 乾薑 黄蘗 黄連各叁兩

右伍味，㕮咀，以水玖升，煮取叁升，去滓，内脂令烊，分叁服。

治產後下痢虚乏羸瘦方

黄雌雞一隻，治如食法，去藏，勿中水 赤小豆貳升 吴茱萸

獨活 人參 黄連 甘草各貳兩 黄耆

麥門冬去心 當歸各叁兩 大棗叁拾枚，擘

右壹拾壹味，㕮咀，以水貳斗煮雞、豆，令餘壹斗，去雞、豆，澄清，内藥，煮取叁升，分叁服。雞、貫成死者。

治產後寒熱下痢方

鹿肉叁斤 葱白壹把 人參 當歸 黄芩

桂心 甘草各壹兩 芍藥貳兩 豉壹升 生薑切

乾地黄各三兩

右壹拾壹味，㕮咀，以水貳斗煮肉，取壹斗，内諸藥，煮取叁升，分叁服。

當歸湯 治產後下痢腹痛。

當歸 龍骨各叁兩 乾薑 白术各貳兩 芎藭貳兩半

熟艾 附子炮，去皮 甘草炙，各壹兩

右捌味，㕮咀，以水陸升，煮取叁升，分叁服，一日令盡。

甘草湯 治產後下痢，兼虚極，白頭翁加阿膠。

白頭翁貳兩 黄連 秦皮 黄蘗各叁兩 加阿膠

甘草各貳兩

右陸味，㕮咀，以水柒升，煮取叁升，去滓，内膠令烊，分叁服。

鱉甲湯 治產後早起中風冷，泄痢及帶下。

鱉甲如手大，炙令黄 白頭翁壹兩 當歸 黄連

乾薑各貳兩 黄蘗長壹尺，廣三寸

右陸味，㕮咀，以水柒升，煮取叁升，分叁服。千金無白頭翁

乾地黄湯 治產後下痢。

乾地黄壹兩 白頭翁 乾薑 黄連各壹兩 蜜蠟方寸

阿膠如手掌大

右陸味，㕮咀，以水五升，煮取貳升半，去滓，内膠、蠟令烊，分叁服，相去一炊頃。千金無乾薑

生地黄湯 治產後忽著寒熱下痢。

生地黄五兩 黄連 桂心 甘草各壹兩 淡竹皮貳升

大棗貳拾枚，擘 赤石脂貳兩

右柒味，㕮咀，以水壹斗，煮竹皮取柒升，去滓，内藥，煮取貳升伍合，分爲叁服。

藍青丸 治產後下痢。

藍青（熬）　鬼臼（各壹兩半）　附子（炮壹兩）　蜀椒（汗壹兩半）　黃連（五兩去毛）

龍骨　當歸（各叁兩）　黃蘗　人參　茯苓（各壹兩）

厚朴（炙）　阿膠（炙）　艾　甘草（各炙貳兩）

一方用赤石脂肆兩

右壹拾肆味，擣篩為末，鍊蜜和丸如梧子，空腹以飲服貳拾圓。

赤石脂圓　治產後下痢

赤石脂（炙兩）　當歸　黃連　乾薑　秦皮

白朮　甘草（各炙貳兩）　蜀椒（汗）　附子（各壹兩炮去皮）

右玖味，擣末，鍊蜜和圓如梧子大，飲服貳拾圓，日叁服。

治產後下痢赤散方

赤石脂（叁兩）　桂心（壹兩）　代赭（貳兩）

右叁味，擣篩為散，酒服方寸匕，日叁夜壹服，拾日當愈。

治產後下痢黑散方

麻黃（去節）　貫衆　桂心（各壹兩）　乾漆（熬）

細辛（各貳兩）　甘草（炙叁兩）

右陸味，擣篩為散，麥粥服伍指撮，日再，五日當愈。

治產後下痢黃散方

黃連　大黃（各貳兩）　黃芩　䗪蟲（熬）　乾地黃（各壹兩）

右伍味，擣篩為散，酒服方寸匕，日叁服，拾日愈。（千金無大黃）

治妊娠及產後寒熱下痢方

黃蘗（壹斤）　黃連（壹升）　梔子（貳拾枚）

右叁味，㕮咀，以水五升漬一宿，煮三沸，服壹升，壹日壹夜令盡。嘔者，加橘皮壹把，生薑貳兩。

治婦人痢，欲痢輒先心痛，腹脹滿，日夜五六十行方。

神麴（熬）　石榴皮（各捌兩）　黃蘗（切）　黃連（切）

烏梅肉　艾葉（各壹升）　防己（貳兩）　附子（炮五兩）　乾薑

阿膠（各叁兩炙）

右壹拾味，擣篩為末，鍊蜜和丸如梧桐子大，飲服貳拾圓，日叁，漸加至叁拾肆拾圓。

淋渴第七（方一十一首）

桑螵蛸湯　治產後小便數

桑螵蛸（叁拾枚炙）　鹿茸（炙）　黃耆（各叁兩）　生薑（肆兩）

人參　牡蠣（熬）　甘草（各貳兩炙）

右柒味，㕮咀，以水陸升，煮取貳升半，分叁服。

栝樓湯　治產後小便數兼渴

栝樓根　黃連　麥門冬（去心各貳兩）　桑螵蛸（貳拾枚炙）

人參　生薑（切）　甘草（炙各叁兩）　大棗（拾伍枚擘）

右捌味，㕮咀，以水柒升，煮取貳升半，分叁服。

雞肶胵湯　治產後小便數

雞肶胵（貳拾具）　雞腸（叁具洗）　厚朴（炙）　人參（各貳兩）　生薑（五兩）

麻黃（肆兩去節）　大棗（貳拾枚擘）　當歸　乾地黃　甘草（各炙貳兩）

右壹拾味，㕮咀，以水壹斗，煮雞肶胵腸棗子，取柒升，去滓，內藥，煎取叁升半，分叁服。

治婦人結氣成淋，小便引痛，上至少腹，或時溺血，或如豆汁，或如膠飴，每發欲死，食不生肌，面目萎黃，師所不能療方。

貝齒（肆枚燒）　葵子（壹升）　滑石（叁兩）　石膏（五兩）

右肆味，㕮咀，以水柒升，煮取貳升，去滓，內猪肪一合，更煎三沸，適寒溫，分叁服，病不差更合服。

石韋湯　治產後卒淋、血淋、氣淋

石韋（去毛）　黃芩　通草（各貳兩）　榆皮（五兩）　大棗（叁拾枚擘）

葵子（貳升）　生薑（切）　白朮（各叁兩，一方用芍藥）　甘草（炙壹兩）

右玖味㕮咀以水捌升煮取貳升半分叁服。

葵根湯 治產後淋澀。

葵根乾者貳兩切壹升一云 車前子 亂髮燒 大黃

桂心 滑石各壹兩 通草三兩 生薑陸兩切

右捌味㕮咀以水柒升煮取貳升半分為叁服。千金有冬瓜汁柒合

茅根湯 治產後淋

白茅根壹斤 桃膠 甘草炙各壹兩 鯉魚齒壹伯枚擘

生薑伍兩切 人參 地麥各貳兩 瞿麥 茯苓各肆兩

右玖味㕮咀以水一斗煮取貳升半分叁服

鼠婦散 治產後小便不利

鼠婦七枚熬黃 酒服之

滑石散 治產後淋澀。

滑石五分 通草 車前子 葵子各壹兩

右肆味擣篩為散以醋漿水服方寸匕稍加至貳匕

竹葉湯 治產後虛弱少氣力。

竹葉 人參 茯苓 甘草炙各壹兩 大棗拾肆枚擘

麥門冬五兩去心 小麥伍合 生薑切 半夏洗各叁兩

右玖味㕮咀以水玖升煮竹葉小麥取柒升去滓內藥更煮取貳升半服五合日叁夜壹服

栝樓湯 治產後渴不止

栝樓根肆兩 人參 麥門冬去心各叁兩 大棗叁拾枚擘

土瓜根伍兩 乾地黃 甘草炙各貳兩

右柒味㕮咀以水捌升煮取貳升半分叁服

千金翼方卷第七

千金翼方卷第八

婦人四

崩中第一 方二十六首

治婦人五崩。身體羸瘦。欬逆煩滿。少氣。心下痛。面上生瘡。腰大痛不可俛仰。陰中腫如有瘡之狀。毛中癢。時痛與子藏相通。小便不利。常頭眩。頸項急痛。手足熱。氣逆衝急。煩不得卧。腹中急痛。食不下。吞酢噫苦。腸鳴。漏下赤白黃黑汁。大臭如膠污衣狀。熱即下赤。寒即下白。多飲即下黑。多食即下黃。多藥即下青。喜怒心中常恐。一身不可動搖。大惡風寒。鱉甲散方

鱉甲炙 乾薑 芎藭各叁分 雲母 代赭各壹兩

烏賊魚骨 龍骨 伏龍肝 白堊

蝟皮炙各壹分 生鯉魚頭 桂心 白朮各半兩

白殭蠶半分

右壹拾肆味。擣篩為散。以淳酒內少蜜服方寸匕。日三。夜貳服。久病者十日差。新病者五日差。若頭風小腹急。加芎藭桂心各壹兩。佳。忌生冷猪雞魚肉。

治婦人崩中漏下。赤白青黑。腐臭不可近。令人面黑無顏色。皮骨相連。月經失度。往來無常。小腹弦急。或苦絞痛。上至於心。兩脅腫脹。令人倚坐。氣息乏少。食不生肌膚。腰背疼痛連兩脚。不能久立。但欲得卧。神驗。大慎火草散方。

慎火草 白石脂 鱉甲炙 黃連 細辛

石斛 芎藭 乾薑 芍藥 當歸

熟艾 牡蠣熬 禹餘粮各貳兩 桂心壹兩

薔薇根皮 乾地黃各肆兩

右壹拾陸味。擣篩為散。空腹酒服方寸匕。日叁服。稍增至貳匕。若寒多加附子及椒。用椒當汗。去目閉口者。熱多。加知母黃芩。加石斛兩倍。白多加乾薑白石脂。赤多青黑一方云加桂心代赭各貳兩。

治婦人崩中。及痢。一日夜數十起。大命欲死。多取諸根煎丸。得入腹即活。若諸根難悉得者。第一取薔薇根。令多多乃合之。遇有酒以酒服。無酒以飲服。其種種根當得貳斛為佳。

薔薇根煎方

薔薇根 柿根 菝葜 懸鉤根各壹斛

右肆味。皆剉。合著釜中。以水淹使上餘肆伍寸。水煑使叁分減壹。去滓。無大釜。稍稍煑如初法。都畢會汁。煎如飴。可為丸如梧桐子大。服拾丸。日叁服。

治婦人崩中。去赤白。或如豆汁。伏龍肝湯方

伏龍肝如彈丸大柒枚 赤石脂 桂心 艾

甘草炙各貳兩 生地黃切肆升 生薑貳兩

右柒味。㕮咀。以水壹斗煑取叁升。分肆服。日叁夜壹服。

治婦人崩中。血出不息。逆氣虛煩。熟艾湯方。

熟艾壹升 蟹爪壹升 淡竹茹壹升 伏龍肝半斤 蒲黃貳兩

當歸壹兩 乾地黃 芍藥 桂心 阿膠

茯苓各貳兩 甘草伍寸炙

右壹拾貳味。㕮咀。以水壹斗玖升。煑艾取壹斗。去滓內藥。煑取肆升。內膠令烊。盡壹服壹升。日令盡。羸人以意消息之。可減伍陸合。

治婦人崩中漏血不絕。地榆湯方

地榆根 柏葉各捌兩 蟹爪 竹茹各壹升 漏蘆叁兩

茯苓壹兩 蒲黃叁合 伏龍肝半斤 乾薑 芍藥

當歸 桂心 甘草炙各貳兩

右壹拾叁味,㕮咀,以水壹斗伍升煑地榆根,減叁升,內諸藥,更煑取肆升,分服,日叁夜壹服。

治婦人產後崩中,去血,逆氣盪心,胷生瘡,煩熱,甘草芍藥湯方。

甘草炙 芍藥 當歸 人參 白朮各壹兩

橘皮壹把 大黄半兩

右柒味,㕮咀,以水肆升煑取貳升,分再服,相去一炊頃。

治婦人崩中下血,櫸柳葉湯方。

櫸柳葉叁斤 麥門冬去心 乾薑各貳兩 大棗拾枚,擘 甘草壹兩,炙

右伍味,㕮咀,以水壹斗煑櫸柳葉,取捌升,去滓,內諸藥,又煑取叁升,分叁服。

治婦人暴崩中,去血不止,薊根酒方。

大小薊根各壹斤,切

右二味,以酒壹斗漬五宿,服之,隨意多少。

治婦人崩中,赤白不絶,困篤,禹餘粮圓方。

禹餘粮伍兩 烏賊魚骨叁兩 白馬蹄拾兩,炙令黄

龍骨叁兩 鹿茸貳兩,炙

右伍味,擣篩,鍊蜜和丸如梧子,酒服貳拾丸,日貳服,不知,稍加至叁拾丸。

治婦人積冷崩中,去血不止,腰背痛,四肢沉重,虛極,大牛角中人散方。

牛角中人壹枚,燒 防風貳兩 乾地黄 桑耳

蒲黄 乾薑 赤石脂 禹餘粮 續斷

附子炮,去皮 白朮 龍骨 礬石燒 當歸各叁兩

人參壹兩

右壹拾伍味,擣篩爲散,温酒服方寸匕,日叁服,不知,漸加之。

治婦人崩中下血,虛羸少力,調中補虛止血方。

澤蘭熬,玖分 蜀椒去目閉口者,汗,柒分 代赭 藁本

桂心 細辛 乾薑 防風各壹兩 乾地黄

牡蠣熬,各壹兩半 柏子仁 厚朴炙,各叁分 當歸

芎藭 甘草炙,各柒分 山茱萸 蕪荑各半兩

右壹拾柒味,擣篩爲末,鍊蜜和丸如梧子,空腹酒服拾丸,日叁服,漸加至貳拾丸,神效。一方用白芷、龍骨各叁分,人參柒分,爲貳拾味。

治婦人崩中下血,㽲痛不止方。

桑耳赤色 牡蠣熬令黄色,各叁兩 龍骨貳兩 黄芩

芍藥 甘草炙,各壹兩

右陸味,擣篩爲散,酒服方寸匕,日叁服,稍增,以知爲度。

治婦人傷中崩中,絶陰,使人怠惰,不能動作,胷脅心腹四肢滿,而身寒熱,甚溺血,桑根煎方。

桑根白皮細切壹斗,麻子仁叁升,淳清酒叁斗,煑得壹斗,絞去滓,大棗百枚,去皮核,飴伍升,阿膠伍兩,白蜜叁升,復煎得玖升,下乾薑末、厚朴闊貳寸長貳尺末、蜀椒末,叁味各壹升,桂心長壹尺貳寸,甘草捌兩,蘗米末壹升,乾地黄肆兩,芍藥陸兩,玄參伍兩,丸如彈丸,日叁枚。

又方

小薊根葉剉 蓷母各拾斤,剉

右壹味,以水伍斗,合釜中煑爛熟,去滓,內銅器中煎,餘肆升,分肆服,壹日令盡。蓷字未詳,不敢刊正

治婦人崩中方。

白茅根貳斤 小薊根伍斤

右貳味,切,以水伍斗合煎,取肆升,分稍稍服之。

治婦人崩中去血,及產後餘病,丹參酒方。

丹參 地黄 忍冬 地榆 艾各伍斤

右五味，先熬熟舂之，以水漬三宿，去滓，煮取汁，以黍米壹斛釀如酒法，熟，初服肆合，稍增之。神良。

治婦人崩中去赤白方

取倚死竹蛭，燒末，飲服半方寸匕。神良。

治婦人崩中漏下方

取梧桐木長壹尺，燒作灰，擣篩為散，以溫酒服方寸匕，日叁服。

治婦人白崩中方

芎藭（貳兩） 乾地黃 阿膠 赤石脂 桂心

小薊根（各貳兩）

右陸味，㕮咀，以酒陸升、水四升合煮，取叁升，去滓，內膠令烊盡，絞去滓，分叁服。（千金有伏龍肝如雞子大七枚）

治婦人白崩中馬通汁方

白馬通汁（貳升） 乾地黃（肆兩） 芎藭

阿膠 小薊根 白石脂 桂心（各貳兩） 伏龍肝（如雞子大七枚）

右捌味，㕮咀，以酒柒升合馬通汁煮取叁升，去滓，內膠令烊盡，分叁服。

治婦人帶下五賁：一曰熱病下血，二曰寒熱下血，三曰月經未斷為房室，即漏血，四曰經來舉重傷任脉下血，五曰產後藏開經利。五賁之病，外實內虛，小牛角䚡散方

小牛角䚡（伍枚，燒令赤） 龍骨（壹兩） 禹餘粮 乾薑

當歸（各貳兩） 阿膠（炙） 續斷（各叁兩）

右柒味，擣篩為散，空腹酒服方寸匕，日叁服。（千金有赤小豆、鹿茸、烏賊魚骨，為捌味）

治婦人緩下十二病絕產：一曰白帶，二曰赤帶，三曰經水不利，四曰陰胎，五曰子藏堅，六曰子藏僻，七曰陰陽患痛，八曰腹強（一作內強），九曰腹寒，十曰五藏閉，十一曰五藏酸痛，十二曰夢與鬼交，為夫婦龍骨散方（千金作緩下，一作漏下）

龍骨（叁兩） 白殭蠶（伍枚） 烏賊魚骨 代赭（各肆兩）

半夏（洗） 桂心 伏龍肝 乾薑 黃蘗（各貳兩）

石韋（去毛） 滑石（各壹兩）

右壹拾壹味，擣篩為散，溫酒服方寸匕，日二服。多白，加烏賊魚骨、白殭蠶各貳兩；多赤，加代赭伍兩；小腹寒，加黃蘗貳兩；子藏堅，加薑、桂各貳兩。各隨疾增之。服藥二月，有子，任藥。藥太過多，生兩子。當審方取藥，寡婦童女不可妄服。

治產後下血不止方

菖蒲（伍兩，剉）

右壹味，以清酒伍升，煮取貳升，分貳服。

治婦人下血阿膠散方

阿膠（炙，捌兩） 烏賊魚骨（貳兩） 芍藥（肆兩） 當歸（壹兩）

右肆味，擣篩為散，以蜜溲如麥飯，先食，以葱羹汁服方寸匕，日叁，夜壹服。（一方叅用壹兩）

治諸去血盡方

鹿茸（炙） 當歸（各叁兩） 瓜子（伍合） 蒲黃（伍兩）

右肆味，擣篩為散，酒服方寸匕，日叁服，不知稍增。

治婦人漏血崩中鮑魚湯方

鮑魚 當歸（各叁兩，切） 阿膠（炙，肆兩） 艾（如雞子大，叁枚）

右肆味，以酒叁升、水貳升合煮，取貳升伍合，去滓，內膠烊令盡，壹服捌合，日叁服。

治婦人叁拾陸疾胞中病，漏下日不絕，白堊丸方

邯鄲白堊 牡蠣（熬） 禹餘粮 白芷

烏賊魚骨 乾薑 龍骨 白石脂

桂心 瞿麥 大黃 石韋(去毛) 白斂
細辛 芍藥 黃連 附子(炮去皮) 鍾乳
茯苓 當歸 蜀椒(汗去目閉口者) 黃芩
甘草(炙各半兩)
右貳拾叁味、擣篩為末。鍊蜜和丸如梧桐子大。酒服伍丸。日貳。不知漸加至拾丸。

治婦人漏血不止大崩中方
龍骨 芎藭 附子(炮去皮) 芍藥 禹餘粮
乾薑(各叁兩) 赤石脂(肆兩) 當歸 桂心(各壹兩) 甘草(炙伍分)
右壹拾味。擣篩為散。以溫酒服方寸匕。日叁服。稍加至貳匕。白多更加赤石脂壹兩。

治婦人漏血積月不止馬通湯方
赤馬通汁(壹升取新馬矢絞取汁乾者水浸絞取汁無赤馬凡馬亦得) 當歸
阿膠(炙) 乾薑(各壹兩) 生艾(壹把) 書墨(半彈丸大)
右陸味。㕮咀。以水捌升清酒貳升合煑。取叁升。去滓。內馬通汁及膠。微火煎取貳升。適寒溫。分再服。相去壹炊頃飲之。

治婦人白漏不絕馬蹄屑湯方
白馬蹄(炙令燋) 赤石脂(各伍兩) 禹餘粮
烏賊魚骨 龍骨 牡蠣(熬) 乾地黃
當歸(各肆兩) 附子(炮去皮叁兩) 白殭蠶(熬壹兩) 甘草(炙貳兩)
右壹拾壹味。㕮咀。以水壹斗陸升。煑取叁升半。分肆服。日叁夜壹服。

治婦人漏血不止方
乾地黃 大黃(各陸兩) 芎藭(四兩) 阿膠(伍兩) 人參
當歸 甘草(炙各叁兩)
右柒味。㕮咀。以酒壹斗水伍升合煑。取陸升。去滓。內膠烊令盡。壹服壹升。日叁夜壹服。

治婦人白漏不絕馬蹄丸方
白馬蹄(炙令黃肆兩) 烏賊魚骨 白殭蠶
赤石脂(各貳兩) 禹餘粮 龍骨(各叁兩)
右陸味。擣篩為末。鍊蜜和丸如梧子。酒服拾丸。不知漸加至貳拾丸。

治婦人漏下慎火草散方
慎火草(拾兩熬令黃) 當歸 鹿茸(一作鹿角)
阿膠(炙各肆兩) 龍骨(貳分)
右伍味。擣篩為散。先食酒服方寸匕。日叁服。

治婦人漏下不止蒲黃散方
蒲黃(半升) 鹿茸(炙) 當歸(各貳兩)
右叁味。擣篩為散。酒服半方寸匕。日叁服。不知漸加至壹方寸匕。

治婦人胞落不安。血漏下相連。月水過度。往來或多或少。小腹急痛上搶心脅脹。食不生肌方。
蟬甲(炙叁兩) 禹餘粮 乾地黃(各陸兩) 蜂房(炙)
蛇皮(炙各壹尺) 蝟皮(炙壹具) 乾薑 防風 烏賊魚骨
桑螵蛸(炙) 䗪蟲(熬) 甘草(炙各貳兩)
右壹拾貳味。擣篩為末。鍊蜜和丸如梧桐子大。空腹酒服拾丸。日叁服。漸加至貳拾丸。

月水不利第二(方叁拾肆首)

治婦人月水不利。閉塞絕產十八年。服此藥二十八日有子。
金城太守白薇丸方
白薇 細辛(各伍分) 人參 杜蘅 半夏(洗)
厚朴(炙) 白殭蠶 牡蒙(各叁分) 牛膝 沙參

乾薑(各半兩)　附子(炮，壹兩半)　秦艽(半兩)　當歸(叁分)
蜀椒(壹兩半，去目、閉口者，汗)　紫菀(叁分)　防風(壹兩半)
右壹拾柒味，擣篩，鍊蜜和爲丸如梧桐子。先食酒服叁丸，
不知，稍增至肆伍丸。此藥不用長服，覺有身則止。(崔氏有桔梗、丹參各叁分)

治經年月水不利，胞中有風冷，故須下之，大黃朴消湯方。
大黃　牛膝(各伍兩)　代赭　乾薑　細辛(各壹兩)
水蛭(熬)　䗪蟲(去翅足，熬)　芒消(各貳兩)　桃仁(叁升，去皮尖、雙人者)
麻子仁(伍合)　牡丹皮　紫葳(各叁兩，一云紫菀)　甘草(炙，叁兩)
朴消(叁兩)
右壹拾肆味，㕮咀，以水壹斗煮取叁升，去滓，內消烊，令盡，
分叁服，五更即服，相去壹炊頃，自下之後，將息，勿見風。

治婦人月水不利，小腹堅急，大便不通，時時見有物下如鼻
涕或如雞子白，皆胞中風冷也方。
大黃(肆兩)　吴茱萸(貳升)　芍藥(叁兩)　當歸　乾地黃
黃芩　乾薑　芎藭　桂心　牡丹皮
芒消　人參　細辛　甘草(炙，各貳兩)　水蛭(熬)
䗪蟲(各伍拾枚，去翅足，熬)　桃仁(伍拾枚，去皮尖)　黃雌雞(壹隻，治如食法，勿令中水)
右壹拾捌味，㕮咀，以清酒伍升漬藥壹炊久，又別以水貳
㪷煮雞取壹㪷，去雞，下藥，合煮取叁升，絞去滓，內芒消烊，
令盡，攪調，適寒溫，服壹升，日叁服。

治月水不利，小腹痛方。
牡丹皮　當歸　芎藭　黃芩　大黃
乾薑　人參　細辛　消石　芍藥
桂心　甘草(炙，各貳兩)　水蛭(熬)　䗪蟲(去翅足，熬)　桃仁(各伍拾枚，去皮尖)
蠐螬(叁拾枚，熬)　乾地黃(叁兩)　黃雌雞(壹隻，治如食法)
右壹拾捌味，㕮咀，以清酒伍升漬壹宿，別以水貳㪷煮雞，
取壹㪷伍升，去雞，內藥，煮取叁升，去滓，內消石烊，令盡，適
寒溫，壹服壹升，日叁服。

治久寒月水不利，或多或少方。
吴茱萸(叁升)　生薑(壹斤)　桂心(壹尺)　大棗(貳拾枚，擘)　桃仁(伍拾枚，去皮尖)
人參　芍藥(各叁兩)　小麥　半夏(洗，各壹升)　牡丹皮(肆兩)
牛膝(貳兩)　水蛭(熬)　蝱蟲(熬)　䗪蟲(去翅足，熬)　甘草(炙，各壹兩)
右壹拾伍味，㕮咀，以清酒叁升、水壹㪷煮取叁升，去滓，適
寒溫，服壹升，日叁服。不能飲酒者，以水代之。湯臨欲成，乃
內諸蟲。病人不耐藥者，則飲柒合。

治婦人月水不利，腹中滿，時自減，并男子膀胱滿急，抵黨湯
(方)　大黃(貳兩)　桃仁(叁拾枚，去皮尖、兩，炙)　水蛭(貳拾枚，熬)　虎杖(貳兩，一云虎掌)
右肆味，㕮咀，以水叁升煮取壹升，頓服之，當即下血。

(又方)　當歸　桂心　乾漆(熬)　大棗(擘)　䗪蟲(去翅足，熬)
水蛭(各貳兩，熬)　芍藥　細辛　黃芩　萎蕤
甘草(炙，各壹兩)　吴茱萸　桃仁(各壹升，去皮尖、兩仁)
右壹拾叁味，㕮咀，以酒壹斗漬壹宿，明旦煮之，取叁升，分
叁服。

治婦人月水不利方。
當歸　芍藥　乾薑　芒消　吴茱萸(各貳兩)
大黃(肆兩)　桂心(叁兩)　甘草(炙，壹兩)　桃仁(叁拾枚，去皮尖)
右玖味，㕮咀，以水玖升煮取叁升，去滓，內芒消烊，令盡，分
叁服。

(溫經丸方)
治婦人胷滿，月水不利，時繞臍苦痛，手足煩熱，兩脚酸，

乾薑 吳茱萸 附子（炮去皮） 大黃 芍藥（各叁兩）
黃芩 乾地黃 當歸 桂心 白朮（各貳兩）
人參 石韋（各壹兩去毛） 蜀椒（壹合去目及閉口汗） 桃仁（柒拾枚去皮尖及雙仁熬）
薏苡仁（壹升）

右壹拾伍味，擣篩為末，鍊蜜和丸如梧桐子，先食酒服壹丸，日叁服。不知，稍加之，以知為度。

治婦人月水不利，手足煩熱，腹滿不欲寐，心煩，柒熬丸方。

大黃（半兩熬） 前胡 芒消（各伍分） 乾薑（叁分） 茯苓（貳分半）
杏仁（去皮尖雙仁壹分半熬） 蜀椒（去目及閉口汗） 葶藶（各貳分熬）
桃仁（貳拾枚去皮尖雙仁熬） 水蛭（半合熬） 虻蟲（半合去翅足熬）

右壹拾壹味，擣篩為末，鍊蜜和丸如梧桐子，飲服柒丸，日叁服，漸加至拾丸。治寒，先食服之。（千金有芎藭叁分）

治婦人帶下，寒氣血積，腰腹痛，月水時復不調，手足厥逆，氣上盪心，害飲食方。

茯苓 枳實（炙） 乾薑（各半兩） 芍藥 黃芩
桂心 甘草（炙各壹兩）

右柒味，㕮咀，以水肆升，煮取貳升，分貳服，服別相去壹炊頃。諸月水不調，皆悉主之。

治婦人月水不調，或月前或月後，或如豆汁，腰痛如折，兩脚疼，胞中風冷，牡丹大黃湯方。

牡丹皮（叁兩） 大黃 朴消（各肆兩） 桃仁（壹升去皮尖雙仁者）
陽起石 人參 茯苓 水蛭（熬） 虻蟲（去翅足熬）
甘草（炙各貳兩）

右壹拾味，㕮咀，以水玖升，煮取叁升，去滓，内朴消，令烊盡，分叁服，服別相去如壹炊頃。

治婦人月水不調，或在月前，或在月後，或多或少，乍赤乍白。

陽起石湯方。

陽起石（貳兩） 附子（壹兩炮去皮） 伏龍肝（伍兩） 生地黃（切壹升）
乾薑 桂心 人參 甘草（炙各貳兩） 續斷
赤石脂（各叁兩）

右壹拾味，㕮咀，以水壹斗，煮取叁升貳合，分肆服，日叁夜壹服。

治月水不調，或一月再來，或兩月三月一來，或月前或月後，閉塞不通，宜服杏仁湯方。

杏仁（去皮尖雙仁） 桃仁（去皮尖雙仁） 虻蟲（去翅足熬）
水蛭（各叁拾枚熬） 大黃（叁兩）

右伍味，㕮咀，以水陸升，煮取貳升伍合，分為叁服，壹服其病當隨大小便有所下，若下多者止，勿服，若少者則盡貳服。

治婦人產生餘疾，月水時來，腹中絞痛方。

朴消 當歸 薏苡仁 桂心（各貳兩） 大黃（肆兩）
代赭 牛膝 桃仁（去皮尖兩仁熬各壹兩）

右捌味，擣篩為末，鍊蜜和丸如梧桐子，先食酒服伍丸，日叁服。不知，稍增之。

治婦人經水來繞臍痛，上搶心胸，往來寒熱如瘧狀方。

薏苡仁 代赭 牛膝（各貳兩） 茯苓（壹兩） 大黃（捌兩）
䗪蟲（貳拾枚熬） 桃仁（伍拾枚去皮尖雙仁熬） 桂心（伍寸）

右捌味，擣篩為散，宿不食，明朝空腹溫酒服壹錢匕。

治婦人月事往來腰腹痛方。

䗪蟲（肆枚熬） 女青 芎藭（各壹兩） 蜀椒（去目及閉口汗）
乾薑 大黃（各貳兩） 桂心（半兩）

右柒味，擣篩為散，先食酒服壹刀圭，服之拾日，微去下，善養之佳。

治婦人月事不通小腹堅痛不得近乾漆湯方
乾漆熬 大黃 黄芩 當歸 芒消
桂心各壹兩 附子壹枚，炮，去皮 吴茱萸壹升
萎蕤 芍藥 細辛 甘草炙，各壹兩
右壹拾貳味，㕮咀，以清酒壹斗漬壹宿，煑取叁升，絞去滓，内芒消烊令盡，分叁服，服别相去壹炊頃。
又方。
大黃叁兩 桃仁壹升，去皮尖及雙仁 芒消 土瓜根
當歸 芍藥 丹砂研，各貳兩
右柒味，㕮咀，以水玖升，煑取叁升，去滓，内丹砂末及芒消烊令盡，爲叁服，服别相去壹炊頃。千金有水蛭貳兩
治月水不通，心腹絞痛欲死，通血止痛。嚴蜜湯方。
吴茱萸 大黃 當歸 乾薑 䗪蟲去翅足，熬
水蛭熬 乾地黃 芎藭各貳兩 梔子仁拾肆枚
桃仁壹升，去皮尖，熬 芍藥叁兩 細辛 甘草炙，各壹兩
桂心壹兩 牛膝叁兩 麻仁半升
右壹拾陸味，㕮咀，以水玖升，煑取貳升半，分叁服，日叁服。服相去壹炊頃。
治瘕月水瘀血不通下病散方
大黃 細辛 朴消各壹兩 消石 附子炮，去皮
䗪蟲去翅足，熬，各叁分 黄芩 乾薑各壹兩 芍藥
土瓜根 代赭 丹砂各貳兩，研 牛膝壹斤
桃仁貳升，去皮尖及雙仁 蠐螬貳枚，炙
右壹拾伍味，㕮咀，水酒各伍升漬藥壹宿，明旦乃煑取肆升，去滓，内朴消、消石烊令盡，分肆服，服别相去如壹炊頃。去病後宜食黄鴨羹。

又方
水蛭熬 土瓜根 芒消 當歸各貳兩 桃仁壹升，去皮尖
大黃 桂心 麻子 牛膝各叁兩
右玖味，㕮咀，以水玖升，煑取叁升，去滓，内芒消烊令盡，分叁服，服别相去壹炊頃。
治月水不通，結成癥堅如石，腹大骨立，宜破血下癥物方
大黃 消石熬令沸定，各陸兩 蜀椒去目閉口，汗，壹兩
代赭 乾漆熬 芎藭 茯苓 乾薑
䗪蟲去翅足，熬，各貳兩 巴豆貳拾枚，去皮心，熬
右壹拾味，擣篩爲末，别治巴豆令如脂，鍊蜜丸如梧桐子大，酒服叁丸，漸加至伍丸，空腹爲始，日貳服。千金有丹砂蝱蟲水蛭土瓜根爲壹拾肆味
治產後月水往來，乍多乍少，仍不復通，裏急下引腰身重牛膝丸方。
牛膝 桂心 大黃 芎藭各叁兩 當歸
芍藥 人參 牡丹皮各貳兩 水蛭熬
䗪蟲去足，熬 蝱蟲熬，各拾枚 蠐螬熬 蜚蠊蟲各肆拾枚，壹方無
右壹拾叁味，擣篩爲末，鍊蜜和丸如梧桐子大，空腹溫酒下伍丸，日叁服，不知，漸增至拾丸。
治月水閉不通，洒洒往來寒熱方
䗪蟲壹兩，去足，熬 桃仁拾兩，去皮尖及雙仁，熬 桑螵蛸半兩
代赭 水蛭熬 蠐螬熬，各貳兩 大黃叁兩
右柒味，擣篩爲末，别擣桃仁如膏，乃合藥鍊蜜和爲丸如梧桐子大，酒服伍丸，日貳服。
治月水不通，手足煩熱，腹滿默默不欲寐，心煩方。
芎藭半兩 芒消 柴胡各伍兩 茯苓貳兩 杏仁伍拾枚，去皮尖雙仁，熬

大黃（壹斤）　蜀椒（去目閉口者汗）　水蛭（熬）
䗪蟲（去翅足，熬，各半兩）　桃仁（壹百枚，去皮尖雙仁，熬）　蠐螬（熬）
牡丹皮（各貳兩）　乾薑（壹兩）　葶藶子（伍合，熬令紫色）
右壹拾肆味，擣篩為末，別擣桃仁、杏仁如泥，鍊蜜和為丸，如梧桐子大，空腹酒服柒丸，日叁服，不知稍增之。（此方與前柒熬丸同，多叁味）

治腰腹痛月水不通利方。
當歸（肆兩）　芎藭　人參　牡蠣（熬）　土瓜根
水蛭（熬，各貳兩）　䗪蟲（去翅足，熬）　丹砂（研）　烏頭（炮，去皮）　乾漆（熬，各壹兩）
桃仁（伍拾枚，去皮尖兩仁，熬，別擣如泥）
右壹拾壹味，擣篩為末，鍊蜜和丸如梧桐子大，空腹酒服叁丸，日叁服。

治月閉不通不欲食方。
大黃（壹斤）　柴胡　芒消（各伍兩）　牡蠣（熬，壹兩）
葶藶子（貳兩，熬令紫色，別擣）　芎藭（貳兩半）　乾薑（叁兩）
蜀椒（汗，壹兩，去目及閉口者）　茯苓（叁兩半）　杏仁（伍合，熬，別擣如膏）
䗪蟲（去翅足，熬）　水蛭（熬，各半兩）　桃仁（柒拾枚，去皮尖雙仁，熬，別擣如膏）
右壹拾叁味，擣篩為末，和前件葶藶、桃仁、杏仁等脂，鍊蜜和為丸，如梧桐子大，飲服七丸，日再。（亦與七熬丸同，多貳味）

治月水不通六七年，或腫滿氣逆，腹脹瘕痛，服此方數有神效大䗪蟲丸方。
䗪蟲（肆百枚，去翅足，熬）　水蛭（叁百枚，熬）　蠐螬（壹升，熬）　乾地黃
牡丹皮　乾漆（熬）　土瓜根　芍藥　牛膝
桂心（各肆兩）　黃芩　牡蒙　桃仁（熬，去皮尖雙仁，各叁兩）
茯苓　海藻（各伍兩）　葶藶（伍合，熬令紫色）　吳茱萸（貳兩）
右壹拾柒味，擣篩為末，別擣桃仁、葶藶如脂，鍊蜜和為丸，如梧桐子大，酒服柒丸，日叁服。（千金有芒消、人參）

治月水不通閉塞方。
牛膝（壹斤）　麻子仁（叁升，蒸之）　土瓜（叁兩）　桃仁（貳升，熬，去皮尖雙仁）
右肆味，以酒壹斗伍升漬伍宿，壹服伍合，漸增至壹升，日壹服，多飲益佳。

治婦人產後風冷，留血不去，停結，月水閉塞方。
菴䕡子　桃仁（去皮尖雙人，熬）　麻子仁（各貳升，碎）
右叁味，以酒叁斗，合煑至貳斗，壹服伍合，日叁服，稍加至壹升，佳。

治月水閉不通，結瘕，腹大如甕，短氣欲死，虎杖煎方。
虎杖（壹伯斤，去頭腦，洗去土，暴燥，切）　土瓜根汁　牛膝汁（各貳斗）
右叁味，以水壹斛漬虎杖壹宿，明旦煎餘貳斗，內土瓜、牛膝汁，攪令調，於湯器中煎，使如飴糖，酒服壹合，日貳夜壹服，當下。若病去，但令服盡。

治帶下月經閉不通方。
大黃（壹兩，碎）　朴消（伍兩）　桃仁（去皮尖及雙仁）　䗪蟲（去翅足，各壹升，並熬）
右肆味，擣篩為末，別擣桃仁如膏，以淳苦酒肆升，以銅鐺著火上煎，減壹升，內藥叁沸之，又減壹升，內朴消，煎如餳可止。丸如雞子，投壹升美酒中，當宿不食服之，至日西下，或如豆汁，或如雞肝凝血、蝦蟇子，或如膏，此是病下也。

治月水不通，陰中腫痛，菖蒲湯方。
菖蒲　當歸（各貳兩）　葱白（壹升，切）　吳茱萸　阿膠（熬，各壹兩）
右伍味，㕮咀，以水玖升，煑取叁升，內膠烊令盡，分為叁服。

損傷第三（方七首）

治婦人因其夫陰陽過度，玉門疼痛，小便不通，白玉湯方。
白玉（貳兩半）　白朮　澤瀉（各貳兩）　肉蓯蓉　當歸（各伍兩）

右伍味，㕮咀。先以水壹斗煮王伍拾沸，去王，內藥，煎取貳升。分叁服，每服相去壹炊頃。

治婦人傷丈夫，苦頭痛，欲嘔心悶，桑白皮湯方。

桑白皮半兩 乾薑壹累 桂心伍寸 大棗貳拾枚，擘

右肆味，㕮咀。以水貳大升，煮取捌合，分貳服。千金云：以酒壹斗煮叁肆沸，去滓，分溫服之，適衣無令汗出。

治婦人嫁痛單行方

大黃叁分

右壹味，切，以好酒壹升煮十沸，頓服。

治婦人小戶嫁痛連日方

芍藥半兩 生薑切 甘草炙，各叁分 桂心壹分

右肆味，㕮咀。以酒貳升煮叁沸，去滓，適寒溫，分服。

治婦人小戶嫁痛單行方

牛膝伍兩

右壹味，切，以酒叁升煮再沸，去滓，分叁服。

治婦人小戶嫁痛方

烏賊魚骨貳枚

右壹味，燒成屑，以酒服方寸匕，日叁服，立差。

治婦人姙身爲夫所動欲死單行竹瀝汁方

取淡竹斷兩頭節，留中節，以火燒中央，以器承兩頭，得汁飲之，立差。

千金翼方卷第八

千金翼方卷第九

傷寒上

論曰：傷寒熱病，自古有之，名賢濬哲，多所防禦，至於仲景，特有神功，尋思旨趣，莫測其致，所以醫人未能鑽仰。嘗見太醫療傷寒，惟大青、知母等諸冷物投之，極與仲景本意相反，湯藥雖行，百無一效。傷其如此，遂披傷寒大論，鳩集要妙，以為其方，行之以來，未有不驗。舊法方證，意義幽隱，乃令近智所迷，覽之者造次難悟，中庸之士，絕而不思，故使閭里之中，歲致夭枉之痛，遂想令人慨然無已。今以方證同條，比類相附，須有檢討，倉卒易知。夫尋方之大意，不過三種：一則桂枝，二則麻黃，三則青龍。此之三方，凡療傷寒不出之也。其柴胡等諸方，皆是吐下發汗後不解之事，非是正對之法。術數未深，而天下名賢止而不學，誠可悲夫。又有僕隸卑下，冒犯風寒，天行疫癘，先被其毒，憫之酸心，聊述茲意，為之救法。方雖是舊，弘之惟新，好古君子，嘉其博濟之利，無嗤誚焉。

太陽病用桂枝湯法第一 伍拾柒證 方伍首

論曰：傷寒與痓病、濕病及熱暍相濫，故敘而論之。

太陽病，發熱無汗，而反惡寒，是為剛痓。

太陽病，發熱汗出，而不惡寒，是為柔痓。一云惡寒

太陽病，發熱，其脈沈細，是為痓。

太陽病，發其汗，因致痓。

病者身熱足寒，頸項強，惡寒，時頭熱面赤，目脈赤，獨頭動搖，是為痓。

右件痓狀

太陽病而關節疼煩，其脈沈緩，為中濕。

病者一身盡疼煩，日晡即劇，此為風濕，汗出所致也。

濕家之為病，一身盡疼，發熱，而身色似熏黃也。

濕家之為病，其人但頭汗出，而背強，欲得被覆，若下之早即噦，或胸滿，小便利，舌上如胎，此為丹田有熱，胸上有寒，渴欲飲則不能飲，而口燥也。

濕家下之，額上汗出，微喘，小便利者死，下利不止者亦死。

問曰：病風濕相搏，身體疼痛，法當汗出而解，值天陰雨溜下不止，師云此可發汗，而其病不愈者，何故？荅曰：發其汗，汗大出者，但風氣去，濕氣續在，是故不愈。若治風濕者，發其汗，微微似欲出汗者，則風濕俱去也。

病人喘，頭痛鼻窒而煩，其脈大，自能飲食，腹中獨和，無病，病在頭中寒濕，故鼻窒，內藥鼻中即愈。

右件濕狀

太陽中熱，暍是也。其人汗出惡寒，身熱而渴也。

太陽中暍，身熱疼重，而脈微弱，此以夏月傷冷水，水行皮膚中也。

太陽中暍，發熱惡寒，身重而疼痛，其脈弦細芤遲，小便已，洗然手足逆冷，小有勞熱，口前開板齒燥。若發其汗，惡寒則甚；加溫針，發熱益甚；數下之，淋復甚。

右件暍狀

太陽之為病，頭項強痛而惡寒。

太陽病，其脈浮。

太陽病，發熱汗出，而惡風，其脈緩，為中風。

太陽中風，發熱而惡寒。

太陽病三四日，不吐下，見芤乃汗之。

夫病有發熱而惡寒者，發於陽也；不熱而惡寒者，發於陰也。發於陽者七日愈，發於陰者六日愈，以陽數七、陰數六故也。

太陽病頭痛至七日以上自愈者其經竟故也若欲作再經者針足陽明使經不傳則愈

太陽病欲解時從巳盡未

風家表解而不了了者十二日愈

太陽中風陽浮而陰濡弱浮者熱自發濡弱者汗自出濇濇惡寒淅淅惡風翕翕發熱鼻鳴乾嘔者桂枝湯主之

太陽病發熱汗出此為榮弱衛強故使汗出以救邪風桂枝湯主之

太陽病頭痛發熱汗出惡風桂枝湯主之

太陽病項背強几几而反汗出惡風桂枝湯主之本論云桂枝加葛根湯

太陽病下之其氣上衝可與桂枝湯不衝不可與之

太陽病三日已發汗吐下溫針而不解此為壞病桂枝湯復不中與也觀其脉證知犯何逆隨證而治之

桂枝湯本為解肌其人脉浮緊發熱無汗不可與也常識此勿令誤也

酒客不可與桂枝湯得之則嘔酒客不喜甘故也

喘家作桂枝湯加厚朴杏仁佳

服桂枝湯吐者其後必吐膿血

太陽病初服桂枝湯而反煩不解者當先刺風池風府乃却與桂枝湯則愈

太陽病外證未解其脉浮弱當以汗解宜桂枝湯

太陽病下之微喘者表未解故也宜桂枝湯一云麻黃湯

太陽病有外證未解不可下之下之為逆解外宜桂枝湯

太陽病先發汗不解而下之其脉浮不愈浮為在外而反下之故令不愈今脉浮故在外當解其外則愈宜桂枝湯

病常自汗出此為榮氣和衛氣不和故也榮行脉中衛行脉外復發其汗衛和則愈宜桂枝湯

病人藏無他病時發熱自汗出而不愈此衛氣不和也先其時發汗愈宜桂枝湯

傷寒不大便六七日頭痛有熱與承氣湯其大便反青此為不在裏故在表也當發其汗頭痛者必衄宜桂枝湯

傷寒發汗已解半日許復煩其脉浮數可復發其汗宜服桂枝湯

傷寒醫下之後身體疼痛清便自調急當救表宜桂枝湯

太陽病未解其脉陰陽俱停必先振汗出而解但陽微者先汗之而解宜桂枝湯

太陽病未解熱結膀胱其人如狂其血必自下下者即愈其外未解尚未可攻當先解其外宜桂枝湯

傷寒大下後復發汗心下痞惡寒者不可攻痞當先解表宜桂枝湯

桂枝湯方

桂枝　芍藥　生薑各貳兩切　甘草貳兩炙　大棗拾貳枚擘

右伍味㕮咀叄味以水柒升微火煑取叄升去滓溫服壹升須臾飲熱粥壹升餘以助藥力溫覆令汗出壹時許益善若不汗再服如前復不汗後服小促其間令半日許叄服病重者壹日壹夜乃差當晬時觀之服壹劑湯病證猶在當復作服之至有不汗出當服叄劑乃解

太陽病發其汗遂漏而不止其人惡風小便難四肢微急難以屈伸桂枝加附子湯主之桂枝中加附子壹枚炮即是

太陽病下之其脉促胸滿者桂枝去芍藥湯主之若微寒者桂枝去芍藥加附子湯主之桂枝去芍藥中加附子壹枚即是

太陽病。得之八九日。如瘧發熱。而惡寒。熱多而寒少。其人不嘔。清便欲自可。一日再三發。其脉微緩者。爲欲愈。脉微而惡寒者。此爲陰陽俱虛。不可復吐下發汗也。面色反有熱者。爲未欲解。以其不能得汗出。身必當痒。桂枝麻黄各半湯主之。

桂枝壹兩拾陸銖　芍藥　生薑切　甘草炙
麻黄去節各壹兩　大棗肆枚擘　杏仁貳拾肆枚去皮尖兩仁者

右柒味。以水伍升。先煑麻黄壹貳沸。去上沫。内諸藥。煑取壹升捌合。去滓。温服陸合。本云桂枝湯叁合。麻黄湯叁合併爲陸合。頓服。

服桂枝湯大汗出。若脉洪大。與桂枝湯。其形如瘧。壹日再發汗出便解。宜桂枝貳麻黄壹湯方。

桂枝壹兩拾柒銖　麻黄拾陸銖　生薑切　芍藥各壹兩陸銖
甘草壹兩貳銖炙　大棗伍枚擘　杏仁拾陸枚去皮尖兩仁者

右柒味。以水柒升。煑麻黄壹貳沸。去上沫。内諸藥。煑取貳升。去滓。温服壹升。日再服。本云桂枝湯貳分。麻黄湯壹分合爲貳升。分貳服。今合爲一方。

太陽病發熱惡寒。熱多寒少。脉微弱。則無陽也。不可發汗。桂枝二越婢一湯主之方。

桂枝　芍藥　甘草炙　麻黄去節各拾捌銖
生薑壹兩叁銖切　石膏貳拾肆銖碎　大棗肆枚擘

右柒味。以水伍升。先煑麻黄一二沸。去上沫。内諸藥。煑取貳升。去滓。温服壹升。本云當裁爲越婢湯桂枝合之。飲壹升。今合爲壹方。桂枝湯貳分。

服桂枝湯下之。頸項強痛。翕翕發熱。無汗。心下滿。微痛。小便不利。桂枝去桂。加茯苓白术湯主之方。

茯苓　白术各叁兩

右於桂枝湯中。惟除去桂枝壹味。加此貳味爲湯。服壹升小便即利。本云桂枝湯。今去桂枝。加茯苓白术。

太陽病用麻黄湯法第二 壹拾陸諸方肆首

太陽病。或已發熱。或未發熱。必惡寒。體痛。嘔逆。脉陰陽俱緊爲傷寒。

傷寒一日。太陽脉弱。至四日。太陰脉大。

傷寒一日。太陽受之。脉若静者。爲不傳。頗欲嘔。若躁煩。脉數急者。乃爲傳。

傷寒其二陽證不見。此爲不傳。

太陽病。頭痛發熱。身體疼。腰痛。骨節疼。惡風無汗而喘。麻黄湯主之。

太陽與陽明合病。喘而胸滿。不可下也。宜麻黄湯。

病十日已去。其脉浮細。嗜卧。此爲外解。設胸滿脇痛。與小柴胡湯。浮者麻黄湯主之。

太陽病。脉浮緊。無汗而發熱。其身疼痛。八九日不解。其表證仍在。此當發其汗。服藥微除。其人發煩。目瞑。增劇者。必衄衄乃解。所以然者。陽氣重故也。宜麻黄湯。

脉浮而數者。可發其汗。宜麻黄湯。

傷寒脉浮緊。不發其汗。因致衄。宜麻黄湯。

脉浮而緊。浮則爲風。緊則爲寒。風則傷衛。寒則傷榮。榮衛俱病。骨節煩疼。可發其汗。宜麻黄湯。

太陽病下之。微喘者。外未解故也。宜麻黄湯。一云桂枝湯

麻黄湯方

麻黄叁兩去節　桂枝貳兩　甘草壹兩炙　杏仁柒拾枚去皮尖兩仁者

右肆味。以水玖升。煑麻黄減貳升。去上沫。内諸藥。煑取貳

升半。去滓，溫服捌合。覆取微似汗，不須啜粥，餘如桂枝法。

太陽病，項背強几几，無汗惡風，葛根湯主之方。

葛根（肆兩） 麻黃（叁兩，去節） 桂枝 芍藥 甘草（炙，各貳兩）
生薑（叁兩，切） 大棗（拾壹枚，擘）

右柒味，以水壹斗，煑麻黃、葛根，減貳升，去上沫，內諸藥，煑取叁升，去滓，分溫叁服，不須與粥，取微汗。

太陽與陽明合病，而自利，葛根湯主之。（用上方。一云用後葛根黃芩黃連湯）不下利，但嘔，葛根加半夏湯主之。葛根湯中加半夏半升，洗，即是。

太陽病桂枝證，醫反下之，遂利不止，其脈促，表未解，喘而汗出，宜葛根黃芩黃連湯方。

葛根（半斤） 甘草（貳兩，炙） 黃芩 黃連（各叁兩）

右肆味，以水捌升，先煑葛根，減貳升，內諸藥，煑取貳升，去滓，分溫再服。

太陽病用青龍湯法第三（肆證，方貳首）

太陽中風，脈浮緊，發熱惡寒，身體疼痛，不汗出而煩，大青龍湯主之。若脈微弱，汗出惡風者，不可服之，服之則厥，筋惕肉瞤，此為逆也方。

麻黃（陸兩，去節） 桂枝（貳兩） 甘草（貳兩，炙） 杏仁（肆拾枚，去皮尖兩仁者）
生薑（叁兩，切） 大棗（拾枚，擘） 石膏（如雞子大，碎，綿裹）

右柒味，以水玖升，先煑麻黃，減貳升，去上沫，內諸藥，煑取叁升，去滓，溫服壹升，取微似汗，汗出多者，溫粉粉之。壹服汗者，勿再服。若復服，汗出多，亡陽逆虛，惡風躁不得眠。

傷寒，脈浮緩，其身不疼，但重，乍有輕時，無少陰證者，可與大青龍湯發之方。（用上）

傷寒表不解，心下有水氣，欬而發熱，或渴，或利，或噎，或小便不利，少腹滿，或喘者，小青龍湯主之方。

麻黃（叁兩，去節） 芍藥 細辛 乾薑 甘草（炙）
桂枝（各叁兩） 五味子 半夏（各半升，洗）

右捌味，以水壹斗，先煑麻黃，減貳升，去上沫，內諸藥，煑取叁升，去滓，溫服壹升。渴則去半夏，加栝樓根叁兩。微利者，去麻黃，加蕘花如雞子大，熬令赤色。噎者去麻黃，加附子壹枚，炮。小便不利，少腹滿，去麻黃，加茯苓肆兩。喘者去麻黃，加杏仁半升，去皮。

傷寒，心下有水氣，欬而微喘，發熱不渴，服湯已而渴者，此為寒去，為欲解，小青龍湯主之方。（用上）

太陽病用柴胡湯法第四（壹拾伍證，方柒首）

血弱氣盡，腠理開，邪氣因入，與正氣相搏，在於脅下，正邪分爭，往來寒熱，休作有時，嘿嘿不欲食飲，藏腑相連，其痛必下，邪高痛下，故使其嘔，小柴胡湯主之。服柴胡而渴者，此為屬陽明，以法治之。

得病六七日，脈遲浮弱，惡風寒，手足溫，醫再三下之，不能食，其人脅下滿痛，面目及身黃，頸項強，小便難，與柴胡湯，後必下重。本渴飲水而嘔，柴胡復不中與也。食穀者噦。

傷寒四五日，身體熱，惡風，頸項強，脅下滿，手足溫而渴，小柴胡湯主之。

傷寒，陽脈澀，陰脈弦，法當腹中急痛，先與小建中湯，不差，與小柴胡湯。（小建中湯見雜療門中）

傷寒中風，有柴胡證，但見一證便是，不必悉具也。凡柴胡湯證而下之，柴胡證不罷，復與柴胡湯，解者，必蒸蒸而振，却發熱汗出而解。傷寒五六日，中風，往來寒熱，胸脅苦滿，嘿嘿不欲飲食，心煩喜嘔，或胸中煩而不嘔，或渴，或腹中痛或脅下痞堅，或心下悸，小便不利，或不渴，外有微熱，或欬，小柴胡湯主之。

柴胡八兩　黃芩　人參　甘草炙　生薑各三兩切

半夏半升洗　大棗拾貳枚擘

右柒味，以水壹斗貳升，煮取陸升，去滓再煎，溫服壹升，日叁。若胸中煩不嘔者，去半夏、人參，加栝樓實壹枚。渴者去半夏，加人參合前成四兩半。腹中痛者，去黃芩，加芍藥三兩。脅下痞堅者，去大棗，加牡蠣陸兩。心下悸，小便不利者，去黃芩，加茯苓肆兩。不渴，外有微熱者，去人參，加桂叁兩，溫覆微發其汗。欬者去人參、大棗、生薑，加五味子半升，乾薑貳兩。

傷寒五六日，頭汗出，微惡寒，手足冷，心下滿，口不欲食，大便堅，其脉細，此為陽微結，必有表復有裏。沈則為病在裏，汗出亦為陽微。假令純陰結，不得有外證，悉入在於裏，此為半在外半在裏。脉雖沈緊，不得為少陰。所以然者，陰不得有汗，今頭大汗出，故知非少陰也。可與柴胡湯。設不了了者，得屎而解。方用上

傷寒十三日不解，胸脅滿而嘔，日晡所發潮熱而微利。此本當柴胡下之，不得利，今反利者，故知醫以丸藥下之，非其治也。潮熱者實也，先再服小柴胡湯以解其外，後以柴胡加芒消湯主之方。

柴胡貳兩拾陸銖　黃芩　人參　甘草炙

生薑各壹兩切　半夏壹合洗　大棗肆枚擘　芒硝貳兩

右柒味，以水肆升，煮取貳升，去滓，溫分再服，以解其外。不解更作。

柴胡加大黃芒消桑螵蛸湯方。

右以前柒味，以水柒升，下芒消叁合，大黃肆分，桑螵蛸伍枚，煮取壹升半，去滓，溫服伍合，微下即愈。本云柴胡湯再服以解其外，餘貳升加芒消、大黃、桑螵蛸也。

傷寒八九日，下之，胸滿煩驚，小便不利，譫語，一身不可轉側，柴胡加龍骨牡蠣湯主之方。

柴胡肆兩　黃芩　人參　生薑切　龍骨

牡蠣熬　桂枝　茯苓　鉛丹各壹兩半　大黃貳兩

半夏壹合洗　大棗陸枚擘

右壹拾貳味，以水捌升，煮取肆升，內大黃，切如棊子大，更煑壹兩沸，去滓，溫服壹升。本云柴胡湯，今加龍骨等。

傷寒六七日，發熱微惡寒，支節煩疼，微嘔，心下支結，外證未去者，宜柴胡桂枝湯。

發汗多，亡陽狂語者，不可下，以為可與柴胡桂枝湯，和其榮衛，以通津液，後自愈方。

柴胡肆兩　黃芩　人參　生薑切　桂枝

芍藥各壹兩半　半夏貳合半洗　甘草壹兩炙　大棗陸枚擘

右玖味，以水陸升，煮取貳升，去滓，溫服壹升。本云人參湯作如桂枝法，加柴胡、黃芩，復如柴胡法。今用人參作半劑。

傷寒五六日，其人已發汗而復下之，胸脅滿微結，小便不利，渴而不嘔，但頭汗出，往來寒熱而煩，此為未解，柴胡桂枝乾薑湯主之方。

柴胡捌兩　桂枝叁兩　乾薑貳兩　栝樓根肆兩　黃芩叁兩

牡蠣貳兩熬　甘草貳兩炙

右柒味，以水壹斗貳升，煮取陸升，去滓，更煎，溫服壹升，日貳服。初服微煩，汗出愈。

太陽病，過經十餘日，反再三下之，後四五日，柴胡證續在，先

與小柴胡湯，嘔止小安，其人鬱鬱微煩者，為未解，與大柴胡湯下者止。

傷寒十餘日，邪氣結在裏，欲復往來寒熱，當與大柴胡湯。

傷寒發熱，汗出不解，心中痞堅，嘔吐下利者，大柴胡湯主之。

病人表裏無證，發熱七八日，雖脈浮數，可下之，宜大柴胡湯。

方

柴胡半斤　枳實肆枚，炙　生薑伍兩，切　黃芩叁兩　芍藥叁兩

半夏半升，洗　大棗拾貳枚，擘

右柒味，以水壹斗貳升，煮取陸升，去滓，更煎，溫服壹升，日叁服。壹方加大黃貳兩，若不加，恐不名大柴胡湯。

太陽病用承氣湯法第五 玖證，方肆首

發汗後，惡寒者，虛故也；不惡寒，但熱者，實也，當和其胃氣，宜小承氣湯。

太陽病未解，其脈陰陽俱停，必先振汗出而解；但陽微者，先汗出而解；陰微者，先下之而解，宜承氣湯。一云大柴胡湯。

傷寒十三日，過經而譫語，內有熱也，當以湯下之。小便利者，大便當堅，而反利，其脈調和者，知醫以丸藥下之，非其治也。自利者，其脈當微厥，今反和者，此為內實，宜承氣湯。

太陽病，過經十餘日，心下溫溫欲吐，而胸中痛，大便反溏，其腹微滿，鬱鬱微煩，先時自極吐下者，宜承氣湯。

二陽併病，太陽證罷，但發潮熱，手足漐漐汗出，大便難，譫語者，下之愈，宜承氣湯。

太陽病三日，發其汗不解，蒸蒸發熱者，調胃承氣湯主之。

傷寒吐後，腹滿者，承氣湯主之。

太陽病，吐下發汗後，微煩，小便數，大便因堅，可與小承氣湯和之則愈。

承氣湯方

大黃肆兩　厚朴捌兩，炙　枳實伍枚，炙　芒消叁合

右肆味，以水壹斗，先煮貳味，取伍升，內大黃，更煮取貳升，去滓，內芒消，更煎壹沸，分再服，得下者止。

又方

大黃肆兩　厚朴貳兩，炙　枳實大者叁枚，炙

右叁味，以水肆升，煮取壹升貳合，去滓，溫分再服。初服譫語即止，服湯當更衣，不爾盡服之。

又方

大黃肆兩　甘草貳兩，炙　芒消半兩

右叁味，以水叁升，煮取壹升，去滓，內芒消，更壹沸，頓服。

太陽病不解，熱結膀胱，其人如狂，血自下，下者即愈。其外不解，尚未可攻，當先解其外；外解，少腹急結者，乃可攻之，宜桃核承氣湯方。

桃仁伍拾枚，去皮尖　大黃肆兩　桂枝貳兩　甘草貳兩，炙

芒消壹兩

右伍味，以水柒升，煮取貳升半，去滓，內芒消，更煎壹沸，分溫叁服。

太陽病用陷胸湯法第六 叁拾壹證，方壹拾陸首

問曰：病有結胸，有藏結，其狀何如？答曰：按之痛，其脈寸口浮，關上自沉，為結胸。何謂藏結？曰：如結胸狀，飲食如故，時下利，陽脈浮，關上細沉而緊，名為藏結。舌上白胎滑者，為難治。藏結者，無陽證，不往來寒熱，其人反靜，舌上胎滑者，不可攻也。

夫病發於陽，而反下之，熱入因作結胸；發於陰，而反汗之，因作痞。結胸者，下之早，故令結胸。結胸者，其項亦強，如柔痓狀，下之即和，宜大陷胸丸。

結胸證，其脈浮大，不可下之，下之即死。

結胸證悉具，煩躁者死。

太陽病，脉浮而動數，浮則為風，數則為熱，動則為痛，數則為虛，頭痛發熱，微盜汗出，而反惡寒，其表未解，醫反下之，動數則遲，頭痛即眩，胃中空虛，客氣動膈，短氣躁煩，心中懊憹，陽氣內陷，心下因堅，則為結胸，大陷胸湯主之。若不結胸，但頭汗出，其餘無汗，齊頸而還，小便不利，身必發黃。

傷寒六七日，結胸熱實，脉沉緊，心下痛，按之如石堅，大陷胸湯主之。

但結胸無大熱，此為水結在胸脅，頭微汗出，大陷胸湯主之。

太陽病，重發汗而復下之，不大便五六日，舌上燥而渴，日晡如小有潮熱，從心下至少腹堅滿而痛不可近，大陷胸湯主之。若心下滿而堅痛者，此為結胸，大陷胸湯主之。

大陷胸丸方

大黃（捌兩） 葶藶子（熬） 杏仁（去皮尖兩仁者，熬） 芒消（各半升）

右肆味，和擣，取如彈丸壹枚，甘遂末壹錢匕，白蜜壹兩，水貳升，合煑取壹升，溫頓服，壹宿乃下。

大陷胸湯方

大黃（陸兩） 甘遂末（壹錢匕） 芒消（壹升）

右叁味，以水陸升，先煑大黃取貳升，去滓，內芒消，煎壹兩沸，內甘遂末，分再服，壹服得快利，止後服。

小結胸者，正在心下，按之即痛，其脉浮滑，小陷胸湯主之。

黃連（壹兩） 半夏（半升，洗） 栝樓實（大者壹枚）

右叁味，以水陸升，先煑栝樓，取叁升，去滓，內諸藥，煑取貳升，去滓，分溫叁服。

太陽病貳叁日，不能臥，但欲起者，心下必結，其脉微弱者，此本寒也，而反下之，利止者必結胸，未止者，四五日復重下之，此為挾熱利。

太陽少陽併病，而反下之，結胸，心下堅，下利不復止，水漿不下，其人必心煩。

病在陽，當以汗解，而反以水噀之，若灌之，其熱却不得去，益煩，皮粟起，意欲飲水，反不渴，宜服文蛤散方。

文蛤（伍兩）

右壹味，擣為散，以沸湯伍合，和服壹方寸匕，若不差，與五苓散。

五苓散方

猪苓（拾捌銖，去黑皮） 白朮（拾捌銖） 澤瀉（壹兩陸銖） 茯苓（拾捌銖） 桂枝（半兩）

右伍味，各為散，更於臼中治之，白飲和服方寸匕，日叁服，多飲煖水，汗出愈。

寒實結胸，無熱證者，與三物小白散方。

桔梗（拾捌銖） 巴豆（陸銖，去皮心，熬赤黑，研如脂） 貝母（拾捌銖）

右叁味，擣為散，內巴豆，更於臼中治之，白飲和服，強人半錢匕，羸者減之，病在上則吐，在下則利，不利進熱粥一杯，利不止，進冷粥一杯（一云冷水一杯），身熱皮粟不解，欲引衣自覆，若以水噀之洗之，更益令熱却不得出，當汗而不汗即煩，假令汗出已，腹中痛，與芍藥叁兩，如上法。

太陽與少陽併病，頭痛或眩冒，如結胸，心下痞而堅，當刺肺俞、肝俞、大椎第一間，慎不可發汗，發汗即譫語，譫語則脉弦，五日譫語不止，當刺期門。

心下但滿而不痛者，此為痞，半夏瀉心湯主之。

半夏（半升，洗） 黃芩 乾薑 人參 甘草（炙，各叁兩） 黃連（壹兩） 大棗（拾貳枚，擘）

右柒味，以水壹斗，煑取陸升，去滓，溫服壹升，日叁服。

脉浮緊而下之，緊反入裏，則作痞，按之自濡，但氣痞耳。

太陽中風，吐下嘔逆，表解乃可攻之。其人漐漐汗出，發作有時，頭痛，心下痞堅滿，引脅下，嘔即短氣，此爲表解裏未和，十棗湯主之。方

芫花熬　甘遂　大戟各等分

右叁味，擣爲散，以水壹升伍合，先煑大棗拾枚，取捌合，去棗，強人内藥末壹錢匕，羸人半錢匕，温服，平旦服。若下少不利者，明旦更服，加半錢，得快下，糜粥自養。

太陽病，發其汗，遂發熱惡寒，復下之，則心下痞，此表裏俱虚，陰陽氣并竭，無陽則陰獨，復加燒鍼，胷煩，面色青黄，膚瞤，此爲難治。今色微黄，手足温者愈。

心下痞，按之自濡，關上脉浮者，大黄黄連瀉心湯主之。方

大黄貳兩　黄連壹兩

右貳味，以麻沸湯貳升漬之，須臾去滓，分温再服。此方必有黄芩

心下痞而復惡寒汗出者，附子瀉心湯主之。方

附子壹枚，炮，別煑取汁　大黄貳兩　黄連　黄芩各壹兩

右肆味，以麻沸湯貳升漬之，須臾去滓，内附子汁，分温再服。

本以下之，故心下痞，與之瀉心，其痞不解，其人渴而口燥煩，小便不利者，五苓散主之。一方言忍之一日乃愈。方用上

傷寒汗出解之後，胃中不和，心下痞堅，乾噫食臭，脅下有水氣，腹中雷鳴而利，生薑瀉心湯主之。方

生薑肆兩，切　半夏半升，洗　乾薑壹兩　黄連壹兩　人參　黄芩　甘草各叁兩，炙　大棗拾貳枚，擘

右捌味，以水壹斗，煑取陸升，去滓，温服壹升，日叁服。

傷寒中風，醫反下之，其人下利日數拾行，穀不化，腹中雷鳴，心下痞堅而滿，乾嘔而煩，不能得安。醫見心下痞，爲病不盡，復重下之，其痞益甚。此非結熱，但胃中虚，客氣上逆，故使之堅。甘草瀉心湯主之。方

甘草肆兩，炙　黄芩　乾薑各叁兩　黄連壹兩　半夏半升，洗　大棗拾貳枚，擘　一方有人參叁兩

右陸味，以水壹斗，煑取陸升，去滓，温服壹升，日叁服。

傷寒服湯藥，下利不止，心下痞堅，服瀉心湯，復以他藥下之，利不止，醫以理中與之，而利益甚。理中治中焦，此利在下焦，赤石脂禹餘粮湯主之。方

赤石脂壹斤，碎　太一禹餘粮壹斤，碎

右貳味，以水陸升，煑取貳升，去滓，分温叁服。若不止，當利小便。

傷寒吐下發汗，虚煩，脉甚微，八九日心下痞堅，脅下痛，氣上衝喉咽，眩冒，經脉動惕者，久而成痿。

傷寒發汗，吐下解後，心下痞堅，噫氣不除者，旋復代赭湯主之。方

旋復花叁兩　人參貳兩　生薑伍兩，切　代赭壹兩，碎　甘草叁兩，炙　半夏半升，洗　大棗拾貳枚，擘

右柒味，以水壹斗，煑取陸升，去滓，温服壹升，日叁服。

太陽病，外證未除而數下之，遂挾熱而利不止，心下痞堅，表裏不解，桂枝人參湯主之。方

桂枝肆兩，別切　甘草肆兩，炙　白术　人參　乾薑各貳兩

右伍味，以水玖升，先煑肆味，取伍升，去滓，内桂，更煑取叁升，去滓，温服壹升，日再夜壹服。

傷寒大下後，復發其汗，心下痞，惡寒者，表未解也，不可攻其痞，當先解表，表解乃攻其痞，宜大黄黄連瀉心湯。方用上

病如桂枝證，頭項不強痛，脉微浮，胷中痞堅，氣上衝喉咽不

得息。此爲胷有寒。當吐之。宜瓜蔕散方。

瓜蔕熬 赤小豆各壹分

右貳味。擣爲散。取半錢匕。豉壹合。湯柒合漬之。須臾去滓。内散湯中和。頓服之。若不吐。稍加之。得快吐止。諸亡血虚家。不可與瓜蔕散。

太陽病雜療法第七 貳拾證 方壹拾叄首

中風發熱。六七日不解而煩。有表裏證。渴欲飲水。水入而吐。此爲水逆。五苓散主之。方見結胷門中

傷寒二三日。心中悸而煩者。小建中湯主之。方

桂枝叄兩 甘草貳兩炙 芍藥陸兩 生薑叄兩切 大棗拾壹枚擘

膠飴壹升

右陸味。以水柒升。煑取叄升。去滓。内飴。温服壹升。嘔家不可服。以甘故也。

傷寒脉浮。而醫以火迫刼之。亡陽驚狂。卧起不安。桂枝去芍藥加蜀漆牡蠣龍骨救逆湯主之。方

桂枝 生薑切 蜀漆洗去腥各叄兩 甘草貳兩炙

牡蠣伍兩熬 龍骨肆兩 大棗拾貳枚擘

右柒味。以水捌升。先煑蜀漆。减貳升。内諸藥。煑取叄升。去滓。温服壹升。一法以水壹斗貳升煑取伍升

燒針令其汗。針處被寒。核起而赤者。必發奔豚。氣從少腹上衝者。灸其核上一壯。與桂枝加桂湯方。

桂枝伍兩 芍藥 生薑各叄兩 大棗拾貳枚擘 甘草貳兩炙

右伍味。以水柒升。煑取叄升。去滓。温服壹升。本云桂枝湯今加桂滿伍兩。所以加桂者。以能洩奔豚氣也。

火逆下之。因燒針煩躁者。桂枝甘草龍骨牡蠣湯主之方。

桂枝壹兩 甘草 龍骨 牡蠣各貳兩熬

右肆味。以水伍升。煑取貳升。去滓。温服捌合。日叄服。

傷寒加温針。必驚。

太陽病六七日。表證續在。脉微而沉。反不結胷。其人發狂者。以熱在下焦。少腹堅滿。小便自利者。下血乃愈。所以然者以太陽隨經瘀熱在裏故也。宜下之。以抵當湯。

太陽病身黄。脉沉結。少腹堅。小便不利者。爲無血。小便自利其人如狂者。血證諦也。抵當湯主之。

傷寒有熱。少腹滿。應小便不利。今反利者。爲有血也。當須下之。不可餘藥。宜抵當丸。

抵當湯方

大黄貳兩破 桃仁貳拾枚去皮尖熬 虻蟲去足翅熬

水蛭各叄拾枚熬

右肆味。以水伍升。煑取叄升。去滓。温服壹升。不下更服。

抵當丸方

大黄叄兩 桃仁貳拾伍枚去皮尖熬 虻蟲去足翅熬 水蛭各貳拾枚熬

右肆味。擣分爲肆丸。以水壹升。煑壹丸。取柒合服。晬時當下。不下更服。

婦人中風。發熱惡寒。經水適來。得七八日。熱除而脉遲身凉。胷脅下滿。如結胷狀。譫語。此爲熱入血室。當刺期門。隨其虚實而取之。

婦人中風七八日。續得寒熱。發作有時。經水適斷者。此爲熱入血室。其血必結。故使如瘧狀。發作有時。小柴胡湯主之。方見柴胡湯門

婦人傷寒發熱。經水適來。晝日了了。暮則譫語。如見鬼狀。此爲熱入血室。無犯胃氣及上二焦。必當自愈。

傷寒無大熱。口燥渴而煩。其背微惡寒。白虎湯主之。

傷寒脉浮發熱無汗。其表不解不可與白虎湯。渴欲飲水無表證白虎湯主之。

傷寒脉浮滑此以表有熱裏有寒白虎湯主之方。

知母陸兩 石膏壹斤碎 甘草貳兩炙 粳米陸合

右肆味以水壹斗煑米熟湯成去滓溫服壹升日叁服。

又方

知母陸兩 石膏壹斤碎 甘草貳兩炙 人參叁兩 粳米陸合

右伍味以水壹斗煑米熟湯成去滓溫服壹升日叁服。立夏後至立秋前得用之。立秋後不可服。春三月病常苦裏冷。白虎湯亦不可與之。與之即嘔利而腹痛。諸亡血及虛家亦不可與白虎湯。得之則腹痛而利。但當溫之。

太陽與少陽合病自下利者。與黄芩湯。若嘔者。與黄芩加半夏生薑湯。

黄芩湯方

黄芩叁兩 芍藥 甘草各貳兩炙 大棗壹拾貳枚擘

右肆味以水壹斗煑取叁升。去滓溫服壹升。日再夜壹服。

黄芩加半夏生薑湯方

半夏半升洗 生薑壹兩半切

右貳味加入前方中即是。

傷寒胷中有熱胃中有邪氣腹中痛欲嘔吐。黄連湯主之方。

黄連 甘草炙 乾薑 桂枝 人參各叁兩

半夏半升洗 大棗拾貳枚擘

右柒味以水壹斗。煑取陸升。去滓溫分伍服。晝叁夜貳服。

傷寒八九日風濕相摶。身體疼煩不能自轉側。不嘔不渴。下已脉浮而緊桂枝附子湯主之。若其人大便堅小便自利朮附子湯主之方

桂枝肆兩 附子叁枚炮 生薑叁兩切 大棗拾貳枚擘 甘草貳兩炙

右伍味以水陸升。煑取貳升。去滓。分溫叁服。

朮附子湯方。於前方中去桂加白朮肆兩即是。壹服覺身痺。半日許復服之。盡。其人如冒狀。勿怪。即是附子朮併走皮中逐水氣未得除。故使之耳。法當加桂肆兩。以大便堅小便自利故不加桂也。

風濕相摶骨節疼煩掣痛不得屈伸。近之則痛劇汗出短氣。小便不利惡風不欲去衣或身微腫。甘草附子湯主之方。

甘草貳兩炙 附子貳枚炮 白朮叁兩 桂枝肆兩

右肆味以水陸升。煑取叁升。去滓溫服壹升。日叁服。初服得微汗即止。能食汗止復煩者。將服伍合。恐壹升多者。後服陸柒合愈。

傷寒脉結代心動悸炙甘草湯主之方

甘草肆兩炙 桂枝 生薑各叁兩切 麥門冬半升去心

麻子仁半升 人參 阿膠各貳兩 大棗叁拾枚擘 生地黄壹斤

右玖味以清酒柒升水捌升煑取叁升去滓內膠消烊盡。溫服壹升。日叁服。

陽明病狀第八 柒拾伍證 方壹拾壹首

陽明之為病。胃中寒是也。

問曰。病有太陽陽明。有正陽陽明。有微陽陽明。何謂也。荅曰。太陽陽明者脾約是也。正陽陽明者胃家實是也。微陽陽明者發其汗若利其小便胃中燥便難是也。

問曰。何緣得陽明病。荅曰太陽病發其汗。若下之。亡其津液。胃中乾燥。因為陽明。不更衣而便難。復為陽明病也。

問曰。陽明病外證云何。荅曰。身熱汗出而不惡寒。但反惡熱。

問曰。病有得之一日發熱惡寒者何。荅曰。然。雖二日惡寒自

罷即汗出惡熱也。曰惡寒何故自罷。答曰陽明處中主土。萬物所歸。無所復傳。故始雖惡寒。二日自止。是爲陽明病。

太陽初得病時。發其汗。汗先出復不徹。因轉屬陽明病。發熱無汗。嘔不能食。而反汗出濈濈然。是爲轉在陽明。

傷寒三日。陽明脉大。

病脉浮而緩。手足溫。是爲繫在太陰。太陰當發黃。小便自利者。不能發黃。至七八日而堅。爲屬陽明。

傷寒傳繫陽明者。其人濈然後汗出。

陽明中風。口苦咽乾。腹滿微喘。發熱惡寒。脉浮若緊。下之則腹滿小便難也。

陽明病。能食爲中風。不能食爲中寒。

陽明病中寒。不能食而小便不利。手足濈然汗出。此爲欲作堅瘕也。必頭堅後溏。所以然者。胃中冷。水穀不別故也。

陽明病。初爲欲食之。小便反不數。大便自調。其人骨節疼。翕翕如有熱狀。奄然發狂。濈然汗出而解。此爲水不勝穀氣。與汗共并。堅者即愈。

陽明病欲解時。從申盡戌。

陽明病。不能食。下之不解。其人不能食。攻其熱必噦。所以然者。胃中虛冷故也。其人本虛。攻其熱必噦。

陽明病。脉遲。食難用飽。飽即微煩頭眩者。必小便難。此欲作穀疸。雖下之。其腹必滿如故耳。所以然者。脉遲故也。

陽明病。久久而堅者。陽明病當多汗而反無汗。其身如蟲行皮中之狀。此爲久虛故也。

冬陽明病。反無汗。但小便利。二三日嘔而欬。手足若厥者。其人頭必痛。若不嘔不欬。手足不厥者。頭不痛。

冬陽明病。但頭眩不惡寒。故能食而欬者。其人咽必痛。若不欬者咽不痛。

陽明病。脉浮而緊。其熱必潮。發作有時。但浮者必盜汗出。

陽明病。無汗。小便不利。心中懊憹。必發黃。

陽明病。被火。額上微汗出。而小便不利。必發黃。

陽明病。口燥。但欲漱水不欲咽者。必衄。

陽明病。本自汗出。醫復重發其汗。病已差。其人微煩不了了。此大便堅也。必亡津液。胃中燥。故令其堅。當問小便日幾行。若本日三四行。今日再行者。必知大便不久出。今爲小便數少。津液當還入胃中。故知必當大便也。

夫病陽多者熱。下之則堅。汗出多極。發其汗亦堅。

傷寒嘔多。雖有陽明證。不可攻也。

陽明病。當心下堅滿。不可攻之。攻之遂利不止者。利止者愈。

陽明病。合色赤。不可攻之。必發熱色黃者。小便不利也。

陽明病。不吐下而煩者。可與承氣湯。

陽明病。其脉遲。雖汗出不惡寒。其體必重。短氣腹滿而喘。有潮熱。如此者。其外爲解。可攻其裏。手足濈然汗出。此爲已堅。承氣湯主之。

若汗出多。而微惡寒。外爲未解。其熱不潮。勿與承氣湯。若腹大滿而不大便者。可與小承氣湯。微和其胃氣。勿令至大下。

陽明病。潮熱微堅。可與承氣湯。不堅勿與之。

若不大便六十日。恐有燥屎。欲知之法。可與小承氣湯。若腹中轉失氣者。此爲有燥屎。乃可攻之。若不轉失氣者。此但頭堅後溏。不可攻之。攻之必腹脹滿。不能食。欲飲水者即噦。其後發熱者。必復堅。以小承氣湯和之。若不轉失氣者。慎不可攻之。

夫實則譫語。虛則鄭聲。鄭聲者。重語是也。直視譫語。喘滿者。

死。下利者亦死

陽明病。其人多汗。津液外出。胃中燥。大便必堅。堅者則譫語。承氣湯主之。

陽明病。譫語妄言。發潮熱。其脉滑疾。如此者承氣湯主之。因與承氣湯壹升。腹中轉氣者。復與壹升。如不轉氣者。勿與之。明日又不大便。脉反微濇。此爲裏虚。爲難治。不得復與承氣湯。

陽明病。譫語有潮熱。反不能食者。必有燥屎五六枚。若能食者。但堅耳。承氣湯主之。

陽明病。下血而譫語者。此爲熱入血室。但頭汗出者。當刺期門。隨其實而寫之。濈然汗出者則愈。

汗出而譫語者。有燥屎在胃中。此風也。過經乃可下之。下之若早。語言必亂。以表虚裏實。下之則愈。宜承氣湯。

傷寒四五日。脉沉而喘滿。沉爲在裏。而反發其汗。津液越出。大便爲難。表虚裏實。久則譫語。

陽明病。下之。心中懊憹而煩。胃中有燥屎者。可攻。其人腹微滿。頭堅後溏者。不可下之。有燥屎者。宜承氣湯。

病者五六日不大便。繞臍痛。躁煩。發作有時。此爲有燥屎。故使不大便也。

病者煩熱。汗出即解。復如瘧狀。日晡所發者。屬陽明。脉實者當下之。脉浮虚者當發其汗。下之宜承氣湯。發汗宜桂枝湯。方見桂枝湯門

大下後。六七日不大便。煩不解。腹滿痛者。此有燥屎。所以然者。本有宿食故也。宜承氣湯。

病者小便不利。大便乍難乍易。時有微熱。怫鬱不能卧。有燥屎故也。宜承氣湯。

得病二三日。脉弱。無太陽柴胡證。而煩。心下堅。至四日雖能食。以小承氣湯少少與。微和之。令小安。至六日。與承氣湯壹升。不大便六七日。小便少者。雖不大便。但頭堅後溏。未定成其堅。攻之必溏。當須小便利。定堅。乃可攻之。宜承氣湯。

傷寒七八日。目中不了了。睛不和。無表裏證。大便難。微熱者。此爲實。急下之。宜承氣湯。

陽明病。發熱汗多者。急下之。宜承氣湯。

發汗不解。腹滿痛者。急下之。宜承氣湯。

腹滿不減。減不足言。當下之。宜承氣湯。

陽明與少陽合病而利。脉不負者爲順。滑而數者有宿食。宜承氣湯。方並見承氣湯門

陽明病。脉浮緊。咽乾口苦。腹滿而喘。發熱汗出。不惡寒。反偏惡熱。其身體重。發汗即躁。心中憒憒而反譫語。加温針必怵惕。又煩躁不得眠。下之。胃中空虚。客氣動膈。心中懊憹。舌上胎者。梔子湯主之。

陽明病。下之。其外有熱。手足温。不結胸。心中懊憹。若飢不能食。但頭汗出。梔子湯主之方。

梔子拾肆枚，擘　香豉肆合，綿裹

右貳味。以水肆升。先煮梔子取貳升半。内豉。煮取壹升半。去滓。分再服。温進壹服。得快吐。止後服。

三陽合病。腹滿身重。難以轉側。口不仁。言語向經。譫語遺尿。發汗則譫語。下之則額上生汗。手足厥冷。白虎湯主之。按諸本皆云向經，不敢刊改

若渴欲飲水。口乾舌燥者。白虎湯主之。方見雜療中

若脉浮發熱。渴欲飲水。小便不利。猪苓湯主之方。

猪苓去黑皮　茯苓　澤瀉　阿膠　滑石碎，各壹兩

右伍味，以水肆升，先煑肆味，取貳升，去滓，內膠烊消，溫服柒合，日叁服。

陽明病，汗出多而渴者，不可與豬苓湯，以汗多胃中燥，豬苓湯復利其小便故也。

胃中虛冷，其人不能食者，飲水即噦。

脉浮發熱，口乾鼻燥，能食者，即衄。

若脉浮遲，表熱裏寒，下利清穀，四逆湯主之方。

甘草貳兩，炙　乾薑壹兩半　附子壹枚，生，去皮，破捌片

右叁味，以水叁升，煑取壹升貳合，去滓，分溫再服。強人可大附子壹枚，乾薑叁兩。

陽明病，發潮熱，大便溏，小便自可，而胸脅滿不去，小柴胡湯主之。

陽明病，脅下堅滿，不大便而嘔，舌上胎者，可以小柴胡湯。上焦得通，津液得下，胃氣因和，身濈然汗出而解。

陽明中風，脉弦浮大而短氣，腹都滿，脅下及心痛，久按之氣不通，鼻乾不得汗，其人嗜卧，一身及目悉黃，小便難，有潮熱，時時噦，耳前後腫，刺之小差，外不解，病過十日，脉續浮，與小柴胡湯；但浮無餘證，與麻黃湯；不溺，腹滿加噦，不治。方見柴胡湯門

陽明病，其脉遲，汗出多而微惡寒，表為未解，可發汗，宜桂枝湯。

陽明病，脉浮無汗，其人必喘，發汗即愈，宜麻黃湯。方並見上

陽明病，汗出，若發其汗，小便自利，此為內竭，雖堅不可攻，當須自欲大便，宜蜜煎導而通之。若土瓜根、豬膽汁，皆可以導。

方

蜜柒合

右壹味，內銅器中，微火煎之，稍凝如飴狀，攪之，勿令焦著，欲可丸，撚如指，許長貳寸，當熱時急作，令頭銳，以內穀道中，以手急抱，欲大便時乃去之。

又方

大豬膽壹枚，瀉汁，和少法醋，以灌穀道中，如一食頃，當大便出宿食惡物，已試甚良。

陽明病，發熱而汗出，此為熱越，不能發黃也。但頭汗出，其身無有，齊頸而還，小便不利，渴引水漿，此為瘀熱在裏，身必發黃，茵蔯湯主之。

傷寒七八日，身黃如橘，小便不利，其腹微滿，茵蔯湯主之方。

茵蔯陸兩　梔子拾肆枚，擘　大黃貳兩

右叁味，以水壹斗貳升，先煑茵蔯，減陸升，內貳味，煑取三升，去滓，分溫叁服。小便當利，溺如皂莢沫狀，色正赤，壹宿黃從小便去。

陽明證，其人喜忘，必有畜血。所以然者，本有久瘀血，故令喜忘，雖堅，大便必黑，抵當湯主之。

病者無表裏證，發熱七八日，雖脉浮數，可下之。假令下已，脉數不解，而合熱消穀喜飢，至六七日不大便者，有瘀血，抵當湯主之。若數不解，而下不止，必挾熱便膿血。方見雜療中

食穀而嘔者，屬陽明，茱萸湯主之方。

吳茱萸壹升　人參叁兩　生薑陸兩，切　大棗拾貳枚，擘

右肆味，以水柒升，煑取貳升，去滓，溫服柒合，日叁服。得湯反劇者，屬上焦也。

陽明病，寸口緩，關上小浮，尺中弱，其人發熱而汗出，復惡寒，不嘔，但心下痞，此為醫下之也。若不下，其人復不惡寒而渴者，為轉屬陽明。小便數者，大便即堅，不更衣十日，無所苦也。渴欲飲水者，但與之，當以法救渴，宜五苓散。方見療痞門

脉陽微而汗出少者，為自如；汗出多者，為太過。太過者，陽絕

於內。亡津液。大便因堅。
脉浮而芤。浮為陽。芤為陰。浮芤相搏。胃氣則生熱。其陽則絕。
趺陽脉浮而濇。浮則胃氣強。濇則小便數。浮濇相搏。大便即堅。其脾為約。麻子仁丸主之方

麻子仁（貳升）　芍藥　枳實（各捌兩，炙）　大黃（壹斤）　厚朴（壹尺，炙）
杏仁（壹升，去皮尖兩人者，熬，別作脂）

右陸味。蜜和丸如梧桐子大。飲服拾圓。日叁服。漸加。以知為度。

傷寒發其汗。則身目為黃。所以然者。寒濕相搏。在裏不解故也。傷寒其人發黃。梔子蘗皮湯主之方

梔子（拾伍枚，擘）　甘草　黃蘗（拾伍分）

右叁味。以水肆升。煑取貳升。去滓。分溫再服。

傷寒瘀熱在裏。身體必黃。麻黃連翹赤小豆湯主之方

麻黃（去節）　連翹（各壹兩）　杏仁（叁拾枚，去皮尖）　赤小豆（壹升）
大棗（拾貳枚，擘）　生梓白皮（切，壹升）　甘草（二兩，炙）
一方生薑（貳兩，切）

右柒味。以水壹斗。煑麻黃壹貳沸。去上沫。內諸藥。煑取叁升。去滓。溫服壹升。

少陽病狀第九（玖證）

少陽之為病。口苦咽乾目眩也。

少陽中風。兩耳無所聞。目赤。胷中滿而煩。不可吐下。吐下則悸而驚。

傷寒病脉弦細。頭痛而發熱。此為屬少陽。少陽不可發汗。發汗則譫語。為屬胃。胃和即愈。不和煩而悸。

太陽病不解。轉入少陽。脅下堅滿。乾嘔不能食飲。往來寒熱。而未吐下。其脉沉緊。可與小柴胡湯。若已吐下發汗溫針譫語。柴胡證罷。此為壞病。知犯何逆。以法治之。

三陽脉浮大。上關上。但欲寐。目合則汗。

傷寒六七日。無大熱。其人躁煩。此為陽去入陰故也。

傷寒三日。三陽為盡。三陰當受其邪。其人反能食而不嘔。此為三陰不受其邪。

傷寒三日。少陽脉小。欲已。

少陽病欲解時。從寅盡辰。

千金翼方卷第九

千金翼方卷第十

傷寒下

太陰病狀第一（捌證 方貳首）

太陰之為病。腹滿吐食不下。下之益甚。時腹自痛。胷下堅結。

太陰病。脉浮。可發其汗。

太陰中風。四肢煩疼。陽微陰濇而長。為欲愈。

太陰病。欲解時。從亥盡丑。

自利不渴者。屬太陰。其藏有寒故也。當溫之。宜四逆輩。

傷寒。脉浮而緩。手足溫。是為繫在太陰。太陰當發黃。小便自利。利者不能發黃。至七八日。雖煩暴利十餘行。必自止。所以自止者。脾家實。腐穢當去故也。

本太陽病。醫反下之。因腹滿時痛。為屬太陰。桂枝加芍藥湯主之。其實痛。加大黃湯主之。方

桂枝（三兩） 芍藥（六兩） 生薑（三兩切） 甘草（二兩炙） 大棗（十二枚擘）

右伍味。以水柒升。煑取叁升。去滓。分溫叁服。

加大黃湯方

大黃（貳兩）

右於前方中加此大黃貳兩即是。

人無陽證。脉弱。其人續自便利。設當行大黃芍藥者。減之。其人胃氣弱。易動故也。

少陰病狀第二（四拾伍證 方壹拾陸首）

少陰之為病。脉微細。但欲寐。

少陰病。欲吐而不煩。但欲寐。五六日自利而渴者。屬少陰。虛故引水自救。小便白者。少陰病形悉具。其人小便白者。下焦虛寒。不能制溲。故白也。夫病其脉陰陽俱緊。而反汗出。為陽。屬少陰。法當咽痛而復吐利。

少陰病。欬而下利。譫語。是為被火氣劫故也。小便必難。為強責少陰汗也。

少陰病。脉細沉數。病在裏。不可發其汗。

少陰病。脉微。不可發其汗。無陽故也。陽已虛。尺中弱濇者。復不可下之。

少陰病。脉緊者。至七八日下利。其脉暴微。手足反溫。其脉緊反去。此為欲解。雖煩。下利必自愈。

少陰病。下利。若利止。惡寒而踡。手足溫者。可治。

少陰病。惡寒而踡。時自煩。欲去其衣被。不可治。

少陰中風。其脉陽微陰浮。為欲愈。

少陰病。欲解時。從子盡寅。

少陰病。八九日。而一身手足盡熱。熱在膀胱。必便血。

少陰病。其人吐利。手足不逆。反發熱。不死。脉不足者。灸其少陰七壯。

少陰病。但厥無汗。強發之。必動血。未知從何道出。或從口鼻目出。是為下厥上竭。為難治。

少陰病。惡寒。踡而利。手足逆者。不治。

少陰病。下利止而眩。時時自冒者。死。

少陰病。其人吐利。躁逆者。死。

少陰病。四逆。惡寒而踡。其脉不至。其人不煩而躁者。死。

少陰病。六七日。其息高者。死。

少陰病。脉微細沉。但欲臥。汗出不煩。自欲吐。至五六日自利。復煩躁不得臥寐者。死。

少陰病。始得之。反發熱。脉反沉者。麻黃細辛附子湯主之。方

麻黃（貳兩去節） 細辛（貳兩） 附子（壹枚炮去皮破八片）

右叁味。以水貳斗。先煑麻黃減壹升。去上沫。內諸藥。煑取

三升去滓溫服一升

少陰病得之二三日麻黃附子甘草湯微發汗以二三日無證故微發汗方

麻黃二兩去節 附子一枚炮去皮破八片 甘草二兩炙

右三味以水七升先煑麻黃一二沸去上沫內諸藥煑取二升半去滓溫服八合

少陰病得之二三日以上心中煩不得卧者黃連阿膠湯主之方

黃連四兩 黃芩一兩 芍藥二兩 雞子黃二枚

阿膠三挺

右五味以水六升先煑三味取二升去滓內膠烊盡內雞子黃攪令相得溫服七合日三服

少陰病得之一二日口中和其背惡寒者當灸之附子湯主之

少陰病身體痛手足寒骨節痛脉沉者附子湯主之方

附子二枚炮去皮破八片 茯苓三兩 人參二兩

白术四兩 芍藥三兩

右五味以水八升煑取三升去滓分溫三服

少陰病下利便膿血桃花湯主之

少陰病二三日至四五日腹痛小便下利不止而便膿血者以桃花湯主之方

赤石脂一斤一半完一半末 乾薑一兩 粳米一升

右三味以水七升煑米熟湯成去滓溫取七合內赤石脂末一方寸匕一服止餘勿服

少陰病下利便膿血者可刺

少陰病吐利手足逆煩躁欲死者吳茱萸湯主之方見陽明門

少陰病下利咽痛胷滿心煩猪膚湯主之方

猪膚一斤

右壹味以水壹斗煑取五升去滓內白蜜壹升白粉五合熬香和令相得溫分六服

少陰病二三日咽痛者可與甘草湯不差可與桔梗湯方

甘草

右壹味以水叁升煑取壹升半去滓溫服七合日再服

桔梗湯方

桔梗一大枚 甘草二兩

右貳味以水叁升煑取壹升去滓分溫再服

少陰病咽中傷生瘡不能語言聲不出苦酒湯主之方

雞子壹枚去黃內好上苦酒於殼中 半夏洗破如棗核十四枚

右貳味內半夏著苦酒中以雞子殼置刀環中安火上令三沸去滓少少含嚥之不差更作三劑愈

少陰病咽中痛半夏散及湯方

半夏洗 桂枝 甘草炙

右叁味等分各異擣合治之白飲和服方寸匕日三服若不能散服者以水一升煎七沸內散兩方寸匕更煑三沸下火令小冷少少含嚥之半夏有毒不當散服

少陰病下利白通湯主之方

附子壹枚生去皮破八片 乾薑一兩 葱白四莖

右叁味以水叁升煑取壹升去滓分溫再服

少陰病下利脉微服白通湯利不止厥逆無脉乾煩者白通加猪膽汁湯主之方

猪膽汁一合 人尿五合

右貳味內前湯中和令相得溫分再服若無膽亦可用服湯脉暴出者死微續者生

少陰病二三日不已至四五日腹痛小便不利四肢沉重疼

痛而利，此為有水氣，其人或欬，或小便不利，或下利，或嘔，玄武湯主之。方

茯苓　芍藥　生薑(各叁兩)　白朮(貳兩)　附子(壹枚，炮，去皮，破捌片)

右伍味，以水捌升，煮取叁升，去滓，溫服柒合。欬者，加伍味子半升，細辛壹兩，乾薑壹兩；小便自利者，去茯苓；下利者，去芍藥，加乾薑貳兩；嘔者，去附子，加生薑，足前為半斤；利不止，便膿血者，宜桃花湯。

少陰病，下利清穀，裏寒外熱，手足厥逆，脉微欲絕，身反惡寒，其人面赤，或腹痛，或乾嘔，或咽痛，或利止而脉不出，通脉四逆湯主之。方

甘草(貳兩，炙)　附子(大者壹枚，生，去皮，破捌片)　乾薑(叁兩，強人可肆兩)

右叁味，以水叁升，煮取壹升貳合，去滓，分溫再服。其脉即出者愈。面赤者，加葱白九莖；腹痛者，去葱，加芍藥貳兩；嘔者，加生薑貳兩；咽痛者，去芍藥，加桔梗壹兩；利止脉不出者，去桔梗，加人參貳兩。病皆與方相應者，乃加減服之。

少陰病四逆，其人或欬，或悸，或小便不利，或腹中痛，或洩利下重，四逆散主之。方

甘草(炙)　枳實(炙)　柴胡　芍藥(各拾分)

右肆味，擣為散，白飲和服方寸匕，日叁服。欬者，加五味子、乾薑各伍分，兼主利；悸者，加桂伍分；小便不利者，加茯苓伍分；腹中痛者，加附子壹枚，炮；洩利下重者，先以水伍升煮薤白三升，取三升，去滓，以散三方寸匕內湯中，煮取一升半，分溫再服。

少陰病，下利六七日，欬而嘔渴，心煩不得眠，猪苓湯主之。(方見陽明門)

少陰病，得之二三日，口燥咽乾，急下之，宜承氣湯。

少陰病，利清水，色青者，心下必痛，口乾燥者，可下之，宜承氣湯。(一云大柴胡)

少陰病六七日，腹滿不大便者，急下之，宜承氣湯。(方見承氣中)

少陰病，其脉沉者，當溫之，宜四逆湯。

少陰病，其人飲食入則吐，心中溫溫欲吐，復不能吐，始得之，手足寒，脉弦遲，此胷中實，不可下也，當遂吐之；若膈上有寒飲乾嘔者，不可吐，當溫之，宜四逆湯。(方見陽明門)

少陰病，下利，脉微澀者，即嘔，汗者必數更衣，反少，當溫其上，灸之。(一云灸厥陰伍拾壯)

厥陰病狀第三(伍拾陸證，方柒首)

厥陰之為病，消渴，氣上撞，心中疼熱，飢而不欲食，甚者則欲吐，蚘下之不肯止。

厥陰中風，其脉微浮為欲愈，不浮為未愈。

厥陰病，欲解時，從丑盡卯。

厥陰病，渴欲飲水者，與水飲之即愈。

諸四逆厥者，不可下之，虛家亦然。

傷寒先厥後發熱而利者，必止，見厥復利。

傷寒始發熱六日，厥反九日而下利。厥利當不能食，今反能食，恐為除中，食之黍餅不發熱者，知胃氣尚在，必愈，恐暴熱來出而復去也。後日脉之，其熱續在，期之旦日夜半愈。所以然者，本發熱六日，厥反九日，復發熱三日，并前六日，亦為九日，與厥相應，故期之旦日夜半愈。後三日脉之數，其熱不罷，此為熱氣有餘，必發癰膿。

傷寒脉遲六七日，而反與黃芩湯徹其熱，脉遲為寒，與黃芩湯復除其熱，腹中冷，當不能食，今反能食，此為除中，必死。

傷寒先厥發熱，下利必自止，而反汗出，咽中強痛，其喉為痺。

發熱無汗，而利必自止。便膿血，便膿血者，其喉不痺。

傷寒一二日至四五日，厥者必發熱，前厥者後必熱，厥深熱亦深，厥微熱亦微。厥應下之，而發其汗者，口傷爛赤。

凡厥者，陰陽氣不相順接便爲厥。厥者，手足逆者是。

傷寒病厥五日，熱亦五日，設六日當復厥，不厥者自愈。厥不過五日，以熱五日，故知自愈。

傷寒，脉微而厥至七八日，膚冷，其人躁無安時，此爲藏寒，蚘上入其膈，蚘厥者其人當吐蚘，令病者靜而復時煩，此爲藏寒，蚘上入其膈，故煩，須臾復止，得食而嘔，又煩者，蚘聞食臭必出，其人常自吐蚘，蚘厥者，烏梅丸主之方。（又主久痢）

烏梅（叁百枚）　細辛（陸兩）　乾薑（拾兩）　黄連（拾陸兩）　當歸（肆兩）　蜀椒（肆兩，汗）　附子（陸兩，炮）　桂枝（陸兩）　人參（陸兩）　黄蘗（陸兩）

右壹拾味，異擣，合治之。以苦酒漬烏梅一宿，去核，蒸之伍斗米下，擣成泥，和諸藥，令相得，臼中與蜜杵千下，丸如梧桐子大。先食飲服拾丸，日參服，少少加至貳拾丸。禁生冷滑物臭食等。

傷寒，熱少微厥，稍頭寒，嘿嘿不欲食，煩躁數日，小便利，色白者，熱除也，得食，其病爲愈。若厥而嘔，胷脅煩滿，其後必便血。（稍頭一作指頭）

病者手足厥冷，言我不結胷，少腹滿，按之痛，此冷結在膀胱關元也。

傷寒，發熱四日，厥反三日，復發熱四日，厥少熱多，其病當愈。四日至六七日不除，必便膿血。

傷寒，厥四日，熱反三日，復厥五日，其病爲進。寒多熱少，陽氣退，故爲進。

傷寒六七日，其脉數，手足厥，煩躁，陰厥不還者死。

傷寒，下利，厥逆，躁不能卧者死。

傷寒，發熱，下利至厥不止者死。

傷寒六七日不利，便發熱而利，其人汗出不止者死，有陰無陽故也。

傷寒五六日，不結胷，腹濡，脉虚，復厥者，不可下之，下之亡血死。

傷寒，發熱而厥，七日下利者，爲難治。

傷寒，脉促，手足厥逆者，可灸之。

傷寒，脉滑而厥者，其表有熱，白虎湯主之。（表熱見裏方見雜療中）

手足厥寒，脉爲之細絶，當歸四逆湯主之方

當歸（叁兩）　桂心（叁兩）　細辛（叁兩）　芍藥（叁兩）　甘草（貳兩，炙）　通草（貳兩）　大棗（貳拾伍枚，擘）

右柒味，以水捌升，煮取叁升，去滓，温服壹升，日叁服。

若其人有寒，當歸四逆加吳茱萸生薑湯主之方

吳茱萸（貳兩）　生薑（捌兩，切）

右前方中加此貳味，以水肆升、清酒肆升，和煮取叁升，去滓，分温肆服。

大汗出，熱不去，拘急，四肢疼，若下利，厥而惡寒，四逆湯主之。

大汗出，若火下利，而厥，四逆湯主之。（方證見陽明門）

病者手足逆冷，脉乍緊者，邪結在胷中，心下滿而煩，飢不能食，病在胷中，當吐之，宜瓜蔕散。（方見療痞中）

傷寒，厥而心下悸，先治其水，當與茯苓甘草湯，却治其厥。不爾，其水入胃，必利，茯苓甘草湯主之方

茯苓（貳兩）　甘草（壹兩，炙）　桂枝（貳兩）　生薑（叁兩）

右肆味，以水肆升，煮取貳升，去滓，分温叁服。

傷寒六七日，其人大下後，脉沈遲，手足厥逆，下部脉不至，咽喉不利，唾膿血，洩利不止，爲難治，麻黄升麻湯主之方

麻黄去節，貳兩半　知母拾捌銖　萎蕤拾捌銖　黄芩拾捌銖
升麻壹兩陸銖　當歸壹兩陸銖　芍藥　桂枝　石膏碎，綿裹
乾薑　白术　茯苓　麥門冬去心　甘草炙，各陸銖

右壹拾肆味。以水壹斗。先煑麻黄貳沸。去上沫。内諸藥煑取叁升。去滓。分温叁服。壹炊間當汗出愈。

傷寒四五日。腹中痛。若轉氣下趣少腹。爲欲自利。

傷寒本自寒下。醫復吐之。而寒格。更逆吐。食入即出。乾薑黄芩黄連人參湯主之。方

乾薑　黄芩　黄連　人參各叁兩

右肆味。以水陸升。煑取貳升。去滓。分温再服。

下利有微熱。其人渴。脉弱者自愈。

下利。脉數。若微發熱。汗出者自愈。設脉復緊。爲未解。

下利手足厥。無脉。灸之不温。反微喘者死。少陰負趺陽者爲順

下利脉反浮數。尺中自濇。其人必清膿血。

下利清穀。不可攻其表。汗出必脹滿。

下利脉沉弦者下重。其脉大者爲未止。脉微弱數者爲欲自止。雖發熱不死。

下利脉沉而遲。其人面少赤。身有微熱。下利清穀。必鬱冒汗出而解。其人微厥。所以然者。其面戴陽。下虚故也。

下利脉反數而渴者。今自愈。設不差。必清膿血。有熱故也。

下利後脉絶。手足厥。晬時脉還。手足温者生。不還者死。

傷寒下利日十餘行。其人脉反實者死。

下利清穀。裏寒外熱。汗出而厥。通脉四逆湯主之。方見少陰門

熱利下重。白頭翁湯主之。

下利欲飲水者。爲有熱。白頭翁湯主之。方

白頭翁貳兩　黄蘗叁兩　黄連叁兩　秦皮叁兩

右肆味。以水柒升。煑取貳升。去滓。温服壹升。不差。更服。

下利腹滿。身體疼痛。先温其裏。乃攻其表。温裏宜四逆湯。攻表宜桂枝湯。方並見上

下利而讝語。爲有燥屎。小承氣湯主之。方見承氣門

下利後更煩。按其心下濡者。爲虚煩也。梔子湯主之。方見陽明門

嘔家有癰膿。不可治。嘔膿盡自愈。

嘔而發熱。小柴胡湯主之。方見柴胡門

嘔而脉弱。小便復利。身有微熱。見厥難治。四逆湯主之。方見上

乾嘔吐涎沫而復頭痛。吴茱萸湯主之。方見陽明門

傷寒大吐下之。極虚。復極汗者。其人外氣怫鬱。復與其水。以發其汗。因得噦。所以然者。胃中寒冷故也。

傷寒噦而滿者。視其前後。知何部不利。利之則愈。

傷寒宜忌第四十五章

忌發汗第一

少陰病。脉細沉數。病在裏。忌發其汗。

脉浮而緊。法當身體疼痛。當以汗解。假令尺中脉遲者。忌發其汗。何以知然。此爲榮氣不足。血氣微少故也。

少陰病。脉微。忌發其汗。無陽故也。

咽中閉塞。忌發其汗。發其汗即吐血。氣微絶逆冷。

厥。忌發其汗。發其汗即聲亂。咽嘶。舌萎。

太陽病發熱惡寒。寒多熱少。脉微弱則無陽也。忌復發其汗。

咽喉乾燥者。忌發其汗。

亡血家忌攻其表。汗出則寒慄而振。

衄家忌攻其表。汗出必額上促急。

汗家重發其汗。必恍惚心亂。小便已陰疼。

淋家忌發其汗。發其汗必便血。
瘡家雖身疼痛。忌攻其表。汗出則痓。
冬時忌發其汗。發其汗必吐利。口中爛生瘡。欬而小便利。若失小便。忌攻其表。汗則厥逆冷。
太陽病發其汗。因致痓。

宜發汗第二

大法春夏宜發汗。
凡發汗欲令手足皆周絷絷。一時間益佳。不欲流離。若病不解。當重發汗。汗多則亡陽。陽虛不得重發汗也。
凡服湯藥發汗。中病便止。不必盡劑也。
凡云宜發汗而無湯者。丸散亦可用。然不如湯藥也。
凡脉浮者。病在外。宜發其汗。
太陽病脉浮而數者。宜發其汗。
陽明病脉浮虛者。宜發其汗。
陽明病其脉遲。汗出多而微惡寒者。表爲未解。宜發其汗。
太陰病脉浮。宜發其汗。
太陽中風。陽浮而陰濡弱。浮者熱自發。濡弱者汗自出。濇濇惡寒。淅淅惡風。翕翕發熱。鼻鳴乾嘔。桂枝湯主之。
太陽病頭痛發熱。身體疼。腰痛。骨節疼痛。惡風無汗而喘。麻黃湯主之。
太陽中風脉浮緊。發熱惡寒。身體疼痛。不汗出而煩躁。大青龍湯主之。
少陰病得之二三日。麻黃附子甘草湯微發汗。

忌吐第三

太陽病惡寒而發熱。今自汗出。反不惡寒而發熱。關上脉細而數。此吐之過也。
少陰病其人飲食入則吐。心中温温欲吐。復不能吐。始得之手足寒。脉弦遲。若膈上有寒飲。乾嘔。忌吐。當温之。
諸四逆病厥。忌吐。虛家亦然。

宜吐第四

大法春宜吐。
凡服吐湯。中病便止。不必盡劑也。
病如桂枝證。其頭項不強痛。寸口脉浮。胸中痞堅。上撞咽喉。不得息。此爲有寒。宜吐之。
病胸上諸實。胸中鬱鬱而痛。不能食。欲使人按之。而反有涎唾。下利日十餘行。其脉反遲。寸口微滑。此宜吐之。利即止。
少陰病。其人飲食入則吐。心中温温欲吐。復不能吐。宜吐之。
病者手足逆冷。脉乍緊。邪結在胸中。心下滿而煩。飢不能食。病在胸中。宜吐之。
宿食在上管。宜吐之。

忌下第五

咽中閉塞。忌下。下之則上輕下重。水漿不下。諸外實忌下。下之皆發微熱。亡脉則厥。
諸虛忌下。下之則渴。引水易愈。惡水者劇。
脉數者忌下。下之必煩。利不止。
尺中弱濇者。復忌下。
脉浮大。醫反下之。此爲大逆。
太陽證不罷。忌下。下之爲逆。
結胸證其脉浮大。忌下。下之即死。
太陽與陽明合病。喘而胸滿者。忌下。
太陽與少陽合病。心下痞堅。頸項強而眩。忌下。
凡四逆病厥者。忌下。虛家亦然。

病欲吐者忌下。
病有外證未解忌下，下之爲逆。
少陰病食入即吐，心中温温欲吐，復不能吐，始得之手足寒，
脉弦遲，此胸中實，忌下。
傷寒五六日，不結胸，腹濡，脉虚，復厥者忌下，下之亡血則死。

宜下第六

大法秋宜下。
凡宜下以湯勝丸散。
凡服湯下，中病則止，不必盡三服。
陽明病，發熱汗多者，急下之。
少陰病得之二三日，口燥咽乾者，急下之。
少陰病五六日，腹滿不大便者，急下之。
少陰病下利清水，色青者，心下必痛，口乾者，宜下之。
下利三部脉皆浮，按其心下堅者，宜下之。
下利脉遲而滑者，實也，利未欲止，宜下之。
陽明與少陽合病，利而脉不負者爲順，脉數而滑者，有宿食，
宜下之。
問曰：人病有宿食，何以別之？荅曰：寸口脉浮大，按之反澀，尺
中亦微而澀，故知有宿食，宜下之。
下利不欲食者，有宿食，宜下之。
下利差，至其時復發，此爲病不盡，宜復下之。
凡病腹中滿痛者爲寒，宜下之。
腹滿不減，減不足言，宜下之。
傷寒六七日，目中不了了，睛不和，無表裏證，大便難，微熱者，
此爲實，急下之。
脉雙弦而遲，心下堅，脉大而緊者，陽中有陰，宜下之。

傷寒有熱而少腹滿，應小便不利，今反利，此爲血，宜下之。
病者煩熱，汗出即解，復如瘧，日晡所發者，屬陽明，脉實者，當
下之。

宜温第七

大法冬宜服温熱藥。
師曰：病發熱頭痛，脉反沉，若不差，身躰更疼痛，當救其裏，宜
温藥四逆湯。
下利腹脹滿，身躰疼痛，先温其裏，宜四逆湯。
下利脉遲緊，爲痛未欲止，宜温之。
下利脉浮大者，此爲虚，以強下之故也，宜温之，與水必噦。
少陰病下利，脉微澀，嘔者，宜温之。
自利不渴者，屬太陰，其藏有寒故也，宜温之。
少陰病，其人飲食入則吐，心中温温欲吐，復不能吐，始得之，
手足寒，脉弦遲，若膈上有寒飲，乾嘔，宜温之。
少陰病脉沉者，宜急温之。
下利欲食者，宜就温之。

忌火第八

傷寒加火鍼必驚。
傷寒脉浮，而醫以火迫劫之，亡陽必驚狂，卧起不安。
傷寒其脉不弦緊而弱，弱者必渴，被火必譫語。
太陽病以火熏之，不得汗，其人必躁，到經不解，必清血。
陽明病被火，額上微汗出，而小便不利，必發黃。
少陰病欬而下利，譫語，是爲被火氣劫故也，小便必難，爲強
責少陰汗也。

宜火第九

凡下利穀道中痛，宜炙枳實若熬鹽等熨之。

忌灸第十

微數之脉。慎不可灸。因火爲邪。則爲煩逆。

脉浮當以汗解。而反灸之。邪無從去。因火而盛。病從腰以下必重而痺。此爲火逆。

脉浮熱甚。而反灸之。此爲實。實以虚治。因火而動。咽燥必唾血。

宜灸第十一

少陰病一二日。口中和。其背惡寒。宜灸之。

少陰病吐利。手足逆而脉不足。灸其少陰七壯。

少陰病下利。脉微澀者。即嘔。汗者必數更衣。反少者。宜溫其上。灸之。一云灸厥陰伍拾壯

下利手足厥無脉。灸之主厥。厥陰是也。灸不溫。反微喘者死。

傷寒六七日。其脉微。手足厥。煩躁。灸其厥陰。厥不還者死。

脉促手足厥者。宜灸之。

忌刺第十二

大怒無刺　新内無刺　大勞無刺　大醉無刺

大飽無刺　大渴無刺　大驚無刺　無刺熇熇之熱。無刺漉漉之汗。無刺渾渾之脉。無刺病與脉相逆者。

上工刺未生。其次刺未盛。其次刺其衰。工逆此者。是謂伐形。

宜刺第十三

太陽病頭痛至七日。自當愈。其經竟故也。若欲作再經者。宜刺足陽明。使經不傳則愈。

太陽病初服桂枝湯。而反煩不解。宜先刺風池風府。乃却與桂枝湯則愈。

傷寒腹滿而譫語。寸口脉浮而緊者。此爲肝乘脾。名曰縱。宜刺期門。

傷寒發熱。嗇嗇惡寒。其人大渴欲飲截漿者。其腹必滿而自汗出。小便利。其病欲解。此爲肝乘肺。名曰橫。宜刺期門。

陽明病下血而譫語。此爲熱入血室。但頭汗出者。刺期門。隨其實而寫之。

太陽與少陽合病。心下痞堅。頸項強而眩。宜刺大椎肺俞肝俞。勿下之。

婦人傷寒懷身。腹滿不得小便。加從腰以下重。如有水氣狀。懷身七月。太陰當養不養。此心氣實。宜刺寫勞宮及關元。小便利則愈。

傷寒喉痺。刺手少陰。穴在腕當小指後動脉是也。針入叁分補之。

少陰病下利便膿血者。宜刺。

忌水第十四

發汗後飲水多者必喘。以水灌之亦喘。

下利其脉浮大。此爲虚。以強下之故也。設脉浮革。因爾腸鳴。當溫之。與水必噦。

宜水第十五

太陽病小便利者。爲水多。心下必悸。

太陽病發汗後。若大汗出。胃中乾燥。煩不得眠。其人欲飲水。當稍飲之。令胃氣和則愈。

厥陰渴欲飲水。與水飲之即愈。

嘔而吐。膈上者。必思煑餅。急思水者。與五苓散飲之。水亦得也。

發汗吐下後病狀第五 叁拾證 方壹拾伍首

發汗後。水藥不得入口爲逆。

未持脉時。病人手叉自冒心。師因教試令欬。而不即欬者。此必兩耳無所聞也。所以然者。重發其汗。虚故也。

發汗後身熱又重發其汗胃中虛冷必反吐也
大下後發汗其人小便不利此亡津液勿治其小便利必自
愈
病人脉數數爲熱當消穀引食而反吐者以醫發其汗陽氣
微膈氣虛脉則爲數數爲客熱不能消穀胃中虛冷故吐
也
病者有寒復發其汗胃中冷必吐蚘一云吐逆
發汗後重發其汗亡陽讝語其脉反和者不死服桂枝湯汗
出大煩渴不解若脉洪大與白虎湯方見雜療中
發汗後身體疼痛其脉沉遲桂枝加芍藥生薑人參湯主之
方 桂枝參兩 芍藥四兩 生薑四兩切 甘草貳兩炙 大棗拾貳枚擘
人參參兩
右陸味以水壹斗貳升煑取參升去滓溫服壹升本云桂
枝湯今加芍藥生薑人參
太陽病發其汗而不解其人發熱心下悸頭眩身瞤而動振
振欲擗地者玄武湯主之方見少陰門
發汗後其人臍下悸欲作奔豚茯苓桂枝甘草大棗湯主之
方 茯苓半斤 桂枝肆兩 甘草壹兩炙 大棗拾伍枚擘
右肆味以水壹斗先煑茯苓減貳升內諸藥煑取參升去
滓溫服壹升日參服
發汗過多以後其人叉手自冒心心下悸而欲得按之桂枝
甘草湯主之方
桂枝四兩 甘草貳兩炙
右貳味以水參升煑取壹升去滓頓服即愈
發汗脉浮而數復煩者五苓散主之方見結胸門中
發汗後腹脹滿厚朴生薑半夏甘草人參湯主之方

厚朴半斤炙 生薑半斤切 半夏半升洗 甘草貳兩炙 人參壹兩
右伍味以水壹斗煑取參升去滓溫服壹升日參服
發其汗不解而反惡寒者虛故也芍藥甘草附子湯主之方
芍藥 甘草各參兩炙 附子壹枚炮去皮破六片
右參味以水參升煑取壹升貳合去滓分溫參服
不惡寒但熱者實也當和其胃氣宜小承氣湯方見承氣湯門一云調胃承氣湯
傷寒脉浮自汗出小便數頻復微惡寒而脚攣急反與桂枝
欲攻其表得之便厥咽乾煩躁吐逆當作甘草乾薑湯以
復其陽厥愈足溫更作芍藥甘草湯與之其脚即伸而胃
氣不和可與承氣湯重發汗復加燒針者四逆湯主之甘
草乾薑湯方
甘草肆兩炙 乾薑貳兩
右貳味以水參升煑取壹升去滓分溫再服
芍藥甘草湯方
芍藥 甘草各肆兩炙
右貳味以水參升煑取壹升半去滓分溫再服
凡病若發汗若吐若下若亡血無津液而陰陽自和者必自
愈
傷寒吐下發汗後心下逆滿氣上撞胸起即頭眩其脉沉緊
發汗即動經身爲振搖茯苓桂枝白朮甘草湯主之方
茯苓肆兩 桂枝參兩 白朮 甘草各貳兩炙
右肆味以水陸升煑取參升去滓分溫參服
發汗吐下以後不解煩躁茯苓四逆湯主之方
茯苓肆兩 人參壹兩 甘草貳兩炙 乾薑壹兩半 附子壹枚生去皮破八片
右伍味以水伍升煑取貳升去滓溫服柒合日參服

發汗吐下後虛煩不得眠劇者反覆顛倒心中懊憹梔子湯主之若少氣梔子甘草湯主之若嘔者梔子生薑湯主之
梔子湯方見陽明門

梔子甘草湯方

於梔子湯中加甘草貳兩即是

梔子生薑湯方

於梔子湯中加生薑伍兩即是

傷寒下後煩而腹滿臥起不安梔子厚朴湯主之方

梔子拾肆枚擘　厚朴肆兩炙　枳實肆枚炙

右叁味以水叁升半煑取壹升半去滓分貳服溫進壹服快吐止後服

下以後發其汗必振寒又其脉微細所以然者內外俱虛故也

發汗若下之煩熱胷中窒者屬梔子湯證

下以後復發其汗者則晝日煩躁不眠夜而安靜不嘔不渴而無表證其脉沉微身無大熱屬附子乾薑湯方

附子壹枚生去皮破捌片　乾薑壹兩

右貳味以水叁升煑取壹升去滓頓服即安

太陽病先下而不愈因復發其汗表裏俱虛其人因冒冒家當汗出自愈所以然者汗出表和故也表和故下之

傷寒醫以丸藥大下後身熱不去微煩梔子乾薑湯主之方

梔子拾肆枚擘　乾薑貳兩

右貳味以水叁升半煑取壹升半去滓分貳服溫進壹服得快吐止後服

脉浮數法當汗出而愈而下之則身體重心悸者不可發其汗當自汗出而解所以然者尺中脉微此裏虛須表裏實津液自和自汗出愈

發汗以後不可行桂枝湯汗出而喘無大熱與麻黃杏子石膏甘草湯

麻黃肆兩去節　杏仁伍拾枚去皮尖　石膏半斤碎　甘草貳兩炙

右肆味以水柒升先煑麻黃一二沸去上沫內諸藥煑取叁升去滓溫服壹升本云黃耳杯

傷寒吐下後七八日不解熱結在裏表裏俱熱時時惡風大渴舌上乾燥而煩欲飲水數升白虎湯主之方見雜療中

傷寒吐下後未解不大便五六日至十餘日其人日晡所發潮熱不惡寒猶如見鬼神之狀劇者發則不識人循衣妄撮怵惕不安微喘直視脉弦者生濇者死微者但發熱譫語與承氣湯若下者勿復服

大下後口燥者裏虛故也

霍亂病狀第十八　壹拾證　方叁首

問曰病有霍亂者何也答曰嘔吐而利此為霍亂

問曰病者發熱頭痛身體疼痛惡寒而復吐利當屬何病答曰當為霍亂霍亂吐下利止復更發熱也

傷寒其脉微濇本是霍亂今是傷寒却四五日至陰經上轉入陰當利本素嘔下利者不治若其人即欲大便但反失氣而不利者是為屬陽明必堅十二日愈所以然者經竟故也

下利後當堅堅能食者愈今反不能食到後經中頗能食復一經能食過之一日當愈若不愈不屬陽明也惡寒脉微而復利利止必亡血四逆加人參湯主之方

四逆湯中加人參壹兩即是

霍亂而頭痛發熱身體疼痛熱多欲飲水五苓散主之寒多不用水者理中湯主之方　五苓散見結胸門

人參　乾薑　甘草炙　白朮各叁兩

右肆味以水捌升煑取叁升去滓溫服壹升日叁服臍上築者爲腎氣動去朮加桂肆兩吐多者去朮加生薑叁兩下利多者復用朮悸者加茯苓貳兩渴者加朮至肆兩半腹中痛者加人參至肆兩半寒者加乾薑至肆兩半腹滿者去朮加附子壹枚服藥後如食頃飲熱粥壹升微自溫暖勿發揭衣被壹方蜜和丸如雞黃許大以沸湯數合和壹丸研碎溫服日叁夜貳腹中未熱益至叁肆丸然不及湯

吐利止而身體痛不休當消息和解其外宜桂枝湯小和之

吐利汗出發熱惡寒四肢拘急手足厥四逆湯主之既吐且利小便復利而大汗出下利清穀裏寒外熱脉微欲絶四逆湯主之

吐已下斷汗出而厥四肢不解脉微欲絶通脉四逆加猪膽湯主之方

於通脉四逆湯中加猪膽汁半合即是服之其脉即出無猪膽以羊膽代之

吐利發汗其人脉平而小煩此新虛不勝穀氣故也

陰易病已後勞復第七 論壹 方四首 附方六首

傷寒陰易之爲病身躰重少氣少腹裏急或引陰中拘攣熱上衝胷頭重不欲舉眼中生花痂胞赤膝脛拘急燒褌散主之方

婦人裏褌近隱處燒灰

右壹味水和服方寸匕日叁小便即利陰頭微腫此爲愈

大病已後勞復枳實梔子湯主之方

枳實叁枚，炙　豉壹升，綿裹　梔子拾肆枚，擘

右叁味以酢漿柒升先煎取肆升次內貳味煑取貳升內豉煑五六沸去滓分溫再服若有宿食內大黃如博棊子大五六枚服之愈

傷寒差已後更發熱小柴胡湯主之脉浮者以汗解之脉沈實一作緊者以下解之

大病已後腰以下有水氣牡蠣澤瀉散主之方

牡蠣熬　澤瀉　蜀漆洗　商陸　葶藶熬

海藻洗　栝樓根各等分

右柒味擣爲散飲服方寸匕日叁服小便即利

傷寒解後虛羸少氣氣逆欲吐竹葉石膏湯主之方

竹葉貳把　半夏半升，洗　麥門冬壹升，去心　甘草炙

人參各貳兩　石膏壹斤，碎　粳米半升

右柒味以水壹斗煑取陸升去滓內粳米熟湯成溫服壹升日叁服

大病已後其人喜唾久久不了胷上有寒當溫之宜理中丸

病人脉已解而日暮微煩者以病新差人強與穀脾胃氣尚弱不能消穀故令微煩損穀即愈

雜方附

華佗曰時病差後七日內酒肉五辛油麪生冷醋滑房室皆斷之永差

書生丁季受殺鬼丸方

虎頭骨炙　丹砂　真珠　雄黃　雌黃

鬼臼　曾青　女青　皂莢去皮子，炙　桔梗

蕪荑　白芷　芎藭　白朮　鬼箭削取皮羽

鬼督郵　藜蘆　菖蒲以上各貳兩

右壹拾捌味擣篩蜜和如彈丸大帶之男左女右

劉次卿彈鬼丸方

雄黄　丹砂（各贰两）　石膏（肆两）　乌头　鼠负（各壹两）

右伍味，以正月建除日执厌日亦得，捣为散，白蜡伍两，铜器中火上消之，下药搅令凝，丸如楝实，以赤縠裹壹丸，男左女右肘后带之。

度瘴散方

麻黄（去节）　升麻　附子（炮，去皮）　白术（各壹两）　细辛

乾薑　防己　防风　桂心　乌头（炮，去皮）

蜀椒（汗）　桔梗（各贰分）

右壹拾贰味，捣筛为散，密贮之，山中所在有瘴气之处，旦空腹饮服壹钱匕，覆取汗，病重稍加之。

老君神明白散方

白术　附子（炮，去皮，各贰两）　桔梗　细辛（各壹两）

乌头（炮，去皮，肆两）

右伍味，麤捣筛，绛囊盛带之，所居闾里皆无病。若有得疫者，温酒朝壹方寸匕，覆取汗，得吐即差。或经三四日者，以叁方寸匕内伍升水中，煮令沸，分温三服。

太一流金散方

雄黄（叁两）　雌黄　羖羊角（各贰两）

礬石（壹两，烧令汁尽）　鬼箭（削取皮羽，壹两半）

右伍味，捣筛为散，以细密帛裹之，作叁角绛囊盛壹两，带心前，并挂门閤窗牖上。若逢大疫之年，以朔旦平明时，以青布裹壹刀圭，中庭烧之，有病者亦烧熏之。若遭毒螫者，以唾和涂之。

务成子萤火丸，主辟疾病恶气，百鬼虎狼蛇虺蜂虿诸毒，五兵白刃盗贼凶害。昔冠军将军武威太守刘子南从尹公受得此方，以永平十二年，于北界与虏战败绩，士卒略尽，子南被围，矢下如雨，未至子南马数尺，矢辄堕地，虏以为神人，乃解围而去。子南以方教子及诸兄弟为将者，皆未尝被伤，累世秘之。汉末青牛道士得之，以传安定皇甫隆，隆以传魏武帝，乃稍有人得之，故一名冠军丸，一名武威丸方。

萤火　鬼箭（削取皮羽）　蒺藜（各壹两）　雄黄　雌黄

礬石（烧汁尽，各贰两）　羖羊角　锻灶灰

铁锤柄（入铁处烧焦，各壹两半）

右玖味，捣筛为散，以鸡子黄并丹雄鸡冠壹具和之，如杏仁大，作叁角绛囊盛伍丸，带左臂，若从军，系腰中勿离身，若家挂户上，甚辟盗贼，绝止也。

千金翼方卷第十

千金翼方卷第十一

小兒

養小兒第一 合八十九條 方二十首 灸法二首 論一首

凡兒在胎，一月胚，二月胎，三月有血脉，四月形體成，五月能動，六月諸骨具，七月毛髮生，八月藏腑具，九月穀入胃，十月百神備，則生矣。生後六十日瞳子成，能咳笑應和人；百五十日任脉成，能自反覆；百八十日髖骨成，能獨坐；二百一十日掌骨成，能扶伏；三百日臏骨成，能立；三百六十日膝臏成，能行也。若不能依期者，必有不平之處。

兒初生落地，口中有血，即當去之。不去者，兒若吞之，成痞病死。

治兒生落地不作聲法：取煖水一盆灌浴之，須臾即作聲。

小兒始生即當舉之，舉之遲晚，則令中寒，腹中雷鳴。先浴之，然後乃斷臍。斷臍當令長至足趺，短則中寒，令腹中不調，當下痢。若先斷臍後浴之，則令臍中水，中水則發腹痛。若臍中水及中冷，則腹絞痛，夭糺啼呼，面目青黑，此是中水之過。當灸粉絮以熨之，不時治護。臍至腫者，當隨輕重，重者便灸之，乃可至八九十壯；輕者臍不大腫，但出汁，時時啼呼者，但擣當歸末粉傅之，灸粉絮日日熨之，至百日乃愈，以啼呼止為候。若兒尿清者，冷也，與臍中水同。

凡初生斷兒臍，當令長六寸，臍長則傷肌，臍短則傷藏。不以時斷臍，若臍汁不盡者，即自生寒，令兒風臍也。

裹臍法

椎治帛令柔軟，方四寸，新綿厚半寸，與帛等合之，調其緩急，急則令兒吐哯。兒生二十日乃解視臍，若十許日兒怒啼似衣中有刺者，此或臍燥，還刺其腹，當解之，易衣更裹臍。時當閉戶下帳，然火左右，令帳中溫煖，換衣亦然，仍以溫粉粉之。此謂冬之時寒也。若臍不愈，燒絳帛末作灰粉之。若過一月臍有汁不愈，燒蝦蟆灰治末粉臍中，日三四度。若臍未愈，乳兒太飽，令兒風臍也。

兒新生不可令衣過厚熱，令兒傷皮膚肌肉血脉，發雜瘡及黃。

凡小兒始生，肌膚未成，不可暖衣，暖衣則令筋骨緩弱。宜時見風日，若不見風日，則令肌膚脆軟，便易中傷。皆當以故絮衣之，勿用新綿也。天和暖無風之時，令母將兒於日中嬉戲，數令見風日，則血凝氣剛，肌肉牢密，堪耐風寒，不致疾病。若常藏在幃帳中，重衣溫暖，譬猶陰地之草，不見風日，軟脆不堪當風寒也。

兒生十日始得哺，如棗核大，二十日倍之，五十日如彈丸大，百日如棗大。若乳汁少，不從此法，當用意少少增之。若三十日乃哺者，令兒無疾。兒若早哺之及多者，令兒頭面身體喜生瘡，瘥而復發，亦令兒尪弱難食。

小兒生滿三十日乃當哺之，若早哺之，兒不勝穀氣，令兒病則多肉耗。三十日後雖哺勿多，若不嗜食，勿強與，強與不消，復成疾病。哺乳不進者，腹中皆有痰澼也，當以四物紫丸微下之。節哺乳數日，便自愈也。

小兒寒熱，亦皆當爾，要當下之，然後乃差。

凡乳母乳兒，當先以手極挼散其熱，勿令乳汁奔出，令兒咽輒奪其乳，令得息息已，復乳之，如是十反五反，視兒飢飽節度。知一日之中幾乳而足，以為常。又常捉去宿乳。

兒若臥，乳母當臂枕之，令乳與兒頭平，乃乳之。如此令兒不噎。母欲寐則奪其乳，恐填口鼻，又不知飢飽也。

兒生有胎寒，則當腹痛，痛者偃啼，時時吐哯，或腹中如雞子黃者，按之如水聲便沒，沒已復出。此無所苦，爾宜早服當歸

圓黃耆散即愈。當歸圓方見千金翼方中黃耆散方本闕

凡乳兒不欲大飽，飽則令吐。凡候兒吐者，是乳太飽也，當以空乳乳之即消。夏若不去熱乳，令兒嘔逆；冬若不去寒乳，令兒欬痢。母新房以乳兒，令兒羸瘦，交脛不能行。

母患熱以乳兒，令兒變黃不能食。

母怒以乳兒，令兒喜驚發氣疝，又令兒上氣癲狂。母新吐下以乳兒，令兒虛羸。

母醉以乳兒，令兒身熱腹滿。

凡小兒不能哺乳，當服紫丸下之。

凡浴小兒湯極須令冷熱調和，冷熱失所，令兒驚，亦致五藏疾。

凡兒冬不可久浴，浴久則傷寒；夏不可久浴，浴久則傷熱。

凡兒又不當數浴，背冷則令發癇；若不浴，又令兒毛落。

小兒生輒死，治之法：當候視兒口中懸癰前上腭上有赤胞者，以指擿取決令潰，以少綿拭去，勿令血入咽，入咽殺兒，急急慎之。

凡兒生三十二日一變，六十四日再變，變且蒸，九十六日三變，百二十八日四變，變且蒸，百六十日五變，百九十二日六變，變且蒸，二百二十四日七變，二百五十六日八變，變且蒸，二百八十八日九變，三百二十日十變，變且蒸，積三百二十日小蒸畢後，六十四日大蒸，蒸後六十四日復大蒸，蒸後百二十八日復大蒸，積五百七十六日，大小蒸畢。

凡變者上氣，蒸者體熱。凡蒸平者五日而衰，遠者十日而衰。先變蒸五日，後五日，爲十日之中熱乃除爾。

兒生三十二日一變，二十九日先期而熱，便治之如法，至三十六七日蒸乃畢爾，恐不解了，故重說之。審計變蒸之日，當其時有熱微驚，不得灸刺也，得服藥。及變且蒸之時，不欲驚動，勿令傍多人。兒變蒸時或早或晚，不如法者多。兒變蒸時壯熱不欲食，食輒吐哯，若有寒加之，即寒熱交爭，腹腰夭糺，啼不止，熨之當愈也。

凡小兒身熱，脉亂汗出者，蒸之候也。

兒變蒸時目白者重，赤黑者微，變蒸畢目精明矣。

兒上脣頭小白疱起如死魚目珠子者，蒸候也。初變蒸時有熱者，服黑散發汗，熱不止服紫丸，熱差便止，勿復與丸，自當有餘熱，變蒸盡乃除爾。

兒身壯熱而耳冷，髖亦冷者，即是蒸候，慎勿治之。兒身熱，髖耳亦熱者，病也，乃須治之。

紫圓 治小兒變蒸發熱不解，并挾傷寒溫壯，汗後熱不歇，及腹中有痰澼，哺乳不進，乳則吐哯，食癇，先寒熱方。

代赭石　赤石脂各壹兩　巴豆參拾枚，去皮心，熬　杏仁伍拾枚，去皮尖，熬

右肆味，末之，巴豆、杏仁別擣爲膏，和更擣二千杵，當自相得。若硬，入少蜜同擣，密器中收之。三十日兒服如麻子一圓，與少乳汁令下，食頃後與少乳，勿令多，至日中當小下，熱除。若未全除，明旦更與一丸。百日兒服如小豆一丸，以此準量增減。夏月多熱，喜令發疹，二三十日輒一服佳。此丸無所不治，雖下，不虛人。

黑散 治小兒變蒸中挾時行溫病，或非變蒸時而得時行方。

麻黃去節　杏仁去皮尖，熬，各半兩　大黃壹分

右叁味，擣爲散，一月兒服小豆大一枚，以乳汁和服，抱令得汗，汗出溫粉粉之，勿使見風。百日兒服如棗核，大小量之。

相兒命長短法

兒生枕骨不成者，能言而死。

膝骨不成者，能倨而死。
掌骨不成者，能扶伏而死。
踵骨不成者，能行而死。
髕骨不成者，能立而死。
生身不收者死。
魚口者死。
股間無生肉者死。
頤下破者死。
陰不起者死。
囊下白者死，赤者死。
相法甚博，略述十數條而已
兒初生額上有旋毛者，早貴，妨父母。
兒初生陰大而與身色同者，成人。
兒初生叫聲連延相屬者，壽；聲絕而復揚急者，不壽。
兒初生汗血者，多厄不壽。
兒初生目視不正，數動者，大非佳人。
兒初生自開目者，不成人。
兒初生通身軟弱，如無骨者，不成人。
兒初生髮稀少者，強不聽人。
兒初生臍小者，不壽。
兒初生早坐、早行、早語、早齒生，皆惡性，非佳人。
兒初生頭四破者，不成人。
兒初生頭毛不周匝者，不成人。
啼聲散，不成人。
啼聲深，不成人。
汗不流，不成人。
小便凝如脂膏，不成人。
常摇手足者，不成人。
無此狀候者，皆成人也。
兒初生臍中無血者，好。
卵下縫通達而黑者，壽。
鮮白長大者，壽。

論曰：兒三歲以上、十歲以下，觀其性氣高下，即可知其夭壽大略。兒小時識悟通敏過人者，多夭，則項託、顏回之流是也。小兒骨法成就威儀，迴轉遲舒，稍費人精神雕琢者，壽。其預知人意，迴旋敏速者，亦夭，則楊脩、孔融之流是也。由此觀之，夭壽大略可知也。亦由梅花早發，不覩歲寒；甘菊晚榮，終於年事。是知晚成者，壽之兆也。

凡小兒之癇有三種：有風癇，有驚癇，有食癇。然風癇、驚癇時時有爾，十人之中未有一二是食癇者。凡是先寒後熱發癇者，皆是食癇也。驚癇當按圖灸之，風癇當與豚心湯下之，食癇當下乃愈，紫丸佳。

凡小兒所以得風者，緣衣暖汗出，風因而入也。風癇者，初得之時，先屈指如數，乃發作，此風癇也。驚癇者，起於驚怖，先啼乃發作，此驚癇也。驚癇微者，急持之，勿復更驚之，或自止也。其先不哺乳，吐而變熱，後發癇，此食癇也，早下之則差。四味紫丸逐澼飲最良，去病速而不虛人，赤丸差快，病重者當用之。小兒衣甚寒薄，則腹中乳食不消，其大便皆酢臭，此欲為澼之漸也，便將紫丸以微消之。服法先從少起，常令大便稀，勿使大下也。稀後便漸減之，矢不酢臭乃止藥。驚癇但灸及摩生膏，不可下也。驚癇心氣不定，下之內虛，益令甚爾。驚癇甚者特為難治，故養小兒常當慎驚，勿令聞大聲，抱持之間

當安徐勿令怖也又天雷時須塞其耳但作餘小聲以亂之也

凡小兒微驚者以長血脉但不欲大驚大驚乃灸驚脉

小兒有熱不欲哺乳臥不安又數驚此癇之初也服紫丸便愈不差更服之兒立夏後有病治之慎勿妄灸不欲吐下但以除熱湯浴之除熱散粉之除熱赤膏摩之又膞中以膏塗之令兒在凉處勿禁水漿常以新水飲之兒眠時小驚者一月輙一以紫丸下之減其盛氣令兒不病癇也

小兒氣盛有病但下之必無所損若不時下則將成病固難治矣

凡下四味紫丸最善雖下不損人足以去疾爾若四味紫丸不時下者當以赤丸下之赤丸不下當更倍之若已下而餘熱不盡當按方作龍膽湯稍稍服之并摩赤膏

凡小兒冬月下無所畏夏月下難差然有病者不可不下下後腹中當小脹滿故當節哺乳數日不可妄下又乳哺小兒常令多少有常劑兒漸大當稍稍增之若減少者此腹中已有小不調也便微服藥停哺但與乳甚者十許日微者五六日止哺自當如常若不肯哺而欲乳者此是有癖爲疾重要當下之無不差者不下則致寒熱或反吐而發癇或更致下痢此皆病重不早下之所爲也爲難治但先治其輕時兒不耗損而病速愈

凡小兒屎黄而臭者此腹中有伏熱宜微將服龍膽湯若白而酢者此挾寒不消也當服紫圓微者少與藥令内消甚者小增令小下皆須節乳哺數日令胃氣平和若不節乳哺則病易復復下之則傷其胃氣令腹脹滿再三下之尚可過此傷矣

凡小兒有癖其脉大必發癇此爲食癇下之便愈當候掌中與三指脉不可令起而不時下致於發癇則難治也若早下之此脉終不起也脉在掌中尚可早治若至指則病增也

凡小兒腹中有疾生則身寒熱寒熱則血脉動血脉動則心不定心不定則易驚驚則癇發速也

龍膽湯治小兒出腹血脉盛實寒熱温壯四肢驚掣發熱大吐晛者若已能進哺中食實不消壯熱及變蒸不解中客人鬼氣并諸驚癇方悉主之十歲以下小兒皆服之小兒龍膽湯第一此是出腹嬰兒方若日月長大者以次依此爲例若必知客忤及魅氣者可加人參當歸各如龍膽多少也一百日兒加半分二百日加一分一歲兒加半兩餘藥皆準爾

龍膽　鈎藤　柴胡去苗　黄芩　桔梗

芍藥　茯神　甘草炙各壹分　蜣蜋炙貳枚　大黄壹兩

右壹拾味㕮咀以水貳升煮取五合爲一劑也取之如後節度藥有虚實虚藥宜足數合水也兒生一日至七日分一合爲三服兒生八日至十五日分一合半爲三服兒生十六日至二十日分二合爲三服兒生二十日至三十日分三合爲三服兒生三十日至四十日盡以五合爲三服十歲亦準此皆溏下即止勿復服也

治少小心腹熱除熱丹參赤膏方

丹參　雷丸　芒消　戎鹽　大黄各叁兩

右伍味切以苦酒半升浸四種一宿以成鍊豬脂一斤煎三上三下去滓内芒消膏成以摩心下冬夏可用一方但丹參雷丸

治少小新生肌膚幼弱喜爲風邪所中身體壯熱或中大風手足驚掣五物甘草生摩膏方

甘草炙　防風各壹兩　白术貳拾銖　雷丸貳兩半　桔梗貳拾銖

右伍味切以不中水豬肪壹斤微火煎爲膏去滓取彈丸

大一枚。炙手以摩兒百過。寒者更熱。熱者更寒。小兒無病早起。常以膏摩顖上及手足心。甚辟風寒。

礬石圓 主小兒胎寒偃啼。驚癇臚脹滿。不嗜食。大便青黃。并治大人虛冷。內冷。或有實不可吐下方。

馬齒礬石壹斤燒半日

右壹味。末之。棗膏和圓。大人服如梧子二枚。日三服。小兒減之。以意增損。以腹中溫暖為度。有實亦去。神良。

小兒客忤慎忌法

凡小兒衣裳帛綿中。不得令有頭髮。履中亦然。

凡白衣青帶。青衣白帶者。皆令兒中忤。

諸遠行來。馬汗未解。行人未澡洗及未易衣而見兒者。皆中客忤。見馬及馬上物馬氣皆忌之。

小兒中客之為病。吐下青黃汁。腹中痛。及反倒偃側。似癇狀。但目不上插。少睡。面色變五色。脉弦急。若失時不治。小久則難治。治之法。

以水和豉。擣令熟。丸如雞子大。以轉摩兒顖上及手足心各五遍。又摩心腹臍上下。行轉摩之。食頃。破視其中有細毛。棄圓道中。病愈矣。

若吐不止。灸手心主間使大都隱白三陰交各三壯。

又可用粉丸如豉法。並用唾之。唾之。呪如左。　呪曰。

摩家公。摩家母。摩家兒若客忤。從我始。扁鵲雖良不如善唾良。唾訖棄丸於道中。

又方

取一刀橫著竈上。解兒衣。撥其心腹訖。取刀持向兒呪之唾。輒以刀擬向心腹。曰咈咈。曰煌煌。日出東方。背陰向陽。葛公葛母。不知何公子。來不視。去不顧。過與生人忤梁上。塵天之神。戶下二鬼。所經大刀環犀。對竈君二七唾。客愈兒驚唾咈咈如此二七。咈咈每唾以刀擬之。呪當三遍乃畢。用豉丸一。如上法五六遍訖。取此丸破看其中有毛。棄丸於道中即愈矣。

治小兒卒客忤法

取銅鏡鼻燒令赤。著少許酒中。大兒飲之。小兒不能飲者含哺之。愈。

又方

取馬矢三升。燒令煙絕。以酒三升。煮三沸。去滓。浴兒即愈。

千金湯 主小兒暴驚啼絕死。或有人從外來。邪氣所逐。令兒得病。衆醫不治方。

蜀漆壹分一云蜀椒壹分　左顧牡蠣壹分熬

右貳味。㕮咀。以酢漿水壹升。煮取伍合。一服一合。良。

治小兒新生客忤中惡。發癇發熱。乳哺不消。中風反折。口吐舌并注忤。面青目上插。腹滿癲癇。羸瘦疰及三歲不行。雙丸方

上麝香貳兩　牛黃貳兩　黃連貳兩宣州者　丹砂壹兩　特生礜石壹兩燒

附子壹兩炮去皮　雄黃壹兩　巴豆陸拾枚去皮心熬　桂心壹兩

烏賊魚骨壹兩　赤頭蜈蚣壹兩熬

右壹拾壹味。各異擣篩。別研巴豆如膏。乃內諸藥。煉蜜和擣三千杵。密塞之。勿洩氣。生十日二十日至一月。日服如黍米大二丸。四十日至百日。服如麻子大二丸。一歲以上以意增加。有兒雖小而病重者。增大其丸。不必依此丸。小兒病客忤。率多耐藥。服藥當汗出。若汗不出者。不差也。一日一夜四五服。以汗出為差。凡候兒中人者。為人乳子未了而有子者。亦使兒客忤。口中銜血即月客也。若有此者。當尋服此藥。即兒可全也。口聚唾。腹起熱者。當灸臍中。不

過二七壯，并勤服此藥。若喜失子者，産訖兒墮落地，聲未絕，便即以手指刮舌上，當得所銜血如韭葉者，便以藥二丸如粟米大服之，作七日乃止，無不痊也。若無，亦頭蜈蚣赤足者亦得三枚，皆斷取前兩節，其後分不可用也。

小兒雜治第二 論一首 方五十七首

竹葉湯 主五六歲兒溫壯，腹中急滿，氣息不利，或有微腫，亦主極羸不下飲食，堅痞，手足逆冷方。

竹葉壹升，切　小麥半升　甘草炙　黃芩　栝樓根　澤瀉　知母　人參　茯苓　白朮　大黃各壹兩　生薑壹兩半，切　麥門冬貳兩，去心　桂心貳銖　半夏貳兩，洗　當歸叁兩分

右壹拾陸味，㕮咀，以水柒升，煮麥、竹葉取四升，去滓，內諸藥，煮取一升六合，分四服。

治小兒連壯熱，實滯不去，寒熱往來，微驚方。

大黃　黃芩各壹兩　栝樓根叁分　甘草炙　牡蠣熬　人參各半兩　桂心貳兩　龍骨　凝水石　白石脂各半兩　滑石貳兩，碎　消石半兩

右壹拾貳味，㕮咀，加紫石英半兩，以水四升，煮取一升半，分服三合，一日令盡。

治小兒寒熱欬逆，膈中有澼乳，若吐不欲食方。

乾地黃肆兩　麥門冬半升，去心　五味子半升　大黃壹兩　消石壹兩　蜜半升

右陸味，㕮咀，以水三升，煮取一升，去滓，內消石、蜜，更煮令沸，服二合，日三，胷中當有宿乳一升許出，兒大者服五合。

射干湯 主小兒欬逆，喘息如水雞聲方。

射干貳兩　麻黃貳兩，去節　紫菀壹兩　甘草壹兩，炙　桂心伍寸　半夏伍枚，洗去滑　生薑壹兩，切　大棗肆枚，擘

右捌味，㕮咀，以水柒升，煮取一升半，去滓，內蜜半斤，更煮一沸，飲三合，日三服。

又方

半夏肆兩，洗　桂心貳兩　生薑貳兩，切　紫菀貳兩　細辛貳兩　阿膠貳兩　甘草貳兩，炙　蜜壹合　款冬花貳合

右玖味，㕮咀，以水一斗，煮半夏取六升，去滓，內諸藥，更煮取壹升伍合，伍歲兒飲一升，貳歲兒服六合，量大小加減之。

治小兒欬逆短氣，胷中吸吸，呵出涕唾，欬出臭膿，亦治大人。

燒淡竹瀝，煮二十沸，小兒一服一合，日五服，大人服一，亦日五服，不妨食息乳哺。

杏仁圓 主小兒大人欬逆上氣方。

杏仁三升，去尖皮兩人，熬令黃

右一味，熟擣如膏，蜜一升，爲三分，以一分內杏仁擣，令強，更內一分擣之如膏，又內一分擣，熟止，先食已含之，咽汁，多少自在量之。

治小兒火灼瘡，一身皆有如麻子小豆，戴膿，乍痛乍痒熱方。

甘草生用　芍藥　白斂　黃芩各叁分　黃連　黃蘗各半兩

右六味，擣篩，以白蜜和，塗上，日再，亦可作湯浴之。千金有苦參

治小兒火瘡方

熟煮大豆濃汁，溫浴之，亦令無瘢。

又方

以蜜塗之，日十遍。

苦參湯 主小兒頭面熱瘡方。

苦參捌兩　大黃叁兩　蛇牀子壹升　芍藥叁兩　黃芩貳兩　黃蘗伍兩　黃連叁兩　菝葜壹斤

右捌味切以水叁斗煮取壹斗半。洗之。日三度。大良。千金云浴上下遍身生瘡

又方

大黃　黃芩　黃蘗　澤蘭　礬石

石南略壹兩　戎鹽貳兩　蛇牀子叁合

右捌味切。以水柒升。煮取三升。以絮內湯中洗拭之。日三度。

又方　熬豉令黃。末之。以傅瘡上。不過三度愈。

治二百日小兒頭面瘡起身體大熱方。

黃芩叁分　升麻壹兩　柴胡壹兩去苗　石膏壹兩碎　甘草貳分半炙

大黃叁兩　當歸半兩

右柒味㕮咀。以水四升煮取貳升。分為四服。日三夜一。多煮洗瘡佳。

治小兒身體頭面悉生瘡方

取榆白皮灼令燥下篩。酢和塗綿覆上。蟲出自差。

治小兒手足身體腫方

以小便溫煖漬之良。

又方并治癮㽲

巴豆五拾枚去心皮

右壹味。以水三升煮取一升。以綿內湯中拭病上。隨手滅。神良。

治小兒風瘙癮㽲方

蒴藋壹兩　防風壹兩　羊桃根壹兩　石南壹兩　茵芋壹兩

芫蔚壹兩　礬石壹兩　蒺藜壹兩

右捌味切。以酢漿水壹斗煮取伍升。去滓。內礬石。煎令小沸。溫浴之。千金有秦椒苦參蛇牀枳實升麻為十三味

治小兒丹數十種皆主之搨湯方

大黃壹兩　甘草壹兩炙　當歸壹兩　芎藭壹兩　白芷壹兩

獨活壹兩　黃芩壹兩　芍藥壹兩　升麻壹兩　沈香壹兩

青木香壹兩　芒消叁兩　木蘭皮壹兩

右壹拾叁味切。以水壹斗貳升煮取四升。去滓。內芒消令烊。以綿搵湯中。適寒溫搨之。乾則易。取差止。

治小兒丹發方

生慎火草擣絞取汁。以拭丹上。日十遍。夜三四。

治小兒丹腫方

棗根　升麻　白斂　黃蘗　黃連

大黃　梔子　甘草生用各貳兩　生地黃汁壹升

右玖味切。以水壹斗肆升煮取柒升。去滓。內地黃汁。煎三沸。以故帛兩重內湯中。以搨丹上。小燥即易之。常令溫。

澤蘭湯　主丹胗入腹殺兒方

澤蘭　芎藭　附子炮去皮　莽草　藁本

細辛　茵芋各半兩

右柒味㕮咀。以水叁升煮取壹升半。分四服。服此湯然後作餘湯洗之。

治小兒半身皆紅赤。漸漸長引者方

牛膝　甘草生用

右貳味。細剉。各得伍升。以水貳斗煮取叁伍沸。去滓。和竈下黃土塗之。

治小兒頭髮不生方

取楸葉中心擣絞取汁塗之。生。

治小兒禿瘡無髮苦癢方

野葛壹兩末　豬脂　羊脂略壹兩

右叁味合煎。略盡。令凝。塗之。不過三數傅即愈

治小兒禿瘡方
取雄雞矢陳醬清和洗瘡了。傳之三兩遍差。
治小兒白禿方
取芫花末臘月猪肪脂和如泥。先以灰汁洗拭塗之。日三遍。
治小兒頭瘡方
胡粉壹兩 黃連貳兩
右貳味。擣為末。洗瘡去痂。拭乾傳之即愈。發即如前再傳。
亦治陰瘡。
又方
胡粉貳兩 水銀壹兩 白松脂貳兩 猪肪脂肆兩
右肆味合煎。去滓。内水銀胡粉。攪令和調。塗之。大人亦同。
治小兒頭無髮方
燒鯽魚作末。醬汁和傳之。即生。
治小兒顖開不合方
防風壹兩半 白及半兩 柏子仁半兩
右叁味。擣為散。乳汁和。以塗顖上。日一度。十日知。二十日合。
治小兒臍瘡方
燒甑帶灰傳之。愈。
治小兒鼻塞不通有涕出方
杏仁半兩去皮尖 椒壹分 附子壹分半炮去皮 細辛壹分半
右肆味。切。以酢伍合漬一宿。明旦以猪脂五兩煎之。附子色黃。膏成。去滓。以塗絮導於鼻中。日再。又摩顖上。
治小兒口瘡不能取乳方
大青叁分 黃連貳兩
右貳味。㕮咀。以水貳升。煑取一升二合。一服一合。日再夜一。
又方
取礬石如雞子大。置酢中研。塗兒足下。三七遍。立愈。
治小兒重舌方
取三屠家肉各如指許大。切。摩舌。兒立能乳便啼。
又方
衣魚燒作灰。以傳舌上。
又方
重舌舌強不能收唾者。取鹿角末如大豆許。安舌上。日三即差。
又方
取蛇皮燒灰末。和大酢。以雞毛取之。以掠舌上。日三遍。
治小兒重舌舌生瘡涎出方
以蒲黃傳舌上。不過三度愈。
又方
取田中蜂房燒之。以淳酒和。傳喉咽下。立愈。
治小兒咽痛不得息。若毒氣哽咽及毒攻咽喉方
生薑貳兩切 橘皮壹兩 升麻貳兩 射干貳兩
右肆味。㕮咀。以水陸升。煑取貳升。分為三服。亦治大人。
治小兒喉痺咽腫方
以魚膽二七枚和竈底黃土。以塗咽喉。立差。
雀矢丸 主小兒卒中風口噤不下一物方
取雀矢如麻子大。丸之。飲服即愈。大良。雞矢白亦良。
治小兒數歲不行方
葬家未閉戶時盜取其飯以哺之。不過三日即行。勿令人知之。
治小兒食土方
取肉壹斤
右壹味。以繩繫肉。曳地行數里。勿洗。火炙噉之。不食土矣。
治小兒遺尿方

瞿麥　龍膽　石韋　皂莢炙去皮子　桂心各半兩
人參壹兩　雞腸草壹兩　車前子伍分
右捌味末之鍊蜜和先食服如小豆五圓日三加至六七丸

治小兒羸瘦有蚘蟲方
雚蘆伍兩　黍米泔貳升
右貳味切以內泔中以水三升五合煮取二升五歲兒服五合日三服兒大者服一升

治小兒三蟲方
雷丸　芎藭
右貳味等分為散服一錢匕日三服

治小兒陰瘡膿水出方
煑狼牙汁洗之愈

治小兒氣癩方
土瓜根壹兩　芍藥壹兩　當歸壹兩
右叁味㕮咀以水貳升煑取一升服五合日二服

治小兒狐疝傷損生癩方
桂心叁分　地膚子貳兩半　白朮伍分
右叁味末之鍊蜜和白酒服如小豆七丸日三服亦治大人

又方
芍藥叁分　茯苓叁分　大黃半兩　防葵半兩
半夏壹分洗　桂心壹分　椒壹分汗　乾薑壹分
右捌味末之鍊蜜和如大豆每服一丸日五服可加至三丸千金無乾薑

治小兒核腫壯熱有實方
甘遂叁分　麝香叁銖　大黃　前胡各壹兩
黃芩半兩　甘草半兩炙　青木香叁分　石膏叁分碎
右捌味㕮咀以水柒升煑取壹升玖合服三合日四夜一服

治小兒誤吞針方
吞磁石如棗核大針立下

論曰文王父母有胎教之法此聖人之道未及中庸是以中庸養子十歲以下依禮小學而不得苦精功程必令兒失心驚懼及不得苦行杖罰亦令兒得癲癇此事大可傷怛但不得大散大漫令其志蕩亦不得稱讚聰明尤不得誹毀小兒十一以上得漸加嚴教此養子之大經也不依此法令兒損傷父母之殺兒也不得怨天尤人

眼病第三合一百三十三方　灸法二首　論一首

貝齒散　主目翳覆瞳睛不見物方
上光明朱砂半兩　貝子五枚炭火燒末之　白魚柒枚炙
乾薑半分末
右肆味研之如粉以熟帛三篩為散仰卧遣人以小指爪挑少許付眼中差亦主白膚翳

七寶散　主目翳經年不愈方
琥珀壹分　白真珠壹分　珊瑚壹分　紫貝壹分　馬珂壹分
朱砂貳分　蕤仁半兩　決明子壹分　石膽壹分
右玖味下篩極細付目中如小豆日三大良

礬石散　主目翳及努肉方
礬石上上白者末內如黍米大於翳上及努肉上即令淚出以綿拭之令得惡汁盡日一其病逐惡汁出盡日日漸自薄便差好上上礬石無過絳礬色明淨者慎如療眼當法也

去翳方
貝子拾枚燒末

右壹味，擣篩，取如胡豆，著瞖上。日再，正仰臥。令人傳之，如炊一石米久。乃拭之。息肉者加珍珠如貝子等分。研如粉。

治眼漠漠無所見決明洗眼方

決明子貳拾伍枚千金作壹合　蕤仁　秦皮

黃連宣州者佳各半兩千金作拾捌銖　螢火蟲柒枚

右伍味。以水捌合。微火煎取叁合。冷。以綿注洗目。日叁度。

治五藏客熱上熏一作衝眼外受風寒令眼病不明方

地膚子半兩千金作貳合　柏子仁壹合半　大黃貳兩　決明子伍合

藍子　瓜子仁　蕤仁　茺蔚子　青葙子

蒺藜子各貳合　菟絲子壹合千金作貳合　黃連壹兩半宣州者

細辛伍合千金壹兩陸銖　桂心柒分　螢火壹合千金作陸銖

右壹拾伍味。擣篩。煉蜜和丸如梧子。每服拾伍丸。食後日叁服。

治肝膈上大熱目暗不明方。

升麻　大青　黃蘗各叁兩　射干

生玄參肆兩　薔薇根白皮各肆兩　蜜壹升

右柒味。㕮咀。以水柒升煮取壹升半。去滓。下蜜兩沸。細細含咽之。

治眼暮無所見方

豬肝壹具

右細切。以水壹斗煮取熟。置小口器中。及熱以目臨上。大開勿閉也。冷復溫之。取差為度。

治熱病差後百日內食五辛目暗方

以鯽魚作臛熏之。如前法良。

兔肝散　主失明方

兔肝炙　石膽　貝齒　芒硝

蕤仁　黃連　礬石燒　松葉

螢火　菊花　地膚子　決明子各壹分

右壹十貳味。食後為散。服半錢匕。不知稍稍加。服藥不可廢。若三日停。則與不服等。愈後仍可常服之。

治風痰胷滿眼赤闇方

決明子　竹葉千金貳兩　杏仁去皮尖雙仁熬　防風　黃芩

枳實炙千金作貳兩　澤瀉各叁兩　芍藥　柴胡去苗

梔子仁各肆兩一方無千金作貳兩　細辛　芒硝各貳兩

右壹拾貳味。㕮咀。以水玖升煮取貳升半。去滓。分三服。千金有大黃肆兩升麻貳兩無芒硝防風細辛名瀉肝湯

眼暗方

蔓菁子壹斗

右壹味。淨淘。以水肆斗煮。自旦至午。去汁易水。又煮至晚。去汁易水。又煮至旦。暴乾。以布袋貯之。一度擣三升。以粥汁服三方寸匕。日三服。美酒等任性所便。

補肝湯　主肝氣不足方

甘草炙　黃芩　人參　桂心各貳兩

右肆味。㕮咀。以水陸升煮取貳升。去滓。分叁服。

瀉肝湯　主臟中痰實熱衝眼漠漠闇方

苦竹根捌兩　半夏肆兩洗　乾薑　茯苓　枳實

白朮各叁兩　杏仁去皮尖兩仁　乾地黃各壹兩　細辛　甘草炙各貳兩

右壹拾貳味。㕮咀。以水壹斗貳升煮取貳升柒合。去滓。分叁服。

[illegible]肝湯　主漠漠無所見。或時痛赤。腹有痰飲。令人眼闇方

大黃　白朮各貳兩　甘草炙　芍藥

當歸　茯苓　桂心　人參

黃芩　細辛各壹兩半　生薑叁兩切　半夏肆兩洗

右壹拾貳味。㕮咀。以水壹斗煮取叁升。分肆服。

補肝湯主肝氣不足。兩脅拘急痛。寒熱。目不明。并婦人心痛。乳癰。膝脛熱。消渴。爪甲枯。口面青者方。

甘草炙，叁兩 柏子仁貳兩 防風叁兩 大棗貳拾枚，擘 烏頭貳兩，炮

細辛貳兩 茯苓壹兩 蕤仁壹兩 桂心壹兩

右玖味。㕮咀。以水捌升。煮取三升。分為三服。

蕪菁子主明目病益肌膚方

蕪菁子叁升

右壹味。淘。高著水煮二十沸。出著水盆中淘之。令水清。接取。以別釜煮之。水盡即添。益時嘗看味美。漉出。暴乾。擣篩。酒飲等任意和服三方寸匕。日惟服七合。飽食任性酒服。服無限時。慎生冷百日。身熱瘡出。不久自差。

治青盲方

長尾蛆淨洗。暴乾。作末。內眼中差。

決明圓主眼風虛勞熱。暗運內起方

石決明燒 石膽 光明砂 芒消熬 空青

黃連不用漬 青葙子 決明子以苦酒漬經三日，暴乾 蕤仁

防風 鯉魚膽 細辛

右壹拾貳味。等分。擣篩。石研令極細。以魚膽和圓如梧子。暴乾。研碎。銅器貯之。勿洩。每取黃米粒大內眥中。日一夜一。稍稍加。以知為度。

補肝圓主明目方

地膚子貳合 藍子貳合 蒺藜子貳合 細辛伍合 桂心伍分

車前子貳合 菟絲子貳合 瓜子貳合 螢火蟲伍合 黃連壹兩半

茺蔚子貳合 青葙子貳合 大黃貳兩 決明子伍合

右壹拾肆味。擣篩。鍊蜜和。飲服如梧子十五丸。可加至二十丸。慎熱麪食生冷醋滑油蒜猪雞魚蕎麪黃米。眼暗神方也。

治目赤痛方

雄黃壹銖 細辛壹銖 乾薑壹銖 黃連肆銖

右肆味。細篩。綿裹。以唾濡頭。注藥內大眥。必閉目。目中淚出。須臾自止。勿手近。勿用冷水洗。

又方

雄黃壹分 乾薑壹分 黃連壹分 礬石壹分，燒半日

右肆味。合用之如前方。可加細辛壹分。

治目赤口乾脣裂方

石膏壹斤，碎 生地黃汁壹升 赤蜜壹升 淡竹葉切，伍升

右肆味。以水壹斗二升。煮竹葉取柒升。去滓。澄清。煮石膏取壹升半。去滓。下地黃汁兩沸。下蜜取三升。細細服之。

治赤眼方

取杏仁肆拾玖顆。末之。絹袋裹。飯底蒸之。熱絞取脂。以銅青胡粉各如大豆。乾薑鹽各如半大豆。熟研之。以雞毛沾取。掠眼中眥頭。日二。不過三差。

赤眼方

杏仁脂壹合 鹽綠如棗核大 印成鹽三顆

右叁味。取杏仁脂法。先擣杏仁如脂。布袋盛。蒸熱。絞取脂。置瓷器中。內諸藥。直坐著其中。密蓋二七日。夜卧注目四眥。不過七度差止。

治赤眼不開久遠方

硇砂叁兩

右壹味。以酢漿於器中浸。日中暴之三日。藥著器四畔乾者。取如粟米大。夜著兩眥頭。不過三四度永差。并石鹽石膽等尤佳。

治眼赤運白膜瞖方

麻燭一尺，薄批猪脂褁使匝，然燭，以銅器承取脂，內蕤仁叁拾枚研，胡粉少許，合和令熟，夜內兩眥中。

又方　枸杞汁洗目日五度良，煑用亦得。

治赤眼方

石膽　蕤仁　鹽緑　細辛各壹兩　生驢脂壹合

右伍味爲末，以乳汁和，夜點兩眥。

治眯目不明方

推羊鹿筋擘之，如披筋法，內筋口中熟嚼，擘眼內著瞳子瞼上，以手當瞼上輕挼之，若有眯著，二七過挼便出之，視眯當著筋出來即止，未出者復爲之。此法常以平旦日未出時爲之，以差爲度。出訖，當以好蜜注四眥頭，鯉魚膽亦佳。若數挼目痛，可間日挼之。

鼻病第四 論一首　方八首

治鼻不利香膏方

當歸　薰草一方用木香　通草　細辛　蕤仁各叁分　芎藭　白芷各半兩　羊髓肆兩

右捌味切，合煎，微火上三上三下，以白芷色黃膏成，去滓，取如小豆大，內鼻中，日三。大熱鼻中赤爛者，以黃芩、梔子代當歸、細辛。

治鼻中窒塞香膏方

白芷　芎藭各半兩　通草壹兩六分　當歸　細辛　薰草各三分，千金作莽草　辛夷仁伍分

右柒味切，以苦酒漬一宿，以不中水猪肪一升，煎三上三下，以白芷色黃膏成，去滓，綿褁取棗核大，內鼻中，日三。一方加桂心十八銖。

治鼻齆方

通草壹分　細辛壹分　附子壹分，去皮，炮

右叁味下篩，蜜和，綿褁內鼻中，良。

治鼻中息肉通草散方

通草半兩　礬石壹兩，燒　真珠壹銖

右叁味下篩，褁綿如棗核，取藥如小豆，內綿頭，入鼻中，日三度。一方有桂心、細辛各壹兩。

治齆鼻鼻中息肉不得息方

礬石燒　藜蘆各半兩　瓜蔕貳柒枚　附子半兩，炮

右肆味，各擣下篩，合和，以小竹管取藥如小豆大，內鼻孔中吹之，以綿絮塞鼻中，日再，以愈爲度。一方加葶藶半兩。

治鼻中息肉塞鼻不得喘息方

取細辛，以口濕之，匝頭內鼻中，傍內四畔，多著，日十易之。滿二十日外，以葶藶子壹兩、松蘿半兩，二味擣篩，以綿褁薄如棗核大，內鼻中，日五六易之。滿二十日外，以吴白礬上上者貳兩，內瓦杯裏，相合令密，置窑中燒之，待瓦熟取擣篩，以面脂和如棗核大，內鼻中，日五六易，盡更和，不得頻和，二十日外乃差。慎行作勞及熱食并蒜麪百日。

治齆鼻有息肉不聞香臭方

瓜蔕　細辛各半兩

右貳味爲散，絮褁豆大，塞鼻中，須臾即通。

羊肺散　主鼻中息肉梁起方

羊肺一具，乾之　白朮肆兩　蓯蓉貳兩　通草貳兩　乾薑貳兩　芎藭貳兩

右陸味爲散，食後以粥汁服伍分匕，日貳服，加至方寸匕。

論曰：凡人往往有鼻中肉塞，眠食皆不快利，得鼻中出息而

俗方亦衆而用之皆無成效，惟見本草云雄黄主鼻中息肉，此言不虛，但時人不知用雄黄之法。醫者生用，故致困斃。曾有一人患鼻不得喘息，余以成鍊雄黄，日內一大棗許大，過十日，肉塞自出，當時即得喘息，更不重發。其鍊雄黄法在仙丹方中具有之，宜尋求也，斯有神驗。

口病第五（論二首　方十七首）

凡口瘡忌食鹹膩及熱麪、乾棗等，宜純食甜粥，勿食鹽菜，三日即差。

凡口中面上生息肉轉大，以刀決潰去膿愈。

治積年口瘡不差，薔薇湯方

薔薇根（壹升）

右壹味，以水柒升，煮取三升，去滓，含之，久久極即吐之，定更含，少少入咽亦佳，夜未睡已前亦含之，三日不差更令含之，差爲度。驗秘不傳也。

治口中瘡，身體有熱氣痱瘰，薔薇丸方

薔薇根（壹兩）　黄芩（壹兩）　鼠李根（壹兩）　當歸（壹兩）

葛根（壹兩）　白歛（壹兩）　栝樓根（貳兩）　石龍芮（壹兩）

黄蘗（壹兩）　黄耆（壹兩）　芍藥（壹兩）　續斷（壹兩）

黄連（壹兩）

右壹拾叁味，末之，鍊蜜和服如梧子拾圓，日三服。（千金無黄連）

治熱病口爛，咽喉生瘡，水漿不得入，膏方

當歸（壹兩）　射干（壹兩）　升麻（壹兩）　附子（半兩，炮，去皮）　白蜜（肆兩）

右伍味，切，以猪膏肆兩先煎之，令成膏，下著地，勿令大熱，内諸藥，微火煎，令附子色黄，藥成，絞去滓，内蜜，復火上令相得，盛器中令凝，取如杏子大含之，日四五，輒咽之差。

治口中瘡，咽喉塞不利，口燥膏方

猪膏（壹斤）　白蜜（壹斤）　黄連（壹兩，切）

右叁味，合煎，去滓，令相得，含如半棗，日四五，夜二。

治口吻生白瘡，名曰鷰口方

取新炊甑下飯，訖以口兩吻銜甑唇，乘熱柱兩口吻二七下，差。

口傍惡瘡方

亂髮（灰）　故絮（灰）　黄連（末）　乾薑（末，各等分）

右肆味，合和爲散，以粉瘡上，不過三度。

治口臭方

濃煮細辛，含汁，久乃吐却，三日當愈。

又方

井華水三升，漱口，吐厠中。

又方

橘皮（伍分）　木蘭皮（壹兩）　桂心（叁分）　大棗（四十枚，去核，蒸之，去皮）

右肆味，末之，以棗肉丸如梧子，服貳拾圓，日貳服，稍稍至三十丸。（一方有芎藭十八銖）

又方

桂心　甘草（炙，等分）

右貳味，細末，三指撮，酒服，二十日香。

又方

蜀椒（汗）　桂心（各壹兩）

右貳味，服如前方。

治口乾方

猪脂若羊脂如雞子大，擘之，苦酒半升中漬一宿，絞取汁含之。

又方

石膏（五合，碎）　蜜（貳升）

右貳味，以水叁升煑石膏，取貳升，內蜜煑，取壹升，去滓，含如棗核大，咽汁盡即含之。

又方　含一片梨即愈。夜睡當時即定。

又方

羊脂雞子大　酒半升　大棗柒枚

右叁味，合漬七日，取棗食之，差。

又方　禁夜勿食酸食及熱麪。

治口卒噤不開方

擣附子末，內管中，開口吹口中，良。

脣病第六方四首

緊脣方

以亂髮、蜂房及六畜毛燒作末，傅脣上。猪脂和，亦佳。

又方

緊卷故青布燒，令然，斧上柱，取斧上熱汁塗之。并治瀋脣。

治脣黑腫痛痒不可忍方

取四文大錢，於磨石上以臘月猪脂磨取汁，塗之，不過數遍即愈。

又方　以竹弓彈之，出其惡血，立差。

齒病第七方二十七首

含漱湯主齒痛方

獨活叁兩　黃芩叁兩　芎藭叁兩　當歸叁兩

細辛　蓽撥各壹兩　丁香壹兩

右柒味，㕮咀，水五升，煑取貳升半，含漱之。食頃乃吐，更含之。一方有甘草貳兩

又方　含白馬尿，隨左右含之，不過三口差。

治裂齒痛方

腐棘針二百枚

右壹味，以水貳升，煑取一升，含漱之。日四五，差止。

又方　取死曲蟮末，傅痛處即止。

治齒痛方

夜向北斗，手拓地灸指頭地，呪曰：蝎蟲所作，斷木求風蟲所作，灸便休，疼痛疼痛，北斗收，即差。

又方

人定後向北斗呪曰：北斗七星，三台尚書，某甲患斷，若是風斷，閉門户；若是蟲斷，盡收取。急急如律令。再拜，三夜作。

治牙疼方

蒼耳子伍升

右壹味，以水壹斗，煑取伍升，熱含之。疼則吐，吐復含，不過二劑愈。無子，莖葉皆得用之。

又方

莽草伍兩

右壹味，切，以水壹斗，煑取伍升，含漱之，一日令盡。

又方　內藜蘆末於牙孔中，勿咽汁，神良。

又方　取門上桃橛燒取瀝汁，少少內孔中，以蠟固之。

針牙疼方

隨左右邊疼，手大指次指掌間入一寸，得氣絕補三十九息。

灸牙疼方

取桑東南引枝長一尺餘，大如匙柄，齊兩頭，口中柱著痛牙上，以三姓火灸之。呪曰：南方赤帝子，教我治蟲齒，三姓灸桑條，條斷蝎蟲死。急急如律令。大效。

治蟲食齒疼痛方

閉氣細書曰：南方赤頭蟲飛來入某姓名裂齒裏，今得蝎

蟲孔安置耐居止急急如律令。小戕紙內著屋柱北邊蝎
蟲孔中取水一盃禹步如禁法還誦上文以水沃孔以淨
黃土泥之勿令洩氣永愈。

治蟲食齒根肉黑方

燒腐棘取瀝塗之十遍雄黃末傅即愈若齒黑者。以松木
灰揩之細末雄黃塗齗百日日再塗之七日慎油豬肉神效

治齒蟲方

以櫓一枚令病人存坐橫櫓於膝上引兩手尋使極住手
伸中指灸中指頭櫓上三壯兩頭一時下火病人口誦呪
曰嚙牙蟲名字鶻莫嚙牙莫嚙骨灸人亦念之

齒根腫方

松葉壹握　鹽壹大合　好酒叁升

右叁味煎取一升含之

齒根動痛方

生地黃叁兩　獨活叁兩

右貳味切。以酒漬一宿含之

又方

常以白鹽末封齒齗上。日三夜二。

又方

扣齒三百下日一夜二。即終身不發至老不病齒

治齒牙根搖欲落方

生地黃大者一寸。綿裹著牙上。嚼咽汁。汁盡去之。日三
即愈。可十日含之。更不發也。

治齒根空腫痛困弊無聊賴方。

獨活肆兩　酒叁升

右貳味於器中漬之。塘火煨之。令熳。稍稍沸。得半去滓。熱
含之。不過四五度。

又方

取地黃如指大長一寸。火炙令大熱著木椎之。以綿裹著
齒上嚼之。咽汁盡。即三易差止

又方

燒松柏槐枝令熱。柱病齒孔。須臾蟲緣枝出。

治牙齗疼痛方

杏仁壹百枚去皮尖兩仁者　鹽末方寸匕

右貳味以水壹升煑令沫出。含之。味盡吐却更含。不過再
三。差

治牙車急口眼相引舌不轉方

牡蠣熬　伏龍肝　附子炮去皮　礬石燒

右肆味等分末之。以白酒和為泥傅其上。乾則塗之。取差止

治齒齲方

切白馬懸蹄可孔塞之。不過三度。

治齒血出不止方。

刮生竹茹貳兩。醋漬之。令其人解衣坐乃別令一人含噀
其背上三過。幷取竹茹濃煑取汁。勿與鹽適寒溫含漱之。
終日為度。

治失欠頰車脫臼開張不合方

以一人捉頭著兩手指牽其頤。以漸推之。令復入口中。安
竹筒如指許大。不爾嚙傷人指。

舌病方。

治舌卒腫如吹胞。滿口溢出。氣息不得通。須臾不治殺人方。
急以指刮破潰去汁。即愈。亦可以鈹刀於前決破之。千金云兩邊破之

又方

以苦酒壹升。煑半夏一十枚。令得八合。稍稍含漱吐之。半
夏戟人咽。須熟洗去滑盡用之。勿咽汁也。加生薑一兩佳

治舌上黑有數孔出血如涌泉此心藏病也方

戎鹽伍兩 黃芩伍兩 黃蘗伍兩 大黃伍兩 人參貳兩
桂心貳兩 甘草壹兩，炙

右柒味，末之，鍊蜜和圓。飲服拾圓如梧子，日三服。仍燒鐵烙之。

治舌卒腫起如吹胞狀，滿口塞喉，氣息欲不復，須臾不治殺人治之方。

以刀鋒決兩邊第一大脉出血，勿使刺著舌下中央脉，血出不止殺人。血出數升，以燒鐵令赤，熨瘡數過，以絕血也。

又方

含甘草汁佳。

喉病第九 方一十四首

治喉卒腫不下食方

韭一把，擣熬傅之，冷即易之，佳。

又方

含荊瀝，稍稍咽之。

又方

含上好酢，口舌瘡亦佳。

治喉痺燕噎不得方

半夏

右壹味，細破如棊子拾肆枚，雞子一枚，扣其頭如栗大，出却黃白，內半夏於中，內酢令滿，極微火上煎之，取半，小冷飲之即愈。

喉痺方

取附子壹枚，去皮，蜜塗火炙，令乾，復塗蜜炙，須臾含之，咽汁愈。

又方

含蜀升麻壹片，立愈。

治喉痺方

以繩纏手大指，刺出血一大豆以上，差。小指亦佳。

治馬喉痺方

燒馬蘭根灰，一方寸匕，燒桑枝瀝汁和服。

治咽痛不得息，若毒氣哽咽，毒攻咽喉方

桂心半兩 杏仁壹兩，去尖皮，熬之

右貳味為散，以綿裹如棗大，含咽其汁。

又方

刺小指爪文中出血，即差，左右刺出血，神秘，立愈。

治尸咽語聲不出方

酒壹升 乾薑拾兩，末之 酥壹升

右叁味，酒二合，酥一匙，薑末一匕，和服之，日三，食後服之。亦治肺病。

治尸咽，咽中痒痛，吐之不出，咽之不入，如中蠱毒方

含生薑五十日，差。

治咽中腫垂肉不得食方

先以竹筒內口中，熱燒鐵從竹中柱之，不過數度，愈。

治懸癰垂下暴腫長方

乾薑 半夏等分，末，少少著舌本。半夏洗之，如法用。

又方

鹽末，筯頭張口柱之，日五，自縮。

噎病第十 方二首

酥 蜜 生薑汁合一升，微火煎二沸，每服兩棗許，內酒中溫服。

又方

以手巾布裹舂杵頭糠拭齒

耳病第十一 方二十四首

治耳聾方

生地黃極麄大者，長壹寸半 杏仁柒枚，燒令黑 印成鹽兩顆
巴豆柒枚，去皮，熬令紫色 頭髮雞子大，炙之

右伍味，擣作末，以髮薄裹，內耳中，一日一夜。若少損即卻之，直以髮塞耳，耳中黃水及膿出，漸漸有效，不得更著。若未損，一宿後更內，一日一夜，還去藥，一依前法。

治勞聾、氣聾、風聾、虛聾、毒聾，如此久聾耳中作聲，補腎治五聾方

山茱萸貳兩　乾薑　巴戟天　芍藥

澤瀉　桂心　菟絲子　黃耆

乾地黃　遠志去心　蛇牀子　茯苓

石斛　當歸　細辛　蓯蓉

牡丹皮　人參　甘草炙　附子炮去皮，各貳兩

防風壹兩半　昌蒲壹兩　羊腎貳枚

右貳拾叁味，擣篩，鍊蜜和爲圓如梧子大。服十五丸，日三，加至三十四十丸。

又方

草麻伍分　杏仁壹兩，去尖皮　桃仁肆分，去皮尖　巴豆仁壹分，去心皮，熬

石鹽叁分　附子半兩，炮　昌蒲壹兩　磁石壹兩

薰陸香壹分　松脂貳兩半　蠟貳兩　通草半兩

右壹拾貳味，先擣諸石等令細，別擣諸物等，加松脂及蠟，合擣數千杵，令可丸乃止。取如棗核大，綿裹塞耳，一日四五度，出之轉捻，不過三四度，日一易之。

又湯方

磁石肆兩　牡荊子貳兩，一云牡蠣　石昌蒲叁兩

山茱萸貳兩　芎藭貳兩　茯神貳兩　白芷貳兩

枳實貳兩，炙　地骨皮叁兩　天門冬叁兩，去心　甘草叁兩，炙

橘皮貳兩　生薑貳兩，切　竹瀝貳升

右壹拾肆味，㕮咀，以水捌升，煮取減半，下竹瀝，煮取貳升半，分爲三服，五日服一劑，三劑後著散。

又散方

石昌蒲貳兩　山茱萸貳兩　磁石肆兩　土瓜根貳兩

白斂貳兩　牡丹皮貳兩　牛膝貳兩

右柒味，擣篩爲散，綿裹塞耳，日一易，仍服大三五七散一劑。

又方

硫黃　雌黃一云雄黃

右貳味等分，末之，綿裹塞耳，數日聞聲。

又方　以童子尿灌耳中三四度，差。

赤膏主耳聾齒痛方

丹參伍兩　蜀椒貳升　大黃壹兩　白朮壹兩

大附子拾枚，炮去皮　細辛壹兩　乾薑貳兩　巴豆拾枚，去皮

桂心肆寸　芎藭壹兩

右壹拾味，切，以淳苦酒漬一宿，内成煎豬膏三斤，著火上煎，三上三下，藥成去滓，可服可摩。耳聾者，綿裹膏内耳中；齒冷痛，著齒間；諸痛皆摩；若腹中有病，以酒和服如棗許；大咽喉痛，吞如棗核一枚。

治二十年聾方

成煎雞肪伍兩　桂心　野葛各半兩

右叁味，切，膏中銅器内，微火煎三沸，去滓，密貯勿泄，以葦筒盛如棗核大，火炙令少熱，仰傾耳灌之。如此十日，耵聹自出，大如指長一寸。久聾不過三十日，以髮裹膏深塞，勿使泄氣，五日乃出之。

又方　以器盛石鹽，飯底蒸，令消，以灌耳中，驗。

治亭耳出膿汁方

礬石叁兩，燒　龍骨壹兩　黃連壹兩　烏賊魚骨壹兩

右肆味，下篩，取如棗核大，綿裹塞耳，日三易。一方用赤石脂，無龍骨

治底耳方

礬石燒之　石鹽末之

右貳味，先以紙繩絍之。展却汁令乾，以鹽末粉耳中令通，次下礬石末粉上，須臾卧，勿起，日再。

治耳疼痛方

附子炮去皮　菖蒲

右貳味，等分，裹塞之。

治蟲入耳方

末蜀椒一撮，内半升酢中，灌之，行二十步，蟲出差。

治白蟲入耳方。

擣韭汁灌之耳中，立出。

又方　灌葱涕，須臾蟲出差。

又方　以木葉裹鹽炙令熱，以掩耳，冷即易之，出。

又方　薑汁滴耳中。　又灌牛乳良。　又桃葉塞耳。

治蚰蜒入耳方

牛乳灌之，蚰蜒自出。若入腹者，空腹服酢酪一升，不出更服。仍以和麪燒餅，乘熱坐上，須臾出。

又方　以油灌之。

又方　灌驢乳於耳中，即變成水。入腹，飲之即差。

又方　桃葉汁灌之。

又方　打銅椀於耳邊。

又方　炒胡麻，以布袋盛枕頭。

千金翼方卷第十一

千金翼方卷第十二

養性

養性禁忌第一

論曰張湛稱養性繕寫經方在於代者甚衆嵇叔夜論之最精然辭旨遠不會近余之所言在其義與事歸實錄以貽後代不違情性之歡而俯仰可從不棄耳目之好而顧眄可行使旨約而贍廣業少而功多所謂易則易知簡則易從故其大要一曰嗇神二曰愛氣三曰養形四曰導引五曰言論六曰飲食七曰房室八曰反俗九曰醫藥十曰禁忌過此已往未之或知也

列子曰一體之盈虛消息皆通於天地應於物類故陰氣壯則夢涉大水而恐懼陽氣壯則夢涉大火而燔焫陰陽俱壯則夢生殺甚飽則夢與甚飢則夢取是以浮虛爲疾者則夢揚沈實爲疾者則夢溺藉帶而寢者則夢蛇飛鳥銜髮者則夢飛心躁者夢火將病者夢飲酒歌舞將衰者夢哭是以和之於始治之於終靜神滅想此養生之道備也

彭祖曰每施寫訖輒導引以補其虛不爾血脉髓腦日損犯之者生疾病俗人不知補寫之義故也飲酒吐逆勞作汗出以當風臥濕飽食大呼疾走舉重走馬引強語笑無度思慮太深皆損年壽是以爲道者務思和理焉口目亂心聖人所以閉之名利敗身聖人所以去之故天老曰丈夫處其厚不處其薄當去禮去聖守愚以自養斯乃德之源也

彭祖曰上士別牀中士異被服藥百裹不如獨臥色使目盲聲使耳聾味使口爽苟能節宣其宜適抑揚其通塞者可以增壽一日之忌者暮無飽食一月之忌者暮無大醉一歲之忌者暮須遠內終身之忌者暮常護氣夜飽損一日之壽夜醉損一月之壽一接損一歲之壽慎之清旦初以左右手摩交耳從頭上挽兩耳又引髮則面氣通流如此者令人頭不白耳不聾又摩掌令熱以摩面從上向下二七過去皯氣令人面有光又令人勝風寒時氣寒熱頭痛百疾皆除真人曰欲求長生壽考服諸神藥者當須先斷房室肅齋沐浴熏香不得至喪孝家及產乳處慎之慎之古之學道者所以山居者良以此也

老子曰人欲求道勿起五逆六不祥凶大小便向西一逆向北二逆向日三逆向月四逆仰視日月星辰五逆夜半裸形一不祥旦起瞋心二不祥向竈罵詈三不祥以足內火四不祥夫妻晝合五不祥盜師父物六不祥旦起常言善事天與之福勿言奈何及禍事名請禍慎勿牀上仰臥大凶臥伏地大凶飽食伏地大凶以匙筯擊盤大凶大勞行房室露臥發癲病醉勿食熱食畢摩腹能除百病熱食傷骨冷食傷肺熱無灼脣冷無冰齒食畢行步踟躕則長生食勿大言大飽血脉閉臥欲得數轉側冬溫夏涼慎勿冒之大醉神散越大樂氣飛揚大愁氣不通久坐傷筋久立傷骨凡欲坐先解脫右靴履大吉用精令人氣乏多睡令人目盲多唾令人心煩貪美食令人泄痢沐浴無常不吉沐與浴同日凶夫妻同日沐浴凶說夢者凶

凡日月蝕救之吉活千人除殃活萬人與天地同功日月薄蝕大風大雨虹蜺地動雷電霹靂大寒大霧四時節變不可交合陰陽慎之

凡夏至後丙丁日冬至後庚辛日皆不可合陰陽大凶

凡大月十七日小月十六日此名毀敗日不可交會犯之傷血脉

凡月二日、三日、五日、九日、二十日。此生日也。交會令人無疾。凡新沐、遠行及疲、飽食、醉酒、大喜、大悲、男女熱病未差、女子月血、新產者。皆不可合陰陽。熱疾新差交者死。

老子曰。凡人生多疾病者是風日之子。生而早死者是晦日之子。在胎而傷者是朔日之子。生而母子俱死者是雷霆霹靂日之子。能行步有知而死者是下旬之子。兵血死者是月水盡之子。又是月蝕之子。雖胎不成者是弦望之子。命不長者是大醉之子。不癡必狂者是大勞之子。生而不成者是平曉之子。意多恐悸者是日出之子。好為盜賊貪慾者是禺中之子。性行不良者是日中之子。命能不全者是日昳之子。好詐反妄者是晡時之子。不盲必聾者是人定之子。天地閉氣不通其子死。夜半合陰陽生子上壽賢明。夜半後合會生子中壽聰明智惠。雞鳴合會生子下壽。尅父母。此乃天地之常理也。

天老曰。人禀五常形貌。而尊卑貴賤不等。皆由父母合會禀氣壽也。得合八星陰陽。各得其時者上也。即富貴之極。得合八星陰陽不得其時者中也。得中宮不合八星陰陽。得其時者下也。得下宮。不合此宿。不得其時者。則為凡人矣。合宿交會者非惟生子富貴。亦利身大吉。八星者。室參井鬼柳張房心。一云九宿也。是月宿所在此星。可以合陰陽。

老子曰。人生大限百年。節護者可至千歲。如膏用小炷之與大炷。衆人大言而我小語。衆人多繁而我小記。衆人悖暴而我不怒。不以不事累意。不臨時俗之儀。淡然無為。神氣自滿。以此為不死之藥。天下莫我知也。勿謂闇昧。神見我形。勿謂小語。鬼聞我聲。犯禁滿千。地收人形。人為陽善。人自報之。人為陰善。鬼神報之。人為陽惡。人自治之。人為陰惡。鬼神治之。故天不欺人示之以影。地不欺人示之以響。人生天地氣中。動作喘息皆應於天。為善為惡。天皆鑒之。人有修善積德而遭凶禍者。先世之餘殃也。為惡犯禁而遇吉祥者。先世之餘福也。故善人行不擇日。至凶中得凶中之吉。入惡中得惡中之善。惡人行動擇時日。至吉中反得吉中之凶。入善中反得善中之惡。此皆自然之符也。

老子曰。謝天地父母法。常以辰巳日黃昏時天晴日淨。掃宅中甲壬丙庚之地。燒香北向稽首三過。口勿語。但心中言耳。舉家皆利。謝嘿云。曾孫某乙數負黃天之氣。豢上帝之始。願合家男女大小前後所犯罪過。請為削除凶惡。在後進善人某家大小身神安生。氣還常。以此道大吉利。除禍殃。

老子曰。正月朔曉亦可於廷中向寅地再拜。呪曰。洪華。洪華。受大道之恩。太清玄門。願還某去歲之年。男女皆三過自呪。常行此道。可以延年。

論曰。神仙之道難致。養性之術易崇。故善攝生者常須慎於忌諱。勤於服食。則百年之內不懼於夭傷也。所以具錄服餌方法。以遺後嗣云。

養性服餌第二　方叁拾柒首

茯苓酥主除萬病久服延年方

取山之陽茯苓。其味甘美。山之陰茯苓。其味苦惡。揀得之勿去皮。去皮刀薄切。暴乾蒸令氣溜。以湯淋之。其色赤味苦。淋之不已。候汁味甜便止。暴乾擣篩。得茯苓三斗。取好酒大斗一石。蜜一斗。和茯苓末令相得。內壹石伍斗瓮中。熟攪之百遍。密封之。勿令洩氣。冬月五十日。夏月二十一日。酥浮於酒上。接取酥。其味甘美如天甘露。可作餅大如手掌。空屋中陰乾。其色赤如棗。飢食一餅。終日不飢。此仙人度荒世藥取酒封閉以下藥名茯苓酥。

杏人酥主萬病除諸風虛勞冷方

取家杏仁其味甜香特忌用山杏仁山杏仁慎勿用大毒害人也。

家杏仁壹石 去尖皮兩人者揀完全者若微有缺壞一顆不得用微火炒擣作細末取美酒兩石研杏仁取汁壹石五斗

右一味以蜜壹斗拌杏仁汁煎極令濃與乳相似內兩碩甕中攪之密封泥勿令洩氣與上茯苓酥同法三十日看之酒上出酥也接取酥內瓷器中封之取酥下酒別封之團其藥如梨大置空屋中作閣安之皆如飴餔狀甚美服之令人斷穀。

地黃酒酥令人髮白更黑齒落更生髓腦滿實還年却老走及奔馬久服有子方。

麄肥地黃拾石切擣取汁叁石 麻子壹石擣作末以地黃汁研取汁貳石柒斗 杏仁壹石去皮尖兩仁者擣作末以麻子汁研取汁貳石伍斗 麴末叁斗

右四味以地黃等汁浸麴七日候沸以米叁石分作叁分投下饙一度以藥汁伍斗和饙釀酒如家醞酒法三日一投九日三投熟訖密封三七日酥在酒上其酥色如金以物接取可得大升玖升酥然後下篘取酒封之其糟令服藥人食之令人肥悅百病除愈食糟盡乃服藥酒及酥一服酒壹升壹匙酥溫酒和服之惟得喫白飯蕪菁忌生冷酢滑豬雞魚蒜其地黃滓暴使乾更以酒叁升和地黃滓擣之暴乾作餅服之。

造草酥方

杏仁壹斗 去皮尖兩人者以水一斗研絞取汁 麄肥地黃拾斤 熟擣絞取汁壹斗 麻子壹斗 末之以水壹斗研絞取汁

右三味汁凡叁斗著麴壹斤米叁斗釀如常酒味是正熟出以瓮盛之即酥凝在上每服取熱酒和之令酥消盡服之彌佳。

眞人服杏子丹玄隱士學道斷穀以當米粮方

上粳米叁斗 淨淘沙炊作飯乾暴礲紗篩下之 杏仁叁斗 去尖皮兩仁者暴乾擣以水伍升研之絞取汁味盡止

右二味先煎杏仁汁令如稀麪糊置銅器中內粳米粉如稀粥以煻火煎自旦至夕攪勿停手候其中水氣盡則出之陰乾紙貯欲用以暖湯貳升內藥如雞子大置於湯中停一炊久乃食任意取足服之。

服天門冬丸方

凡天門冬苗作蔓有鉤刺者是採得當以酢漿水煮之濕去心皮暴乾擣篩以水蜜中半和之仍更暴乾又擣末水蜜中半和之更暴乾每取一丸含之有津液輒咽之常含勿絕行亦含之久久自可絕穀禁一切食惟得喫大麥。

服黃精方

凡採黃精須去苗下節去皮取一節隔二日增一節十日服四節二十日服八節空腹服之服訖不得漱口百日以上節食二百日病除二年四體調和忌食酒肉五辛酥油得食粳米糜粥淡食除此之外一物不得入口山居無人之地法服時臥食勿坐食坐服即入頭令人頭痛服訖經一食頃乃起即無所畏。

凡服烏麻忌棗栗胡桃得食淡麪餘悉忌行道持誦作勞遠行端坐三百日一切病除七日内宜數見穢惡於後即不畏損人矣。

服蕪菁子主百疾方。

蕪菁子壹斗肆升 薤白拾兩

右二味煮蕪菁子暴乾擣篩切薤白和蒸半日下擣一千

一百三十枚，捻作餅，重八兩。欲絶穀，先食乃服，三日後食三餅，以爲常式，盡更合，食勿使絶也。

華佗雲母圓子三人九方

雲母粉 石鍾乳鍊 白石英 肉蓯蓉 石膏
天門冬去心 人參 續斷 菖蒲 菌桂
澤瀉 秦艽 紫芝 五加皮 鹿茸
地膚子 署預 石斛 杜仲炙 桑上寄生
細辛 乾地黃 荊花 柏葉 赤箭
酸棗仁 五味子 牛膝 菊花 遠志去心
萆解 茜根 巴戟天 赤石脂 地黃花
枸杞 桑螵蛸 菴䕡子 茯苓 天雄炮，去皮
山茱萸 白朮 菟絲子 松實 黃耆
麥門冬去心 柏子仁 薺子 冬瓜子 蛇牀子
決明子 菥蓂子 車前子

右伍拾叁味，皆用真新好者，並等分，隨人多少，擣下細篩，鍊白蜜和爲丸如梧子。先食服十丸，可至二十丸，日三。藥無所忌，當勤相續，不得廢闕。百日滿愈疾，久服延年益壽，身體輕强，耳目聰明，流通榮衛，補養五藏，調和六腑，顏色充壯，不知衰老。茜根當洗去土，陰乾。地黃、荊花至時多採暴乾，欲用時相接取二石許乃佳也。吾嘗服壹兩劑，大得力，皆家貧不濟乃止。又時無藥，足闕十五味，仍得服之。此藥大有氣力，常須預求使足，服而勿闕。又香美易服，不比諸藥。

周白水侯散主心虛勞損，令人身輕目明，服之八十日，百骨間寒熱除，百日外無所苦，氣力日益，老人宜常服之，大驗方。

遠志伍分，去心 白朮柒分 桂心壹兩 人參叁分 乾薑壹兩
續斷伍分 杜仲伍分，炙 椒汗半兩 天雄叁分，炮 茯苓壹兩
蛇牀人叁分 附子叁分，炮，去皮 防風伍分 乾地黃伍分 石斛叁分
肉蓯蓉叁分 栝樓根叁分 牡蠣叁分，熬 石韋叁分，去毛 鍾乳壹兩，鍊
赤石脂壹兩 桔梗壹兩 細辛壹兩 牛膝叁分

右貳拾肆味，擣篩爲散，酒服錢五匕，服後飲酒壹升，日二。不知，更增壹錢匕。三十日身輕目明。

茯神圓方

茯神 茯苓 桂心 乾薑各肆兩 菖蒲
遠志去心 細辛 白朮 人參各叁兩 甘草貳兩，炙
棗膏捌兩

右壹拾壹味，皆擣篩，鍊蜜和，更擣萬杵，每含壹丸如彈丸，有津咽之，盡更含之。若食生冷宿食不消，增一丸，積聚結氣，嘔逆，心腹絞痛，口乾脹，酢咽吐嘔，皆含之。絶穀者服之，學仙道士含之，益心力，神驗。

彭祖松脂方

松脂伍斤，灰汁煮三十遍，漿水煮三十遍，清水煮三十遍 茯苓伍斤，灰汁煮十遍，漿水煮十遍，清水煮十遍
生天門冬伍斤，去心皮，暴乾，擣作末 真牛酥叁斤，鍊三十遍
白蜜叁斤，煎令沫盡 蠟叁斤，鍊三十遍

右陸味，擣篩，以銅器重湯上，先內酥，次下蠟，次下蜜，候消訖，次下諸藥，急攪之勿住手，務令大匀，訖，內瓷器中，密封，勿令洩氣。先一日不食，欲食須喫好美食，令大飽，然後絶食，即服貳兩，二十日後服四兩，又二十日服八兩，細丸之，以得咽中下爲度。第二度服四兩爲初，二十日又服八兩，又二十日服二兩。第三度服八兩爲初，以後二十日服二兩，又二十日服四兩，合二百八十日藥成，自餘服三丸，將補不服亦得。常以酥蜜消息，美酒一升爲佳。又合藥須取

四時王相特忌刑殺厭及四激休廢等日大凶

守中方

白蠟(壹斤煉之凡貳升酒為一度煎却惡物凡煎伍遍) 丹砂(肆兩細研) 蜜(壹斤煉之極淨)

右叁味合圓之如小棗大初一日服三丸三日服九丸如
此至九日止

茅山仙人服質多羅方(出益州導江縣并茂州山中)

此有三種一者紫花根(八月採)二者黄花根亦黄([illegible])
三者白花([illegible]月採)

右三種功能一種不別依法採根乾已擣篩旦煖一合酒
和方寸匕空腹服之待藥消方食日一服不可過之忌晝
日眠睡三十匕為一劑一月服

第二方

蜜(半合) 酥(半合)

右貳味煖之和方寸匕服之一法蜜多酥少一方以三指
撮為定主療諸風病禁豬肉豉等食之即失藥力

第三方

取散五兩生胡麻脂三升半投之微火煖之勿令熱旦接
取上油一合煖空肚服之日一服油盡取滓服之主偏風
半身不遂并諸百病延年不老

第四方

煖水一合和三指撮空腹日一服主身羸瘦及惡瘡癬疥
并諸風

第五方

煖牛乳一升和方寸匕服之日一服主女人絕產無子髮
白更黑

第六方

煖濃酪漿一合和方寸匕服之日一服主膈上痰飲水氣
諸風

第七方

以牛尿一合煖和方寸匕服之遣四人搦脚手令氣息
通流主五種癲若重者從少服漸加至一匕若候身作
金色變為少年顏若桃李延年益壽

右件服藥時皆須平旦空腹服之以靜密室中不得傷風
及多語戲笑作務等事所食桃李粳米及新春粟禁一切
魚肉豉陳臭等物得食乳酪油其藥功說不能盡久服神
仙八十老人狀如少年若觸藥發時身體脹滿四肢強直
俱亦脫却衣裳向火炙身得汗出差

服地黄方

生地黄(伍拾斤)

右壹味擣之以水三升絞取汁澄去滓微火上煎減半即
內好白蜜五升棗脂壹升攪令相得乃止每服雞子大一
枚日三服令人肥白美色

又方

生地黄(拾斤)

右壹味細切以淳酒貳斗浸經三宿出暴令乾又浸酒中
直令酒盡又取甘草巴戟天厚朴乾漆覆盆子各一斤各
擣下篩和之飯後酒服方寸匕日三服加至二匕使人老
者還少強力無病延年(千金無甘草)

作熟乾地黄法

別採地黄去鬚葉及細根擣絞取汁以漬肥者著甑中土
及米無在以蓋其上蒸之一時出暴燥更內汁中又蒸之
一時出暴以汁盡止便乾之亦可直切地黄蒸之半日數

數以酒灑之。使周匝。至夕出暴乾。可擣蜜丸服之。

種地黄法（八升造）

先擇好肥地黄赤色虛軟者。選取好地深耕之。可於臘月預耕凍地彌佳。擇肥大地黄根切斷。長三四分至一二寸許。一斛可種一畝。二月三月種之。作畦畤相去一尺。生後隨後鋤壅及數芸之。至九月十月視其葉小衰乃掘取。一畝得二十許斛。擇取大根水浄洗。其細根及翦頭尾輩亦洗之。日暴令極燥小䐈。乃以刀切長寸餘。白茅覆甑下蒸之。密蓋上。亦可囊盛土填之。從旦至暮。當日不盡者。明日又擇取蒸之。先時已擣其細碎者。取汁於銅器中煎之。可如薄飴。將地黄内汁中。周匝出暴乾。又内之。汁盡止。率百斤生者。合得三十斤。取初八月九月中掘者。其根勿令太老。強蒸則不消盡。有筋脉。初以地黄内甑中時。先用銅器承其下。以好酒淋灑地黄上。令匝。汁後下器中。取以併和煎汁。最佳也。

王喬輕身方

茯苓（壹斤） 桂心（壹斤）

右貳味。擣篩。鍊蜜和。酒服如雞子黄許大。一服三。九日服

不老延年方

雷丸 防風 柏子仁

右叁味。等分。擣篩為散。酒服方寸匕。日三。六十以上人亦可服二匕。久服延年益精補腦。年未六十太盛勿服。

餌黄精法

取黄精。以竹刀剔去皮。自仰臥生服之。盡飽為度。則不頭痛。若坐服則必頭痛難忍。少食鹽及一切鹹物佳。

餌朮方

取生朮。削去皮。炭火急炙令熱。空肚飽食之。全無藥氣。可以當食。不假山糧。得飲水。神仙秘之。勿傳。

服齊州長石法。主羸瘦不能食。療百病方。

馬牙石（一名乳石，一名牛腦石，本草名長石）

右取黄白明浄無瑕纇者。擣密絹下。勿令極篩。恐太麤。以壹石米合内一石水中。於銅器中極攪令濁。澄少時。接取上汁。如清漿水色。置一大器中澄。如水色。去水。内滓於白練袋中盛。經一宿瀝却水。如造烟脂法。出日中暴之。令乾。仍白練袋盛之。其袋每一如掌許大。厚薄亦可。於三斗米下蒸之。再遍暴乾。以手挼之。令衆手研之。即成擊。出。每以酒服一大匙。日三服。即覺患差。若覺觸。以米汁煑滓石一雞子大。煑三沸。去滓。頓服之。夏月不能服散者。服湯亦佳。石出齊州歷城縣。藥療氣痰飲。不下食。百病羸瘦皆差。

服杏仁法。主損心吐血。因即虛熱。心風健忘。無所記憶。不能食。食則嘔吐。身心戰掉。痿黄羸瘦。進服補藥。入腹嘔吐并盡。不服餘藥。還吐至死。乃得此方。服一劑即差。第二劑色即如初也。

杏仁（壹升，去尖皮及兩仁者，熬令色黄，末之） 茯苓（壹斤，末之） 人參（伍兩，末之）

酥（貳斤） 蜜（壹升半）

右伍味。内銅器中。微火煎。先下蜜。次下杏仁。次下酥。次下茯苓。次下人參。調令均和。則内於瓷器中。空肚服之一合。稍稍加之。以利為度。日再服。忌魚肉。

有因讀誦思義坐禪及為外物驚恐狂走失心方

酥（貳兩） 薤白（壹握，切）

右貳味。擣薤千杵。温酥和攪。以酒一盞服之。至三七日服之佳。得食枸杞菜羹薤白。亦得作羹。服訖而仰卧。至食時

乃可食也。忌麪。得力者非一。

鎮心圓 主損心不能言語，心下懸急苦痛，舉動不安，數數口中腥，多熱，心中百病方。

防風伍分 人參伍分 龍齒伍分 芎藭壹兩 鐵精壹兩
當歸壹兩 乾地黃伍分 黃耆壹兩 麥門冬伍分，去心
柏子仁壹兩 桂心壹兩 遠志伍分，去心 白鮮皮叁分 白朮伍分
雄黃壹兩，研 昌蒲壹兩 茯苓壹兩 桔梗壹兩 乾薑伍分
光明砂壹兩，研 鍾乳半兩，研

右貳拾壹味，擣篩，鍊蜜和，飲服梧子大五丸，漸加至十五丸，日貳服，稍加至三十丸。慎腥臭等，當宜小進食為佳，宜喫酥乳，倍日將息。先須服湯，湯方如左。

玄參叁兩 乾地黃叁兩 黃耆叁兩 地骨皮叁兩 茯苓叁兩
丹參伍兩 牛膝叁兩 五味子叁兩 麥門冬叁兩，去心
杏仁貳兩，去皮尖 細辛叁兩 磁石伍兩 生薑切，叁兩
茯苓叁兩 橘皮貳兩 韭子半升 柴胡貳兩，去苗

右壹拾柒味，㕮咀，以水三斗，煮取三升，分為三服。後三日乃更進丸，時時食後服。服訖即仰臥，少時即左右臥，及數轉動，須腰底安物令高，亦不得過久，斟酌得所，不得勞役身心氣力。服藥時乾食，即且停一日，食訖用兩三口漿水飲壓之。服藥時有異狀貌起，勿怪之。服丸後二日風動，藥氣衝頭，兩眼赤痛，久而不差者，依狀療之法：取棗根直入地二尺者白皮一握，水一升，煮取半升，一服即愈。

五參圓 主治心虛熱，不能飲食，食即嘔逆，不欲聞人語方。

人參壹兩 苦參壹兩半 沙參壹兩 丹參叁分
玄參半兩

右五味，擣篩，鍊蜜和，為丸，食訖飲服十丸，如梧子大，日二，漸加至二十丸。

治損心吐血方。

芎藭貳兩 葱白貳兩 生薑切，貳兩 油伍合 椒汗，貳合
桂心壹兩 豉叁合 白粳米肆合

右捌味，㕮咀，芎桂貳味，以水四升，煮取二升，內米油，又煎取一升，去滓，頓服。慎麪。

正禪方。

春桑耳 夏桑子 秋桑葉

右叁味，等分，擣篩，以水一斗，煮小豆一升，令大熟，以桑末一升和，煮微沸，著鹽豉服之。日三服，飽服無妨。三日外稍去小豆。身輕目明，無眠睡。十日覺遠智通，初地禪。服二十日到二禪定，百日得三禪定，累一年得四禪定，萬相皆見，壞欲界，觀境界如視掌中，得見佛性。

服昌蒲方

二月八日採取肥實白色節間可容指者，多取，陰乾，去毛，距擇吉日，擣篩百日，一兩為一劑，以藥四分，蜜一分半，酥和如稠糜柔弱，令極勻，內瓷器中，密封口，埋穀聚中一百日。欲服此藥，須先服瀉藥，吐利訖，取王相日旦空肚服一兩，含而咽之，有力能消，漸加至三二兩。服藥至辰巳間，藥消訖，可食粳米乳糜，更不得喫飲食。若渴，惟得飲少許熟湯。每日止一服藥，一頓食。若直治病，差止。若欲延年益壽，求聰明益智者，宜須勤久服之。修合服食，須在靜室中，勿喜出入及晝睡。一生須忌羊肉、熟葵。又主癥癖，欬逆上氣，痔漏病最良。又令人膚體肥充，老者光澤，髮白更黑，面不皺，身輕目明，行疾如風，填骨髓，益精氣。服一劑，壽百歲。天竺摩揭陀國王舍城邑陀寺三藏法師跋摩米帝以大業

八年與突厥使主至武德六年七月二十三日爲洛州大德護法師淨土寺主矩師筆譯出

養老大例第三 論三首

論曰人之在生多諸難遘兼少年之時樂遊馳騁情敦放逸不至於道倏然白首方悟虚生終無所益年至耳順之秋乃希餐餌然將欲頤性莫測據依追思服食者於此二篇中求之能庶幾於道足以延齡矣語云人年老有疾者不療斯言失矣緬尋聖人之意本爲老人設方何則年少則陽氣猛盛食者皆甘不假醫藥悉得肥壯至於年邁氣力稍微非藥不救譬之新宅之與故舍斷可知矣

論曰人年五十以上陽氣日衰損與日至心力漸退忘前失後興居怠惰計授皆不稱心視聽不穩多退少進日月不等萬事零落心無聊賴健忘瞋怒情性變異食飲無味寢處不安子孫不能識其情惟云大人老來惡性不可諮諫是以爲孝之道常須慎護其事每起速稱其所須不得令其意負不快故曰爲人子者不植見落之木淮南子曰木葉落長年悲夫栽植卉木尚有避忌況俯仰之間安得輕脱乎

論曰人年五十以去皆大便不利或常苦下痢有斯二疾常須預防若秘澀則宜數食葵菜等冷滑之物如其下痢宜與薑韭溫熱之菜所以老人於四時之中常宜溫食不得輕之老人之性必恃其老無有藉在率多驕恣不循軌度忽有所好即須稱情既曉此術當宜常預慎之故養老之要耳無妄聽口無妄言身無妄動心無妄念此皆有益老人也又當愛情每有誦念無令耳聞此爲要妙耳又老人之道常念善無念惡常念生無念殺常念信無念欺養老之道無作博戲強用氣力無舉重無疾行無喜怒無極視無極聽無大用意無大思慮無吁嗟無叫喚無吟吃無歌嘯無嗥啼無悲愁無哀慟無慶弔無接對賓客無預局席無飲興能如此者可無病長壽斯必不惑也又常避大風大雨大寒大暑大露霜霰雪旋風惡氣能不觸冒者是大吉祥也凡所居之室必須大周密無致風隙也夫善養老者非其書勿讀非其聲勿聽非其務勿行非其食勿食非其食者所謂豬㹠雞魚蒜鱠生肉生菜白酒大酢大鹹也常學淡食至如黃米小豆此等非老者所宜食故必忌之常宜輕清甜淡之物大小麥麪粳米等爲佳又忌強用力齩齧堅硬脯肉反致折齒破齦之弊人凡常不飢不飽不寒不熱善行住坐臥言談語笑寢食造次之間能行不妄失者則可延年益壽矣

養老食療第四 方一十七首 論五首

論曰衛汜稱扁鵲云安身之本必須於食救疾之道惟在於藥不知食宜者不足以全生不明藥性者不能以除病故食能排邪而安臟腑藥能恬神養性以資四氣故爲人子者不可不知此二事是故君父有疾期先命食以療之食療不愈然後命藥故孝子須深知食藥二性其方在千金方第二十六卷中

論曰人子養老之道雖有水陸百品珍羞每食必忌於雜雜則五味相撓食之不已爲人作患是以食敢鮮肴務令簡少飲食當令節儉若貪味傷多老人腸胃皮薄多則不消彭亨短氣必致霍亂夏至以後秋分以前勿進肥濃羹臛酥油酪等則無他矣夫老人所以多疾者皆由少時春夏取涼過多飲食太冷故其魚膾生菜生肉腥冷物多損於人宜常斷之惟乳酪酥蜜常宜溫而食之此大利益老年雖然卒多食之亦令人腹脹洩痢漸漸食之

論曰非但老人須知服食將息節度極須知調身按摩搖動

肢節導引行氣之道禮拜一日勿住不得安於其處以致壅滯故流水不腐戶樞不蠹義在斯矣能知此者可得一二百年故曰安者非安能安在於慮亡樂者非樂能樂在於慮殃所以老人不得殺生取肉以自養也

耆婆湯主大虛冷風羸弱無顏色方一云酥蜜湯

酥壹斤煉　生薑一合切　薤白三握炙令黃　酒貳升

白蜜壹斤煉　油壹升　椒壹合汗　胡麻仁壹升

橙葉壹握炙令黃　豉壹升　糖壹升

右壹拾壹味先以酒漬豉一宿去滓內糖蜜油酥於銅器中煮令勻沸次內薤薑煮令熟次下椒橙葉胡麻煮沸下貳升豉汁又煮一沸出內瓷器中密封空腹吞一合如人行十里更一服冷者加椒

服烏麻方

純黑烏麻及䴵櫨色者任多少與水拌令潤勿使太濕蒸令氣遍即下曝乾再蒸往反九蒸九曝訖擣去皮作末空肚水若酒服二方寸匕日二服漸漸不飢絕穀久服百病不生常服延年不老耐寒暑

蜜餌主補虛羸瘦乏氣力方

白蜜貳升　臘月猪肪脂壹升　胡麻油半升　乾地黃末壹升

右四味合和以銅器重釜煎令可丸下之服如梧桐子三丸日三稍加以知為度久服肥充益壽

服牛乳補虛破氣方

牛乳叁升　蓽撥半兩末之綿裹

右二味銅器中取叁升水和乳合煎取叁升空肚頓服之日一二七日除一切氣慎麪猪魚雞蒜生冷張澹云波斯國及大秦甚重此法謂之悖散湯

猪肚補虛羸乏氣力方

肥大猪肚壹具洗如食法　人參伍兩　椒壹兩汗

乾薑壹兩半　葱白柒兩細切　粳米半升熟煮

右六味下篩合和相得內猪肚中縫合勿令洩氣以水壹斗半微火煮令爛熟空腹食之兼少與飯一頓令盡可服四五劑極良

論曰牛乳性平補血脉益心長肌肉令人身體康強潤澤面目光悅志氣不衰故為人子者須供之以為常食一日勿闕常使恣意充足為度也此物勝肉遠矣

服牛乳方

鍾乳壹斤上者細研之如粉　人參叁兩　甘草伍兩炙

乾地黃叁兩　黃耆叁兩　杜仲叁兩炙　蓯蓉陸兩

茯苓伍兩　麥門冬肆兩去心　薯蕷陸兩　石斛貳兩

右壹拾壹味擣篩為散以水伍升先煮粟米柒升為粥內散柒兩攪令勻和少冷水牛渴飲之令足不足更飲水日一餘時患渴可飲清水平旦取牛乳服之生熟任意牛須三歲以上七歲以下純黃色者為上餘色者為下其乳常令犢子飲之若犢子不飲者其乳動氣不堪服也其乳牛淨潔養之洗刷飲飼須如法用心看之慎蒜猪魚生冷陳臭等物

有人頻遭重病虛羸不可平復以此方補之甚效其方如左

生枸杞根細切一大斗以水一大石煮取六斗五升澄清　白羊骨壹具

右二味合之微火煎取伍大升溫酒服之五日令盡不是小小補益一方單用枸杞根慎生冷酢滑油膩七日

補五勞七傷虛損方

白羊頭蹄壹具以草火燒令黃赤以淨綿急塞鼻　胡椒壹兩　蓽撥壹兩

乾薑壹兩　葱白壹升切　香豉貳升

右陸味，先以水煮羊頭蹄骨半熟，内藥更煮，令大爛，去骨。空腹適性食之。日食一具，滿七具止。禁生冷、鉛丹、瓜果、肥膩及諸雜肉、濕麪、白酒、粘食、大蒜、一切畜血，仍慎食大酢、滑五辛、陳臭猪雞魚油等七日。

療大虛羸困極方

取不中水猪肪一大升，内葱白壹莖煎，令葱黄止，候冷暖如人體，空腹平旦頓服之，令盡，暖蓋覆卧，至日晡後乃食白粥稠糜，過三日後服補藥，其方如左。

羊肝壹具細切　羊脊骨膜肉壹條細切　麴末半升

枸杞根十斤，切，以水三大斗煑取一大斗，去滓

右四味，合和，下葱白、豉汁調和，羹法煎之，如稠糖，空腹飽食之，三服，時慎食如上。

補虛勞方

羊肝肚腎心肺壹具，以熱湯洗，肚餘細切之　胡椒壹兩　蓽撥壹兩

豉心半升　葱白兩握，去心切　犂牛酥壹兩

右陸味，合和，以水陸升緩火煎，取三升，去滓，和羊肝等并汁，皆内羊肚中，以繩急繫肚口，更别作一絹袋，稍小於羊肚，盛肚煑之，若熟，乘熱出，以刀子并絹袋刺作孔，瀝取汁，空肚頓服令盡，餘任意分作食之。若無羊五臟，羊骨亦可用之，其方如左。

羊骨兩具，碎之

右以水一大石，微火煎，取三斗，依食法任性作羹粥麪食。

不食肉人油麪補大虛勞方

生胡麻油壹升　淅粳米泔清壹升

右貳味，微火煎盡泔清乃止，出貯之，取三合，鹽汁七合，先以鹽汁和油，令相得，溲麪一斤，如常法作餺飥，煑五六沸，出置冷水中，更漉出，盤上令乾，乃更一葉葉擲，沸湯中煑，取如常法，十度煑之，麪熟乃盡，以油作臛澆之，任飽食。

烏麻脂主百病虛勞，久服耐寒暑方

烏麻油壹升　薤白叁升

右貳味，微火煎薤白，令黄，去滓，酒服一合，百日充肥，二百日老者更少，三百日諸病悉愈。

服石英乳方

白石英拾伍兩，擣石如米粒，以綿裹，密帛盛

右壹味，取牛乳三升，水三升，煎取三升，頓服之，日一度，可二十遍煑，乃一易之，擣篩，以酒三升漬二七日，服之，常令酒氣相接，勿至於醉，以補人虛勞，更無以加也。有力能多服一二年彌益。○凡老人舊患眼暗者，勿以酒服藥，當用飲下之，目暗者能終不與酒蒜，即無所畏耳。

論曰：上篇皆是食療，而不愈，然後命藥，藥食兩攻，則病無逃矣。其服餌如左。

大黄耆圓　主人虛勞百病，夫人體虛多受勞，黄耆至補勞，是以人常宜將服之方。

黄耆　柏子仁　天門冬去心　白术　乾地黄

遠志去心　澤瀉　署預　甘草炙　人參

石斛　麥門冬去心　牛膝　杜仲炙　薏苡仁

防風

茯苓　五味子　茯神　乾姜　丹參

肉蓯蓉　枸杞子　車前子　山茱萸　狗脊

萆薢　阿膠炙　巴戟天　菟絲子　覆盆子

右三拾壹味，各壹兩，擣篩，鍊蜜丸，酒服十丸，日稍加至四

十圓。性冷者加乾薑桂心細辛貳兩去車前子麥門冬澤瀉。多忘者加遠志昌蒲二兩。患風者加獨活防風芎藭二兩。老人加牛膝杜仲萆薢狗脊石斛鹿茸白馬莖各二兩。無問長幼常服勿絕。百日以內慎生冷酢滑猪雞魚蒜油膩陳宿鬱浥。百日後惟慎猪魚蒜生菜冷食。五十以上雖暑月三伏時亦忌冷飯。依此法可終身常得藥力不退。藥有三十一味。合時或少一味兩味亦得且服之。

彭祖延年柏子仁圓 久服強記不忘方

柏子仁伍合　蛇牀子　菟絲子　覆盆子各半升

石斛　巴戟天各貳兩半　杜仲炙　茯苓

天門冬去心　遠志各參兩去心　天雄壹兩炮去皮　續斷

桂心各壹兩半　昌蒲　澤瀉　署預

人參　乾地黃　山茱萸各貳兩　五味子伍兩

鍾乳參兩成鍊者　肉蓯蓉陸兩

右貳拾貳味。擣篩鍊蜜和丸如桐子大。先食服二十丸。稍加至三十丸。先齋五日乃服藥。服後二十日。齒垢稍去白如銀。四十二日面悅澤。六十日瞳子黑白分明尿無遺瀝。八十日四肢偏潤白髮更黑腰背不痛。一百五十日意氣如少年。藥盡一劑。藥力周至。乃入房。內忌猪魚生冷酢滑。

紫石英湯 主心虛驚悸寒熱百病令人肥健方

紫石英拾兩　白石英拾兩　白石脂參拾兩　赤石脂參拾兩

乾薑參拾兩

右伍味。㕮咀皆完用。二石英各取一兩。石脂等三味各取三兩。以水參升合。以微火煎。宿勿食。分為四服。日三夜一。服後午時乃食。日日依前秤取。昨日藥乃置新藥中共煑。乃至藥盡。常然水數一準。新藥盡訖。常添水去滓服之。滿四十日止。忌酒肉。藥水皆用大升秤取汁。亦用大升。服湯訖即行。勿住坐臥。須令藥力遍身百脈中行。若大冷者。春秋各四十九日服。令疾退盡。極須澄清服之。

論曰。此湯補虛除固冷。莫過於此。能用之有如反掌。恐學者謂是常方。輕易而侮之。若一劑得差。即止。若服多令人大熱。即須服冷藥壓之。宜審而用之。

千金翼方卷第十二

千金翼方卷第十三

辟穀

服茯苓第一 方六首

服茯苓方

茯苓粉伍斤 白蜜叁斤 柏脂柒斤鍊法在後

右叁味合和圓如梧桐子服拾圓飢者增數服之取不飢乃止服吞壹圓不復服穀及他果菜也永至休粮飲酒不得但得飲水即欲求升仙者常取杏仁伍枚㕮咀以水煑之爲湯令沸去滓以服藥亦可和丹砂藥中令赤服之又若卻欲去藥食穀者取消石葵子等熟治之以粥服方寸匕日一四日內日再服藥去稍稍食穀葵羹大良

又方

茯苓叁斤 白蠟貳斤 大麻油三升 松脂叁斤

右肆味微火先煎油三沸內松脂令烊次內蠟蠟烊內茯苓熟攪成圓乃止服如李核大壹圓日再一年延年千歲不飢

又方

茯苓貳斤 雲母粉貳斤 天門冬粉貳斤 羊脂伍斤 麻油叁斤 蜜伍斤 白蠟叁斤 松脂拾斤白者

右捌味內銅器中微火上煎令相得下火和令凝紫色乃止欲絕穀先作五肉稻粮食五日乃少食三日後圓此藥大如彈圓日三服一日玖圓不飢飢則食此止卻百二十日復食九圓卻三歲復食九圓卻十二年復食九圓如此壽無極可兼食棗脯飲水無苦還下藥取消石壹升葵子壹升以水叁升煑取壹升日三服八合亦可壹升藥下乃食一合米粥日二三日後日中三合

又方

茯苓去皮

右以淳酒漬令淹密封十日出之如餌可食甚美服方寸匕日三令人肥白除百病不飢渴延年

又方

茯苓粉伍斤 白蜜叁升

右貳味漬銅器中甕器亦得重釜煎之數數攪不停候蜜竭出以鐵臼擣叁萬杵日壹服三十圓如梧子百日病除二百日可夜書二年後役使鬼神久服神仙

辟穀延年千歲方

松脂 天門冬去心 茯苓 蠟 蜜各壹升

右伍味以酒伍升先煎蜜蠟三沸內羊脂三沸內茯苓三沸內天門冬相和服三圓如李子養色還白以杏仁壹升內之爲良

服松柏脂第二 方貳拾首 論一首

採松脂法

常立夏日伐松橫枝指東南者圍二三尺長一尺許即日便倒頓於地以器其下承之脂自流出三四過使以和藥此脂特與生雄黃相宜若堅強者更著酒中火上消之汁出著冷酒中引之乃煖和雄黃衡山松脂膏常以春三月入衡山之陰取不見日月之松脂鍊而食之即不召自來服之百日耐寒暑二百日五藏補益服之五年即王母見諸名山所生三百六十五山其可食者獨滿谷陰懷中耳其谷正從衡山嶺直東肆百八十里當橫捷正石橫其嶺東北行過其南入谷五十里窮穴有石城白鶴其東方有大石四十餘丈狀如白松松下二丈有小穴可入山有丹

砂可食也其南方陰中有大松大三十餘圍有三十餘株不見日月皆可服也

取破松脂法

以日入時破其陰以取其膏破其陽以取其脂等分食之可以通神靈鑿其陰陽爲孔令方寸深五寸還以皮掩其孔無令風入風入不可服也以春夏時取之取之訖封塞勿洩以泥塗之東北行至丹砂穴下有陰泉水可飲之此洪農車君以元封元年入此山食松脂十六年復下居長安東市又在上谷牛頭谷時往來至秦嶺上年常如三十者

取松脂法

斫取老枯肥松細擘長尺餘置甑中蒸之滿甑脂下流入釜中數數接取脂置水中凝之盡更爲一日可得數十斤枯節益佳

又法

取枯肥松細破於釜中煮之其脂自出接取置冷水中凝之引之則成若以五月就木取脂者對刻木之陰面爲二三刻刻可得數升秋冬則依煮法取勿煮生松者少脂

鍊松脂法

松脂貳拾斤爲一劑以大釜中著水加甑其上塗際勿洩加茅甑上爲藉復加生土茅上厚一寸乃加松脂於上炊以桑薪湯減添水接取停於冷水中凝更蒸之如前法三蒸畢止脂色如白玉狀乃用和藥可以圓菊花茯苓服之每更蒸易土如前法以銅鑼承甑下脂當入鑼中如膠狀下置冷水中凝更蒸欲出銅器於釜中時預置小繩於脂中乃下停於水中凝之復停於炭須臾乃四過皆解乃可舉也盡更添水以意斟酌其火勿太猛常令不絶而已

又方

治松脂以灰汁煮之寫置盆水中須臾凝斷取復置灰中煮之如此三反皆易水成矣

一法鍊松脂十二過易湯不能者五六過亦可服之

鍊松脂法

薄淋桑灰汁以煮脂一二沸接取投冷水中引之凝復更煮凡十過脂則成若強者復以酒中煮三四過則柔矣先食服一兩日三十日不復飢飢更服之一年後夜如白日久服去百病禁一切肉鹹菜魚醬鹽等

又方

松脂拾斤

右用桑薪灰汁貳石内釜中加甑於上甑中先鋪茅次鋪黄砂土可叁寸蒸之脂少間流入釜中寒之凝接取復蒸如前三上更以清水代灰汁復如前三上去水更以陰深水壹石伍斗煮甘草叁斤得壹石汁去滓内牛酥貳斤加甑釜上復炊如前令脂入甘草汁中凝接取復蒸夕下如此三上即成苦味皆去甘美如飴膏服如彈丸日三久服神仙不死

又方

好松脂壹石　石灰汁叁石

右貳味於淨處爲竈加大釜斬白茅爲藉令可單止以脂内甑中炊之令脂自下入釜盡去甑接取内冷水中以扇扇之兩人引之三十過復蒸如前滿三遍三易灰汁復以白酢漿三石鍊之三過三易酢漿也復以酒鍊之一過亦如上法訖以微火煎之令如飴狀服之無少長

又方

松脂貳斤半水伍升煎之汁黄濁出投冷水中如是百二十上不可以爲率四十入湯輒一易湯凡三易湯且成軟如泥其色白乃可用治下茯苓一斤内藥中攪令相得藥成置冷地可圓圓如杏核日吞叁圓拾日止自不欲飲食當鍊松脂無令苦乃用耳

又方

松脂柒斤以桑灰汁壹石煮脂三沸接置冷水中凝復煑之凡十徧脂白矣爲散叁兩分爲三服十兩以上不飢飢復服之一年以後夜視目明久服不死

論曰鍊松脂春夏可爲秋冬不可爲絶穀治癩第一欲食即勿服亦去三尸

粉松脂法

松脂 拾斤

丹黍灰汁煮沸接置冷水中二十過即末矣亦可雜雲母粉丸以蜜服之良

服松脂法

欲絶穀服叁兩飢復更服取飽而止可至壹斤不絶穀者服食壹兩先食須藥力盡乃餘食錯者即食不安而吐也久服延年百病除

又方

松脂 拾斤　松實 叁斤　柏實 叁斤　菊花 伍升

右肆味下篩蜜和服如梧子叁拾圓分爲叁服一百日以上不復飢服之一年百歲如三十四十者久服壽同天地

又方

桑寄生蒸之令熟調和以鍊松脂大如彈丸日一丸即不飢

服法

以夏至日取松脂日食壹升無食他物飲水自恣令人不飢長服可以終身不食河南少室山有大松取陰處斷之置器中蒸之膏自流出鍊出去苦氣白蜜相和食之日壹升三日後服如彈丸渴飲水令人不老取無時

又方

松脂 伍斤　羊脂 叁斤

右貳味先鍊松脂令消内羊脂日服博棊一枚不飢久服神仙

守中方 與前別

白松脂 柒斤 鍊叁徧　白蠟 伍斤　白蜜 叁升　茯苓粉 叁斤

右叁味合蒸一石米頃服如梧子拾圓飢復取服日一丸不得食一切物得飲酒不過一合齋戒呪咀五香以水煑一沸去滓以藥投沸中又欲致神女者取茅根治取汁以和之蒸服之神女至矣

又方

松脂桑灰鍊百遍色正白復内之飴蜜中數反出之服二圓如梧子百日身輕一年玉女來侍

取柏脂法

五月六日刻其陽二十株株可得半升鍊服之欲絶穀者增之至陸兩不絶穀者壹兩半禁五辛魚肉菜鹽醬治百病久服鍊形延年鍊脂與鍊松脂法同

服松柏實第三 方一十九首

凡採柏子以八月過此零落又喜蠹蟲頓取之又易得也當水中取沈者八月取并房暴乾末服方寸匕稍增至五合或日壹升半欲絶穀恣口取飽渴飲水一方柏子服不可過五合

凡採松實以七月未開時採之纔開口得風便落不可見也

松子宜陳者佳。

絶穀升仙不食法

取松實末之，服三合，日三，則無飢渴，飲水，勿食他物，百日身輕，日行五百里，絶穀升仙。

服松子法

治下篩，服方寸匕，日三四，或日壹升，斗升能多爲善。二百日以上日行可五百里。一法服松子不過三合。

松子圓　松子味甘酸，益精補腦，久服延年不老，百歲以上顏色更少，令人身輕悦澤方。

松子　菊花等分，以松脂若蜜丸，服如梧子十丸，日三，可至二十丸。亦可散服二方寸匕，日三，功能與前同。

又方

松柏脂及實各等分，丸以松脂，服之良。

服松葉，令人不老，身生毛皆緑色，長一尺，體輕氣香，還年變白。久服以絶穀不飢渴，飲水。服松葉亦可粥汁服之。初服如惡，久自便。亦可乾末，然不及生服。

服松葉法

細切，飡之，日三合，令人不飢。

又方

細切之如粟，使極細，日服三合，四時皆服生葉，治百病，輕身益氣，還白延年。

又方

四時採，春東、夏南、秋西、冬北方，至治輕身益氣，令人能風寒，不病痹，延年。

高子良服柏葉法

採無時，以葉切置甑中，令滿，覆盆，甑著釜上蒸之三石米頃，久久益善。蒸訖，水淋百餘過，訖，陰乾。若不淋者，蒸訖便陰乾。服壹合，後食，日三服，勢力少稍增，從壹合始，至壹升，令人長生，益氣，可辟穀不飢，以備厄還山隱無穀。昔龐伯宣、嚴君平、趙德鳳、唐公房等修道佐時也。世遭飢運，又避世隱峨眉山中，飢窮欲死，適與仙人高子良、五馬都相遭，以此告之，皆如其言，盡共服之，卒賴其力，皆度厄。後以告道士進同，得其方，遂共記之。

又方

取大盆內柏葉著盆中，水漬之，一日一易水。易水者，狀出水也。如是七日以上，若二七日爲佳。訖，覆盆蒸之，令氣徹便止。暴乾，下篩。末一石，以一斗棗膏溲，如作乾飯法，服方寸二匕，日三，以水送，不飽，飢即服之，渴飲水，以山居讀誦，氣力不衰，亦可濟凶年。

仙人服柏葉減穀方

柏葉取近上者，但取葉，勿雜枝也，三十斤爲一劑。常得好不津器，内柏葉於中，以東流水漬之，使上有三寸。以新盆覆上，泥封之，三七日出，陰乾，勿令塵入中，乾便治之，下篩，以三升小麥淨擇，内著柏葉汁中，須封五六日，乃出，陰乾。燥復内之，封五六日，出，陰乾，令燥，磨之，下篩。又取大豆三升，炒令熟，取黄，磨之，下篩。合三物，攪調相得，内韋囊中，盛之。一服五合，用酒水無在，日三。食飲無妨，治萬病，病自然消，冬不寒，顏色悦澤，齒脱更生，耳目聰明，腸實。服此，食不食無在。

又方

取柏葉三石，熟蒸，暴乾，下篩，大麥一升，熬令變色，細磨之，都合和，服多少自任，亦可作粥服之，可稍稍飲酒。

又方

取柏葉二十斤著盆中。以東流水漬三七日。出。暴乾。以小麥一斗漬汁三四日。出。暴乾。熬令香。柏葉亦然。鹽一升亦熬之令黃。三味擣下篩。以不中水猪膏二斤細切。著末中攪復篩之。先食。服方寸匕日三。七。不用食。良。亦可兼服之。

又方

取陰地柏葉。又取陰面皮。㕮咀。蒸之。以釜下湯灌之。如是至三。陰乾百日。下篩。大麥末。大豆末。三味各一斤。治。服方寸匕。日三。以絕穀不食。除百病延年。

又方

柏葉三石。熟煑之。出。置牛筥中。以汰之。令水清乃止。暴乾。以白酒三升溲葉。微火蒸之。熟。一石米頃息火。復暴乾。治。大麥三升。熬令變色。細治。暴擣葉下篩。合麥屑中。日服三升。以水漿若酒送之。止穀。療病。辟溫癘惡鬼。久久可度世。

又方

柏葉拾斤。以水四斗漬之一宿。煑四五沸。漉出。去汁。別以器陰之乾。以小麥一升漬柏葉汁中一宿。出。暴燥。復內之。令汁盡。取鹽一升。柏葉一升。麥一升。熬令香。合三味。末之。以脂肪一片合溲酒。服方寸匕。日三。病自消滅。十日以上便絕穀。若乘騎。取一升半水飲之。可以涉道路不疲。

休粮散方

側柏（壹斤，生）　烏豆　麻子（各半升，炒）

右叁味。擣拌。空心冷水服方寸匕。

酒膏散第四（方六首　論一首）

仙方凝靈膏

茯苓（叁拾六斤）　松脂（貳拾四斤）　松仁（拾貳斤）　柏子仁（拾貳斤）

右肆味。鍊之。擣篩。以白蜜兩石四斗內銅器中。微火煎之。一日一夜。次第下藥。攪令相得。微微火之。七日七夕止。可取丸如小棗。服七丸。日三。若欲絕穀。頓服取飽。即不飢。身輕目明。老者還少。十二年仙矣。

初精散方

茯苓（叁拾陸斤）　松脂（貳拾肆斤）　鍾乳（壹斤）

右叁味為粉。以白蜜伍斗攪令相得。內垍器中。固其口。陰乾百日。出而粉之。一服三方寸匕。日三服。一劑大佳。不同餘藥。

論曰。凡欲服大藥。當先進此一膏一散。然後乃服大藥也。

五精酒主萬病。髮白反黑。齒落更生方。

黃精（肆斤）　天門冬（叁斤）　松葉（陸斤）　白朮（肆斤）　枸杞（伍斤）

右伍味皆生者。內釜中。以水叁石煑之一日。去滓。以汁漬麴如家醞法。酒熟取清。任性飲之。一劑長年。

白朮酒方

白朮（貳拾伍斤）

右壹味。㕮咀。以東流水兩石伍斗。不津器中漬之二十日。去滓。內汁大盆中。夜候流星過時。抄已姓名置盆中。如是五夜。汁當變如血。取以漬麴。如家醞法。酒熟取清。任性飲之。十日萬病除。百日白髮反黑。齒落更生。面有光澤。久服長年。

枸杞酒方

枸杞根（壹百斤）

右壹味。切。以東流水肆石煑之一日一夕。去滓。得一石汁。漬麴釀之。如家醞法。酒熟取清。置不津器中。取

乾地黃末（壹升）　桂心末（壹升）　乾薑末（壹升）　商陸根末（壹升）

澤瀉末壹升　椒末壹升

右陸味。盛以絹袋內酒中。密封口。埋入地三尺。堅覆上二十日。沐浴整衣冠。向仙人再拜。訖。開之。其酒當赤如金色。平旦空肚服半升為度。十日萬病皆愈。二十日瘢痕滅。惡疾人以一升水和半升酒。分五服。服之即愈。若欲食石者。取河中青白石如棗杏仁者貳升。以水叁升煮一沸。以此酒半合置中。須臾即熟可食。

靈飛散方

雲母粉壹斤　茯苓捌兩　鍾乳柒兩　柏仁柒兩　桂心柒兩　人參柒兩　白朮肆兩　續斷柒兩　菊花拾伍兩　乾地黃拾貳兩

右壹拾味。擣篩。以生天門冬拾玖斤。取汁溲藥。著銅器中蒸之壹石貳斗黍米下。出。暴乾。擣篩。先食服方寸匕。日壹服。三日力倍。五日血脉充盛。七日身輕。十日面色悅澤。十五日行及奔馬。三十日夜視有光。七十日頭髮盡落。故齒皆去。更取二十匕。白蜜和擣二百杵。丸如梧子。作八十一丸。皆映徹如水精珠。欲令髮齒時生者。日服七丸。三日即生。若髮未白不落者。且可服散如前法。已白者。餌藥至七年乃落。入山日服七丸。則絕穀不飢。

服雲母第五　方三首　論一首

雲母粉法

雲母取上上白澤者。細擘。以水淨淘。漉出。蒸之一日一夜。下之。復更淨淘如前。去水令乾。率雲母壹斤。鹽三升。消石一斤。和雲母擣之。一日至暮。取少許掌上泯著。不見光明為熟。出安盆甕中。以水漬之令相得。經一炊久。澄去上清水。徐徐去之。盡。更添水如前。凡三十遍。易水令淡如水味。即漉出。其法一如研粉。澄取淀。然後取雲母淀。徐徐坐絹袋中。濾著單上。暴令乾。即成矣。雲母味甘平。無毒。主治死肌。中風寒熱。如在船車上。除邪氣。安五藏。益子精。明目。下氣。堅肌續絕。補中。五勞七傷。虛損少氣。止利。久服輕身延年。強筋脉。填髓滿。可以負重。經山不乏。落齒更生。瘢痕消滅。光澤人面。不老耐寒暑。志高可至神仙。此非古法。近出東海賣鹽女子。其女子年三百歲。貌同笄女。常自負一籠鹽重五百餘斤。如斯得効者其數不一。可驗神功矣。

又方

雲母擘薄。淘淨去水。餘濕。沙盆中研萬萬遍。以水淘澄取淀。見此法即自保愛。修而服之。勿泄之。勿泄之。

凡服雲母祕澀不通者。以蕪菁菹汁下之即通。祕之。

用雲母粉法

熱風汗出。心悶。水和雲母浴之。不過再差。

勞損汗出。以粉摩之即定。以粳米粥和三方寸匕服之。

疳濕䘌瘡日蝕。粳米粥和三方寸匕服之。以一錢匕內下部中。取差。

止下脫病。粳米粥和三方寸匕服之。七日慎血食五辛房室重作務。

赤白痢積年不差。服三方寸匕。不過一兩即差。寸白蟲者。服一方寸匕。不過四服。

帶下。服三方寸匕。三五服差。

金瘡一切惡瘡。粉塗之。至差止。

疽疥癬亦然。

風癩者。服三方寸匕。取差。

痔病。服三方寸匕。慎房室血食油膩。

淋病。服三方寸匕。

又一切惡瘡。粉和豬脂塗之。

頭瘡禿癬。酢酒洗去痂。以粉塗之。水服三方寸匕。百日。慎如前。

論曰。凡服粉治百病。皆用粳米粥和服之。慎房室五辛油膩血食勞作。若得雲母水服之壹升。長年飛仙。

雲母水。主除萬病。久服長年神仙方。

雲母貳拾斤細擘　芒消拾斤　露水壹石　崖蜜貳斤

右肆味。先取露水捌斗作沸湯。分半洮汰雲母。再遍漉出。以露水二斗溫之。內芒消令消。置木器中。內雲母訖。經三七日出之。令燥。以水漬之。麤皮令軟。作袋內雲母袋中。急繫口。兩人挼挻之。從寅至午勿住。出之。密絹篩。末餘不下者。更內袋中挼挻如初。篩下。捻可得五斤。以崖蜜和攪。令如粥。內薄削筩中。漆固口。埋舍北陰中。深六七尺。築土令平。一百二十日出之。皆成水。旦溫水一合。和雲母一合。向東服。日三。水寒溫自任。服十日。小便當黃。此先除勞氣風疾也。二十日。腹中寒癖皆消。二十日。齲齒除者更生。四十日不畏風寒。伍十日諸病皆愈。顏色日少。久服不已。長年神仙。

服水第六　論一首　法七首

論曰。夫天生五行。水德最靈。浮天以載地。高下無不至。潤下為澤。升而為雲。集而為霧。降而為雨。故水之為用。其利博哉。可以滌蕩滓穢。可以浸潤焦枯。尋之莫測其涯。望之莫覩其際。故含靈受氣。非水不生。萬物稟形。非水不育。大則包稟天地。細則隨氣方圓。聖人方之以為上善。余嘗見真人有得水仙者。不覩其方。武德中龍齎此一卷服水經授余。乃披翫不捨晝夜。其書多有蟲壞。文字頗致殘缺。因暇隟尋其義理。集成一篇。好道君子勤而脩之。神仙可致焉。

第一服水法

凡服水之法。先發廣大心。仍救三塗大苦。普度法界含生。然後安心服之。

經曰。服水以死為期。決得不疑。然後辦一瓦杯受一升。擇取四時王相甲子開除滿之日。并與身本命相生之日。候天地大時無一雲氣。日未出時。清淨沐浴。服鮮淨衣。燒香禮十方諸佛及一切聖賢仙人天真。乞大鴻恩。乃向東方取水。以水置器中。候日出地。令水與日同時得三杯。杯各受一升。呪之三遍。向日以兩手捧水當心。面向正東方。並脚而立。先扣齒鳴天鼓三通。乃以口臨水上。密誦呪一三五七遍。極微微用力乃細細咽之。想三咽在左廂下。三咽在右廂下。三咽處中央下。周而復始。但是服即作此法。咽水服一杯。踟躕消息。徐徐行二十步。乃迴更服一杯訖。更徐徐行四十步。乃迴更飲一杯。復行八十步乃止。勿煩多飲。亦不得少也。常燒眾名香。至心念佛。凡有所證悟境界。一切狀貌。不得執著。乃宣事向人道說。此則是初起首服水法。杯用桑杯瓦亦得。其呪曰。

乾元亨利正。九種吾生。日月與五星。吾復不飢。復不渴。賴得水以自活。金木水火土五星之氣。六甲之精。三真天倉。濁雲上盈。黃父赤子。守中無傾。急急如律令。每服皆用此呪。呪之三杯。杯各三遍。乃細緩緩徐徐服之。

細服五色水法

經曰。白黃黑水服法如前。唯有青水一法。服滿三七日中。思食鬼神遍在身中。從人索食。當如法與之。絕中五穀。多食棗栗。詐稱鬼親附說人。慎勿信之。但當以法調和。以時及節。

服赤水方

赤向生氣所宜之方三杯三呪。拱手心念口言誦偈曰：金木水火土五精六府，一切識藏欲服之時，專心注下。初服之時如似發氣，三七日如甘露味，亦當食棗栗一升。七日食蟲漸發，三尸亦盛，思美飲食，遍緣一切世間，當發善念相續。五七日中二食棗栗，水方漸強，增長顏色，怡悅氣力異常，更須加口水，當漸少，日月漸盈，膚體汗穢漸漸剝落，眼目精明，亦少睡眠，心開意解。但如法慎護，心若不至誠，內連六識，外為鬼神侵繞其心。念青帝神守護水精。五七日腳弱，心意不定，但當正念，重加神司土父神后五藏君名，衆邪雜鬼如法而去。六七日後，獨善解音樂，不得禮拜，省習誦，養氣力，勿嗔怒嫉妬，勿調氣，省睡眠。

却鬼呪法

呪曰：然摩然摩波悉諦蘇若摩竭狀闍提若夢若想若聰明易解，常用此呪法去之。

服水禁忌法

經曰：凡服水忌用銅鐵器，唯用坩器。初起手時忌陰雲大雨大風大霧，天地不明，皆凶。

凡服水禁陳米臭豉、生冷酢滑、椒薑、一切衆果，悉不得食。又不得至喪孝産乳之家，五辛之氣亦不得聞，一切脂膩血食菜茹悉不得食也。

凡服水四七日後，不聞琴聲歌嘯，悉不得容受貪身悅樂音聲博戲，皆不得就，漸漸通泰，以洪大道。五色水法皆同於此也。世間之法，音聲觸，五穀觸，喪孝觸，産婦觸，射利觸，善友觸，惡人名聞觸，惡名觸，皆當謹慎之。

服水節度法

經曰：凡服水七日中漸止酢滑，亦漸省食，七日滿取棗栗食，經二日後乃更服之。二七日後食蟲漸發，更食棗栗一升。三七日後思食，更服栗棗貳升。四七日後食蟲思食欲死，腳弱不能行步。五七日水方漸盈，顏色更好，氣力異常。六七日中能步不止，隨意東西。七七日中心解異義，耳聞異聲，必不得貪著義，亦有悲欣慈旨。八七日中守尸。九七日中尸臭自然遠離，不樂世間，五藏諸病悉得除愈。十七日中髓腦衆脉皮膚汗穢一切悉愈，眼目精明，心想分別，無事不知。千日後中表內外以五藏漸納漸小，衆毒不害人，精水神漸來附人。七年腸化為筋，髓化為骨，火不能燒，水不能漂，居在水中與水同色，在水底與地無異，居山澤間，遠視之者獨如山雷。此服黃黑水法，用水法，井泉清流悉得用之。雷字疑

服水大例法

經曰：凡服水以死為期，必得無疑，信因信果，正眞其心，聞法歡喜，不生疑惑。

又曰：凡服水訖，男先舉左足，向陽左行；女先舉右足，向陰右行。男奇女偶。

凡服水法

立飲之，不得坐飲，欲細細而緩，不得麤麤而急。杯受壹升，每一服必三杯，服輒一迴徐行，三杯三廻。若少兼食者，杯受一升，如是三杯。

凡服水上行一百三十步，中行一百二十步，下行六十步。水重難得氣力，善將其宜而不失其所者，一百日水定，周年水盈，四十年氣二百倍，遊形自在，高原陸地與水等無差異，顏色皎然，四十年腸化為筋，髓化為骨。

凡服水八十以下、十歲以上皆得服之。若小者，當加粱栗棗栗法。上根者從初七至四七止，中根者從初七至八七止，下

根者從初七至十七乃至十七十二七止。後有中下根者。一周晬将補乃始休息。

上利根之人一服如甘露。中根之人再服如甘露。下根之人四服如甘露極。下根者六服如甘露。上利根者一服二七日。中根者過七日乃至十日。下根者服日再服七日。

又有上利根者延日三倍。中利根者延日一倍。下利根者纔不當日。

又有上品人脩戒定過去業強。中品人見在脩業強。下品人以死爲期。必得無疑信向三寳。

中根有三品。中上品當聞知此寳法。欲長年服大升一石二石。即得不死。中中品脩習其行。比智殖業。當服此藥。廣行誓願。中下品少有嫉妬。及以惰慢。亦具五蓋三毒。起罪心。因國土荒亂。人民饑饉。刀兵劫起。思服此藥以免。

下根有三品。雖眠無覺想。不善音樂。亦翫慱戲。又無聰惠瞪瞢不了。須人教呵。中品人小復遠人。下品人居大深山乃得服耳。

千金翼方卷第十三

千金翼方卷第十四

退居

論曰。人生一世。甚於過隙。役役隨物。相視俱盡。不亦哀乎。就中養衛得理。必免夭橫之酷。若知進而不知退。知得而不知喪。嗜慾煎其內。權位牽其外。其於過分內熱之損。胡可勝言。況乎身滅覆宗之禍。不絕於世哉。今撰退居養志七篇。庶無禍敗夭橫之事。若延年長生。則存乎別録。高人君子。宜審思之。

擇地第一

山林深遠。固是佳境。獨往則多阻。數人則喧雜。必在人野相近。心遠地偏。背山臨水。氣候高爽。土地良沃。泉水清美。如此得十畝平坦處。便可構居。若有人功。可至二十畝。更不得廣。廣則營為關心。或似產業。尤為煩也。若得左右映帶。崗阜形勝。最為上地。地勢好。亦居者安。非他望也。

締創第二

看地形向背。擇取好處。立一正屋三間。內後牽其前梁稍長。柱令稍高。椽上著棧。棧訖上著三四寸泥。泥令平。待乾即以瓦蓋之。四面築牆。不然。塹壘務令厚密。泥飾如法。須斷風隙。拆縫門牕。依常法。開後門。若無瓦。草蓋令厚二尺。則冬溫夏涼。於簷前西間作一格子房。以待客。客至引坐。勿令入寢室及見藥房。恐外來者有穢氣。損人壞藥故也。若院外置一客位。最佳。堂後立屋兩間。每間為一房。修泥一準正堂。門令牢固。一房著藥。藥房更造一立櫃。高腳為之。天陰霧氣。櫃下安少火。若江北則不須火也。一房著藥器。地上安厚板。板上安之。著地土氣恐損。正屋東去屋十步。造屋三間。修飾準上。二間作廚。北頭一間作庫。庫內東牆施一棚。兩層。高八尺。長一丈。闊四尺。以安食物。必不近正屋。近正屋則恐煙氣及人。兼慮火燭。尤宜防慎。於廚東作屋二間。弟子家人寢處。於正屋西北立屋二間通之。前作格子。充料理曬暴藥物。以籬院隔之。又於正屋後三十步外立屋二間。椽梁長壯。柱高間闊。以安藥爐。更以籬院隔之。外人不可至也。西屋之南立屋一間。引簷中隔着門。安功德。充念誦入靜之處。中門外水作一池。可半畝餘。深三尺。水常令滿。種芰荷菱芡。繞池岸種甘菊。既堪採食。兼可閱目怡閑也。

服藥第三

人非金石。況犯寒熱霧露。既不調理。必生疾癘。常宜服藥。辟外氣。和藏府也。平居服五補七宣丸。鍾乳丸。量其性冷熱虛實。自求好方常服。其紅雪。三黃丸。青木香丸。理中丸。神明膏。陳元膏。春初水解散。天行茵蔯丸散。皆宜先貯之。以防疾發。忽有卒急。不備難求。臘日合一劑烏膏。楸葉膏。以防癰瘡等。若能服食。尤是高人。世有偶學合鍊。又非真好。或身嬰朝紱。心迫名利。如此等輩。亦何足言。今退居之人。豈望不死羽化之事。但免外物逼切。庶幾全其天年。然小小金石事。又須閑解。神精丹。防危救急。所不可闕耳。伏火丹砂。保精養魂。尤宜長服。伏火石硫黃。救腳氣。除冷癖。理腰膝。能食有力。小還丹。愈疾去風。伏火磁石。明目堅骨。火鍊白石英。紫石英。療結滯氣塊。強力堅骨。伏火水銀。壓熱鎮心。金銀膏。養精神。去邪氣。此等方藥。固宜留心。功力各依本草。其餘丹火以冀神助。非可卒致。有心者亦宜精懇。儻遇其真。

飲食第四

身在田野。尤宜備贍。須識罪福之事。不可為食損命。所有貧身在藥菜而已。料理如法。殊益於人。枸杞。甘菊。术。牛膝。苜蓿。商陸。白蒿。五加。服石者不宜喫商陸。以上藥。三月已前苗嫩時採食之。或煮或虀或炒或爲合羹。並用土蘇鹹豉汁加米等色爲之。下飯甚良。蔓菁作虀最佳。不斷五辛者。春秋嫩韭四時採薤甚益。雞雖擁熱甚益氣力。但不可多食。致令閉憤。料理有法節而食之。百沸餺飥蒸餅及羔索餅起麪等法在食經中。白粳米白粱黃粱青粱米。常須貯積支料一年。炊飯煮粥亦各有法。並在食經中。蒜韭紫蘇烏麻亦須宜貯。俱能下氣。其餘豉醬之徒食之所要。皆須貯蓄。若肉食者必不得害物命。但以錢買。猶愈於殺。第一戒慎勿殺。若得肉必須新鮮。似有氣息則不宜食。爛藏損氣。切須慎之戒之。料理法在食經中。

食後將息法。

平旦一點心。飯訖即自以熱手摩腹。出門庭行五六十步。消息之。中食後。還以熱手摩腹。行一二百步。緩緩行。勿令氣急。行訖還牀偃臥。四展手足勿睡。頃之氣定。便起正坐。喫五六顆蘇煎棗。啜半升以下人參茯苓甘草等飲。覺似少熱即喫麥門冬竹葉茅根等飲。量性將理。食飽不得急行。及饑不得大語遠喚人。嗔喜臥睡覺食散後。隨其事業。不得勞心勞力。覺肚空即須索食。不得忍饑。必不得食生硬粘滑等物。多致霍亂。秋冬間暖裹腹。腹中微似不安。即服厚朴生薑等飲。如此將息必無橫疾。

養性第五

雞鳴時起。就卧中導引。導引訖。櫛漱即巾。巾後正坐。量時候寒溫。喫點心飯若粥等。若服藥者。先飯食服。喫藥酒消息訖。入靜燒香靜念。不服氣者亦可念誦。洗雪心源。息其煩慮。良久事訖。即出徐徐步庭院間散氣。地濕即勿行。但屋下東西步令氣散。家事付與兒子。不得關心。所營退居去家百里五十里。但時知平安而已。應緣居所要。並令子弟支料顧送。勿令數數往來慣鬧也。一物不得在意營之。平居不得嗔不得大語大叫大用力飲酒至醉並爲大忌。四時氣候和暢之日。量其時節寒溫出門行三里二里及三百二百步爲佳。量力行。但勿令氣乏氣喘而已。親故鄰里來相訪問。攜手出遊百步。或坐量力宜談笑簡約其趣。纔得歡適不可過度耳。人性非合道者焉能無悶。悶則何以遣之。還須蓄數百卷書。易老莊子等。悶來閱之。殊勝悶坐。衣服但麤縵可御寒暑而已。第一勤洗浣以香霑之。身數沐浴。務令潔淨。則神安道勝也。浴法具養生經中。所將左右供使之人。或得清淨弟子精選小心少過謙謹者。自然事閑無物相惱。令人氣和心平也。凡人不能絕嗔。得無理之人易生嗔喜。妨人道性。

種造藥第六

種枸杞法

揀好地。熟斸加糞訖。然後逐長開壟。深七八寸令寬。乃取枸杞連莖剉長四寸許。以草爲索慢束。束如羹椀許大。於壟中立種之。每束相去一尺。下束訖。別調爛牛糞稀如麪糊。灌束子上令滿。減則更灌。然後以肥土擁之滿訖。土上更加熟牛糞。然後灌水。不久即生。乃如翦韭法。從一頭起首割之。得半畝料理如法。可供數人。其割時與地面平。高留則無葉。深剪即傷根。割仍避熱及雨中。但早朝爲佳。

又法

但作束子作坑方一尺。深於束子三寸。即下束子訖。著好糞滿坑填之。以水澆糞下。即更著糞填。以不減爲度。令糞上束子一二寸即得。生後極肥。數鋤擁。每月加一糞尤佳。

又法

但畦中種子。如種菜法。上糞下水。當年雖瘦。二年以後悉

肥勿令長苗即不堪食如食不盡即翦作乾菜以備冬中
常使如此從春及秋其苗不絕取甘州者爲眞葉厚大者
是有刺葉小者是白棘不堪服食慎之

又法

枸杞子於水盆挼令散訖暴乾斸地作畦畦中去却五寸
土勾作壠縛草作稕以臂長短即以泥塗稕上令遍以安
壠中即以子布泥上一面令稀稠得所以細土蓋上令遍
又以爛牛糞蓋子上令遍又布土一重令與畦平待苗出
時時澆溉及堪採即如翦韭法更不要煑鍊每種用二月
初一年但五度翦不可過此也凡枸杞生西南郡谷中及
甘州者其子味過於蒲桃今蘭州西去鄯城靈州九原並
多根莖尤大

種百合法

上好肥地加糞熟斸訖春中取根大者擘取瓣於畦中種
如蒜法五寸一瓣種之直作行又加糞灌水苗出即鋤四
邊絕令無草春後看稀稠得所稠處更別移亦得畦中乾
即灌水三年後甚大如芋然取食之又取子種亦得或一年
以後二年以來始生甚遲不如種瓣

種牛膝法

秋間收子至春種如種菜法上加糞水溉苗出堪採即如
翦菜法常須多留子秋中種亦好其收根者別留子取三
畝肥地熟耕更以長鍬深掘取其土虛長也土平訖然下
子荒即芸草旱則溉至秋子成高刈取莖收其子九月末
間還用長鍬深掘取根如法料理

種合歡法 萱草也

移根畦中稀種一年自稠春翦苗食如枸杞夏秋不堪食

種車前子法

收子春中取土地加糞熟斸水溉翦取如上法此物宿根
但芸灌而已可數歲也

種黃精法

擇取葉參差者是眞取根擘破稀種一年以後極稠種子
亦得其苗甚香美堪㗖

種牛蒡法

取子畦中種種時乘雨即生若有水不要候雨也地須加
糞灼然肥者旱即澆水翦如上法菜中之尤吉但多種食
苗及根並益人

種商陸法

又取根紫色者白色者良赤及黃色者有毒根擘破畦中
作行種種子亦得根苗並堪食色紫者味尤佳更勝白者
淨洗熟蒸不用灰汁煑鍊並無毒尤下諸藥服丹砂乳石
等人不宜服

種五加法

取根深掘肥地二尺埋一根令沒舊痕甚易活苗生從一
頭翦取每翦訖鋤土擁之

種甘菊法

移根最佳若少時折取苗乘雨中濕種便活一年之後子
落遍地長服者及冬中收子翦如韭法

種苜蓿法

老圃多解但肥地令熟作壠種之極益人還須從一頭翦
每一翦加糞鋤土擁之

種蓮子法

又八月九月取堅黑子瓦上磨尖頭直令皮薄取墐土作

熟泥封如三指大長二寸。使帶頭兼重。令磨須尖。泥欲乾時擲置池中。重頭向下。自能周正。薄皮上易生。數日即出。不磨者卒不可生。

種藕法

春初掘取根三節無損處。種入深泥。令到硬土。當年有花。

種青蘘法 即胡麻苗也

取八稜者。畦中如菜法種之。苗生採食。秋間依此法種之。甚滑美。

種地黃法

十二月耕地。至正月可止。三四遍細杷訖。然後作溝。溝闊一尺。兩溝作一畦。畦闊四尺。其畦微高而平。硬甚不受雨水。苗未生間得水即爛。畦中又撥作溝。溝深三寸。取地黃切長二寸。種於溝中訖。即以熟土蓋之。其土可厚三寸以上。每種一畝用根五十斤。蓋土訖。即取經冬爛穰草覆之。候稍牙出。以火燒其草。令燒去其苗。再生者葉肥茂。根葉益壯。自春至秋凡五六遍。芸不得用鋤。八月堪採根。至冬尤佳。至時不採。其根大盛。春二月當宜出之。若秋採訖。至春不須更種。其種生者猶得三四年。但採訖杷之。明年耨芸而已。參驗古法。此為最良。按本草二月八月採。殊未窮物性也。八月殘葉猶在。葉中精氣未盡歸根。二月新葉已生。根中精氣已滋於葉。不如正月九月採。殊妙。又與蒸暴相宜。古人云二月八月非為種者。將謂野生。當須見苗耳。若食其葉。但露散後摘取傍葉。勿損中心正葉。甚益人。勝諸菜。

造牛膝法

八月中長鍬掘取根。水中浸一宿。密置篩中。手挼去上皮。齊頭暴令稍乾。屈令直。即作束子。又暴令極乾。此看端正。若自用者不須去皮。但洗令淨便暴。殊有氣力。

造乾黃精法

九月末掘取根。揀取肥大者。去目熟蒸。微暴乾又蒸。暴乾食之如蜜。可停。

造生乾地黃法

地黃一百斤。揀擇肥好者六十斤。有鬚者去之。然後淨洗漉乾。暴三數日令微皺。乃取揀退四十斤者。淨洗漉乾。於柏木臼中熟擣。絞取汁。汁如盡。以酒投之。更擣絞。即引得餘汁盡。用拌前六十斤乾者。於日中暴乾。如天陰。即於通風處薄攤之。夜亦如此。以乾為限。此法比市中者氣力數倍。頗取汁。恐損。隨日擣絞用。令當日盡佳。

造熟乾地黃法

斤數揀擇。一準生法。浸訖。候好晴日便早蒸之。即暴於日中。夜置汁中。以物蓋之。明朝又蒸。古法九遍止。今但看汁盡色黑熟蒸三五遍。亦得。每造皆須春秋二時。正月九月緣冷寒氣方可宿浸。二月八月拌而蒸之。不可宿浸也。地黃汁經宿恐醋。不如日日擣取汁用。凡暴藥皆須以床架上置薄簞等。以通風氣。不然日氣微弱。則地氣止津也。於漆盤中暴最好。簞多汗又損汁。

藕粉法

取麤藕不限多少。灼然淨洗。截斷浸三宿。數換水。看灼然淨訖。漉出。碓中碎擣。絞取汁。重擣絞取濃汁。盡為限。即以密布濾麤惡物。澄去清水。如稠難澄。以水攪之。然後澄看水清即瀉去。一如造米粉法。

雞頭粉取新熟者去皮。熟擣實如上法。

菱角粉去皮如上法。

葛根粉去皮如上法開胃口止煩熱也

蒺蔾粉擣去上皮簸取實如上法此粉去風輕身

茯苓粉剉如彈子以水浸去赤汁如上法

栝樓根粉去皮如上法

種樹法須望前種十五日後種少實

種杏法

杏熟時并肉核埋糞中凡薄地不生生且不茂至春生後即移實地栽之不移即實小味苦樹下一歲不須耕耕之即肥而無實也

種竹法

欲移竹先掘坑令寬下水調細土作泥如稀煎餅泥即掘竹須四面斷大作土科連根以繩周下抨舁之勿令動著竹動則損根多不活掘訖舁入坑泥中令泥周匝擁滿如泥少更添土著水以物勻攪令實其竹根入坑不得埋過本根若竹稍長者以木深埋入土架縛之恐風搖動即死種樹亦如此竹無時樹須十二月以後三月以前宜去根尺五寸留栽來年便生筍泥坑種動搖必不活

種梔子法

臘月折取枝長一尺五寸以來先鑿坑一尺闊五寸取枝屈下拗處如毬杖却向上令有葉處坑向上坑口出五寸一邊約著土實訖即下肥土實築灼然堅訖自然必活二年間即有子

作籬法

於地四畔掘坑深二尺闊二尺坑中熟斸酸棗熟時多收取子坑中穊種之生後護惜勿令損一年後高三尺間去惡者一尺以下留一莖稀稠行伍端直來春剝去橫枝留距不留距恐疲大至冬凍損剝訖編作笆籬隨宜夾縛務令緻密明年更編高七尺便定種榆柳並同法木槿木芙蓉更堪看

種枳法

秋收取枳實破作四片於陰地熟斸加糞即稠種之至春生隔一冬高一尺然後移栽每一尺種一栽至高五尺以物編之甚可觀也

雜忌第七

屋宇宅院成後不因崩損輒有修造及妄動土二尺以下即有土氣慎之為佳初造屋成恐有土木氣待泥乾後於庭中醮祭訖然後擇良日入居居後明日燒香結界發願願心不退轉早悟道法成功德無敗壞結界如後平旦以清水漱口從東南方左轉誦言娑沙迦羅又到西南角言你自受殃又從東南角言娑沙迦羅又到西南角言你自受殃一一如是滿七遍盜賊皆便息心不能為害矣或入山野亦宜作此法或在道路逢小賊作障難即定心作降伏之意呪言娑沙迦羅娑沙迦羅一氣盡為度亦自壞散也此法秘妙是釋門深秘可以救護衆生大慈悲故不用令孝子弋獵魚捕之人入宅不用輙大叫喚每栽樹木量其便利不須等閑漫種無益柴炭等並年支不用每日令人出入門巷惟務寂然論曰看此論豈惟極助生靈亦足以誡於貪婪之士無敗禍之釁庶忠義烈士昧之而知止足矣

千金翼方卷之十四

千金翼方卷第十五

補益

叙虚損論第一

論曰凡人不終眉壽或致夭歿者皆由不自愛惜竭情盡意邀名射利聚毒攻神内傷骨髓外敗筋肉血氣將亡經絡便壅皮裏空疎惟招蠹疾正氣日衰邪氣日盛不異舉滄波以注爝火頽華嶽而斷涓流語其易也又甚於此然疾之所起生自五勞五勞既用二藏先損心腎受邪腑藏俱病故彭祖論别牀異被之戒李耳陳黄精鉤吻之談斯言至矣洪濟實多今具録來由并貫病狀庶智者之察微防未萌之疾也五勞者一曰志勞二曰思勞三曰心勞四曰憂勞五曰疲勞即生六極一曰氣極氣極令人内虚五藏不足外受邪氣多寒濕痺煩滿吐逆驚恐頭痛二曰血極血極令人無色澤恍惚喜忘善驚少氣舌強喉乾寒熱不嗜食苦睡眩冒喜瞋三曰筋極筋極令人不能久立喜倦拘攣腹脹四肢筋骨疼痛四曰骨極骨極令人酸削齒不堅牢不能動作厥逆黄疸消渴癰腫疽發膝重疼痛浮腫如水狀五曰精極精極令人無發髮膚枯落悲傷喜忘意氣不行六曰肉極肉極令人發疰如得擊不復得言甚者致死復生七傷者一曰陰寒二曰陰痿三曰裏急四曰精連連而不絶五曰精少囊下濕六曰精清七曰小便苦數臨事不卒名曰七傷七傷爲病令人邪氣多正氣少忽忽喜忘而悲傷不樂奪色黧黑飲食不生肌膚色無潤澤髮白枯槁牙齒不堅目黄淚出遠視䀮䀮見風淚下咽焦消渴鼻衄唾血喉中介介不利胷中噎塞食飲不下身寒汗出肌肉痠痟四肢沈重不欲動作膝脛苦寒不能遠行上重下輕久立腰背苦痛難以俛仰繞臍急痛飢則心下虚懸膺乾口燥腹裏雷鳴胷背相引痛或時嘔逆不食或時變吐小便赤熱乍數時難或時傷多或如針刺大便堅澀時泄下血身體瘙癢陰下常濕黄汗自出陰痿消小臨事不起精清而少連連獨泄陰端寒冷莖中疼痛小便餘瀝卵腫而大縮入腹中四肢浮腫虚熱煩疼乍熱乍寒卧不安席心如杵舂驚悸失脉呼吸乏短時時惡夢夢與死人共食入塚此由年少早娶用心過差接會汗出藏皆浮滿當風卧濕久醉不醒及墜車落馬僵仆所致也故變生七氣積聚堅牢如杯留在腹内心痛煩寃不能飲食時來時去發作無常寒氣爲病則吐逆心滿熱氣爲病則恍惚悶亂長如眩冒又復失精喜氣爲病則不能疾行不能久立怒氣爲病則上氣不可當熱痛上衝心短氣欲死不能喘息憂氣爲病則不能苦作卧不安席恚氣爲病則聚在心下不能飲食愁氣爲病則平居而忘置物還取不記處所四肢浮腫不能舉止五勞六極力乏氣畜變成寒熱氣疰發作有時受邪爲病凡有十二種風風入頭則耳聾風入目則遠視䀮䀮風入肌膚則身體癮疹筋急風入脉則動上下無常風入心則心痛煩滿悸動喜腹脹風入肺則欬逆短氣風入肝則眼視不明目赤淚出發作有時風入脾則脾不磨腸鳴脇滿風入腎則耳鳴而聾脚疼痛腰尻不隨甚者不能飲食入膽則眉間疼痛大小便不利令人疼痺五勞六極七傷七氣積聚變爲病者甚則令人得大風緩急濕痺不仁偏枯筋縮四肢拘攣關節隔塞經脉不通便生百病羸瘦短氣令人無子病欲及人便即夭逝勞傷血氣心氣不足所致也若或觸勞風氣則令人角弓反張舉身皆動或眉鬚頻落惡氣腫起魂去不足夢與鬼交通或悲哀不止恍惚恐懼不能飲食或進或退痛無常處至此爲疾

不亦難乎十二種風元不足

大補養第二 論一首 方八首

論曰病患已成即須勤於藥餌所以立補養之方此方皆是五石三石大寒食丸散等藥自非虛勞成就偏枯著牀惟向死近無所控告者乃可用之斯誠可以起死人耳平人無病不可造次著手深宜慎忌

張仲景紫石寒食散治傷寒已愈不復方

紫石英 白石英 赤石脂 鍾乳鍊 栝樓根
防風 桔梗 文蛤 鬼臼 太一餘粮各貳兩半
人參 乾薑 附子炮去皮 桂心各壹兩

右壹拾肆味擣篩爲散酒服三方寸匕

損益草散 常用之佳主男子女人老少虛損及風寒毒冷下痢癖飲欬嗽消穀助老人胃氣可以延年又主霍亂酒服二方寸匕愈又主衆病休息下痢垂命欲死服之便差治人最爲神驗方

人參 附子炮去皮各參分 乾薑 桂心各伍分
防風壹兩半 牡蠣熬 黄芩 細辛各參分 桔梗
椒去目閉口者汗 茯苓 秦艽 白朮各壹兩

右壹拾叁味各擣篩爲散更秤如分乃合之治千杵旦以溫酒服方寸匕老人頻服三劑良兼主虛勞

草寒食散 治心腹脇下支滿邪氣衝上又心胷喘悸不得息腹中漉漉雷鳴吞酸噫生食臭食不消化時泄時閉心腹煩悶不欲聞人聲好獨臥常欲得熱恍惚喜忘心中怵惕如恐怖狀短氣嘔逆腹中防響五藏不調如此邪在於內而作衆病皆生於勞苦若極意於爲樂從風寒起治之皆同服此藥旦未食時以淳美酒服二方寸匕不耐者減之去巾帽薄衣力行方

鍾乳鍊 附子炮去皮 栝樓根 茯苓 牡蠣各壹分熬
桔梗 乾薑 人參 防風各壹兩 細辛
桂心各伍分 白朮叁兩半

右壹拾貳味各擣篩治千杵以酒服之二匕建日服之至破日止周而復始

又方說狀所主同前

鍾乳鍊粉 人參 茯苓 附子炮各叁分 栝樓根
牡蠣熬 細辛各半兩 乾薑 桂心各伍分 白朮
防風 桔梗各壹兩

右壹拾貳味擣篩爲散服之二匕如前方有冷加椒有熱加黄芩各叁分

大草烏頭圓 主寒冷虛損五十年心腹積聚百病邪氣往來厥逆搶心痺頑羸瘦骨立不能食破積聚方

烏頭拾伍分炮去皮 人參伍分 生薑貳兩 前胡
蜀椒去目閉口者汗 黄芩 白朮 半夏洗
黄連 吳茱萸 龍骨 白頭翁 乾薑
細辛 桔梗 紫菀 芎藭 厚朴炙
女萎 礬石燒 桂心 甘草炙各壹兩

右貳拾貳味擣篩爲末鍊蜜和圓如梧子大酒服拾圓日三夜一以知爲度

草烏頭圓 破積聚治積結冷聚陽道弱大便有血婦人産後出血不止方

烏頭拾伍分炮去皮 大黄 乾薑 厚朴炙
吳茱萸 芍藥 前胡 芎藭 當歸
細辛 桂心各伍分 蜀椒叁分去目閉口者汗 白薇半兩

黄芩　白术　人參　紫菀　甘草炙各壹兩

右壹拾捌味，擣篩為末，鍊蜜和圓如梧子大，酒服拾圓，日叁服，漸漸加之。

大理中露宿圓　主風勞四十年澼絶冷，并主欬逆上氣方。

人參　桂心　吴茱萸　烏頭炮去皮　礜石燒，各等分

右伍味，擣篩為末，鍊蜜和圓如梧子大，酒服三圓，日再，以知為度。

凶奴露宿圓　主毒冷方。

礜石燒　桔梗　皂莢炙去皮子　乾薑　附子炮去皮　吴茱萸等分

右陸味，擣篩為末，鍊蜜和丸如梧子大，飲服叁圓，日再，稍加以知為度。

解散發動第三 論一首 方二十五首 與第二十二卷通

論曰：既得藥力，諸病併遣，石忽發動，須知解方，故次立解散方焉。一一依其診候而用之，萬不失一。夫脉或洪或實，或斷絶不足，欲似死脉，或細數，或弦駃，其所犯非一故也。脉無常投，醫不能識也。熱多則弦駃，有澼則洪實，急痛則斷絶。凡寒食藥熱率常如是，自無所苦，非死候也。動從節度則不死矣，不從節度則死矣。欲服散者，宜診脉審正其候，爾乃畢愈。脉沈數者難發，難發當數下之；脉浮大者易發也。人有服散兩三劑不發者，此人脉沈難發，發不令人覺，藥勢已行，不出形於外，但以藥治於内。欲候知其力，人進食多，一候也；顔色和悦，二候也；頭面身體瘙癢，三候也；濇濇惡風，四候也；厭厭欲寐，五候也。諸有此證候者，皆藥内發五藏，但如方法服藥，宜數下之，内虚自當發也。

人參湯　主散發，諸氣逆，心腹絞痛，不得氣息，命在轉燭方。

人參　枳實炙　甘草炙，各貳兩　栝樓根　乾薑　白术各壹兩半

右陸味，㕮咀，以水玖升，煑取三升，分三服。若短氣者，稍稍數服，無苦也。能如方者佳。冬月温食，宜腹熱者便冷食，夏月冷食，以水服藥。冷食過多，腹冷者，作湯即自解便止。

鴨通湯　主散發熱，攻胷背，嘔逆煩悶，卧輙大睡，乘熱覺四肢不快，寒熱往來，大小便難方。

白鴨通新者　大黄貳兩　石膏碎　知母各壹兩　豉壹升　麻黄去節，叁兩　葱白貳拾莖　梔子仁貳拾枚　黄芩壹兩半　甘草炙，叁分

右壹拾味，㕮咀，以湯壹斗貳升淋鴨通，乃以汁煑藥，取三升半，去滓，然後内豉，更煑三沸，去豉，未食前服一升。

治氣湯　主散家患氣，不能食，若氣逆方。

人參　茯苓　桂心　厚朴炙　半夏洗　甘草炙，各壹兩　麥門冬去心　生薑各叁兩，切　大棗貳拾枚，擘

右玖味，㕮咀，以水捌升，煑取貳升陸合，分服柒合。

主散發，頭欲裂，眼疼欲出，惡寒，骨肉痛，狀如傷寒，鼻中清涕出方。

以香豉五升，熬令煙出，以酒壹斗投之，濾取汁，任性飲多少，欲令小醉便解，更飲之，取解為度。亦主時行，寒食散發，或口噤不可開，腸滿脹急欲決，此久坐温衣生食所為。皇甫云：口不開，去齒下此酒五合，熱飲之，須臾開。能者多飲，至醉益佳；不能者任性。腹脹滿不通，導之令下。

善服散家痰飲，心胷客熱悶者，吐之方。

甘草伍兩，生用

右壹味，㕮咀，以酒五升，煑取二升半，空腹分再服之，服别相去如行伍六里，快吐止。

主散發黄肎中熱氣悶方
胡荽壹把切
右壹味，以水柒升，煑取貳升半，分再服，便愈。如不差，更作。
亦主通身發黄，若濃煑大黄葉，令温，自洗漬，尤良。并主熱毒及肎中毒氣相攻，若不盡，復煩悶，或痛，飲如故，亦主新熱下痢。
解散主諸石熱毒方
白鴨通伍升，新者
右壹味，湯壹斗漬之，澄清，候冷飲之，任性多少，以差為度。
三黄湯主解散發腹痛脹滿卒急方
大黄　黄連　黄芩各叁兩
右叁味，㕮咀，以水柒升，煑取三升，分為三服。一方作丸。
散發時行兼有客熱，下血痢不止，而煩者，黄連湯方
黄連　黄蘗各肆兩　梔子拾伍枚，擘　阿膠壹兩，炙　乾薑　芍藥　石榴皮各貳兩，壹方用枳實
右柒味，㕮咀，以水壹斗，煑取三升，分三服。一方以水六升，煑之。
乳石發頭痛寒熱，肎中塞，日晡手足煩疼方
生麥門冬肆兩，去心　葱白半斤，切　豉三升
右叁味，熟湯捌升，煑取三升，分三服。
散發虚羸，不能食飲，大便不通，調藏腑方
麥門冬去心　黄芩　人參各貳兩　竹茹壹升　大棗拾肆枚，擘　茯神　半夏洗　生薑切　甘草各叁兩，炙　桂心半兩
右壹拾味，㕮咀，以水壹斗，煑取叁升，分三服。
散發四肢腫方
甘遂壹兩　木防已　茯苓　人參　白术各叁兩　麻黄貳兩，去節　甘草壹兩半，炙

右柒味，㕮咀，以水柒升，煑取二升捌合，分三服。
散發口瘡方
龍膽叁兩　子蘗肆兩　黄連貳兩　升麻壹兩
右肆味，㕮咀，以水四升，先煑龍膽、黄連，取二升，別取子蘗冷水淹浸，投湯中，令相得，絞取汁，熱含，冷吐，差止。
散發如淋熱方
葵子叁升　茯苓　大黄　通草各叁兩　葱白一升，並　當歸　石韋去毛　芒消各貳兩　桂心壹兩
右玖味，㕮咀，以水壹斗，煑葵子，取六升，去滓，内藥，更煑取叁升，去滓，内芒消，更煑一沸，令消盡，分為四服，日三夜一。
散發大便秘澀不通方
大黄肆兩　桃仁叁拾枚，去皮尖、雙仁，碎
右貳味，切，以水陸升，煑取貳升，分再服。
又大便不通方
生地黄汁五合　大黄　甘草各半兩，炙
右叁味，㕮咀，以水叁升，煑取壹升，下地黄汁，又煑三沸，分二服。
單服硫黄發為瘡方
以大醋和豉研，熟如膏，以塗瘡上，燥輒易之，甚良。
礜石發亦作瘡，狀如癬子，紫石多發於腹背，或著四肢，宜以酥摩，便差，仍用薺苨湯方
薺苨　麥門冬各叁兩，去心　乾薑叁兩半　麻黄去節　人參　黄芩　桔梗　甘草各貳兩，炙
右捌味，㕮咀，以水玖升，煑取叁升，分三服，從旦至晡乃盡，日日合服，以差為度。非但礜石，凡諸石發皆用此方。
散發痢血方

黃連 乾薑各叁兩 黃芩半兩 鹿茸貳兩 瓜子壹升
芍藥 芎藭 生竹皮 桂心 甘草各壹兩，炙

右壹拾味，以水壹斗煮竹皮，取捌升，去滓，內藥，煮取貳升，分三服，一日盡。

蘄邵大黃圓 主寒食散成痰飲澼水氣，心痛，百節俱腫方。一名細丸。

大黃 葶藶熬 豉各壹兩 巴豆去心皮，熬 杏仁去皮尖、雙仁，熬。各叁拾枚

右伍味，各擣大黃、豉為末，別擣巴豆、杏仁如脂，鍊蜜相和，令相得，又更擣壹阡杵。空腹以飲服如麻子一丸，日再。不知，增至貳圓，強人服丸如小豆大。

消石大圓 主男子女人驚厥口乾，心下堅，羸瘦，不能食，喜臥，墜墮血瘀，久欬上氣，胸痛，足脛不仁而冷，少腹滿而痛，身重目眩，百節疼痛，上虛下實。又主女人乳餘疾，帶下，五藏散癖，伏熱大如檰，堅腫在心下，胸中津液內結，浮腫膝寒，蠱毒淫躍，苦渴大虛等方。

消石拾貳兩，熬之令乾 蜀椒壹升貳合，去目、閉口，汗 水蛭壹百枚，熬
䗪蟲貳兩半，去翅足，熬 大黃壹斤 茯苓陸兩 柴胡捌兩，去苗
芎藭伍兩 蠐螬叁拾枚，熬

右玖味，擣篩為末，鍊蜜和，更擣萬杵，圓如梧子大，空腹以飲服伍圓，日三服，五日進十丸，此皆不下，自此以後任意加之，一日可數十丸，與羊臛自補。若利當盆下之，勿於圊。尤慎風冷。若女人月經閉，加桃仁三十枚，去皮尖、雙仁，熬。一方以酒服十伍丸，日二，不知可稍增，當下如豆汁長蟲，腹中有病皆除。

解散雷氏千金丸方。

消石叁分，熬 大黃肆兩 巴豆壹分，去心皮，熬

右叁味，擣篩為末，鍊蜜和丸如小豆許，飲服一丸，日二，以利為度。

細辛圓 主散發五藏六腑三焦冷熱不調，痰結胸中，強飲百處不安，久服強氣方。

細辛 杏仁去皮尖、雙仁，熬 澤瀉 乾薑 白朮
茯苓 桂心 甘草各貳兩，炙 附子炮，去皮 蜀椒去目、閉口者，汗
附子炮，去皮 大黃 木防己各伍分 芫花 甘遂各壹兩

右壹拾伍味，各擣篩為末，別治杏仁如脂，合擣百杵，鍊白蜜和，更擣五千杵，丸如梧子大，以酒服貳丸，日再服。不能者，如大豆二丸，以知為度。散家困於痰澼，服藥患困者，參服此丸，蹔相發助，又不令越逸，消飲去結澼，令胸膈無痰無逆寒之患，又令人不眩滿迷悶。

大青圓 主積年不解，不能食，羸瘦欲死方。

大青 麥門冬去心 香豉各肆兩 石膏研 葶藶子熬
梔子 栝樓根 枳實炙 芍藥 知母
茯苓 大黃 黃耆 黃芩 甘草各貳兩，炙

右壹拾伍味，擣篩為末，鍊蜜和丸如梧子大，以飲服五丸，日二。丸五日不知，則更服之，以知為度。

下藥法

凡散數發熱，無賴，當下去之。諸丹及金石等用此方下之。

黍米叁升作糜，以成煎豬脂一斤合和之，使熟，宿不食，明旦早食之，令飽，晚當下藥，煎隨下出，神良。下藥盡者，後不復發，若發更服之。

又方

肥豬肉伍斤 葱白 薤白各半斤

右叁味，合煮之，旦不食，啖之一頓，令盡為度。

壓藥發動，數數患熱，用求下却之方

取豬腎脂，勿令中水，盡取，以火炙之，承取脂，適寒溫，一

服二三合，一日一夜可五六升，藥稍稍隨大便去，甚良。

又方

肥豬肉作臛一升，調和如常法，平旦空腹一頓食之。須臾間腹中雷鳴，鳴定便下，藥隨下出，以器承取，以水淘汰，取石不盡，更作如前服之。

凡散發瘡腫膏方

生胡粉　蕪菁子熬，別擣　杏仁去皮尖，熬，別擣　黃連擣末

水銀　豬脂

右陸味，並等分，惟水銀倍之，以脂和研，令相得，更以水銀塗上，日三。

治瘡

有發赤腫者，當摩之以膏方

生地黃伍兩　大黃壹兩　杏仁貳拾枚，去皮尖兩仁　生商陸根貳兩

右肆味切，以醋漬一宿，以豬脂一升煎，商陸黑，去滓，膏成，日三摩之。

散發有生細瘡者，此藥主熱至捷方

黃連　芒消各伍兩

右貳味，以水捌升煑黃連，取四升，去滓，內芒消，令烊，以布塗貼著上，多少皆著之。

洗瘡湯方

黃連　黃芩　苦參各捌兩

右叁味切，以水三斗，煑取一斗，去滓，極冷，乃洗瘡，日三。

治發瘡痛癢不可堪忍方

取冷石擣下篩，作散粉之，日五六度，乃燥，瘡中自寧，無不差良。

凡服散之後，身體浮腫，多是取冷所致，宜服檳榔湯方。

大檳榔叁拾伍枚

右壹味，先出子，擣作末，細篩，然後㕮咀其皮，以湯柒升，煑取貳升，內子末，分為再服，服盡當下即愈。

解散大麥麨方

取大麥炒，令汗出，燥便止，勿令太焦，舂去皮，淨淘，蒸令熟，暴乾，熬令香，細末，絹下，以冷水和，服二方寸匕，日再。有赤腫者，當摩之入蜜亦佳。

補五藏第四　方四十五首

瀉心湯　主心氣不足，驚悸汗出，心中煩悶短氣，喜怒悲憂悉不自知，咽喉痛，口脣黑，嘔吐，舌本強，水漿不通方。

紫石英　紫蘇　茯苓　人參　當歸

茯神　遠志去心　甘草炙，各貳兩　赤小豆伍合　大棗叁拾枚，擘

麥門冬去心，壹升

右壹拾壹味，㕮咀，以水壹升煑取叁升，分四服，日三夜一。

補心湯　主心氣不足，多汗心煩，喜獨語，多夢，不自覺，喉咽痛，時吐血，舌本強，水漿不通方。

麥門冬去心，叁兩　茯苓　紫石英　人參

桂心　大棗叁拾枚，擘　赤小豆貳拾枚　紫菀

甘草炙，各壹兩

右玖味，㕮咀，以水捌升，煑取貳升伍合，分為三服，宜春夏服之。

小定心湯　主心氣虛，驚悸，喜忘，不進食，補心方。

遠志去心　黃耆　鐵精　乾薑　桂心各叁兩

人參　防風　當歸　芎藭　紫石英

茯苓　茯神　獨活　甘草炙，各貳兩　五味子叁合

半夏洗　麥門冬去心，各肆兩　大棗拾貳枚，擘

右壹拾捌味，㕮咀，以水壹斗叁升，煑取叁升伍合，分為伍

眼日三夜二。

定志補心湯 主心氣不足心痛驚恐方

遠志去心 昌蒲 人參 茯苓各肆兩

右肆味，㕮咀，以水壹斗煮取叁升，分叁服。

傷心湯 主心傷不足，腰脊腹背相引痛，不能俛仰方。

茯苓 遠志去心 乾地黃各貳兩 大棗叁拾枚擘

飴糖壹升 黃芩 半夏洗 附子炮去皮 生薑切

桂心各貳兩 石膏碎 麥門冬各肆兩去心 甘草炙

阿膠熬各壹兩

右壹拾肆味，㕮咀，以水壹斗伍升煮取三升半，去滓，內飴糖、阿膠，更煎取三升二合，分三服。

鎮心圓 主男子女人虛損，夢寐驚悸，失精，女人赤白注漏，或月水不通，風邪鬼疰，寒熱往來，腹中積聚，憂恚結氣，諸疾皆悉主之方。

紫石英 茯苓 昌蒲 蓯蓉 遠志去心

麥門冬去心 當歸 細辛 卷柏 乾薑

大豆卷 防風 大黃各伍分 䗪蟲拾貳枚熬 大棗伍拾枚擘

乾地黃三兩 人參 澤瀉 丹參 秦艽各壹兩半

芍藥 石膏研 烏頭炮去皮 柏子仁 桔梗

桂心各叁分 半夏洗 白朮各貳兩 鐵精 白斂

銀屑 前胡 牛黃各半兩 署預 甘草炙各貳兩半

右叁拾伍味，擣篩為末，鍊蜜及棗膏和之，更擣五千杵，丸如梧子，飲服五丸，日三，稍稍加至貳拾圓，以差為度。

大鎮心圓 所主與前方同，凡是心病皆悉服之方

乾地黃壹兩半 牛黃伍分 杏仁去皮尖兩仁熬

蜀椒去目閉口者汗各三分 桑螵蛸拾貳枚 大棗三拾伍枚

白斂 當歸各半兩 澤瀉 大豆齊 黃耆

鐵精 柏子仁 前胡 茯苓各壹兩 獨活

秦艽 芎藭 桂心 人參 麥門冬去心

遠志去心 丹參 阿膠炙 防風 紫石英

乾薑 銀屑 甘草炙各壹兩

右貳拾玖味，擣篩為末，鍊蜜及棗膏和，更擣五千杵，丸如梧子，酒服柒圓，日三，加至二十丸。千金有署預、茯神，為三十一味。

補肝湯 主肝氣不足，兩脇滿，筋急不得太息，四肢厥，寒熱偏癩，淋溺石沙，腰尻少腹痛，婦人心腹四肢痛，乳癰，膝脛熱，轉筋，遺溺，消渴，爪甲青枯，口噤面青，太息，疝瘕上搶心，腹中痛，兩眼不明，悉主之方。後面注內貳兩字疑

蕤仁 柏子仁各壹兩 茯苓貳兩半 烏頭炮四枚去皮

大棗叁拾枚擘 牛黃 石膽 桂心各壹兩 細辛

防風 白朮 甘草炙各三兩

右壹拾貳味，㕮咀，以水壹斗煮取二升八合，分三服。一方用細辛二兩，茯苓二兩，強人大棗二十枚，無牛黃、白朮、石膽，各壹兩。

補肝湯 主肝氣不足，兩脇下滿，筋急不得太息，四厥，疝瘕上搶心，腹痛，目不明方。

茯苓壹兩肆銖 烏頭肆枚炮去皮 大棗貳拾肆枚擘

蕤仁 柏子仁 防風 細辛各貳兩

桂心各壹兩 甘草捌什炙中者 山茱萸

右壹拾味，㕮咀，以水捌升煮取二升，分三服，常用。

瀉肝湯 主肝氣不足，目暗，四肢沉重方。

人參 半夏洗 白朮各三兩 生薑陸兩切 細辛壹兩

茯苓 黃芩 前胡 桂心 甘草炙各貳兩

右壹拾味，㕮咀，以水捌升煮取三升，分三服，三五日後次

服後湯方

茯苓(叁兩) 吳茱萸(壹兩) 大棗(叁拾枚擘) 桃仁(去皮尖及雙仁者)
人參 防風 烏頭(炮去皮) 柏子仁 橘皮
桂心 甘草(炙各貳兩)

右壹拾壹味，㕮咀，以水壹斗，煮取貳升半，分三服。(千金有細辛貳兩)

補肺湯 主肺氣不足，病苦氣逆，胷腹滿，欬逆上氣搶喉，喉中閉塞，欬逆短氣，氣從背起，有時而痛，惕然自驚，或笑或歌，或怒無常，或乾嘔心煩，耳聞風雨聲，面色白，口中如含霜雪，言語無聲，劇者吐血方。

五味子(叁兩) 麥門冬(肆兩去心) 白石英(貳兩炙)
粳米(叁合) 紫菀 乾薑 款冬花(各貳兩)
桑根白皮 人參 鍾乳(研) 竹葉(切各壹兩)
大棗(肆拾枚擘) 桂心(陸兩)

右壹拾叁味，以水壹斗貳升，煮桑白皮及粳米，去滓，內藥，煮取三升，分三服。

平肺湯 主肺氣虛竭，不足乏氣，胷中乾，口中辟辟乾方。

麻黄(去節) 橘皮(各貳兩) 小麥(壹升)

右叁味，㕮咀，以水伍升，煮取壹升半，分再服。

肺傷湯 主肺氣不足而短氣，欬唾膿血，不得卧方。

人參 生薑(切) 桂心(各貳兩) 阿膠(炙) 紫菀(各壹兩)
乾地黄(肆兩) 桑根白皮 飴糖(各壹斤)

右捌味，㕮咀，以水壹斗伍升，煮桑根白皮貳拾沸，去滓，內藥，煮取貳升伍合，次內飴糖，令烊，分三服。

傷中湯 主傷中肺氣不足，脇下痛，上氣，欬唾膿血，不欲食，惡風，目視䀮䀮，足脛腫方。

生地黄(半斤切) 桑根白皮(叁升切) 生薑(五累)
白膠(伍挺) 麻子仁 芎藭(各壹升) 紫菀(叁兩) 麥種
飴糖(各壹升) 桂心(貳尺) 人參 甘草(炙各壹兩)

右壹拾貳味，㕮咀，以水貳斗，煮桑根白皮，取柒升，去滓，內藥，煮取伍升，澄去滓，內飴糖，煎取三升，分為三服。

溫液湯 主肺痿，涎唾多，心中溫溫液液方。

甘草(叁兩)

右壹味，㕮咀，以水叁升，煮取壹升半，分三服。

治肺癰，欬，胷中滿而振寒，脉數，咽乾不渴，時時出濁唾腥臭，久久吐膿如粳米粥者方。

桔梗(叁兩) 甘草(貳兩)

右貳味，㕮咀，以水三升，煮取一升，服，不吐膿也。

補肺散 主肺氣不足，胷痛牽背，上氣失聲方。

白石英 五味子(各伍分) 桂心(貳兩) 大棗(伍枚擘)
麥門冬(去心) 款冬花 桑白皮 乾薑 甘草(炙各壹兩)

右玖味，擣篩為散，以水壹升，煮棗取捌合，及熱投一方寸匕，服，日三，亦可以酒煮，以知為度。

補肺圓 主肺氣不足，失聲，胷痛，上氣息鳴方。

麥門冬(去心) 款冬花 白石英 桑根白皮 桂心(各貳兩)
五味子(叁合) 鍾乳(伍分研為粉) 乾薑(壹兩) 大棗(壹伯枚)

右玖味，擣篩為末，以棗膏和為圓，如梧子大，以飲下拾伍圓，日三。

瀉肺散 主酒勞，寒汗出，當風，胷中少氣，口乾喘息，胷痛甚者，吐逆致吐血方。

款冬花 桂心 附子(炮去皮) 蜀椒(去目閉口者汗)
五味子 紫菀 茯苓 杏仁(去皮尖雙仁熬)
桃仁(去皮尖雙仁各五分熬) 當歸 續斷 遠志(去心)

茯苓　石斛各壹兩　細辛　乾薑各壹兩半　百部
甘草炙各貳兩
右壹拾捌味擣篩爲散酒服方寸匕日三

瀉脾湯主脾藏氣實胸中滿不能食方
茯苓肆兩　厚朴炙肆兩　桂心伍兩　生薑切捌兩　半夏壹升洗去滑
人參　黄芩　甘草炙各貳兩
右捌味㕮咀以水壹斗煑取叁升分三服又主冷氣在脾藏走在四肢手足流腫亦逐水氣

治脾氣實其人口中淡甘卧憒憒痛無常處及嘔吐反胃並主之方
大黄陸兩
右壹味破以水陸升煑取壹升分再服又主食即吐并大便不通者加甘草貳兩煑取貳升半分三服

瀉脾湯主脾氣不足虚冷注下腹痛方
當歸　乾薑　黄連　龍骨　赤石脂
人參各叁兩　橘皮　附子炮去皮　秦皮　大黄各貳兩
半夏洗伍兩
右壹拾壹味㕮咀以水壹斗煑取三升一合分四服

補脾湯主不欲食留腹中或上或下煩悶得食輙嘔欲吐已即脹滿不消噫腥臭發熱四肢腫而苦下身重不能自勝方
麻子仁叁合　禹餘粮貳兩　桑根白皮壹斤　大棗壹百枚擘
黄連　乾薑　白术　甘草炙各叁兩
右捌味㕮咀以水壹斗煑取半去滓得二升九合日壹服三日令盡老小任意加減

建脾湯主脾氣不調使人身重如石欲食即嘔四肢酸削不收方
生地黄　黄耆　芍藥　甘草炙各壹兩　生薑貳兩
白蜜壹升
右陸味㕮咀以水玖升煑取叁升去滓内蜜攪令微沸服捌合日三夜一

養脾湯主脾氣不足下焦虚冷胸中滿塞汗出脇下支滿或吐血及下血方
乾地黄叁兩　黄耆　芍藥　甘草炙各壹兩
右肆味切以酒三升漬之三斗米下蒸以銅器承取汁隨多少服之

溫脾湯主脾氣不足虚弱下痢上入下出方
乾薑　大黄各叁兩　人參　附子炮去皮　甘草炙各貳兩
右伍味㕮咀以水捌升煑取貳升半分三服

溫脾湯主脾氣不足水穀下痢腹痛食不消方
半夏洗肆兩　乾薑　赤石脂　白石脂　厚朴炙
桂心各叁兩　當歸　芎藭　附子炮去皮　人參
甘草炙各貳兩
右壹拾壹味㕮咀以水玖升煑取三升分三服

溫脾圓主脾氣不調有熱或下閉塞調五藏治嘔逆食飲方
大黄陸兩　杏仁肆兩去皮尖及雙仁熬　蜀椒去目閉口者汗
半夏洗　玄參　茯苓　芍藥各叁分　細辛
黄芩各半兩　人參　當歸　附子炮去皮　乾薑
桂心各壹兩
右壹拾肆味擣篩爲末鍊蜜和丸如梧子飲服六丸日三增至十圓

瀉脾圓主毒風在脾中流腫腹滿短氣食輙防嚮不消時時微下方
乾薑　當歸　桂心　葶藶各叁分熬　狼毒

大黄　芎藭　蜀椒去目及閉口汗　白薇
附子炮去皮　甘遂　吴茱萸各半两

右壹拾貳味，擣篩為末，鍊蜜和爲丸如梧子，飲服三丸，日三。

大溫脾圓 主脾中冷，水穀不化，脹滿，或時寒極方。

法麴　大麥蘗　吴茱萸各五合　枳實叁枚炙
乾薑叁两　細辛叁两　桂心五两　桔梗叁两　附子貳两炮去皮
人參　甘草各叁两炙

右壹拾壹味，擣篩爲末，鍊蜜和圓如梧子，酒服十圓，日三。加至拾伍圓。

轉脾圓 主大病後，至虛羸瘦，不能食，食不消化方。

小麥麴肆两　蜀椒壹两去目及閉口汗　乾薑　吴茱萸
大黄各叁两　附子炮去皮　厚朴炙　當歸　桂心
甘草各貳两炙

右壹拾味，擣篩爲末，鍊蜜和圓如梧子，酒服十五圓，日三。

溫脾圓 主胃氣弱，大腹冷則下痢，小腹熱即小便難，防響腹滿喘，氣虛乏，乾嘔不得食，溫中消穀，治脾益氣方。

法麴　小麥蘗各五合　吴茱萸叁合　枳實叁枚炙
人參　桔梗　麥門冬去心　乾薑　附子炮去皮
細辛　桂心各貳两　厚朴炙　當歸　茯苓
甘草各叁两炙

右壹拾伍味，擣篩爲末，鍊蜜和圓如梧子，空腹飲服七丸，日三，亦可加大黄二两。

平胃湯 主胃中寒熱，嘔逆，胷中微痛，吐如豆羹汁，或吐血方。

阿膠炙　芍藥各貳两　乾地黄　乾薑　石膏碎
人參　黄芩　甘草各壹两炙

右捌味，㕮咀，以水酒各叁升，煮取三升，分三服。

胃服湯 主胃氣不足，心氣少，上奔胷中，憒悶，寒冷，腹中絞痛，吐痢宿汁方。

人參壹两　茯苓　橘皮　乾薑　甘草各貳两炙

右伍味，擣篩爲末，鍊蜜和，更擣五百杵，丸如梧子，以水二升，銅器中火上煮二十丸，一沸，不能飲者，服一升，日三。可長將服。一名胃服丸，又名補藏湯。

和胃圓 主胃痛悁煩，噫逆，胷中氣滿，腹脇下邪氣，寒熱積聚，大小便乍難，調六腑，安五藏，導達腸胃，令人能食，并主女人絕產方。

大黄　細辛　黄連　蜀椒去目閉口者汗
皂莢炙去皮子　當歸　桂心各壹分　杏仁去皮尖双仁熬
黄芩各壹两半　葶藶熬　阿膠炙　芒消各半两　厚朴貳分炙
甘遂壹两　半夏伍分洗

右壹拾伍味，擣篩爲末，鍊蜜和丸如梧子，空腹酒服伍丸，日三，稍加至拾圓。

[illegible]圓 主嘔逆，腰以上熱，惕惕驚恐，時悲淚出，時復喜怒，妄語，夢寤，洒洒淅淅，頭痛少氣，時如醉狀，不能食，噫聞食臭，欲嘔，大小便不利，或寒熱，小便赤黄，惡風，目視䀮䀮，耳中党党方。

防風　澤瀉　白朮　蛇牀子　吴茱萸
細辛　昌蒲　烏頭炮去皮　五味子各壹分
當歸　遠志去心　桂心各半两　乾薑叁分

右壹拾叁味，擣篩爲末，鍊蜜和丸，空腹吞五圓如梧子，日三，加至十丸。華佗方。

補腎湯 主腎氣不足，心中忙忙而悶，目視䀮䀮，心懸少氣，陽氣不足，耳聾，目前如星火，消渴，疽痔，一身悉癢，骨中疼痛，小弱，拘急，乏氣，難咽，咽乾，唾如膠色黑方。

磁石　生薑(切)　五味子　防風　牡丹皮
玄參　桂心　甘草(炙，各貳兩)　附子(壹枚，炮，去皮)　大豆(貳拾肆枚)

右壹拾味，㕮咀，以水壹斗貳升，銅器中揚之三百遍，內藥煑取六升，去滓，更煎得二升八合，分為三服。

腎著湯 主腰以下冷痛而重，如帶五千錢，小便不利方。

茯苓　白朮(各肆兩)　乾薑(貳兩)　甘草(壹兩，炙)

右肆味，㕮咀，以水六升，煑取三升，分三服。

治腎間有水氣，腰脊疼痛，腹背拘急絞痛方。

茯苓　白朮　澤瀉　乾薑(各肆兩)

右肆味，㕮咀，以水捌升，煑取叁升，分三服。

又方

茯苓　白朮(各肆兩)　飴糖(捌兩)　乾薑　甘草(炙，各貳兩)

右伍味，㕮咀，以水壹斗，煑取三升，內飴糖煎之令烊，分為四服。

大補腎湯 主腎氣腰背疼重方

磁石　石斛　茯苓　橘皮　麥門冬(去心)
芍藥　牛膝　棘刺　桂心(各叁兩)　地骨皮(三升)
人參　當歸　五味子　高良薑　杜仲(各伍兩，炙)
紫菀　乾薑(各肆兩)　遠志(壹兩半，去心)　乾地黃(陸兩)　甘草(貳兩，炙)

右貳拾味，㕮咀，以水肆升，煑取壹升，分十服。

腎氣圓 主五勞七傷，藏中虛竭，腎氣不足，陰下癢，小便餘瀝，忽忽喜忘，悲愁不樂，不嗜食飲方。

署預　石斛(各叁兩)　蓯蓉　黃耆(各叁兩)　羊腎(壹具)
茯苓　五味子　遠志(去心)　當歸　澤瀉
人參　巴戟天　防風　附子(炮，去皮)　乾薑
天雄(炮，去皮)　乾地黃　獨活　桂心　棘刺
杜仲(炙)　菟絲子(各貳兩)

右貳拾貳味，擣篩為末，鍊蜜和丸如梧子，空腹酒服十丸，日三，稍加至貳拾圓。

腎瀝散 主五勞，男子百病方

防風　黃芩　山茱萸　白斂　厚朴(炙)
芍藥　署預　麥門冬(去心)　天雄(炮，去皮)　甘草(炙，各伍分)
獨活　菊花　秦艽　細辛　白朮
枳實(炙)　柏子仁(各壹兩)　當歸　芎藭　菟絲子
蓯蓉　桂心(各柒分)　石斛　乾薑　人參(各貳兩)
鍾乳(研)　蜀椒(汗，去目、閉口者)　附子(炮，去皮)　白石英(各壹兩)
烏頭(叁分，炮，去皮)　羊腎(壹具)　黃耆(貳兩半)

右叁拾貳味，擣篩為散，酒服方寸匕，日二，加至二匕，日三。

爲腎散 主男女諸虛不足，腎氣之方

消石　礬石(各捌分)

右貳味，擣篩為散，以粳米粥汁一升，內一方寸匕，攪令和，調頓服之，日三，不知稍增。

五藏氣虛第五 (方九首)

五補湯 主五藏內虛竭，短氣欬逆，傷損鬱鬱不足，下氣復通津液方。

麥門冬(去心)　小麥(各壹升)　粳米(叁合)　地骨皮　薤白(各壹斤)
人參　五味子　桂心　甘草(炙，各貳兩)　生薑(捌兩，切)

右壹拾味，㕮咀，以水壹斗貳升，煑取三升，分三服。口乾先煑竹葉一把，減一升，去滓，內藥煑之。

人參湯 主男子五勞七傷，胷中逆滿，害食，乏氣，嘔逆，兩脇下脹，少腹急痛，宛轉欲死，調中平藏氣，理傷絕方。

人參　茯苓　芍藥　當歸　白糖

桂心　甘草炙，各貳兩　蜀椒去目及閉口，汗　生薑
前胡　橘皮　五味子各壹兩　枳實炙，叁分
麥門冬叁合，去心　大棗拾伍枚，擘
右壹拾伍味，㕮咀，以東流水壹斗伍升漬藥半日，以三歲陳蘆微微煑取四升，去滓，內糖令消。二十以上六十以下服一升，二十以下六十以上服柒捌合，久羸者服七合。日三夜一。

治手足厥寒，脉爲之細絶，其人有寒者，當歸茱萸四逆湯方。
當歸　芍藥　桂心各叁兩　吳茱萸貳升　生薑半斤，切
細辛　通草　甘草炙，各貳兩　大棗貳拾伍枚，擘
右玖味，㕮咀，以酒水各四升，煑取三升，分四服。

治下痢清穀，內寒外熱，手足厥逆，脉微欲絶，身反惡寒，其人面赤，或腹痛，乾嘔，或咽痛，或痢止，脉不出，通脉四逆湯方。
甘草壹兩，炙　大附子壹枚，生，去皮，破捌片　乾薑叁兩，強人可肆兩
右叁味，㕮咀，貳味，以水三升，煑取一升二合，分再服。脉即出也。面赤者加葱白九莖；腹痛者去葱白，加芍藥貳兩；嘔者加生薑貳兩；咽痛者去芍藥，加桔梗壹兩；痢止脉不出者去桔梗，加人參貳兩。

復脉湯主虛勞不足，汗出而悶，脉結心悸，行動如常，不出百日危急者二十一日死方。
生地黃壹斤，細切　生薑叁兩，切　麥門冬去心　麻子仁各叁兩
阿膠叁兩，炙　大棗叁拾枚，擘　人參　桂心各貳兩　甘草肆兩，炙
右玖味，㕮咀，以水壹斗，煑取陸升，去滓，分陸服，日三夜三。若脉未復，隔日又服一劑。力弱者三日一劑，乃至五劑、十劑，以脉復爲度。宜取汗。越公楊素因患失脉，七日服五劑而復。仲景名炙甘草湯，一方以酒七升、水八升，煑取三升，見傷寒中。

大建中湯主五勞七傷，小腸急，臍下彭亨，兩脇脹滿，腰脊相引，鼻口乾燥，目暗䀮䀮，憒憒不樂，胸中氣逆，不下食飲，莖中策策痛，小便赤黃，尿有餘瀝，夢與鬼神交通，失精，驚恐虛乏方。
人參　龍骨　澤瀉　黃耆各叁兩　大棗貳拾枚
芍藥肆兩　遠志去心　甘草炙，各貳兩　生薑切　飴糖各捌兩
右壹拾味，㕮咀，以水一斗，煑取二升半，去滓，內飴糖令消，一服八合，相去如行十里久。千金有當歸叁兩

小建中湯所主與前方同。
芍藥陸兩　桂心叁兩　生薑叁兩，切　飴糖壹升　甘草貳兩，炙
大棗拾貳枚，擘
右陸味，㕮咀，以水七升，煑取三升，去滓，內飴糖，一服一升，日三服。已載傷寒中，此再見之。

茯苓湯主虛損短氣，咽喉不利，唾如稠膠凝塞方。
茯苓　前胡　桂心各貳兩　麥門冬伍兩，去心
大棗肆拾枚，擘　人參　乾地黃　芍藥　甘草各壹兩，炙
右玖味，㕮咀，以水壹斗，煑麥門冬及捌升，除滓，內藥，煑取三升，分三服，三劑永差。一名凝唾湯。

黃耆湯主虛勞不足，四肢煩疼，不欲食飲，食即汗出方。
黃耆　當歸　細辛　五味子　生薑切
人參　桂心　甘草炙，各貳兩　芍藥叁兩　前胡壹兩
茯苓肆兩　半夏洗，捌兩　麥門冬貳兩，去心　大棗貳拾枚，擘
右壹拾肆味，㕮咀，以水壹斗四升，煑取叁升，去滓，一服八合，日三。

補虛圓散第六　方二十二首

蓯蓉散主風勞濕痺，痿厥少氣，筋攣，關節疼痛，難以屈伸，或不能行履，精衰目瞑，陰陽不起，腹中不調，乍寒乍熱，大小便

或澀。此是腎虛所致，主之方。
菴蕳子　酸棗仁　大豆卷　薏苡仁　車前子
蔓荊子　菥蓂子　冬瓜子　菊花　秦椒汗子并目，各壹升
阿膠炒，壹斤
右壹拾壹味，各擣絹下爲散，合和擣，令相得。食後服三合，日再。若苦筋攣，骨節痛，難以屈伸，倍酸棗仁、菴蕳、菥蓂、瓜子各三升。久服不老，益氣輕身，耳目聰明。

大五補圓主五藏勞氣，七傷虛損不足，冷熱不調，飲食無味。
署預　石龍芮　覆盆子　乾地黃　五味子各貳兩
石南　秦艽　五加皮　天雄炮，去皮　狗脊
人參　黃耆　防風　山茱萸　白朮
杜仲炙　桂心各壹兩　麥門冬去心　巴戟天各壹兩半
遠志去心，貳兩半　石斛　菟絲子　天門冬去心，各參兩
蛇牀子　萆薢各半兩　茯苓伍分　乾薑參分　肉蓯蓉參兩
右貳拾捌味，擣篩爲末，鍊蜜和圓如梧子。空腹以酒服十圓，日三，稍加至參拾圓。

翟平署預圓補諸虛勞損方
署預　牛膝　菟絲子　澤瀉　乾地黃
茯苓　巴戟天　赤石脂　山茱萸　杜仲各貳兩
蓯蓉肆兩　五味子壹兩半
右壹拾貳味，擣篩爲末，鍊蜜和圓如梧子。酒服貳拾圓，日一夜一。瘦者加燉煌石膏貳兩，健忘加遠志貳兩，少津液加柏子仁貳兩。慎食蒜醋、陳臭等物。

署預散補虛風勞方
署預　牛膝　續斷　巴戟天　菟絲子
茯苓　枸杞子　五味子　杜仲各壹兩　蛇牀子
山茱萸各參分　蓯蓉壹兩
右壹拾貳味，擣篩爲散。酒服方寸匕，日二夜一。惟禁蒜醋。健忘加遠志、茯神，體澀加柏子仁各貳兩。服三劑，益肌肉，亦可爲圓。

署預散主頭面有風，牽引眼睛疼痛，偏視不明方。
署預伍兩　細辛壹兩半　天雄炮，去皮　秦艽各貳兩　桂心
羌活　山茱萸各貳兩半
右柒味，擣篩爲散。酒服方寸匕，日三。

十味腎氣圓主補虛方
桂心　牡丹皮　澤瀉　署預　芍藥各肆兩
玄參　茯苓　山茱萸各伍兩　附子參兩，炮，去皮
乾地黃捌兩
右壹拾味，擣篩爲末，鍊蜜和丸如梧子。以酒服二十丸，稍加至三十丸，以知爲度。

張仲景八味腎氣丸方
乾地黃捌兩　澤瀉貳兩　桂心貳兩　署預肆兩
山茱萸肆兩　牡丹皮　茯苓各參兩　附子炮，去皮，貳兩
右捌味，擣篩爲末，鍊蜜和丸如梧子。以酒服七丸，日三，稍加至十丸，久長可服。

常服大補益散方
肉蓯蓉　乾棗肉　石斛各捌兩　枸杞子壹斤　菟絲子
續斷　遠志去心，各伍兩　天雄參兩，炮，去皮　乾地黃拾兩
右玖味，擣篩爲散。酒服方寸匕，日二。無所忌。

補虛主陽氣斷絕不起方
白石英　陽起石　磁石　蓯蓉　菟絲子
乾地黃各貳兩半　五味子　石斛　桔梗

白术各貳两 巴戟天 防風各伍分 蛇牀子半两 桂心
右壹拾肆味，擣篩為末，鍊蜜和丸如梧子，酒服十五丸，日三，稍加至二十丸，以知為度。

小秦艽散 主風虚疥瘙癢方

秦艽叁两 茯苓 牡蠣熬 附子炮，去皮 黄芩各半两
人參叁分 乾薑 細辛各伍分 白术叁两半 蜀椒去目、閉口者，汗
桔梗 防風 桂心各壹两
右壹拾叁味，擣篩為散，酒服方寸匕，日再。

治陽氣衰微，終日不起方

蛇牀子叁分 菟絲子擣汁貳合
右貳味，和如泥，塗上，日五遍，三日大驗。

又方

車前根葉
右壹味，暴乾，擣為散，酒服方寸匕，日三服。

又方

原蠶蛾未連者壹升
右壹味，陰乾，去頭足翅，擣篩為末，鍊蜜和丸如梧子，夜卧服一丸。

又方

蛇牀子 菟絲子 杜仲炙，各伍两 五味子壹两 肉蓯蓉各貳两
右伍味，擣篩為末，鍊蜜和丸如梧子，酒服十四丸，日二夜一。

又方

陽起石
右壹味，以酒叁斗漬二七日，服三合，日三夜一。

又方

特生礜石火鍊一伏時
右壹味，擣末，酒漬二七日，服五合，日三夜一。

淮南八公石斛散 主風濕痺疼，腰脚不遂方

石斛 防風 茯苓 乾薑 細辛
雲母 杜仲炙 遠志去心 菟絲子 天雄炮，去皮
人參 蓯蓉 萆薢 桂心 乾地黄
牛膝 蛇牀 署預 巴戟天 續斷
山茱萸 白术各壹两 菊花 附子炮，去皮 蜀椒去目、閉口者，汗
五味子各貳两
右貳拾陸味，擣篩為散，酒服方寸匕，日再。

琥珀散 主虚勞百病，陰痿精清，力不足，大小便不利如淋，腦間寒氣結在關元，強行陰陽，精少餘瀝，治腰脊痛，四肢重，咽乾口燥，飲食無味，乏氣少力，遠視䀮䀮，驚悸不安，五藏氣虚，上氣悶滿方。

琥珀貳两 石韋 乾薑 滑石 牡丹皮
茯苓 芎藭 石斛 續斷 當歸
人參 遠志去心 桂心各叁两 蓯蓉 千歲松脂
牡蒙 橘皮各肆两 松子 柏子仁 荏子各叁升
車前子 菟絲子 菴䕡子各壹升 枸杞子壹两
牛膝叁两 通草拾肆两 胡麻子 蕪菁子 蛇牀子
麥門冬去心，各壹升
右叁拾味，各異擣，合擣貳千杵，重絹下，合和，盛以韋囊，先食服方寸匕，日三夜一。用牛羊乳煎令熟，長服令人志性強，輕身益氣力，消穀能食，耐寒暑，百病除愈。久服老而更少，髮白更黑，齒落更生矣。

天雄散方

蛇牀子 菟絲子 遠志去心 五味子 巴戟天

防風（各半兩） 蓯蓉（叁八分） 杜仲（壹八分，炙）

右捌味，擣篩為散，酒服方寸匕，日一服。

三人九子圓 主五勞七傷補益方。

酸棗仁 柏子仁 薏苡仁 蛇牀子 枸杞子

五味子 菟絲子 菊花子 菴䕡子 蔓荊子

地膚子 烏麻子 乾地黃 署預 桂心

右壹拾伍味，各貳兩，加蓯蓉貳兩，擣篩為末，鍊蜜和圓如梧子，酒服二十丸，日二。大主腎虛勞。

療氣及虛方（千金方云治氣及補五勞七傷，無所不治，明目利小便）

白石英（拾兩，成鍊者） 石斛 蓯蓉（各壹兩半） 菟絲子（叁兩）

茯苓 澤瀉 橘皮（各壹兩）

右柒味，先取白石英，無多少，以鐵搥碪上細打，去闇者及惡物麤翳，惟取向日看明徹者，擣絹篩，於銅盤中水研之。如米粉法，三度研訖，澄之，漸漸卻水，暴令浥浥然，看上有不淨之物去之，取中心好者，在下有惡物亦去之，所得好者，更研令熟，以帛練袋盛，置甑中，合上以叁斗米下蒸之，飯熟，下懸袋日中乾之，取出更研，然後擣諸藥下篩，攪於瓷器中研令相得，酒服方寸匕，日二，不得過之。忌豬魚鵝鴨蒜生冷酢滑。

治腰痛方

鹿角末，酒服方寸匕，日二服。

千金翼方卷第十五

千金翼方卷第十六

中風上

諸酒第一 方二十首

獨活酒 主八風十二痺方。

獨活 石南各肆兩 防風叁兩 茵芋

附子去皮 烏頭去皮 天雄去皮，各貳兩

右柒味，切，以酒貳斗漬六日，先食服壹服半合，以知為度。

牛膝酒 主八十三種風著人，頭面腫痒，眉鬢墮落，手脚拘急，不得行步，夢與鬼神交通，或心煩恐怖，百脉自驚，轉加羸瘦，略出要者，不能盡說方。

牛膝 石南 烏頭去皮 天雄去皮

茵芋各貳兩 細辛伍分

右陸味，切，以酒壹斗貳升漬之，春秋五日，夏三日，冬七日。初服半合，治風癲宿澼，服之即吐下，強人日三，老小日一。

茵芋酒 主新久風，體不仁，或垂曳，或拘急腫，或枯焦，施連方。

茵芋 狗脊 烏頭去皮 附子去皮，各貳兩

躑躅 天雄去皮，各壹兩

右陸味，切，以酒壹斗漬八九日，服半合，以知為度。不知稍加，惟禁房室及猪肉等。

金牙酒 主積年八風五注，舉身軃曳，不得轉側，行步跛躃，不能收攝，又暴口噤失音，言語不通，四肢脊筋皆急，肉疽血脉曲攣，掣瘲偏起，腫痛流走無常處，勞冷積聚，少氣，或寒或熱，三焦脾胃不磨，飲澼結實，逆害飲食，醋咽嘔吐，食不生肌，醫所不能治者，悉主之方。

金牙燒碎之，如粳米大 細辛 地膚子若無子，用莖代之

地黃 附子去皮 防風 蜀椒去目閉口者，汗

茵芋 蒴藋根各肆兩 羌活壹斤

右壹拾味，切，以瓷罌中清酒四斗漬之，密泥封，勿洩，春夏三四宿，秋冬六七宿，去滓，服一合。此酒無毒，及可小醉，不盡一劑，病無不愈矣。又令人肥健，盡自可加諸藥各叁兩，惟蜀椒五兩，用酒如法，勿加金牙也。此酒勝針灸，治三十年諸風軃曳，神驗。冷加乾薑四兩。一方用升麻四兩，人參叁兩，石斛、牛膝伍兩，又一方用蒺藜四兩，黃耆叁兩，又一方有續斷四兩，千金用莽草，無茵芋。

馬灌酒 主除風氣，通血脉，益精氣，定六腑，明耳目，悅澤顏色，頭白更黑，齒落更生。服藥二十日力勢倍，六十日志氣充強，八十日能夜書，百日致神明，房中盈壯如三十時，力能引弩。有人服藥年七八十，有四男三女。隴西韓府君筋急，兩膝不得屈伸，手不得帶衣，起居增劇，惡風寒冷，通身流腫生瘡；藍田府君背痛不能立，面目萎黃，服之二十日，身輕目明，房室盈壯。病在腰膝，藥悉主之。常山太守方。

天雄去皮 茵芋各叁兩 蜀椒去目閉口者，汗 躑躅各壹升

白斂叁兩 烏頭去皮 附子去皮 乾薑各貳兩

右捌味，切，以酒叁斗漬之，春夏五日，秋冬七日，去滓。初服半合為始，稍加至三合。暴滓為散，服方寸匕，日三，以知為度。夏日恐酒酸，以油單覆下垂井中，近水不酸也。千金有桂心陸兩，為十味。

芫青酒 主百病風邪狂走，少腹腫，癥瘕霍亂，中惡飛尸遁注，暴癥傷寒，中風濕冷，頭痛身重，諸病寒熱，風虛及頭風，服酒當從少起，藥發當吐清汁一二升方。

芫青 巴豆去皮心，熬 斑猫各叁拾枚，去翅足，熬 附子去皮

躑躅 細辛 烏頭去皮 乾薑 桂心

蜀椒去目閉口者，汗 天雄去皮 黃芩各壹兩

右壹拾貳味，切，以酒壹斗漬十日，每服半合，日貳。應苦煩悶，飲壹升水解之，以知為度。

蠻夷酒　主久風枯攣三十年，著牀，及諸惡風眉毛墮落方。

獨活　烏頭去皮　乾薑　地黃　礜石燒

丹參各壹兩　白芷貳兩　蕪荑　芫花　柏子仁各壹兩

人參　甘遂　狼毒　蓯蓉　蜀椒去目、閉口者，汗

防風　細辛　礬石燒汁盡　牛膝　寒水石

茯苓　金牙燒　麻黃去節　芍藥　當歸

柴胡　枸杞根千金作狗脊　天雄去皮　烏喙去皮，各半兩

附子去皮，貳兩　署預　杜仲炙　石南　牡蠣熬

山茱萸　桔梗　牡荊子　款冬各叁兩　白朮叁分

石斛貳分　桂心壹分　蘇子壹升　赤石脂貳兩半

右肆拾叁味，切，以酒貳斗漬之，夏三日，春秋六日，冬九日。壹服半合，當密室中合藥，勿令女人、六畜見之。二日清齋乃合藥，加麥門冬貳兩，大棗四十枚，更佳也。千金有芎藭

又蠻夷酒　主八風十二痺，偏枯不隨，宿食虛冷，五勞七傷，及女人產後餘疾，月水不調方。

遠志去心　礬石燒汁盡，各貳兩　石膏貳兩半　蜈蚣貳枚，炙

狼毒　礜石燒　白朮　附子去皮　半夏洗

桂心　石南　白石脂　續斷　龍膽

芫花　玄參　白石英　代赭　藺茹

石韋去毛　天雄去皮　寒水石　防風　桔梗

藜蘆　卷柏　山茱萸　細辛　烏頭去皮

躑躅　蜀椒去目、閉口者，汗　秦艽　菖蒲　白芷各壹兩

右叁拾肆味，切，以酒貳斗漬四日，一服一合，日再。十日後漉去滓，暴乾，擣篩為散，酒服方寸匕，日再，以知為度。

倉公酒　主百病，風眩心亂，耳聾目瞑，淚出，鼻不聞香臭，口爛生瘡，風齒瘰癧，喉下生瘡，煩熱厥逆，上氣，胸脅肩髀痛，手不上頭，不自帶衣，腰脊不能俛仰，脚酸不仁，難以久立，八風十二痺，五緩六急，半身不遂，四肢偏枯，筋攣不可屈伸，賊風咽喉閉塞，哽哽不利，或如錐刀所刺，行人皮膚中無有常處，久不治，入人五藏，或在心下，或在膏肓，遊行四肢，偏有冷處，如風所吹，久寒積聚，風濕，五勞七傷，虛損萬病方。

細辛半兩　茵芋　烏頭去皮　躑躅各伍分　木防己

天雄去皮　石斛各壹兩　柏子仁　牛膝　山茱萸

通草　秦艽　桂心　乾薑　乾地黃

黃芩一作黃耆　茵蔯　附子去皮　瞿麥　王孫一作王不留行

杜仲炙　澤瀉　石南　防風　遠志去心，各叁分

右貳拾伍味，切，以酒伍斗漬十日，一服一合，加至四五合，以知為度。草一方加甘草三分。

附子酒　主大風冷，淡澼脹滿，諸痺方。

大附子壹枚，重貳兩者，亦云貳枚，去皮，破

右壹味，用酒伍升漬之，春伍日，一服一合，以痺為度，日再服。無所不治，勿用蛀者、陳者，并者不差病。

紫石酒　主久風虛冷，心氣不足，或時驚怖方。

紫石英壹斤　鐘乳研　防風　遠志去心　桂心各肆兩

麻黃去節　茯苓　白朮　甘草炙，各叁兩

右玖味，切，以酒叁斗漬，如上法，服肆合，日三，亦可至醉，常令有酒氣。

丹參酒　主惡風疼痺不仁，惡瘡不差，無瘢，鬢眉禿落方。

丹參　前胡　細辛　卷柏　天雄去皮

秦艽　茵芋　乾薑　牛膝　芫花

白术 附子去皮 代赭 續斷 防風
桔梗 蘭茹 礬石燒汁盡 半夏洗 白石脂
石南 狼毒 桂心 菟絲子 芍藥
龍膽 石韋 恒山 黄連 黄芩
玄參 礜石燒 遠志去心 紫菀 山茱萸
乾地黄 蘇 甘草炙，各壹兩 石膏貳兩 杏仁貳拾枚，去皮尖、雙人
麻黄去節 大黄各伍分 昌蒲壹兩半 白芷壹兩 蜈蚣貳枚，赤頭者，炙

右肆拾伍味，切，以酒肆斗漬五宿，一服半合，增至一二合，日二，以差爲度。

杜仲酒 主腰脚疼痛不遂風虚方

杜仲捌兩，炙 羌活肆兩 石南貳兩 大附子叁枚，去皮，炮

右肆味，切，以酒壹斗漬三宿，服二合，日再。

杜仲酒 主腕傷腰痛方

杜仲捌兩，炙 乾地黄肆兩 當歸 烏頭去皮 芎藭各貳兩

右伍味，切，酒壹斗貳升漬，服之如上法。

枳茹酒 主諸藥不能差者方

枳茹枳上青皮，刮取其末，欲至心止，得茹五升，微火熬去濕氣，以酒壹斗漬，微火煖，令得藥味，隨性飲之。主口僻眼急，神驗。主緩風急風，並佳。

杜仲酒 主風勞虚冷，腰脚疼屈弱方

杜仲炙 乳床各八兩 當歸 芎藭 乾薑
附子去皮 秦艽 石斛 桂心各叁兩 蜀椒去目、閉口者，汗
細辛 茵芋 天雄去皮，各貳兩 獨活 防風各五兩

右壹拾伍味，切，以酒叁斗漬伍宿，一服三合，日三。一方加紫石英五兩。

菊花酒 主男女風虚寒冷，腰背痛，食少羸瘦，無色，噓吸少氣，去風冷，補不足方。

菊花 杜仲各壹斤，炙 獨活 鍾乳研 萆薢各八兩
茯苓貳兩 紫石英伍兩 附子去皮 防風 黄耆
蓯蓉 當歸 石斛 桂心各肆兩

右壹拾肆味，切，以酒柒斗漬五宿，一服二合，稍漸加至五合，日三。千金有乾薑。

麻子酒 主虚勞百病，傷寒風濕，及女人帶下，月水往來不調，手足疼痹著牀方。

麻子壹石 法麴壹斗

右貳味，先擣麻子成末，以水兩石著釜中蒸麻子極熟，炊壹斛米頃出，去滓，隨汁多少如家醖法，酒熟取清，任性飲之，令人肥健。

黄耆酒 主大風虚冷，淡澼偏枯，脚腫滿，百病方。

黄耆 獨活 山茱萸 桂心 蜀椒去目、閉口者，汗
白术 牛膝 葛根 防風 芎藭
細辛 附子去皮 甘草炙，各叁兩 大黄壹兩 乾薑貳兩半
秦艽 當歸 烏頭去皮，各貳兩

右壹拾捌味，切，以酒叁斗漬拾日，一服一合，日三，稍加至五合，夜二服，無所忌。大虚加蓯蓉二兩，萎蕤貳兩，石斛貳兩；多忘加昌蒲貳兩，紫石英貳兩；心下水加茯苓貳兩，人參貳兩，署預叁兩，服盡復更以酒叁斗漬滓，不爾可暴乾作散，酒服方寸匕，日三。

地黄酒

生地黄汁壹石，煎取伍斗，冷漬麴發，先淘米暴乾，欲釀時別煎地黄汁如前法，漬米一宿，漉乾炊釀，一如家醖法，拌饙亦以餘汁，酘酘皆然，其押出地黄乾滓亦和米炊釀之，酒熟訖，封七日，押取温服一盞，常令酒氣相接。

慎猪魚。服之百日。肥白疾愈。

諸散第二 方九首 論一首

九江太守散 主男女老少未有不苦風者。男子五勞七傷婦人産後餘疾。五藏六腑諸風皆悉主之方。

知母 人參 茯苓各叁分 蜀椒半兩，汗去目閉口者
栝樓壹兩半 防風 白术各叁兩 澤瀉貳兩 乾薑
附子炮去皮 桂心各壹兩 細辛壹兩

右壹拾貳味擣篩爲散以酒服方寸匕。日再飲酒常令有酒色。勿令大醉也禁房室猪魚生冷無病常服益佳。延年益壽輕身明目强筋骨愈折傷

吴茱萸散 主風跛蹇偏枯。半身不遂。晝夜呻吟。醫所不能治方。

吴茱萸 乾薑 白斂 牡桂 附子炮去皮
署預 天雄炮去皮 乾漆熬 秦艽各半兩 狗脊壹分
防風壹兩

右壹拾壹味。擣篩爲散。以酒服方寸匕日三服

山茱萸散 主風跛痹治法如前方

山茱萸 附子炮去皮 署預 王蓀 牡桂
乾地黄 乾漆熬 秦艽 天雄炮去皮 白术各半兩
狗脊

右壹拾壹味擣篩爲散先食酒服方寸匕日二藥走皮膚中淫淫。服之一月愈。

萬金散 主頭痛眩亂耳聾。兩目淚出。鼻不聞香臭口爛惡瘡。鼠漏瘰癧喉咽生瘡煩熱欬嗽胸滿脚腫半身偏枯不遂手足筋急緩不能屈伸賊風猥退蜚尸蠱注江南惡氣在人心下。或在膏肓遊走四肢針灸不及積聚僻戾五緩六急濕痺女人帶下積聚。生産中風男女五勞七傷皆主之方。

石斛 防風 巴戟天 天雄炮去皮 乾地黄
石南 遠志去心 躑躅 烏頭炮去皮 乾薑
桂心各壹兩半 蜀椒半升，汗去目閉口者 瞿麥 茵陳
秦艽 茵芋 黄耆 薔薇 獨活
細辛 牛膝各壹兩 柏子 澤瀉 杜仲各半兩，炙
山茱萸 通草 甘草各叁分

右貳拾柒味。擣篩爲散。雞未鳴時冷酒服伍分匕。日三。加至一匕。

人參散 主一切諸風方

人參 當歸各伍分 天雄炮去皮 前胡 吴茱萸
白术 秦艽 烏頭炮去皮 細辛各貳分 附子壹兩，炮去皮
獨活壹分 防風 麻黄去節 莽草 蜀椒去目閉口者，汗
莽草 桔梗 天門冬去心 五味子 白芷各叁兩
芎藭壹兩

右貳拾味擣篩爲散。酒服方寸匕。日三服。中熱者加減服之。若卒中風傷寒鼻塞者。服訖覆取汗。即愈。

防風散 主風所爲卒起眩冒不知人四肢不知痛處不能行步。或身體偏枯不遂口吐涎沫出手足拘急方

防風 蜀椒去目閉口者，汗 麥門冬去心，各壹兩 天雄炮去皮
附子炮去皮 人參 當歸各伍分 五味子 乾薑
烏頭炮去皮 細辛 白术各叁兩 柴胡 山茱萸
莽草 麻黄去節 桔梗 白芷各半兩

右壹拾捌味。擣篩爲散。酒服方寸匕。日三。不知稍增之。以知爲度。

八風十二痺散 主五勞七傷風入五藏手脚身體沈重。或如邪氣時悶汗出又蜚尸遁注相染易。或少氣腹滿或皮膚筋

痛。項骨相牽引，無常處，或咽中有氣，吞之不入，吐之不出。皆主之方。

細辛 巴戟 黃耆 礜石燒 厚朴炙
白斂 桂心 黃芩 牡荊 山茱萸
白朮 女萎 菊花 人參 天雄炮，去皮
防風 萆薢 石斛 蜀椒各壹兩，汗，去目、閉口者
芎藭 龍膽 芍藥 蓯蓉各半兩 紫菀
秦艽 茯苓 昌蒲 烏頭炮，去皮 乾薑各壹兩
附子炮，去皮 署預 五味子各壹兩半 桔梗
遠志各貳兩半，去心

右叁拾肆味，擣篩為散。酒服方寸匕，日二。稍增至二匕，主萬病。

又八風十二痺散 主風痺嘔逆，不能飲食者，心痺也。欬滿腹痛，氣逆，唾涕白者，脾痺也。津液唾血腥臭者，肝痺也。陰痿下濕者，痿痺也。腹中雷鳴，食不消，食即氣滿，小便數起，胃痺也。兩膝寒，不能行者，濕痺也。手不能舉，腫痛而逆，骨痺也。煩滿短氣，涕唾青黑，腎痺也。並悉主之方。

遠志去心 黃耆 黃芩 白斂 附子炮，去皮
龍膽 署預 厚朴炙 蜀椒各半兩，去目及閉口者，汗
牡荊子 天雄炮，去皮 細辛 菊花 狗脊
山茱萸 防風 芎藭 桂心各叁分 五味子
巴戟天各壹分 茯苓 芍藥 秦艽
烏頭炮，去皮 蕪荑 昌蒲 萎蕤各壹兩

右貳拾柒味，擣篩為散。食後飲服方寸匕，日三。寧從少起，稍漸增之。

秦王續命大八風散 主諸風五緩六急，或浮腫噓吸，微痺風虛不足。并補益藏氣，最良。其說甚多，略取其要方。

秦艽貳兩，主風不仁 防風貳兩，去風，逐除濕痺 附子貳兩，炮，去皮，主風濕，堅肌骨，止痛
昌蒲貳兩，主風濕痺拘急 茯苓貳兩，主安中，下氣消水 牛膝貳兩，去脛，虛損煩疼，填骨髓
桔梗貳兩，主驚悸，和腸胃 細辛壹兩，主留飲，逐風邪 烏頭貳兩，炮，去皮，主逐風上氣，除邪
署預壹兩，主益氣，補五藏 芎藭壹兩，主風寒，溫中 遠志貳兩半，去心，主益氣力，定心志
天雄壹兩，炮，主留飲，逐風邪 石龍芮壹兩，主風，補氣除滿 蜀椒壹兩，去目及閉口者，汗，主溫中，逐風邪
石斛貳兩，主風，益氣嗜食 白芷壹兩，主風邪，除虛滿 龍膽壹兩，主風腫，除風熱
白朮壹兩，主風腫，消水氣 山茱萸壹兩，主風邪濕氣 桂心壹兩，主溫筋，利血脈，除邪氣
菊花壹兩，主風濕，補藏益氣 女萎壹兩，主溫中，逐風邪 厚朴壹兩，炙，主溫中，除冷益氣除滿
巴戟天壹兩，主下氣，堅肌膚 萆薢壹兩，主風濕，止悸痛 牡荊子壹兩，主風益氣，無用柏子仁
乾漆壹兩，熬，主堅體，和少腹 肉蓯蓉壹兩，主絕續傷，腰背痛 五味子壹兩半，主益氣，除寒熱
芍藥壹兩，止痛，散血氣 黃芩壹兩，主除虛熱，止痛 白礬壹兩，燒汁盡，主除寒熱，破積下氣
續斷壹兩，主風虛傷絕 白斂壹兩，主風，益氣力 黃耆壹兩半，主虛羸，風邪目黃

右叁拾陸味，皆新好，以破除日合，擣篩為散。溫清酒和服方寸匕，日叁服。不知，稍增之，可至二三匕，以知為度。若苦心悶者，飲少冷水。禁生魚、猪肉、菘菜。能斷房室百日，甚善。此方療風消脹滿，調和五藏，便利六腑，男女有患，悉可合服。常用甚良。患心氣不足，短氣，內人參、甘草各壹兩；若腹痛，是腎氣不足，內杜仲、羊腎各貳兩，隨病增減。

論曰：此等諸散，天下名藥，然熱人不可用，惟舊冷者大佳。

諸膏第三 方三首

蒼梧道士陳元膏 主風百病方

當歸 丹砂各叁兩，研 細辛 芎藭各貳兩 附子去皮，貳拾貳銖
桂心壹兩貳銖 天雄去皮，叁兩貳銖 乾薑叁兩柒銖 烏頭去皮，叁兩柒銖 雄黃叁兩貳銖，研
松脂半斤 大醋貳升 白芷壹兩 猪肪脂拾斤 生地黃貳斤，取汁

右壹拾伍味，切，以地黃汁、大醋漬藥一宿，猪肪中合煎之

十五沸，膏成，去滓，內丹砂等末，熟攪，無令小兒、婦人及六畜見之。合藥切須禁之。

有人苦脊脇背痛，服之七日，所出如雞子汁者貳升，即愈。

有人脇下積氣如杯，摩藥十五日愈。

有人苦臍傍氣如手，摩之，去如爪中黃穢壹升許，愈。

有人患腹切痛，時引脇痛數年，摩膏下如蟲三十枚，愈。

有女人苦月經內塞，無子數年，膏摩少腹，并服如杏子大一枚，十日下崩血貳升，愈，其年有子。

有患風瘙腫起累累如大豆，摩之五日愈。

有患膝冷痛，摩之五日亦愈。

有患頭項寒熱瘰癧，摩之皆愈。

有患面目黧黑消瘦，是心腹中疾，服藥下如酒糟者貳升，愈。

丹參膏 主傷寒時行賊風惡氣在外，肢節痛攣，不得屈伸，項頸咽喉痺塞噤閉，入腹則心急腹脹，胸中嘔逆。藥悉主之。病在腹內服之，在外摩之。緩風不遂，濕痺不仁，偏枯拘屈，口面喎斜，耳聾齒痛，風頸腫痺，腦中風痛，石癰結核瘰癧，堅腫未潰，傅之取消。及赤白癮疹，諸腫無頭作癰疽者，摩之令消。風結核在耳後，風水遊腫，疼痛瘖瘖，針之黃汁出，時行溫氣，服之如棗大一枚，小兒以意減之方。

丹參　蒴藋根各肆兩　秦艽叁兩　羌活

蜀椒去目、閉口者　牛膝　烏頭去皮　連翹

白朮各貳兩　躑躅　菊花　莽草各壹兩

右壹拾貳味，切，以苦酒伍升、麻油柒升合煎，苦酒盡，去滓。用豬脂煎成膏，凡風冷者用酒服，熱毒單服，齒痛綿沾嚼之。

赤膏 主一切火瘡、灸瘡、金瘡、木石傷損不可差者，醫所不能療，令人憂懼，計無所出，以塗上，一宿生肌肉即差方。

生地黃汁貳升　生烏麻脂貳兩　薰陸香末　丁香末各貳錢匕

黃丹肆錢　蠟如雞子黃，貳枚

右陸味，先極微火煎地黃汁、烏麻脂叁分減一，乃下丁香、薰陸香，煎叁拾沸，乃下黃丹，次下蠟，煎之使消，以匙攪之數千迴，下之，停凝用之。

喎僻第四　方肆首

治心虛寒風，半身不遂，骨節離緩，弱不用，便利無度，口面喎斜，乾薑附子湯方

乾薑　附子炮，去皮，各八兩　芎藭叁兩　麻黃去節　桂心各肆兩

右伍味，㕮咀，以水壹斗煮取叁升，分三服，三日復進一劑。

治中風面目相引偏僻，牙車急，舌不轉方

牡蠣熬　礬石燒　附子生，去皮　伏龍肝等分

右肆味，擣篩為散，以三歲雄雞血和藥，傅上，預候看勿令太過，偏右塗左，偏左塗右，正則洗去之。

烏頭膏 主賊風，身體不遂，偏枯口僻，及傷寒其身強直方

烏頭伍兩，去皮　野葛　莽草各壹斤

右叁味，切，以好酒貳㪷伍升淹漬再宿，三日以豬膏伍斤煎成膏，合藥，作東向露竈，以葦火煎之，三上三下，膏藥成。有病者向火摩三千過，汗出即愈。若觸寒霧露，鼻中塞，向火膏指頭摩入鼻孔中，即愈，勿令入口眼。

治風著人面，引口偏著耳，牙車急，舌不得轉方

生地黃汁　竹瀝各壹升　獨活叁兩

右叁味，合煎取壹升，頓服之，即愈。

心風第五　方一十四首

茯神湯 主五邪氣入人體中，見鬼妄語，有所見聞，心悸跳動，恍惚不定方。

茯神　人參　茯苓　昌蒲各貳兩　赤小豆肆拾枚

右伍味，㕮咀，以水壹斗煑取貳升半，分叁服。

人參湯主風邪鬼氣，往來發作，有時或無時節方。

人參　防風　烏頭炮去皮　黄芩　附子炮去皮

遠志去心　桔梗　秦艽　五味子　前胡

牡蠣熬　細辛　石膏碎　芎藭　蜀椒汗去目閉口者

牛膝　澤瀉　桂心　山茱萸　竹皮

橘皮　桑根白皮各叁兩　乾薑　澤蘭

狗脊　石南各半兩　白术壹兩半　大棗拾陸枚擘　麻黄壹兩去節

茯苓　獨活　甘草炙各伍分

右叁拾貳味，㕮咀，以水陸升、酒陸升合煑，取肆升，分伍服，日三夜二服。

補心湯主奄奄忽忽，朝差暮劇，驚悸心中憧憧，胷滿不下食，飲陰陽氣衰，脾胃不磨，不欲聞人聲，定志下氣方。

人參　茯苓　龍齒炙　當歸　遠志去心

甘草炙各叁兩　桂心　半夏洗各伍兩　生薑切六兩　大棗貳拾枚擘

黄耆肆兩　枳實炙　枳梗　茯神各貳兩半

右壹拾肆味，㕮咀，以水壹斗貳升，先煑粳米伍合，令熟，去滓，內藥，煑取肆升，每服八合，日三夜二服。

鎮心圓主風虛勞冷，心氣不足，喜忘恐怖，神志不定方。

防風伍分　甘草貳兩半炙　乾薑半兩　當歸伍分　澤瀉壹兩

紫菀半兩　茯神貳分　大黄伍分　秦艽壹兩半　昌蒲叁兩

白术貳兩半　桂心叁兩　白斂壹兩　遠志去心貳兩　附子貳兩炮去皮

桔梗叁分　大豆卷肆兩　署預貳兩　石膏叁兩研　茯苓壹兩

人參伍分　大棗伍拾枚擘　麥門冬伍兩去心

右貳拾叁味，末之，鍊蜜和爲圓，酒服如梧子大拾圓，日叁服，加至貳拾圓。

續命湯治大風風邪入心，心痛達背，背痛達心，前後痛去來上下，或大腹脹滿微痛，一寒一熱，心中煩悶，進退無常，面或青或黄，皆是房內太過，虛損勞傷，交會後汗出，汗出未除，或因把扇，或出當風，而成勞五俞，大傷風，因外入下，有水因變成邪，雖病如此，然於飲食無退，坐起無異，至卒不知是五內受氣故也，名曰行尸，宜預備此方。

麻黄六分去節　大棗拾枚擘　桂心　防風　細辛

芎藭　甘草炙　芍藥　人參　秦艽

獨活　黄芩　防已　附子炮去皮　白术各叁分

生薑伍分

右壹拾陸味，切，以水壹斗叁升，先煑麻黄一沸，去上沫，內諸藥，煑取伍升，去滓，內棗煎取叁升，分爲三服，老小久病服五合，取汗，忌生葱、海藻、菘菜、生菜、猪肉、冷水、桃李、雀肉等。

鎮心圓治胃氣厥實，風邪入藏，喜怒愁憂，心意不定，恍惚喜忘，夜不得寐，諸邪氣病悉主之方。

秦艽　柏實　當歸　乾漆熬　白斂

杏仁去皮尖雙仁熬　芎藭各叁分　澤瀉壹兩　乾地黄六分　防風

人參各肆分　甘草壹兩炙　白术　署預　茯苓

乾薑各貳分　麥門冬貳兩去心　前胡肆分

右壹拾捌味，擣下篩，鍊蜜和爲圓如桐子，先食飲服拾圓，日叁，不知稍增之。忌海藻、菘菜、蕪荑、桃李、雀肉、酢物等。

定志小圓主心氣不定，五藏不足，憂悲不樂，忽忽遺忘，朝差暮極，狂眩方。

遠志去心　昌蒲各貳兩　茯苓　人參各叁兩

右肆味，擣篩爲末，鍊蜜和圓如梧子，飲服貳圓，日三，加茯神爲**茯神圓**散服亦佳。

補心治遺忘方

昌蒲 遠志去心 茯苓 人參 通草 石決明各等分

右陸味擣篩爲散，食後水服方寸匕，日一服。酒亦佳。

槐實益心智方

以十月上辛日令童子於東方採兩斛槐子，去不成者。新瓦盆貯之，以井華水漬之，令淹，藏合頭，密封七日，去黃皮，更易新盆，仍以水漬之，密封二七日，去其黑肌，擇取色黃鮮者，以小盆隨藥多少，以密布次其黃夏密布其上，以盆合頭密封，內暖馬糞中三七日，開視結成，擣圓如梧子，日服三圓，大月加三圓，小月減三圓，先齋二七日乃服。三十日有驗，百日日行二百里，目明視見表裏，白髮更黑，齒落再生，面皺卻展，日記千言，尋本知末，除六十四種風，去九漏、冷癥、癖蟲、毒魘魅。

開心肥健方

人參伍兩 大豬肪捌枚

右貳味，擣人參爲散，豬脂煎取凝，每服以人參一分、豬脂十分，以酒半升和服之。一百日骨髓充溢，日記千言，身體潤澤，去熱風、冷風、頭心風等。月服二升半，即有大效。

孔子枕中散方

龜甲炙 龍骨 昌蒲 遠志去心，各等分

右肆味爲散，食後水服方寸匕，日三。常服不忘。

鎮心省睡益智方

遠志去心，伍拾兩 益智子 昌蒲各捌兩

右叁味擣篩爲散，以淖糯米酒服方寸匕，一百日有效。秘不令人知。

止睡方

龍骨 虎骨炙 龜甲炙

右叁味擣篩爲散，水服方寸匕，日二。以睡定即止。

治多睡欲合眼則先服以止睡方

麻黃去節 白朮各伍兩 甘草炙，壹兩

右叁味，以日中時南向擣篩爲散，食後以湯服方寸匕，日三服。

風眩第八 方二十七首

治風眩屋轉，眼不得開，人參湯方

人參 防風 芍藥 黃耆各貳兩 獨活 桂心 白朮各叁兩 當歸 麥門冬各壹兩，去心

右玖味，㕮咀，以水壹斗煮取叁升伍合，分肆服。

治風眩倒屋轉，吐逆，惡聞人聲，茯神湯方

茯神肆兩 黃耆 生薑切 遠志去心，各叁兩 附子壹枚，炮去皮 防風伍兩 人參 獨活 當歸 牡蠣熬 蓯蓉 白朮 甘草炙，各貳兩

右壹拾叁味，㕮咀，以水壹斗貳升煮取叁升，分陸服，每服五合，日三夜三。一方無白朮。

防風散 主頭面風在眉間，得熱如蟲蟻行，或頭眩目中淚出。

防風伍兩 天雄炮去皮 細辛 乾薑 烏頭炮去皮 朱砂研 桂心各叁兩 莽草 茯苓茯壹兩 附子炮去皮 人參 當歸各貳兩

右壹拾貳味擣篩爲散，酒服方寸匕，日三服。

防風散 主頭眩惡風，吐冷水，心悶方。

防風 乾薑各貳兩 桂心壹兩半 澤蘭 附子炮去皮

茯苓 人參千金作天雄 細辛 署預 白术各壹兩

右壹拾味，擣篩爲散，酒服方寸匕，常令有酒氣醺醺，則脫巾帽，解髮前却梳頭一百遍，復投一升酒，便洗手足，須臾頭面熱，解髮以粉粉之，快卧便愈，可洗頭，行步如服寒食散，十日愈。

治頭風方

擣葶藶子末，以湯淋取汁，洗頭良。

治卒中惡風頭痛方

擣生烏頭去皮，以醋和塗故布上，薄痛上，須臾痛止，日夜五六薄之。

防風散 主頭面身腫方

防風貳兩 白芷壹兩 白术叁兩

右叁味，擣篩爲散，酒服方寸匕，日二服。

小三五七散 主頭面風，目眩耳聾，亦隨病所在兩攻方。

天雄炮去皮叁兩 山茱萸 署預柒兩

右叁味，擣篩爲散，以酒服伍分匕，日三，不知稍增，以知爲度。

大三五七散 主口喎目斜，耳聾，面骨疼風眩痛方。

天雄炮去皮 細辛各叁兩 山茱萸 乾薑各伍兩 署預 防風各柒兩

右陸味，擣篩爲散，以酒服伍分匕，日再，不知稍增，以知爲度。

治頭面風，眼瞤鼻塞，眼暗冷淚方

杏仁三升，擣末，水煑四五沸，洗頭，冷汗盡，三度差。

又方

熟煑大豆，內飯甕中作漿水，日日溫洗頭面髮，不淨加少麪，勿用水濯，不過十洗。

治頭中白屑如麩糠方

立截楮木作枕，六日一易新者。

沐頭主頭風方

五月五日取鹽壹升，水壹升，合煑，并內三匕蛇牀，以陳蘆燒之三沸，以沐頭訖，急結密巾之，四五日以水沃之。神驗

又方

吳茱萸叁升

右壹味，以水伍升，煑取叁升，以綿拭髮根良。

入頂散 主三十六種風，偏枯不遂方。

天雄炮去皮 山茱萸各壹兩半 麻黃壹兩去節 署預貳兩

細辛 石南 牛膝 莽草各半兩 蜀椒去目閉口者汗

白术 烏頭炮去皮 桔梗 防風 甘草炙各肆兩

右壹拾肆味，擣篩爲散，以酒服方寸匕，日三。千金有芎藭、獨活、附子、通草、昌蒲，爲十九味。

治遍身風方

石南叁兩純青黑斑者佳

右壹味，擣篩爲散，酒服三大豆，日三，至食時當覺兩鬢如蟲行狀，亦如風吹，從頭項向脊、腰、脚至膝下，骨中痛痛遍，即癒，下頭風盡止，若風愈，即能飲酒，肥健，忌如藥法，日一服。

風痺散 主三十年惡風濕痺，髮禿落，隱㾀生瘡，氣脉不通，抓搔不覺痛痒方

附子炮去皮 乾薑 白术各肆兩 石斛半兩 蜀椒去目壹分汗及閉口者

天雄炮去皮 細辛 躑躅 白斂 烏頭炮去皮

石南 桂心各叁分

右壹拾貳味，擣篩爲散，酒服五分匕，以少羊脯下藥，日再，勿大飽食，飢即更服，常令有酒勢，先服吐下藥，後乃服之，以韋袋貯藥，勿泄，忌冷水、房室百日。

十六卷終

千金翼方卷第十七

中風下

中風第一 方三十五首 論四首 灸法二首

小續命湯方

麻黄去節　防巳　人參　桂心　黄芩
芍藥　芎藭　杏仁去尖皮兩仁　甘草炙各壹兩
附子炮壹枚去皮　防風壹兩半　生薑伍兩切

右壹拾貳味㕮咀以水壹斗先煑麻黄去上沫内諸藥煑取叁升分叁服有風預備壹拾劑

大續命湯方

麻黄去節捌兩　大杏仁肆拾枚去皮尖兩仁　桂心　芎藭各貳兩
石膏碎肆兩　黄芩　乾薑　當歸　甘草炙各壹兩
荊瀝壹升

右壹拾味㕮咀以水壹斗先煑麻黄去上沫下藥煑取四升下荊瀝煑取三升分四服能言未差後服小續命湯

又小續命湯方

麻黄去節貳兩　生薑伍兩切　防風壹兩半　芍藥　白术
人參　芎藭壹兩　附子炮去皮　黄芩　防巳各壹兩
桂心　甘草炙各貳兩

右壹拾貳味㕮咀以水壹斗先煑麻黄去上沫内諸藥煑取三升分三服

西州續命湯方

麻黄去節陸兩　石膏碎肆兩　桂心貳兩　杏仁叁拾枚去皮尖雙仁
芎藭　乾薑　黄芩　當歸　甘草炙各壹兩

右玖味㕮咀以水壹斗貳升先煑麻黄去上沫下諸藥煑取肆升分四服

續命湯主久風卧在牀起死人神方

麻黄去節　人參　桂心　附子炮去皮　茯苓各壹兩
防巳　防風　黄芩各壹兩半　生薑陸兩切　半夏伍兩洗
枳實貳兩炙上氣悶者加之　甘草炙壹兩

右壹拾貳味㕮咀以水壹斗先煑麻黄取玖升去上沫停冷去滓内藥煑取叁升分三服若不須半夏去之加芍藥叁兩

大續命散主八風十二痺偏枯不仁手足拘急疼痛不得伸屈頭眩不能自舉起止顛倒或卧忽驚如墮樹狀盜汗臨事不興婦人帶下無子風入五藏甚者恐怖鬼來收録或與鬼神交通悲啼哭泣忽忽欲走方

烏頭炮去皮　防風　麻黄去節　人參　杏仁去皮尖兩仁熬
芍藥　石膏研　乾薑　芎藭　茯苓
黄芩　桂心　蜀椒去目閉口者汗　甘草炙各壹兩　當歸貳兩

右壹拾伍味擣篩為散酒服方寸匕日二稍增以知為度

排風湯方

白鮮皮　白术　芍藥　芎藭　當歸
獨活　杏仁去皮尖及雙仁熬　防風　桂心
甘草炙各貳兩　茯神一作茯苓　麻黄去節各叁兩　生薑肆兩切

右壹拾叁味㕮咀以水壹斗先煑麻黄去上沫内諸藥煑取叁升分三服取汗可服兩三劑

大排風湯主半身不遂口不能言及諸偏枯方

白鮮皮　附子炮去皮　麻黄去節　杏仁去皮尖熬　白术
防風　葛根　獨活　防巳　當歸
人參　茯神　甘草炙各叁兩　石膏碎陸兩　桂心貳兩
白芷壹兩

右壹拾陸味㕮咀以水壹斗柒升先煑麻黄取壹升半去

沫澄清，内藥煑取四升，分四服，日三夜一服。

又排風湯 主諸毒風邪氣所中，口噤悶絶，不識人，身體疼煩，面目暴腫，手足腫方。

犀角（屑）　羚羊角（屑）　貝子　升麻

右肆味各壹兩，别擣成末，合和，以水二升半，内方寸匕，煑取壹升，去滓，服五合，殺藥者以意加之。若腫，和雞子傅上，日三。老小以意增減。神良。

大巖蜜湯 主賊風，腹中絞痛，并飛尸遁注，發作無時，發則搶心，腹脹滿，脇下如刀錐刺，并主少陰傷寒方。

梔子（拾伍枚，擘）　乾地黄　乾薑　細辛　當歸
青羊脂　吴茱萸　茯苓　芍藥　桂心
甘草（炙，各壹兩）

右壹拾壹味，㕮咀，以水捌升，煑取叁升，去滓，内羊脂令消，分温三服。

小巖蜜湯 主惡風，角弓反張，飛尸入腹，絞痛悶絶，往來有時，筋急，少陰傷寒，口噤不利方。

雄黄（研）　青羊脂（各壹兩）　大黄（貳兩）　吴茱萸（叁兩）
當歸　乾薑　芍藥　細辛　桂心
乾地黄　甘草（炙，各壹兩）

右壹拾壹味，㕮咀，以水貳斗，煑取陸升，分六服，重者加藥，用水三斗，煑取九升，分十服。

烏頭湯 主八風五尸，惡氣遊走，心胷流出，四肢來往不住，短氣欲死方。

烏頭（炮，去皮）　芍藥　當歸　乾薑　桂心
細辛　乾地黄　吴茱萸　甘草（炙，各壹兩）

右玖味，㕮咀，以水柒升，煑取貳升半，分三服。

大八風湯 主毒風頑痹嚲曳，或手脚不隨，身體偏枯，或毒弱不任，或風入五藏，恍恍惚惚，多語喜忘，有時恐怖，或肢節疼痛，頭眩煩悶，或腰脊強直，不得俛仰，腹滿不食，欬嗽，或始遇病時卒倒悶絶，即不能語，便失瘖，半身不隨，不仁沉重，皆由體虚恃少，不避風冷所致方。

烏頭（炮，去皮）　黄芩　芍藥　遠志（去心）　獨活
防風　芎藭　麻黄（去節）　秦艽　石斛
人參　茯苓　石膏（碎）　黄耆　紫菀（各貳兩）
當歸（貳兩半）　升麻（壹兩半）　大豆（貳合）　五味子（伍分）　杏仁（肆拾枚，去皮尖雙仁）
乾薑　桂心　甘草（炙，各貳兩半）

右貳拾叁味，㕮咀，以水壹斗叁升、酒貳升合煑，取四升，強人分四服，少力人分五六服。（深師同）

芎藭湯 主卒中風，四肢不仁，喜笑不息方。

芎藭（壹兩半）　杏仁（貳拾枚，去皮及尖雙仁）　麻黄（去節）　黄芩
桂心　當歸　石膏（碎）　秦艽　乾薑
甘草（炙，各壹兩）

右壹拾味，㕮咀，以水九升，煑取三升，分三服。

倉公當歸湯 主賊風口噤，角弓反張，身體強直方。

當歸　細辛　防風（各壹兩半）　獨活（叁分）　麻黄（貳兩半，去節）
附子（壹枚，炮，去皮）

右陸味，㕮咀，以酒八升、水四升合，煑取四升，分肆服。口不開者，挍口下湯，一服當開，二服小汗，三服大汗。

芎藭湯 主風癲引脇痛，發作則吐，耳中如蟬鳴方。

芎藭　藁本　蔄茹（各伍兩）

右叁味，切，以淳酒五升，内藥，煑取三升，頓服。羸者二服，取大汗。

治風癲狂及百病方

大麻子（肆升，上好者）

右壹味，以水陸升，猛火煮，令牙生，去滓，煎取柒升，旦空肚頓服，或不發，或多言語，勿怪之，但使人摩手足，須臾即定，凡進三劑，無不愈，令人身輕，衆邪皆去。

防己湯　主風歷節，四肢痛如鎚鍛，不可忍者。

防己　茯苓　生薑（切）　桂心（各肆兩）　烏頭（柒枚，去皮）

人參（叁兩）　白朮（陸兩）　甘草（叁兩，炙）

右捌味，㕮咀，以水壹斗，煮取貳升半，服捌合，日三，當熠熠微熱，痹勿怪，若不覺，復更合之，以覺乃止，凡用烏頭皆去皮，熬令黑，乃堪用，無毒。

三黃湯　主中風手足拘攣，百節疼痛，煩熱心亂，惡寒，經日不欲飲食方。

麻黃（伍分，去節）　獨活（壹兩）　黃芩（叁分）　黃耆（半兩）　細辛（半兩）

右伍味，㕮咀，以水伍升，煮取貳升，去滓，分貳服，一服小汗，兩服大汗，心中熱加大黃半兩，腹滿加枳實一枚，氣逆加人參三分，心悸加牡蠣三分，渴加栝樓三分，先有寒加八角附子一枚，此仲景方，神秘不傳。

黃耆湯　主八風十二痹，手腳疼痛，氣不和，不能食飲方。

黃耆　當歸　桂心　甘草（各叁兩，炙）　白朮

烏頭（炮，去皮）　芎藭　防風　乾地黃（各貳兩）

生薑（切，肆兩）　前胡（壹兩半）

右壹拾壹味，㕮咀，以水壹斗，煮取叁升半，分四服，此湯和而補，有氣者加半夏四兩。

白歛湯　主中風萎僻拘攣，不可屈伸方。

白歛　乾薑　薏苡仁　酸棗　牛膝

桂心　芍藥　車前子　甘草（壹升，炙）　附子（叁枚，炮，去皮）

右壹拾味，㕮咀，以酒貳斗漬一復時，煮三沸，服壹升，日三服，扶杖而起，不能酒者服五合。

防己湯　主風濕四肢疼痹，攣急浮腫方。

木防己（叁兩）　茯苓（壹兩）　桑白皮（切，貳升）　桂心（叁兩）

芎藭（叁兩）　甘草（壹兩半，炙）　大棗（拾貳枚，擘）　芍藥（貳兩）　麻黃（貳兩，去節）

右玖味，㕮咀，以水壹斗貳升，煮麻黃，減壹升，內藥煮取三升，分三服，漸汗出，令遍身，以粉粉之，慎風冷。（一方，茯苓四兩，麻黃三兩）

治三十年風方

松葉壹斤，切，以酒壹斗，煮取貳升，頓服，取汗出佳。

治一切風虛方（常患頭痛欲破者）

杏仁（玖升，去皮尖兩仁者，暴乾）

右壹味，擣作末，以水玖升研濾，如作粥法，緩火煎，令如麻浮上，匙取和羹粥酒內一匙，服之，每食即服，不限多少，服七日後大汗出，二十日後汗止，慎風冷、豬魚雞蒜大醋，一劑後諸風減差，春夏恐醋，少作服之，秋九月後煎之，此法神妙，可深秘之。

治中風發熱方

大戟　苦參（等分）

右貳味，擣篩藥半升，以醋漿水壹斗，煮三沸，洗之，從上至下，立差，寒乃止，小兒三指撮，醋漿水四升，煮如上法。

羌活飲　治風方。

羌活（叁兩）　茯神　薏苡仁（一用羌活，去薏苡仁）　防風（各壹兩）

右叁味，㕮咀，以水叁升，煮取壹升，內竹瀝三合，煮壹沸，分再服。

豬苓煮散　主下痢多而小便澀方

猪苓 茯苓 澤瀉 黄連 白术各肆兩
防已 羌活 黄芩 人參 丹參
防風 牛膝 升麻 羚羊角屑 杏仁去皮尖双仁熬
秦艽 穀皮 紫菀 石斛 生薑各叁兩切
橘皮貳兩 附子伍兩炮去皮 桑根白皮陸兩

右貳拾叁味，擣篩爲散，以水壹升半，煑五方寸匕，取壹升頓服，日再。不能者壹服。十月後二月末以來可服之。

論曰：人不能用心謹慎，遂得風病，半身不隨，言語不正，庶事皆廢。此爲猥退病，得者不出十年。宜用此方，差後仍須將慎，不得用未病之前，當須絶於思慮，省於言語，爲於無事，乃可求愈。若還同俗類，名利是務，財色爲心者，幸勿苦事醫藥，徒勞爲療耳。宜於此善以意推之。凡人忽中生風，皆須依此次第用湯，即得愈也。學者子細尋思，明然可見。

凡初得風，四肢不收，心神惽憒，眼不識人，言不出口。凡中風多由熱起，服藥當須慎酒、麪、羊肉、生菜、冷食、猪、魚、雞、牛、馬肉、蒜，乃可差。得患即服此竹瀝湯方。

竹瀝貳升 生薑汁叁合 生葛汁壹升

右叁味，相和温煖，分三服，平旦、日晡、夜各一服。服訖若覺四體有異似好，以次進後方。

麻黄去節 防風各壹兩半 杏仁肆拾枚，去皮尖及双仁 羚羊角貳兩，屑
生薑肆兩，切 生葛汁五合，一云地黄汁 竹瀝壹升 石膏陸兩，綿裹
芎藭 防已 附子炮，去皮 芍藥 黄芩
人參 桂心 甘草炙，各壹兩

右壹拾陸味，㕮咀，以水柒升，煑取壹半，乃下瀝汁，煑取貳升柒合，分温三服，五日更服一劑，頻進三劑，慎如上法，漸覺稍損，次進後方。

麻黄去節 防風 升麻 桂心 芎藭
獨活 羚羊角屑，各貳兩 竹瀝貳升 防已壹兩

右玖味，㕮咀，以水四升并瀝，煑取叁升，分三服，兩日進壹劑，頻進三劑。若手足冷者，加生薑五兩、白术貳兩。若未除，次進後方。

麻黄去節 芍藥 防風各壹兩半 羚羊角屑，貳兩
生薑貳兩，切 附子炮，叁分，去皮 石膏貳兩，碎 防已 黄芩
芎藭 白术 人參 獨活 升麻
桂心 甘草炙，各壹兩 竹瀝壹升

右壹拾柒味，㕮咀，以水捌升，煑減半，下瀝，煑取貳升半，分叁服，相去如人行十里，再服。有氣加橘皮、牛膝、五加皮各壹兩。若除退訖，可常將服後煑散方。

防風 獨活 秦艽 黄耆 芍藥
人參 茯神 白术 芎藭 山茱萸
署預 桂心 天門冬去心 麥門冬去心 厚朴炙
升麻 丹參 羚羊角屑 五加皮 防已
牛膝 石斛 地骨皮 甘草炙，各肆兩 麻黄去節
附子炮，去皮 遠志去心 橘皮各叁兩 生薑貳兩，切 甘菊花
薏苡仁各貳升 石膏研 乾地黄各陸兩

右叁拾叁味，擣篩爲散，每煑以水叁升，内散三兩，煑取壹升，綿濾去滓，頓服之，日別壹服。若覺心下煩熱，以竹瀝代水煑之。千金有黄芩、檳榔、藁本、杜仲、犀角，無山茱萸、署預、甘菊、麥門冬、附子

凡患風人多熱，宜服荆瀝方。

荆瀝 竹瀝 生薑汁各伍合

右叁味，相和温爲壹服，每日旦服煑散，午後當服此荆瀝，常作此將息。

論曰。夫得風之時。則依此次第療之。不可違越。若不依此。當失機要。性命必危。

防風湯 主偏風。甄權處治安平公方

防風 芎藭 白朮 狗脊 萆薢 牛膝 白芷各壹兩 薏苡仁 葛根 杏仁去皮尖兩仁 人參 羌活各貳兩 麻黃肆兩去節 生薑伍兩切 桂心 石膏各叁兩碎

右壹拾陸味。㕮咀。以水壹斗貳升。煮取叁升。分三服。服一劑覺好。更服一劑。一劑一度針之。服九劑湯。九度針之。針風池一穴。肩髃一穴。曲池一穴。支溝一穴。五樞一穴。陽陵泉一穴。巨虛下廉一穴。合七穴。即差。○仁壽宮備身患腳。奉勑針環鉳。陽陵泉。巨虛下廉。陽輔。即起行。○大理趙卿患風。腰腳不隨。不得跪起。針上窌二穴。環鉳二穴。陽陵泉二穴。巨虛下廉二穴。即得跪起。

治猥退風方

蒼耳子伍升苗亦得用 羊桃切 蒴藋切 赤小豆各貳升半 鹽貳升

右伍味。以水兩石伍斗。煮取伍斗。適寒溫。內所患腳漬。深至絕骨。勿過之。一度炊五斗米頃出之。慎風冷。汗從頭出止。

論曰。聖人以風是百病之長。深為可憂。故避風如避矢。是以防禦風邪。以湯藥針灸蒸熨。隨用一法。皆能愈疾。至於火艾。特有奇能。雖曰針湯散。皆所不及。灸為其最要。昔者華佗為魏武帝針頭風。華佗但針即差。華佗死後數年。魏武帝頭風再發。佗當時針訖。即灸頭風。豈可再發。只由不灸。其本不除。所以學者不得專恃於針及湯藥等。望病畢差。既不苦灸。安能拔本塞源。是以雖豐藥餌。諸療之要。在火艾為良。初得之時。當急下火。火下即定。比煮湯熟。已覺眼明。豈非大要。其灸法。先灸百會。次灸風池。次灸大椎。次灸肩井。次灸曲池。次灸間使。各三壯。次灸三里五壯。其炷如蒼耳子大。必須大實作之。其艾又須大熟。從此以後。日別灸之。至隨年壯止。凡人稍覺心神不快。即須灸此諸穴各三壯。不得輕之。苟度朝夕。以致殞斃。戒之哉。戒之哉。

又論曰。學者凡將欲療病。先須灸前諸穴。莫問風與不風。皆先灸之。此之一法。醫之大術。宜深體之。要中之要。無過此術。是以常預收三月三日艾。擬救急危。其五月五日亦好。仍不及三月三日者。又有卒死之人及中風不得語者。皆急灸之。夫卒死者。是風入五藏。為生平風發。強忍怕痛不灸。忽然卒死。謂是何病。所以皆必灸之。是大要也。

腳氣第二 論一首 方二十一首

論曰。治腳氣順四時。若春秋二時。宜兼補瀉。夏則疾成。專須汗利。十月以後少用補藥。雖小變。不越此法。

治腳氣初發。從足起至膝脛。腫骨疼者方。

取胡麻葉。切。搗。蒸。薄裹。日二易。即消。若冬月。取蒴藋根切。搗。和糟三分。根一分。合蒸令熱。裹如前法。

治遍身腫。小便澀者。用麻豆湯主之方

大麻貳升熬研 烏豆壹斗以水四斗煮取汁壹斗半去豆 桑白皮切伍升

右叁味。以豆汁內藥。煮取陸升。壹服壹升。日二服。三日令盡。

又方

烏牛尿壹服壹升。日二。腫消止。羸瘦者二分尿。一分牛乳。合煮。乳浮結乃服之。

又方

生豬肝一具。細切。以淡蒜齏食盡。不可盡者。分再食之。

治腰脚疼方

胡麻子（壹斗，新者）

右壹味，熬令香，擣篩。若不數篩，當脂出不下。日服壹小升，日叁服。盡壹藥，計壹斗，即永差。酒飲、羹汁、蜜湯皆可服之。

大下之後，而四體虛寒，脚中羸弱，腰攣痛，食飲減少，皮肉虛踈，石斛酒方

生石斛（壹斤）　秦艽　遠志（各伍兩，去心）　橘皮　白术（各叁兩）

丹參　茯神　五加皮（各陸兩）　桂心（肆兩）　牛膝（捌兩）

右壹拾味，㕮咀，以酒叁斗漬七日。一服六合，稍加至七八合，以知為度。

調利之後未平復，間為外風傷，脚中痛酸，轉為脚氣，補虛防風湯方

防風　石斛　杜仲（炙）　前胡（各肆分）　薏苡仁（半斤）

秦艽　丹參　五加皮　附子（炮，去皮）　橘皮

白术　白前（各叁分）　防已（貳八分）　麻仁（壹升，熬取脂）

右壹拾肆味，㕮咀，以水壹斗貳升，煮取叁升，分三服。

服湯已，脚氣仍不止，防風圓方

防風（貳兩）　秦艽（貳兩）　石斛（貳兩）　丹參（壹兩）　薏苡仁（叁合）

前胡　橘皮　杜仲（炙）　附子（炮，去皮）　白术（各壹兩）

桂心（壹兩半）　麻仁（壹升，熬取脂）

右壹拾貳味，擣篩為末，鍊蜜和圓如梧子。酒服貳拾圓，日貳服。

治脚氣常作，穀白皮粥防之法，即不發方

穀白皮（伍升，切，勿取斑者，有毒）

右壹味，以水壹斗，煮取柒升，去滓，煮米粥常食之。

溫腎湯主腰脊膝脚浮腫不隨方

茯苓　乾薑　澤瀉（各貳兩）　桂心（叁兩）

右肆味，㕮咀，以水陸升，煮取貳升，分三服。

竹瀝湯主兩脚痺弱，或轉筋，皮肉脹起如腫，而按之不陷，心中惡，不欲食，或患冷氣方

甘竹瀝（伍升）　葛根　防風（各貳兩）　麻黃（陸兩，去節）　升麻（伍分）

桂心（壹兩）　附子（壹枚，炮，去皮）　秦艽　細辛　木防已

黃芩　乾薑　白术　甘草（炙，各壹兩）

右壹拾肆味，㕮咀，以水柒升，內甘竹瀝五升，合煮取叁升，分四服，取汗。（千金有茯苓、杏仁，無白术）

大竹瀝湯主卒中惡風，口噤不能言，四肢𦤺緩，偏攣急痛，風經五藏，恍惚，喜怒無常，手足不隨，皆悉主之方

甘竹瀝（壹斗肆升）　人參　細辛　石膏（各壹兩，碎）　生姜（伍兩，切）

烏頭（叁枚，炮，去皮）　防風　獨活　芍藥　黃芩

茵芋　麻黃（去節）　葛根　木防已　桂心

茯苓　甘草（炙，各貳兩）　芎藭（壹兩）

右壹拾捌味，㕮咀，以竹瀝煮取四升，分三服。（一方以水五升，千金有白术）

又竹瀝湯主風氣入腹，短氣，心下煩熱，不痛，手足煩疼，四肢不舉，口噤不能言方

竹瀝（壹斗）　當歸　秦艽　防風　葛根（各貳兩）

人參　芍藥　木防已　附子（炮，去皮）　細辛

茯苓（一作茯神）　通草　桂心　白术　甘草（炙，各壹兩）

右壹拾伍味，㕮咀，以竹瀝漬半日，煮取四升，分三服。不能者，四服。（千金有芎藭、生薑、黃芩、升麻、蜀椒、麻黃，無芍藥、防已、通草）

大鱉甲湯主脚弱風毒，攣痺氣上，皆主之方

鱉甲（炙）　防風　麻黃（去節）　半夏（洗）　白术

茯苓　芍藥　杏仁（去皮尖、雙仁）　麥門冬（去心）　生薑（切）

人參 石膏碎 羚羊角屑 甘草炙各壹兩 犀角屑壹分
雄黃半兩研 青木香貳兩 吳茱萸半升 大黃壹分半 麝香叁分
薤白拾肆枚切 烏梅 貝齒各柒枚 大棗貳拾枚擘 赤小豆貳拾肆枚

右貳拾伍味，㕮咀，以水貳㪷，煮取四升，分四服，日三夜一服。

大投杯湯 主脚弱舉體腫滿氣急日夜不得眠方

麻黃去節 杏仁去皮尖及双仁 桂心 黃芩
橘皮 石膏各貳兩碎 生薑陸兩切 半夏洗 厚朴炙
枳實炙各叁兩 茯苓肆兩 秦艽壹兩半 大戟 細辛各壹兩
大棗貳拾枚擘 甘草貳兩炙

右壹拾陸味，㕮咀，以水壹斗貳升，煮取肆升，分五服，日三夜二。

獨活湯 主脚氣風疼痺不仁，脚中沉重，行止不隨，氣上方

獨活 桂心 半夏洗各肆兩 麻黃去節 芎藭
人參 茯苓各貳兩 八角附子壹枚炮去皮 大棗拾貳枚擘
防風 芍藥 當歸 黃耆 乾薑
甘草炙各叁兩

右壹拾伍味，㕮咀，以水壹斗伍升，酒貳升，煮取叁升半，分為五服。

硫黃煎 主脚弱連屈虛冷方

硫黃伍兩 牛乳伍升

右貳味，以水伍升合煮，及伍升，硫黃細篩內之，煎取三升，一服一合，不知至三合。

硫黃散 主脚弱大補面熱風虛方

硫黃研 鍾乳粉 防風各伍兩 乾薑壹兩 白朮
人參 蜀椒汗去目及閉口者 細辛 附子炮去皮 天雄炮去皮
茯苓 石斛 桂心 山茱萸各叁分

右壹拾肆味，擣篩為散，旦以熱酒服方寸匕，日三，加至二匕。

青圓 主脚風皮肉身體諸風方

烏頭壹兩炮去皮 附子叁兩炮去皮 麻黃肆兩去節

右叁味，擣篩為末，鍊蜜和圓如梧子大，酒服五圓，日三服。

硫黃圓 主膈淡澼澼逐脚中風水方

硫黃伍兩

右壹味，細粉，以牛乳叁升煮，令可圓，如梧子大，暴令乾，酒服叁拾圓，日三，不知漸加至百圓。

石硫黃圓 主脚風弱胷腹中冷結方

石硫黃半兩 桂心肆兩 礜石燒 附子炮去皮 天雄炮去皮
烏頭各貳兩炮去皮

右陸味，擣篩為末，鍊蜜和圓如梧子大，空腹酒服伍圓，日叁服。

癔瘲第三 方一十六首 灸法一首

石南湯 主癔瘲方

石南 乾薑 黃芩 細辛 人參各壹兩
桂心 當歸 芎藭各壹兩半 甘草貳兩 乾地黃叁分
食茱萸伍分 麻黃壹兩半去節

右壹拾貳味，㕮咀，以酒叁升，水陸升，煮取叁升，分叁服。取大汗，慎風冷，佳。

又方 酪和醴熟煮，摩之，手下消。

又方 白芷根葉煎湯洗之。

治風癈癔瘲煩心悶亂方

天雄炮去皮 牛膝 知母各壹兩 栝樓伍分 白朮貳兩
人參半兩 乾薑 細辛 桂心各叁分 防風壹兩半

右壹拾味，擣篩為散，酒服半錢匕，日再夜一，以知為度，稍

増至壹錢匕。

治大人小兒風瘙方

白礬貳兩，末之

右壹味，以酒叁升漬令消，拭上愈。

又方

吳茱萸壹升

右壹味，以酒伍升，煑取壹升半，拭上。

治風痺癮疹方

大豆叁升　酒陸升

右貳味，煑四五沸，服壹杯，日三。

治風痺癮疹洗湯方

蛇牀子貳升　防風　生蒺藜各貳斤

右叁味，切，以水壹斗，煑取伍升，以綿拭上，日四五度。

又洗湯方

黃連　黃芩　白朮各貳兩　戎鹽　礬石各半兩

細辛貳兩　芎藭　茵芋各壹兩

右捌味，切，以水壹斗，煑取叁升，洗之，日三度。

又洗湯方

馬蘭一作馬蘭子　蒴藋　茺蔚子　礬石

蒺藜　茵芋　羊桃根　萹蓄各貳兩

右捌味，切，以醋漿貳斗，煑取壹斗貳升，內礬石，洗之，日三度。

治暴風氣在上，表皮作癮疹瘡方

煑槐枝葉以洗之，灸瘡、火瘡亦愈。

青羊脂膏　主風熱赤疹瘙癢，搔之逐手作瘡方

青羊脂四兩　芍藥　黃芩　黃耆

白芷　寒水石各壹兩　竹葉切，壹升　石膏碎，壹升

白及　升麻　防風　甘草炙，各叁分

右壹拾貳味，切，先以水壹斗，煑石膏、竹葉，取伍升，合漬諸

藥，以不中水豬脂貳升合煎，白芷黃，膏成，以傅之。

灸法

以一條艾蒿長者，以兩手極意尋之，著壁，立兩手并蒿竿

拓著壁伸十指，當中指頭，以大艾炷灸蒿竿上，令蒿竿斷，

即上灸十指瘥，於後重發，更依法灸，永差。

楓香湯　主癮疹方

楓香壹斤　芎藭　大黃　黃芩　當歸

人參　射干　甘草炙，各叁兩　升麻肆兩　蛇牀仁貳兩

右壹拾味，切，以水貳斗，煑取柒升，適冷煖，分以洗病上，日

三夜二。

地榆湯　主癮疹發瘡方

地榆叁兩　苦參捌兩　大黃　黃芩各肆兩　黃連

芎藭各貳兩　甘草炙，陸兩

右柒味，切，以水陸斗，煑取叁斗，洗浴之，良。

又方

大黃　當歸　升麻　防風　芍藥

青木香　黃芩　甘草炙，各貳兩　楓香伍兩　黃蘗

芒消各叁兩　地黃汁壹升

右壹拾貳味，切，以水壹斗，煑取叁升半，去滓，內芒消，令烊，

帛搨病上，一炊久，日四五，夜二三。主癮疹痛癢，良。

治癮疹痛癢，搔之逐手腫方

當歸　芎藭　大戟　細辛　芍藥

附子去皮　芫花　躑躅　椒各壹兩　莽草半兩

右壹拾味，切，以苦酒浸藥一宿，以豬膏貳升半煎，三上三

下膏成去滓傳病上日三夜

癧瘍第四 方十四首 灸法一首

治白癜白駁浸淫癧瘍著頸及胸前方

大醋於甌底磨硫黃令如泥又以八角附子截一頭使平就甌底重磨硫黃使熟夜臥先布拭病上令熱乃以藥傳之重者三度

又方

硫黃　水銀　礬石　竈墨

右肆味等分擣下篩以葱涕和研之臨卧以傳病上

又方

石硫黃叁兩　附子去皮　鐵精各壹兩

右叁味並研擣以三年醋和內瓷器中密封七日以醋泔淨洗上拭乾塗之乾即塗壹兩日慎風

灸法

五月五日午時灸膝外屈脚當文頭隨年壯兩處灸一時下火不得轉動

治頭項及面上白駁浸淫漸長有似於癬但無瘡方

乾鰻鱺魚灸脂塗之先洗拭駁上外把刮之令小磣痛拭燥然後以魚脂塗之一塗便愈難者不過三塗之佳

又方　取生木空中水洗之食頃止

又方　桂心末唾和傳駁上日三

又方

白斂一作白及　當歸　附子炮去皮各壹兩　天雄炮去皮　黃芩各壹兩　乾薑肆兩　躑躅壹升

右柒味擣篩為散酒服伍分匕日三服

凡人身有赤疵方

常以銀揩令熱不久漸漸消滅瘢痕

治疣贅疵痣方

雄黃　硫黃　真朱　礬石熬　蕳茹　巴豆去皮心　藜蘆各壹兩

右柒味擣篩為散以漆和令如泥塗貼病上須成瘡及去面上黑子點之即去

治皮中紫赤疵痣靨穢方

乾漆熬　雌黃　礬石各叁兩　雄黃伍兩　巴豆伍拾枚去皮　炭皮壹斤

右陸味為散以雞子白和塗故帛貼病上日二易之即除

九江散　主白癜及二百六十種大風方

當歸柒分　石南壹兩半　秦艽　躑躅　菊花　乾薑　防風　麝香　雄黃研　丹砂研　斑猫各壹兩　蜀椒去目及閉口者汗　連翹　知母　鬼箭　石長生各貳兩　附子炮去皮　王不留行　人參　鬼臼　莽草　木防己　石斛　烏頭炮　天雄炮去皮　獨活各叁兩　地膽　䖟蟲各拾枚　蜈蚣叁枚炙　水蛭壹百枚

右叁拾味諸蟲皆去足翅熬炙合擣為散酒服方寸匕日再服其白癜入頭令髮白服之百日白髮還黑也

芎藭湯　主面上及身體風瘙癢方

芎藭　白术　山茱萸　防風　羌活　枳實炙各叁兩　麻黃貳兩半去節　署預肆兩　蒺藜子　生薑切各貳兩　烏喙炮　甘草炙各貳兩

右壹拾貳味㕮咀以水玖升煮取貳升柒合分三服

又洗方

蒴藋根　蒺藜子　景天葉各切貳升　蛇床子伍兩
玉屑半兩
右伍味，切，以水壹斗半，煮取壹斗，稍稍洗身面上，日叁夜一。慎風。

大黃湯　主風瘙腫癢在頭面方

大黃　芒消各壹兩　莽草　黃芩各貳兩
蒺藜子半升
右伍味，切，以水柒升，煮取叁升半，去滓，内芒消令烊，以帛搨腫上數百遍，日五夜三。勿令近眼。一方有黃連

千金翼方卷第十七

千金翼方卷第十八

雜病上

霍亂第一 方二十七首

理中圓 主霍亂臨時方

人參 白朮 乾薑 甘草（炙，各壹兩）

右肆味，擣篩爲末，鍊蜜和圓如彈圓，取湯和一丸服之，日十服。吐多痢少者，取枳實三枚，炙，四破，水三升，煑取一升，和壹圓服之。吐少痢多者，加乾薑一累。吐痢乾嘔者，取半夏半兩，洗去滑，水貳升，煑取壹升，和壹圓服之。若體疼痛不可堪者，水三升，煑棗三枚，取一升，和一圓服之。若吐痢大極轉筋者，以韭汁洗腹腎，從胷至足踝，勿逆，即止。若體冷微汗，腹中寒，取附子一枚，炮去皮，四破，以水貳升，煑一升，和一圓服。吐痢悉止，脉不出，體猶冷者，可服諸湯補之。

厚朴湯 主霍亂面煩方

厚朴（炙） 高良薑 桂心（各叁兩）

右叁味，㕮咀，以水陸升，煑取二升，分再服。

四順湯 主霍亂吐下，腹痛，手足逆冷方

大附子（壹枚，去皮，破八片） 乾薑（叁兩） 人參 甘草（炙，各壹兩）

右肆味，㕮咀叁味，以水伍升，煑取壹升半，分三服。

治霍亂吐痢嘔逆龍骨湯方

龍骨 黄連 乾薑 赤石脂 當歸（各叁兩）

枳實（伍枚，炙） 半夏（壹升，洗） 附子（炮，去皮，破） 人參 桂心

甘草（炙，各貳兩）

右壹拾壹味，㕮咀，以水玖升，煑取叁升，分三服。

治霍亂困篤不識人方

雞蘇（壹大把）

右壹味，以水壹斗，煑取叁升，分再服。

治霍亂轉筋兩臂及脚，胷脇諸轉筋，並主之方

鹽壹升伍合，煑作湯，漬洗轉筋上，按灸良。

又方

大麻子壹升，擣，以水叁升，煑取壹升，盡服之。

又方

香薷壹把，水煑令極濃，服二三升即差。青木香亦佳。

治霍亂止吐方

丁香拾肆枚，以酒伍合，煑取貳合，頓服之。用水煑之亦佳。

治霍亂吐痢心煩不止方

猪糞如雞子大壹枚，爲末，以沸湯壹升和之，頓服良。不差更作。

又方

粱米粉伍合，水壹升半，和之如粥，頓服，須臾即止。

治霍亂轉筋入腹方

雞屎白末，以水六合，煑取湯服方寸匕。

治大便不通噦數口譫語方

厚朴（貳兩，炙） 大黄（肆兩） 枳實（伍枚，炙）

右叁味，㕮咀，以水肆升，煑取壹升貳合，分再服。當通，不通盡服之。

竹茹湯 主噦方

竹茹（壹升） 橘皮 半夏（洗，各叁兩） 生薑（切，肆兩） 紫蘇（壹兩）

甘草（炙，壹兩）

右陸味，㕮咀，以水陸升，煑取貳升半，分叁服。

治中風客熱噦方

竹茹（肆兩） 生米（伍合）

右貳味以水陸升煮米熟服之

治嘔噦方

蘆根伍兩

右壹味切以水伍升煮取叁升分三服兼服小兒尿三合良

又方　飲大豆汁壹升止

又方　常服白羊乳壹升

治氣厥嘔噦不得息又主霍亂大豉湯方

香豉壹升　半夏洗　生薑各貳兩切　前胡

桂心　人參　甘草各壹兩炙

右柒味㕮咀以水伍升煮取貳升分三服勿使冷

傷寒噦而滿者宜視其前後知在何部不利利之愈噦而不利此湯主之方

橘皮壹升　甘草壹尺

右貳味㕮咀以水伍升煮取壹升頓服之

噦橘皮湯主之方

橘皮　通草　乾薑　桂心　甘草各貳兩炙

人參壹兩

右陸味㕮咀以水陸升煮取貳升分三服

小半夏湯主心下痞堅不能飲食胷中喘而嘔噦微寒熱方

生薑捌兩切以水叁升煮取壹升　半夏伍合洗以水伍升煮取壹升

右貳味合煎取壹升半稍稍服之即止

又方

橘皮肆兩　生薑捌兩

右貳味切以水柒升煮取貳升伍合分三服下喉即差方差更合

又方

羖羊角屑　前胡　人參　橘皮　甘草各壹兩炙

右伍味㕮咀以水陸升煮取貳升分三服

卒噦爪眉頭亦可針此主實噦實噦者醉飽得之虛噦者吐下得之又失血虛後亦得之方

炭末蜜和細細咽少許即差

又方

男噦女人丁壯氣盛者噓其肺俞女子男子噓之

瘧第二　方二首　針灸法七首　禁法十二首

蜀漆圓主痎瘧連年不差服三七日定差方

蜀漆　知母　白薇　地骨皮　麥門冬去心

升麻各伍分　恒山壹兩半　石膏貳兩研　香豉壹合　萎蕤

烏梅肉　鱉甲各壹兩炙　甘草叁分炙

右壹拾叁味擣篩爲末錬蜜和圓如梧子空腹飲服拾圓日再加至貳叁拾圓

陵鯉湯主瘧疾江南瘴瘧方

陵鯉甲拾肆枚炙　鱉甲壹枚炙　烏賊魚骨　附子炮各壹兩去皮

恒山叁兩

右伍味㕮咀以酒叁升漬壹宿未發前稍稍啜之勿絶吐之并塗五心一日斷食過時久乃食

肝瘧令人色蒼蒼然太息其狀若死刺足厥陰見血

心瘧令人心煩甚欲得清水寒多不甚熱刺足少陰是謂神門

脾瘧令人病寒腹中痛熱則腸中鳴鳴已汗出刺足太陰

肺瘧令人心寒甚熱間善驚如有見者刺手太陰陽明

腎瘧令人悽悽腰脊痛宛轉大便難目眴眴然手足寒刺足太陽少陰

胃瘧令人且病寒善飢而不能食支滿腹大刺足陽明太陰

横脉出血。

黄帝問岐伯曰瘧多方少愈者何岐伯對曰瘧有十二種。黄帝曰瘧鬼字何可得聞乎。岐伯對曰但得瘧字便愈不得其字百方不愈。

黄帝曰瘧鬼十二時願聞之。岐伯對曰。

寅時發者獄死鬼所爲治之以瘧人著窑上灰火一周不令火滅即差。

卯時發者鞭死鬼所爲治之用五白衣燒作灰三指撮著酒中。無酒清水服之。

辰時發者墮木死鬼所爲治之令瘧人上木高危處以棘塞木奇間即差。

巳時發者燒死鬼所爲治之令瘧人坐師以周匝然火。即差。

午時發者餓死鬼所爲治之令瘧人持脂火於田中無人處以火燒脂令香假拾薪去。即差。

未時發者溺死鬼所爲治之令瘧人臨發時三渡東流水。即差。

申時發者自刺死鬼所爲治之令瘧人欲發時以刀刺塚上使得姓字。呪曰若差我與汝拔却即差。

酉時發者奴婢死鬼所爲治之令瘧人碓梢上捧上卧莫令人道姓字。即差。

戌時發者自絞死鬼所爲治之左索繩繫其手脚腰頭。即差。

亥時發者盜死鬼所爲治之以刀子一口箭一隻灰一周刀安瘧人腹上其箭横著底下。即差。

子時發者寡婦死鬼所爲治之令瘧人脱衣東廂牀上卧左手持刀右手持杖打令聲不絶瓦盆盛水著路邊。即差。

丑時發者斬死鬼所爲治之令瘧人當户前卧頭東向血流頭下。即差。

瘧醫並不能救者方。

以繩量病人脚圍繞足跟及五指一匝訖截斷繩取所量得繩置項上。著反向背上。當繩頭處中脊骨上灸三十壯即定。候看復惡寒急灸三十壯。即定。比至過發一炊久候之。雖飢勿與食盡日。此法神驗。男左女右。

黄疸第三 論三首 方二十八首 針灸一十法

論曰。凡遇時行熱病多必内瘀著黄但用瓜丁散内鼻中令黄汁出乃愈。即於後不復病黄矣。常須用心警候病人四肢身面微似有黄氣須用瓜丁散不得令散漫失候必大危矣。特忌酒麪。犯者死。

黄疸目黄不除瓜丁散方。

瓜丁細末如壹大豆許内鼻中。令病人深吸取入。鼻中黄水出差。

凡人無故忽然振寒便發黄皮膚黄麴塵出。小便赤少大便時閉氣力無異食飲不妨。已服諸湯餘熱不除久黄者。苦參散主之方。

苦參　黄連　黄蘗　黄芩　大黄

瓜丁　葶藶熬各壹兩

右柒味。擣篩爲散。飲服方寸匕。當大吐。吐者日壹服。不吐者日再亦得下。服藥五日。知可消息。不知可更服之。

小半夏湯 治黄疸小便色不異欲自利腹滿而喘不可除熱熱除必噦。噦者。

半夏壹升洗去滑　生薑半斤

右貳味切以水壹斗煮取貳升。分再服。壹法以水柒升煮取壹升半

黄疸身目皆黄皮肉麴塵出方

茵陳壹把　梔子仁貳拾肆枚　石膏壹斤

右叄味以水伍升煑貳味取貳升半去滓以猛火燒石膏令赤投湯中沸定服壹升覆取汗周身以粉粉之不汗更服

黃疸腹滿小便不利而赤自汗出此爲表和裏實當下之宜大黃湯方

大黃　黃蘗　消石各肆兩　梔子拾伍枚擘

右肆味㕮咀以水陸升煑取貳升去滓下消石煑取壹升先食頓服之

茵陳湯　主時行黃疸結熱面目四肢通黃乾嘔大便不通小便赤黃似蘗汁腹痛心煩方

茵陳　半夏洗各貳兩　生薑肆兩切　大黃貳兩半　芍藥

白朮各壹兩半　梔子擘　前胡各叄兩　枳實炙　厚朴炙

黃芩　甘草炙各壹兩

右壹拾貳味㕮咀以水四斗煑取九升柒合分十服

又方　黃蒸汁叄升頓服即差

又方　蔓菁子伍升末服方寸匕日三數日驗

又方

黃蒸　麥麩　猪矢各壹升

右叄味以水伍升漬一宿旦絞去滓服一升覆取汗出

大茵陳湯　主內實熱盛發黃黃如金色脉浮大滑實緊數者夫發黃者多是酒客勞熱食少胃中熱或濕毒內熱者故黃如金色方

茵陳壹兩半　大黃　茯苓　前胡　白朮各三兩

黃蘗壹兩半　梔子仁貳拾枚　黃芩　栝樓

枳實炙　甘草炙各貳兩

右壹拾壹味㕮咀以水玖升煑取叄升八分服一升得快下三四日愈

治黃疸病五年以上不差但是湯藥服之即差差已還發者

茵陳貳斤淨擇去惡草切之

右壹味以水貳斗煑取五升空腹一服二升日三夜一隔日更服之取差止神驗

黃疸變成黑疸醫所不能治方

土瓜根擣取汁壹升

右壹味頓服之病當從小便出

黃黑等疸方

當歸叄兩　桂心陸兩　乾棗壹拾柒枚去核　麥門冬壹升去心

大黃壹兩　茵陳　黃芩　黃耆壹本無　乾薑

茯苓　芍藥　黃連　石膏碎　人參

甘草炙各貳兩

右壹拾伍味㕮咀以水壹斗煑取叄升半分四服

赤苓散　主黑疸身皮大便皆黑方

赤小豆叄拾枚　茯苓陸銖　雄黃壹銖　瓜丁肆銖

女萎陸銖　甘草貳銖炙

右陸味以水叄升煑豆茯苓取八合擣四味爲散和半錢匕服之須臾當吐吐則愈亦主一切黃

茵陳圓　主黑疸身體闇黑小便澀體重方

茵陳壹兩　甘遂壹分　當歸　蜀椒汗各半兩去目閉口

杏仁去皮尖雙仁熬　大黃　半夏洗各叄分　葶藶熬

茯苓　乾薑各壹兩　枳實㕮咀熬黃　白朮熬黃各伍分

右壹拾貳味擣篩爲末鍊蜜和圓如梧子大空腹以飲服叄圓日叄

濕疸之爲病始得之一身盡疼發熱面色黑黃七八日後壯熱熱在裏有血當下去之如㹠肝狀其少腹滿者急下之亦

一身盡黄，目黄，腹滿，小便不利方

礬石伍兩，燒　滑石伍兩，研

右貳味，擣篩爲散，水服方寸匕，日三服，先食服之，便利如血已，當汗出愈。千金以麥粥汁服

風疸，小便數，或黄或白，洒洒惡寒，壯熱，好睡，不欲動方

生艾三月三日取一束，擣取汁，銅器中煎如漆，密封之，勿令洩

黄連　凝水石　苦參　葶藶子　栝樓　大黄各等分，熬

右陸味，擣篩爲散，以艾煎和爲圓，如梧子，先食飲服伍圓，日三，可至貳拾圓。有熱，加苦參；渴，加栝樓；小便澀，加葶藶；小便多，加凝水石；小便黄白，加黄連；大便難，加大黄。

秦椒散主膏疸，飲少溺多方

秦椒壹分，汗　瓜丁半兩

右貳味，擣篩爲散，水服方寸匕，日三

秦王九疸散方

胃疸，食多喜飲，梔子人主之

心疸，煩，心中熱，茜根主之

腎疸，脣乾，葶藶子主之，熬

脾疸，尿赤出少，惕惕恐，栝樓主之

膏疸，飲少尿多，秦椒、瓜蔕主之，椒汗，膏作脾

舌疸，渴而數便，鍾乳主之

肉疸，小便白，凝水石主之，研

髓疸，目眶深，多嗜卧，牡蠣、澤瀉主之

肝疸，胃熱，飲多水激，肝白术主之

右壹拾壹味，等分，隨病所在，加半兩，擣篩爲散，飲服伍分匕，日三，稍稍加至方寸匕

論曰：夫酒疸，其脉浮者先吐之，沈弦者先下之。酒疸者，或無熱，靖言了了，腹滿欲吐者，宜吐之。酒疸，心中熱，欲嘔者，宜吐之。酒疸必小便不利，其候當心中熱，足下熱，是其候也。酒疸下之，久久爲黑疸，目青面黑，心中如啖蒜虀，大便正黑，皮膚搔之不仁，其脉浮弱，雖黑微黄，故知之也

寒水石散主肉疸，飲少，小便多，白如泔色，此病得之從酒方

寒水石　白石脂　栝樓各五分　知母　菟絲子

桂心各叁分

右陸味，擣篩爲散，麥粥服五分匕，日三，五日知，十日差

酒疸，身黄，麴塵出，牛膽煎方

牛膽壹枚　大黄捌兩　芫花壹升，熬　蕘花半升，熬　瓜丁叁兩

右伍味，以酒壹升，切肆味，漬之一宿，煮減半，去滓，内牛膽，微火煎，令可圓，圓如大豆，服壹圓，日移六七尺不知，更服壹圓。膈上吐，膈下利，或不吐利而差

酒疸，心中懊憹或痛，梔子湯方

梔子拾肆枚，擘　枳實叁枚，炙　大黄貳兩　豉半升

右肆味，㕮咀，以水陸升，煮取貳升，服柒合，日三

茵陳湯主黄疸，酒疸，身目悉黄方

茵陳叁兩　大黄　黄芩　黄連各貳兩　人參半兩

梔子仁叁拾枚　甘草壹兩，炙

右柒味，㕮咀，以水壹斗，煮取叁升五合，分四服

半夏湯主酒癖蔭，胷心脹滿，肌肉沈重，逆害飲食，小便赤黄，此根本虚勞，風冷飲食衝心，由脾胃客淡所致方

半夏壹升，洗　生薑拾兩，切　黄芩壹兩　前胡　茯苓各叁兩

當歸　茵陳各壹兩　枳實炙　大戟　白术

甘草各貳兩，炙

右壹拾壹味，㕮咀，以水壹斗，煮取叁升，分叁服

芘轉圓　凡患黃疸足腫小便赤食少羸瘦方

乾地黃　石斛　白朮（各貳兩）　牡蠣（熬）　芍藥
芎藭　大黃　小草　甘草（炙各參兩）

右玖味擣篩爲散。鍊蜜和圓如梧子。飲服四圓。日三。

茯苓圓　主患黃心下縱橫結堅小便赤是酒疸方

茯苓　茵蔯　乾薑（各壹兩）　半夏（洗）　杏仁（去皮尖雙仁熬各參分）
商陸（半兩）　甘遂（壹分）　枳實（伍分炙）　蜀椒（貳合汗去目閉口）　白朮（伍分切熬令變色）

右壹拾味擣篩爲末。鍊蜜和圓如蜱豆。參圓以棗湯下之。

夫患黃疸常須服此。若渴欲飲水即服伍苓散。若妨滿宛轉圓治之。五苓散見傷寒中。

治黃疸小便赤黃方

前胡　茯苓（各壹兩半）　椒目（壹兩熬）　附子（半兩炮去皮）
茵蔯（貳兩半）　昌蒲（貳兩半）

右陸味擣篩爲散。食以前服一錢匕。日三服。此劑更參服上二藥。

黃疸之爲病。日晡所發熱惡寒。少腹急。體黃額黑。大便黑溏泄。足下熱。此爲女勞也。腹滿者難療方。

滑石（研）　石膏（研各伍兩）

右貳味爲散。麥粥汁服方寸匕。日三。小便極利。差。

灸黃法（貳拾穴）

第十一椎下俠脊兩邊各一寸半。灸脾俞百壯。
兩手小指端。灸手少陰。隨年壯。
手心中。灸七壯。
胃管主身體痿黃。灸百壯。治十。差。忌針。
耳中在耳門孔上橫梁。主黃疸。
上腭入口裏邊在上縫赤白脉上是。針三鍉。
舌下俠舌兩邊針鍉。
頰裏從口吻邊入往對頰裏去口一寸鍉。
上腭裏正當人中及脣針三分鍉
巨闕　上管
右二穴並七壯。狂言浪走者灸之。差。
寅門從鼻頭直入髮際度取通繩分爲三斷繩取一分入髮際當繩頭鍉（鍉字未詳不敢刊正）
脊中椎上七壯。
岳手大指節理各七壯。
中管　大陵　勞宮　三里　然谷　大谿
右八穴皆主黃疸。

論曰。黃疸之爲病。若不急救。多致於死。所以具述古今湯藥灸鍉方法。按據此無不差也。有人患之。皆昏昧不識好惡。與茵蔯湯一劑不解。亦有惺惺如常。身形似金色。再服亦然。隔兩日一劑。其黃不變。於後與灸諸穴。乃差。瘡上皆黃水出。然此大慎麪肉醋魚蒜韮熱食。犯之即死。

吐血第四　論三首　方三十首

論曰。凡吐血有三種。有內衄。有肺疽。有傷胃。內衄者。出血如鼻衄。但不從鼻孔出。是近心肺間津液出。還流入胃中。或如豆汁。或如衃血。凝停胃中。滿悶便吐。或去數升乃至一斗。得之於勞倦飲食過常所爲也。肺疽者。或飲酒之後悶吐。血從吐出。或一合半升。傷胃者。因飲食大飽之後。胃中冷則不能消化。便煩悶強嘔。吐之物與氣共上衝蹙傷裂胃口。血色鮮赤。腹中絞痛。自汗出。其脉緊而數者。爲難治也。吐之後。體中但奄奄然心中不悶者。輒自愈。假令煩躁。心中悶亂。紛紛欲吐。顛倒不安。醫者又與黃土湯。阿膠散。益使悶亂。卒至不救如此悶者，當急吐之。

吐方

瓜蔕半兩　杜蘅　人參各壹分

右叁味，擣篩為散，服一錢匕，水漿無在，得下而已，羸者小減之。吐去青黃或血二三升，無苦。

生地黃湯主憂恚嘔血，煩滿少氣，胸中痛方

生地黃貳斤　大棗伍拾枚，擘　阿膠炙　甘草炙，各叁兩

右肆味，㕮咀，以水陸升，煮取肆升，分為肆服，日叁夜壹。

堅中湯主虛勞內傷，寒熱，頻連吐血方

糖叁斤　芍藥　半夏洗　生薑切，各叁兩　大棗伍拾枚，擘

生地黃壹斤

右陸味，㕮咀，以水貳斗，煮取柒升，分柒服，日三夜一。千金有甘草、桂心，無地黃

治噫止唾血方

石膏肆兩，碎　生薑切　麻黃去節　五味子各貳兩

小麥壹升　厚朴炙　半夏洗　杏仁去皮尖雙仁，各叁兩

右捌味，㕮咀，以水壹斗，煮麻黃，去上沫，內諸藥，煮取貳升五合，分再服。

又方

伏龍肝如雞子大兩枚　乾薑　當歸　桂心

芍藥　白芷　阿膠預漬之　甘草炙，各貳兩　細辛半兩

芎藭壹兩　生地黃捌兩　吳茱萸貳升

右壹拾貳味，㕮咀，以清酒柒升、水叁升合煮，取叁升半，去滓，內膠煎取叁升，分三服。亦治衄血。千金名黃土湯，主吐血

當歸湯主吐血方

當歸　黃芩各叁兩　乾薑　芍藥　阿膠炙，各貳兩

右伍味，㕮咀，以水陸升，煮取貳升，分三服，日二夜一。

伏龍肝湯主吐血并衄血方

伏龍肝半升　乾地黃　乾薑　牛膝各貳兩　阿膠炙

甘草炙，各叁兩

右陸味，㕮咀，以水壹斗，煮取叁升，去滓，內膠，分三服。

澤蘭湯主傷中裏急，胸脅攣痛，頻嘔血，時寒時熱，小便赤黃。此傷於房者方。

澤蘭　糖各壹斤　桑白皮叁斤，根者　生薑伍兩，切

麻仁壹升　人參　桂心各叁兩　遠志貳兩，去心

右捌味，㕮咀，以淳酒壹斗伍升，煮取柒升，去滓，內糖，未食服壹升，日三夜一，勿勞動。

竹茹湯主吐血、汗血、大小便出血方

淡竹茹貳升　當歸　黃芩　芎藭

甘草炙，各兩半　人參　芍藥　桂心

白朮各壹兩

右玖味，㕮咀，以水壹斗，煮取三升，分四服，日三夜一。

治吐血唾血，或勞發，或因酒發方

當歸　羚羊角屑　乾地黃　小薊根　柏枝炙

阿膠炙　乾薑各叁兩　白芍藥　白朮各肆兩　伏龍肝如雞子，研

亂髮如雞子，燒　竹茹壹升　蒲黃伍合　甘草貳兩，炙

右壹拾肆味，㕮咀，以水貳斗，煮取五升五合，去滓，下膠，消盡，下髮灰、蒲黃，分五服。

吐血百治不差，療十十差，神驗不傳方

地黃汁半升　大黃生末一方寸匕

右貳味，煎地黃汁三沸，內大黃末，調和，空腹服之，日三，血即止，神良。

治吐血方

服桂心末方寸匕，日夜可二十服。

治身體暴血，鼻口耳目九孔皮膚中皆漏血方

取新生犢子未食草者，有屎暴乾，燒末，水服方寸匕，日四五服，立差。

生地黃湯 主衄血方

生地黃 黃芩各壹兩 柏葉壹把 阿膠炙 甘草炙，各貳兩

右伍味，㕮咀，以水柒升，煑取叁升，去滓，内膠煎取二升五合，分三服。

又方

生地黃叁斤，切 阿膠貳兩，炙 蒲黃陸合

右叁味，以水伍升，煑取叁升，分三服。

治鼻口瀝血三升，氣欲絕方

龍骨細篩一棗核許，微以氣吹入鼻中，即斷，更出者，再吹之，取差止。

又方

細切葱白，擣絞取汁，瀝鼻中一棗許，即斷。慎酒肉五辛熱麪生冷等。

阿膠散 主衄血不止方

阿膠炙 龍骨 當歸 細辛 桂心各壹兩

蒲黃伍合 亂髮叁兩，燒灰

右柒味，擣篩為散，先食飲服方寸匕，日三服，三劑差，亦可蜜圓酒服。

伏龍肝湯 主鼻衄，五藏熱結，或吐血衄血方

伏龍肝雞子大，壹枚 生地黃壹斤 生竹茹壹升

芍藥 當歸 黃芩 芎藭 桂心

甘草各貳兩，炙

右玖味，㕮咀，以水壹斗叁升，煑竹茹減三升，内藥，煑取三升，分三服。千金無桂心

乾地黃圓 主失血虚勞，胷腹煩滿疼痛，血來藏虚，不受穀，嘔逆，不用食，補中治血方

乾地黃叁兩 厚朴炙 乾漆熬 枳實炙 乾薑

防風 大黃 細辛 白朮各壹兩 前胡壹兩半

人參 茯苓各伍分 虻蟲去翅足，熬 䗪蟲熬，各伍拾枚 當歸

黃芩 麥門冬去心 甘草炙，各貳兩

右壹拾捌味，擣羅為末，鍊蜜和圓如梧子，先食酒服五丸，日三。

論曰：凡下血者，先見血後見便，此為遠血，宜服黃土湯；先見便後見血，此為近血，宜服赤小豆當歸散。人病雖一，得病之始不同，血氣強弱，堪否次第，是以用藥制方，隨其淺深，取其能堪，為方不一，各取所宜也。**黃土湯方**

竈中黃土半斤 甘草炙 乾地黃 白朮

附子炮，去皮 阿膠 黃芩各叁兩

右柒味，㕮咀，以水捌升，煑取貳升，分溫三服。亦主吐血。

赤小豆當歸散方

赤小豆叁升，浸令芽出，暴乾 當歸叁兩

右貳味，擣篩為散，漿服一方寸匕，日三。

續斷止血湯 主先便後血，此為近血方

續斷 當歸 阿膠炙 桔梗 桂心各叁兩

芎藭 乾薑 乾地黃各肆兩 蒲黃壹升 甘草壹兩，炙

右壹拾味，㕮咀，以水壹斗，煑取伍升伍合，去滓，下膠消盡，入蒲黃，分為三服。

伏龍肝湯 主先見血後便轉此爲遠血方
伏龍肝伍合研 乾地黄伍兩 髮燒屑貳合 阿膠叁兩炙
黄芩 乾薑 牛膝 檞脉炙
甘草各貳兩炙
右玖味。㕮咀。以水壹斗。煑取三升。去滓。下膠及髮屑消盡
分三服
下血方
牛角䚡炙 當歸 龍骨 乾薑 熟艾各叁兩
蜀椒壹兩去目閉口者汗 黄連伍合 升麻壹兩半 大棗貳拾枚擘
附子炮去皮壹枚 黄蘗 芎藭 阿膠炙
厚朴炙 赤石脂 芍藥 石榴皮 甘草各貳兩炙
右壹拾捌味。㕮咀。以水壹斗伍升。煑取四升。去滓。内牛角
䚡末阿膠。消。以綿絞去滓。分七服。日四夜三。千金有橘皮
治小便出血方
龍骨細粉末之。温湯服方寸匕。日五六服
又方 以酒叁升煑當歸四兩。取壹升。頓服之。
治尿血方
車前葉切伍升。水壹斗。煑百沸。去滓。内米煑爲粥。服之。
凡憂恚絶傷吐血胷痛虚勞地黄煎方
生地黄伍斤擣絞取汁
右壹味。微火煎三沸。内白蜜壹升。又煎三沸。服之。日三。
治亡血脱血鼻頭白色脣白去血無力者方
生地黄拾斤
右壹味。擣。以酒壹斗。絞取汁。令極盡。去滓。微火煎減半。内
白蜜伍升。棗膏壹升。以攪之。勿止。令可丸。下之。酒服如雞
子壹圓。日叁。乂服不已。老而更少。萬病除愈。

論曰。凡亡血吐血衄血愈後。必須用此二方補服三四劑。乃
可平復。不爾。恐有大虚。及婦人崩中血。亦同此方。
胷中熱第五 方二十七首
寒水石湯 主身中大熱胷心煩滿毒熱方。
寒水石伍兩 澤瀉 茯苓 前胡 黄芩各叁兩
柴胡 牛膝 白术 甘草各貳兩炙 杏仁貳拾粒去皮尖雙仁
右壹拾味。㕮咀。以水壹斗。煑取貳升八合。分叁服。
治熱氣上衝不得息欲死不得眠方。
白薇 檳榔 白石英研 枳實炙 白鮮皮
麥門冬去心 郁李仁去皮 貝母各貳兩 天門冬去心 桃仁伍分去皮尖雙仁熬
車前子 茯神各貳兩 人參 前胡 杏仁去皮尖雙仁熬
橘皮各壹兩半 桂心半兩
右壹拾柒味。擣篩爲末。煉蜜和圓如梧子大。竹葉飲下十
圓。日貳服。加至叁拾圓。
竹葉飲子方
竹葉切 紫蘇各壹升 紫菀 白前 甘草各貳兩炙
百部貳兩 生薑叁兩切
右柒味。㕮咀。以水壹斗。煑取叁升。温以下圓。盡更合。
龍膽圓 主身體有熱羸瘦不能食方。
龍膽 苦參 黄連 黄芩各貳兩 大黄叁兩
黄蘗 李子仁去皮 栝樓 青葙子各壹兩
右玖味。擣篩爲末。煉蜜和圓如梧子大。先食飲服柒圓。日
二。不知增之。
升麻湯 主強壯身有大熱。熱毒流四肢。骨節急痛。不可忍。腹
中煩滿。大便秘澀。無聊賴方。
升麻 枳實炙 梔子仁 黄芩各叁兩 香豉壹升

大黄肆两 杏仁壹升，去皮尖、雙仁 生薑肆两，切 生地黄拾两
人參 甘草各貳两，炙
右壹拾壹味，㕮咀，以水壹斗貳升，煮豉三沸，去豉，内藥，煮取叁升半，分四服，日三夜一。又主歷節腫。

又方

升麻 大黄各肆两 前胡 梔子各叁两，擘
右肆味，㕮咀，以水玖升，煮取叁升，分三服。

含消圓 主胷中熱，口乾方

茯苓 五味子 甘草各壹两，炙 烏梅去核 大棗各貳拾枚，去核
右伍味，擣篩為散，别擣梅、棗令熱，乃合餘藥，更和擣五百杵，圓如彈子大，含之咽汁，日三夜二，任性分作小圓。

半夏湯 主胷中客熱，心下煩滿，氣上，大小便難方

半夏洗 生薑各捌两，切 前胡 茯苓各肆两 白术伍两
黄芩壹两 杏仁去皮尖、雙仁，熬 枳實各叁两，炙 人參 甘草各貳两，炙
右壹拾味，㕮咀，以水壹斗，煮取叁升，旦服。若胷中大煩熱者，冷服；大便難澀者，加大黄叁两。

前胡湯 主胷中逆氣，痛徹背，少氣不食方

前胡 半夏洗 芍藥 甘草各貳两，炙 桂心各壹两
生薑三两，切 黄芩 人參 當歸各壹两 大棗叁拾枚，去核
竹葉切，壹升
右壹拾壹味，㕮咀，以水壹斗，煮取三升，分三服。

又方

前胡 人參 生薑切 麥門冬去心 餳各叁两
桂心 黄芩 當歸各壹两 大棗叁拾枚，去核
半夏洗 茯苓 芍藥 甘草各貳两，炙
右壹拾叁味，㕮咀，以水壹斗肆升，煮取叁升，分三服。

前胡湯 主寒熱嘔逆，少氣，心下堅，彭亨滿，不得食，寒熱消渴，補不足方。

前胡 朴消 大黄 黄芩 甘草各貳两，炙
茯苓 當歸 半夏洗 芍藥 滑石
石膏碎 栝樓 附子炮，去皮 麥門冬去心 人參各壹两
生薑貳两，切
右壹拾陸味，㕮咀，以水壹斗貳升，煮取陸升，分陸服。

前胡建中湯 主大勞虚劣，寒熱嘔逆，下焦虚熱，小便赤痛，客熱上熏，頭痛目赤，骨内痛及口乾，皆悉主之方。

前胡叁两 芍藥 當歸 茯苓 桂心各肆两
人參 生薑切 白糖 半夏洗 黄耆各陸两
甘草壹两，炙
右壹拾壹味，㕮咀，以水壹斗貳升，煮取四升，去滓，内糖，分為肆服。

厚朴湯 主腹滿發熱數十日方

厚朴捌两，炙 枳實伍枚，炙 大黄肆两
右叁味，㕮咀，以水壹斗貳升，煮取伍升，内大黄，煮取三升，分三服。主腹中熱，大便不利。

五石湯 主骨間熱，熱痛，間不除，煩悶，口中乾渴方

寒水石 滑石 龍骨 牡蠣熬 栝樓
赤石脂 黄芩 甘草各伍分，炙 知母 桂心
石膏 大黄各叁分
右壹拾貳味，擣，麁篩之，以水七升，煮取叁升，分四服，日三夜一。

竹葉湯 主五心熱，手足煩疼，口乾脣乾，胷中熱方

竹葉切 小麥各壹升 人參壹两半 石膏叁两，碎 生薑伍两，切

知母　黃芩　茯苓　麥門冬去心各貳兩
括樓　半夏洗　甘草炙各壹兩
右壹拾貳味，㕮咀，以水壹斗貳升煮竹葉、小麥，取捌升，去滓，內諸藥，煮取叄升，分三服。

犀角湯　主熱毒流入四肢，歷節腫痛方
犀角貳兩屑　羚羊角壹兩屑　豉壹升　前胡
梔子擘　黃芩　射干各叄兩　大黃　升麻各肆兩
右玖味，㕮咀，以水壹斗，煮取三升，分三服。

承氣湯　主氣結胸中，熱在胃管，飲食嘔逆方
前胡　梔子炙　桂心　寒水石　大黃
知母　甘草炙各壹兩　消石　石膏　栝樓各貳兩
右壹拾味，擣篩為散，以水貳升，煮藥五方寸匕，取壹升五合，分貳服。

半夏湯　主逆氣心煩滿，嘔吐氣方
半夏洗　生姜各壹斤切　茯苓　桂心各伍兩
右肆味，㕮咀，以水壹升，煮取叄升，分三服，日三服。若少氣，加甘草貳兩。一名小茯苓湯。

療熱骨蒸羸瘦，煩悶短氣，喘息兩鼻孔張，日西即發方
龍膽　黃連　括樓各壹兩　梔子貳拾枚　青葙子
苦參　大黃　黃芩　芍藥　芒消各半兩
右壹拾味，擣篩為末，鍊蜜和丸如梧子大，飲服十丸，日二，以知為度。

療積年久患熱風方
地骨皮　萎蕤　丹參　黃耆　澤瀉
麥門冬去心各叄兩　清蜜　薑汁各壹合　生地黃汁貳升
右玖味，㕮咀，以水陸升，煮藥，減壹升，內蜜、薑汁，煮兩沸，壹服三合，日再，大驗。

又方
羚羊角伍兩屑　生葛　梔子各陸兩　豉壹升綿裹
黃芩　乾薑　芍藥各叄兩　鼠尾草貳兩
右捌味，㕮咀，以水柒升，煮取二升半，分三服。

又方
枳實叄兩炙　黃連貳兩　黃芩　芒消各叄兩
右肆味，擣篩為末，鍊蜜和圓如梧子，飲服叄拾圓，日三，稍加至四十丸。

生地黃煎　主熱方
生地黃汁肆升　生地骨皮　生天門冬去心
生麥門冬汁　白蜜各壹升　竹葉切　生薑汁各叄合
石膏捌兩碎　栝樓伍兩　茯神　萎蕤　知母各肆兩
右壹拾貳味，㕮咀，以水一斗二升，先煮藥取三升，去滓，內地黃、麥門冬汁，微火煎五沸，次內蜜、薑汁，煎取六升，下之。服四合，日二夜一，稍加至五六合。

治膈上熱方
茯苓　麥門冬去心　甘草各壹斤炙　生地黃陸拾斤切
右肆味，擣三味為散，內地黃，合擣，暴乾，擣篩為散，酒服方寸匕，日三，候食了服之。久服補益明目。

治腹中虛熱，舌本強直，頸兩邊痛，舌上有瘡，不得咽食方
柴胡　升麻　梔子仁　芍藥　通草各肆兩
黃芩　大青　杏仁各叄兩　生薑切　石膏各捌兩碎
右壹拾味，㕮咀，以水壹斗二升，煮取六升，分六服。

頭痛身熱及熱風方
竹瀝　升麻各叄升　防風　生薑切　杏人去皮尖雙仁各叄兩

芍藥　柴胡各肆兩　石膏碎　生葛各捌兩
右玖味，㕮咀，以水壹斗，煑取四升，分四服，日三夜一服，以差爲度。

治膈上熱方

苦參拾兩　玄參叁兩　麥門冬去心　車前子各叁兩
右肆味，擣篩爲末，鍊蜜和圓如梧子，以飲服十五圓，日二。食後服。

壓熱第六 方壹拾叁首 論壹首

金石凌，主服金石熱發，醫所不制，服之立愈方。

上朴消壹斤　上芒消壹斤　石膏肆兩　凝水石貳兩
右肆味，熟沸水伍升，漬朴消、芒消，令消，澄一宿，旦取澄消安銅器中，麤擣寒水石、石膏內其中，仍內金五兩，微火煎之，頻以筯頭柱看，著筯成凌，雲瀉置銅器中，留著水盆中凝一宿，皆成凌，停三日以上，皆乾也。若熱病及石發，皆以蜜水和服半雞子大。

七水凌，主大熱及金石發動，金石凌不制者服之方。

朴消伍斤　芒消叁斤，如雪者佳　滑石壹斤　玉泉石壹斤
石膏壹斤　鹵鹹伍斤，如麥者　凝水石壹斤，如雪者
右柒味，各別擣，麤篩。
凍凌水伍升　霜水壹升　雪水壹升　露水伍升半
寒泉水伍升　雨水壹升　東流水伍升半
右柒味，澄令清，銅器中內上件七味散，極微火煎取柒升，一宿澄清，內瓷坩中，淨處貯之，以重帛繫口一百二十日。皆如凍凌，狀成如白石英，有八稜，成就，或大如筯，有長一尺者，名曰七水凌。有人服金石發熱者，以井華水和五分匕服之，一服極熱即定。傷寒發熱，服一刀圭。小兒發熱與麻子許，不可多用，神驗。買藥不得爭價，皆上好者，合藥以臘月臘日爲上，合時以清淨處，先齋七日，不履穢汚、喪孝、産婦之家，及不得令雞、犬、六畜、生婦、六根不完具及多口饒言人見之，不信敬人勿與服之。服藥得熱退之後七日，乃慎酒、肉、五辛等物，勿復喜惡口刑罰，仍七日齋戒持心清淨。

紫雪，主脚氣毒遍內外，煩熱，口生瘡，狂叫走，及解諸石草熱藥毒發，卒熱黃等，瘴疫毒最良方。

金壹斤　寒水石　石膏　磁石各叁斤，並碎
右肆味，以水壹石，煑取肆斗，去滓，內後藥。
升麻壹升　玄參壹斤　羚羊角屑　青木香
犀角屑　沉香各伍兩　丁香肆兩　甘草炙，捌兩
右捌味，㕮咀，於汁中煑取一斗，去滓，內消石四升、朴消精者四升，於汁中煎取柒升，投木器中，朱砂粉三兩，麝香粉半兩，攪令相得，寒之二日，成於霜雪紫色。強人服三分匕，服之當利，熱毒老小以意增減用之，一劑可十年用之。

玄霜，主諸熱風熱氣熱，瘴熱，瘧惡瘴毒內入攻心熱悶，服諸石藥發動，天行時氣，溫疫熱入腑藏，變成黃疸，蛇螫、虎齧、狐狼毒所咬，毒氣入腹內，攻心熱，須利病出。用水三四合，和一小兩，攪令消，服之，兩炊久當快利兩行，即差。小兒熱病，服棗許大，即差方。

金伍拾兩　寒水石陸斤，研如粉　磁石叁斤，碎　石膏伍斤，碎
右肆味，以兩斛水，煑取六斗，澄清。
升麻　玄參各壹斤　羚羊角捌兩　犀角肆兩
青木香肆兩　沉香伍兩
右陸味，切，內上件汁中，煑取二斗，澄清。

朴消末　芒消各壹升　麝香當門子壹兩後入

右叁味，内汁中漬一宿，澄取清，銅器中微微火煎取壹斗二升，以匙抄看凝即成。下經一宿，當凝為雪，色黑耳。若猶濕者，安布上日乾之。其下水更煎，水凝即可停之。如初畢，密器貯之。此藥無毒，又主毒風脚氣熱悶赤熱腫身上熱瘡，水清少許綿貼取點上，即差。頓與兩服，病膈上熱食後服，膈下熱空腹服之。卒熱淋，大小便不通，服一兩。元有患熱者，皆宜服之。

論曰：凡諸霜雪等方，皆據曾服金石大藥，藥發猛熱，非諸草藥所能制者，則用之。若非金石發者，則用草藥等湯散方制之。不得雷同用霜雪方。若用之，則傷於太冷，於後腰脚疼痛，乃更後為所患，宜消息之。

虛煩心悶方

竹葉湯　主胃虛陽氣外蒸，泄津液，口乾，體吸吸，苦渴，氣喘嘔逆，涎沫相連方

竹葉切伍升　小麥壹升　麥門冬一升去心　知母
茯苓各叁兩　石膏四兩碎　芍藥　栝樓
澤瀉　人參　甘草炙各二兩

右壹拾壹味，㕮咀，以水二斗，煮竹葉、小麥，取一斗，去滓，内藥煮取肆升，分四服。

厚朴湯　主久積痰冷，胸脇痞滿，不受食飲，渾渾欲吐，血室空虛，容陽通之，令脉緊數，重熱，水蒸汗漏如珠，四肢煩痛，脣口乾燥，渴，升水漿方。

厚朴炙　半夏洗　茯苓　白术各四兩　枳實四枚炙
芍藥　黄耆各二兩　生薑八兩切　麥門冬一升去心
桂心伍合　人參　甘草炙各二兩

右壹拾貳味，㕮咀，以水一斗伍升，煮取五升八合，分四服。

竹葉湯　主下氣，胸中煩悶悶亂，氣逆，補不足方

竹葉壹把　粳米　麥門冬去心　半夏洗各一升　人參
當歸各二兩　生薑壹斤切

右柒味，㕮咀，以水壹斗伍升，煮竹葉、生薑，取一斗，内諸藥，煮取八升，分十服，日三夜二。一云水八升，煮取三升半，服八合。

烏梅湯　主下氣，消渴，止悶方

烏梅二七枚大者　香豉壹升

右貳味，以水壹斗，煮烏梅取五升，去滓，内豉，煮取三升，分三服，可常用之。

大酸棗湯　主虛勞煩悸，奔氣在胸中，不得眠方

酸棗仁伍升　人參　茯苓　生薑切
芎藭　桂心各二兩　甘草一兩半炙

右七味，㕮咀，以水一斗二升，煮棗仁取七升，去滓，内諸藥，煮取叁升，分三服。

大棗湯　主虛煩，短氣，氣逆，上熱下冷，胸滿方

大棗叁拾枚擘　石膏叁兩碎　白薇　前胡
人參　防風各二兩　桂心　甘草各壹兩炙

右捌味，㕮咀，以水柒升，煮取三升，分三服。

竹根湯　主短氣欲絶，不足以息，煩擾，益氣止煩方

竹根一斤　小麥　粳米　麥門冬各壹升去心
大棗拾枚擘　甘草二兩炙

右陸味，㕮咀，以水壹斗，煮米、麥令熟，去之，内諸藥，煮取二升七合，分三服，日三。不能服者，以綿瀝口中。

酸棗湯　主傷寒及吐下後，心煩乏氣，不得眠方

酸棗仁四升　麥門冬壹升去心　乾薑　芎藭
茯苓　知母　甘草各貳兩炙

右柒味。㕮咀。以水壹斗貳升。煮棗仁。取壹斗。去之。内諸藥。煮取叁升。分三服。

白薇散 主虛煩方

白薇　乾薑　甘草各壹兩　栝樓貳兩

消石叁兩

右伍味。各別擣。先内甘草臼中。次内白薇。次内乾薑。次内栝樓。次内消石。擣三千杵。篩。和冷水服方寸匕。日三。

千金翼方卷之十八

千金翼方卷第十九

雜病中

消渴第一　方二十二首

葵根湯主一年渴飲一石以上。小便利。若飲酒渴傷寒渴。皆悉主之方。

霜下葵根皮壹握長肆寸

右一味。以水一斗。煮取三升。分三服。取差止。

又方

栝樓根　甘草炙各貳兩　黃連壹升

右三味。㕮咀。以水五升。煮取二升五合。分三服。

茯苓湯主胃反吐而渴方

茯苓捌兩　澤瀉肆兩　生薑切　桂心　白朮各叁兩　甘草壹兩炙

右六味。㕮咀。以水一斗。煮小麥三升。減三升。去麥。內諸藥。煮取二升五合。服八合。日再。

消渴師所不能治之方

生栝樓玖斤去皮細切擣絞汁令盡　上好黃連玖兩擣絹羅為末

右二味。以上件汁溲黃連如硬麪。細擘。日暴令乾。擣之絹篩。更溲如前。日暴擣。一依前法。往反汁盡。暴乾擣篩。鍊蜜和。飲服如梧子十丸。日三。加至三十丸。病愈止。百日慎生冷醋滑酒五辛肉麪油膩。永差。無生者。乾者九斤。切。以水二斗煎取一斗。和之如生者法。

桑根湯主日飲一石水方

桑根白皮切伍升入地叁尺者良炙令黃黑

右一味。以水與根。亦不限多少。煮以味濃為度。適寒溫飲之。任性多少。切慎鹽。

猪肚圓治消渴方

猪肚壹枚治如食法　黃連伍兩　栝樓肆兩　麥門冬肆兩去心　知母肆兩無以茯神代

右伍味為散。內猪肚中。線縫。安置甑中。蒸之極爛熟。接熱木臼中擣可丸。若硬。加少蜜和丸如梧子。飲服叁拾丸。日再。漸加至肆拾伍拾圓。渴即服之。

葛根圓主消渴方

葛根　栝樓各叁兩　鉛丹貳兩　附子壹兩去皮

右四味。擣篩為末。鍊蜜和圓如梧子。飲服十圓。日三服。治日飲壹石水者。春夏減附子。

大黃圓主消渴小便多大便秘方

大黃壹斤　栝樓　土瓜根各捌兩　杏人五合去皮尖雙人熬

右肆味。破大黃如棊子。冷水漬一宿。蒸暴乾。擣篩為末。鍊蜜和圓如梧子大。以飲服伍圓。日叁。以知為度。

酥蜜煎主消渴方

酥壹升　白蜜叁升　芒消貳兩

右三味。合煎。欲渴即啜之。日六七。益氣力。神效。

羊髓煎主消渴口乾濡咽方

羊髓貳合無即以酥代之　白蜜貳合　甘草壹兩炙切

右叁味。以水叁升。煮甘草。取壹升。去滓。內蜜髓。煎令如飴。含之。盡復含。

酥蜜煎主諸渴方

酥壹升　蜜壹升

右貳味。合煎。令調和。一服貳升。當令下利。藥出。明日更服壹升。後日更服壹升。即瘥。慎酒及諸鹹等。

茯苓煎主諸消渴方

茯苓貳斤　白蜜肆升

右貳味。於銅器中重釜煎。以兩莖薤白爲候。黄即煎熟。先食服如雞子大。日三。

防己散 主消渴肌膚羸瘦。或乃轉筋不能自止。小便不禁。悉主之方。

木防己壹兩　栝樓　鈆丹　黄連各貳兩

右肆味。擣篩爲散。先食以苦酒壹升。以水貳升合爲漿。服方寸匕。日三服。訖。當強飲。極令盈溢。一日再服。則憎水。當不欲飲也。

大渴百方療之不瘥方

鈆丹　胡粉各半兩　栝樓　甘草炙，各貳兩半

澤瀉　石膏　赤石脂　白石脂各伍分

右捌味。擣篩爲散。水服方寸匕。日叁。壯人壹匕半。壹年病一日愈。二年病二日愈。渴甚者夜兩服。腹痛者減之。圓服亦佳。一服十圓。傷多則腹痛也。

治口乾燥方

酸棗壹升半，去核　酸石榴子伍合，末　烏梅伍拾枚，去核

麥門冬肆兩，去心　茯苓叁兩半　覆盆子　葛根各叁兩

石蜜肆兩　桂心壹兩陸銖　栝樓叁兩

右壹拾味。擣篩爲末。鍊蜜和圓如酸棗大。含之。不限時節。以口有津液爲度。忌如藥治。

三黄圓 主男子五勞七傷。消渴。不生肌肉。婦人帶下。手足寒熱方。巴郡太守奏

春三月　黄芩肆兩　大黄叁兩　黄連肆兩

夏三月　黄芩陸兩　大黄壹兩　黄連柒兩

秋三月　黄芩陸兩　大黄貳兩　黄連叁兩

冬三月　黄芩叁兩　大黄伍兩　黄連貳兩

右叁味。隨時合。擣爲末。鍊蜜和如大豆。飲服伍圓。日叁。不知稍增至柒圓。服一月病愈。久服行及奔馬。嘗試有驗。

鈆丹散 主消渴方

鈆丹貳兩　栝樓捌兩　茯苓　甘草炙，各一兩半　麥門冬捌兩，去心

右伍味。擣篩爲散。旦以漿服方寸匕。日貳。

膀胱冷小便數多每至夜偏甚方

雞腸伍具，治如食法　羊腎壹具，去脂，並乾爲末　赤石脂陸兩

龍骨叁兩　蓯蓉肆兩　黄連伍兩　桂心貳兩

右柒味。擣篩爲散。酒服方寸匕半。日再服。伍日中可作羊湯炙一劑。十日外可作羊肉臛。香味如常。食飽與之。

尿煑牡蠣。主內消小便數方。

牡蠣伍兩，熬

右壹味。以患人尿叁升。煑取貳升。分再服。

治渴利方

豆壹升，醋拌蒸暴乾，叁拌叁暴叁蒸熬　黄連壹斤，如金色者

右貳味。擣篩爲末。鍊蜜和圓如梧子。飲服叁拾圓。日貳。稍加至肆拾圓。神驗。

大病後虛羸不足成渴方

取柒歲以上伍歲以下黄牛新著乳壹升。以水肆升。煎取壹升。適寒溫。稍稍飲之。不得過多。拾日服之不住佳。一云渴即飲。不限多少。

又方

取自死雞大者壹枚。以叁升半白湯捉腳。到細細淋之。叁柒遍。拔毛置於湯中。毛盡去毛取汁。澄清湯。即任性飲之。飲盡即愈。其雞故殺作藥。不過柒日。其病倍發。以後百藥

不可差，慎之慎之。
栝樓散主消渴，延年益壽方
栝樓　枸杞根　赤石脂　茯苓各壹兩半　天門冬貳兩半，去心
牛膝　乾地黃各叁兩　桂心　菊花
麥門冬去心　菖蒲　雲母粉　澤瀉　卷柏
山茱萸　遠志去心　五加皮　杜仲炙　瞿麥
續斷　石斛　黃連　柏人　石韋去毛
忍冬各壹兩　菟絲　車前子　蛇牀子　巴戟天
鍾乳研　署預　甘草各伍分，炙
右叁拾貳味，擣篩為散，酒服方寸匕，日叁，肆亦可。圓服拾圓，日叁。

淋病第二　方二十首

治血淋熱淋方
以兆柒莖燒令熱，以手熟挼，熱掩尿處，冷即易之，可六七度，差。

治熱淋方
白茆根肆斤
右壹味，切，以水壹斗伍升，煑取伍升，每服壹升，日叁夜貳。

治石淋方
車前子貳升，絹袋貯，以水捌升，煑取叁升，頓服之。須臾當下石子。宿勿食，服之良。

又方
常煑冬葵根作飲服之，石出。

關格不通方
芒消伍兩　芍藥肆兩　杏仁肆兩，去皮尖、雙人
麻子仁叁兩　枳實壹兩，炙　大黃半斤　乾地黃貳兩
右柒味，㕮咀，以水柒升，煑取叁升，分叁服。一方用烏雌雞白皮各壹兩[illegible]

治淋方
車前子壹把　榆白皮壹握　亂髮燒之，取灰，如雞子大
右叁味，以水陸升，煑取叁升，分再服。

又方
黃芩肆兩
右壹味，㕮咀，以水伍升，煑取貳升，分叁服。亦主下血。

治淋方
榆白皮切，壹升　車前子切，伍升　葵子壹升　滑石捌兩
通草捌兩　赤蜜壹升
右六味，㕮咀，以水叁斗，煑取柒升，去滓，下蜜，更煎取叁升，分叁服。

治尿白稠方
露蜂房燒灰，服方寸匕，煑汁服亦佳。

治小便不通方
滑石貳兩　葵子壹兩　榆白皮壹兩
右叁味，為散，濃煑麻子汁壹升半，取壹升，以貳方寸匕和服，兩服即通。

治小便不通方
內薑黃末如豆許大，小便孔中即通。

又方
通草　猪苓去皮　桑白皮各貳兩
右叁味，㕮咀，以水陸升，煑取貳升，分貳服。

治丈夫女人胞轉不得小便八九日方
滑石壹斤　寒水石壹兩，碎　葵子壹升
右叁味，以水壹斗，煑取伍升，盡服即利。

又方散 主小便多或不禁方

菟絲子（貳兩） 蒲黃（叁兩） 黃連（叁兩） 消石（壹兩） 肉蓯蓉（貳兩）

右五味，并雞肶胵中黃皮叁兩爲散，服方寸匕，日叁，行叁肆里又服。（壹方用五味子叁兩）

治小便不利，膀胱脹，水氣流腫方

水上浮萍乾末，服方寸匕，日三。

治小便不禁，多日便壹貳斗，或如血方。

麥門冬（捌兩，去心） 蒺藜子（貳兩） 甘草（壹兩，炙） 乾薑（肆兩）

桂心（貳兩） 乾地黃（捌兩） 續斷（貳兩）

右柒味，㕮咀，以水壹斗，煮取貳升伍合，分叁服。

又方

鹿茸（長叁寸，炙） 躑躅（壹升） 桂心（壹尺） 韭子（壹升）

附子（叁枚，炮，去皮） 澤瀉（叁兩）

右陸味爲散，服伍分匕，日二，稍加至壹寸匕，漿水服之，差。

治大小便不通

當歸（叁斤） 大戟（壹斤） 牛膝（叁斤）

右叁味，切，以水伍升，煮取貳升，以大豆伍升煎令汁盡，豆乾，初服叁枚，以通爲度。

濡藏湯 主大小便不通六七日，腹中有燥屎，寒熱煩迫，短氣，汗出腹滿方

生葛根（貳斤） 豬膏（貳升） 大黃（壹兩）

右叁味，㕮咀，以水柒升，煮取伍升，去滓，內膏，煎取三升，澄，强人頓服，羸人再服。

霹靂煎方

好濃酒（壹盞） 鹽（壹大盞）

右貳味，和於鐺內，文火煎，攪勿住手，可圓，得就鐺圓如小豆大，內肛腸中，不過叁，必通。如不通者，數盡也，神效。（溫當作鹽）

水腫第三 方二十六首 并五不治論

凡水腫有五不治

一面腫蒼黑，是肝敗不治。 二掌腫無文理，是心敗不治。

三腹腫無文理，是肺敗不治。 四陰腫不起，是腎敗不治。

五臍滿腫反者，是脾敗不治。

豬苓散 主虛滿，通身腫，利三焦，通水道方

豬苓（去皮） 茯苓 葶藶（熬） 人參 五味子

防風 澤瀉 狼毒 玄參 乾薑

白朮 桂心 椒目 大戟 遠志（去心）

甘草（炙，各半兩） 女麴（叁合，熬） 小豆（貳合） 蓯蓉（貳分半）

右壹拾玖味，擣篩爲散，酒服方寸匕，日叁夜壹，老小服壹錢匕，日叁，以小便利爲度。

治百病諸荒邪狂走，氣痞冷病，歷年黃黑，大腹水腫，小兒丁奚，癃疾經年，霍亂中惡，蜚尸及暴疾，皆悉主之方

芫青 巴豆（去心皮，熬） 斑猫（各叁拾枚，去翅足，熬） 天雄（炮，去皮）

乾薑（各半兩） 烏頭（炮，去皮） 細辛 蜀椒（去目閉口者，汗）

附子（炮，去皮） 躑躅 黃芩 桂心（各壹兩）

右壹拾貳味，細切，以絹袋中盛，酒壹斗，漬拾日，去滓，服半合，日叁，以知爲度。暴滓作散，酒服半錢匕，日叁，强人壹錢匕。傷寒中温濕冷，頭痛拘急，寒熱瘧發，頭風，皆須服壹錢匕，厚覆取汗，初服當吐清汁三四升許。又主心疝，婦人無子。服之煩悶不堪者，飲冷水壹升即解。

蒲黃酒 主通身腫，此風虛水氣，亦主暴腫方。

蒲黃 小豆 大豆（各壹升）

右叁味，以酒壹斗，煮取叁升，分叁服。

商陸酒主風水腫方
取商陸切壹升。以酒貳升漬叁宿。服壹升。當下。下者減之。
從半升起日叁盡更合服。
又方
取大豆壹升。以水肆升。煑取貳升。去滓。內上酒壹升。合煎
取壹升。隨能杯飲之。日叁服。常令有酒勢。
茯苓圓 主水脹大甄主簿與康公處得效方
茯苓　白朮　椒目（各壹兩）　葶藶子（壹兩半熬）
桂心（叁分）　芒消　澤瀉　木防已（各伍分）
甘遂（叁分）　赤小豆　前胡　蕘花（各半兩熬。千金作芫花）
右壹拾貳味。擣篩為末。鍊蜜和圓如梧子。蜜湯服伍圓。日
壹。稍加。以知為度。
漢防已散 主水腫上氣方（褚澄秘之）
漢防已　澤漆葉　石韋（去毛）　桑白皮
澤瀉　丹參　茯苓　橘皮
白朮（各叁兩）　生薑（拾兩切）　郁李仁（伍兩）　通草（壹兩）
右壹拾貳味。擣篩為散。以水壹升柒合。內肆方寸匕。煑取
捌合。頓服。日貳。小便利為度。
第一之水。先從面目腫遍一身。名曰青水。其根在肝。大戟主之。
第二之水。先從心腫。名曰赤水。其根在心。葶藶主之。
第三之水。先從腹腫。名曰黃水。其根在脾。甘遂主之。
第四之水。先從脚腫。上氣而欬。名曰白水。其根在肺。藁本主之。
第五之水。先從足趺腫。名曰赤水。其根在腎。連翹主之。
第六之水。先從面至足腫。名曰玄水。其根在膽。芫花主之。
第七之水。先從四肢起。腹滿大身盡腫。名曰風水。其根在胃。
澤漆主之。

第八之水。先四肢小。其腹腫獨大。名曰石水。其根在膀胱。桑
根白皮主之。
第九之水。先從小腸滿。名曰果水。其根在小腸。巴豆主之。
第十之水。乍盛乍虛。乍來乍去。名曰氣水。其根在大腸。赤小
豆主之。
右十病。皆藥等分。與病狀同者則倍之。白蜜和。先食服壹
圓如小豆。日叁。欲下病者。服叁圓。弱者當以意節之。
治宿食流飲寒熱溫病水腫。
郁李仁（拾枚熬研）　粳米（叁合研令中斷）
右貳味。以水肆升合煑。取貳升。頓服。此粥日叁度作服之。
人強用十五枚。羸者五六枚。不知者稍加之。以知為度。
炙鯉魚主腫滿方
取鯉魚長壹尺伍寸。以尿漬令沒宿。平旦以木從口貫之
至尾。炙令黃熟。去皮。宿勿食。頓服之。不能者再服令盡。神方。
男女新久腫得惡暴風入腹。婦人新產上圊。清風入藏腹中
如馬鞭者。噓吸短氣欬嗽。一味大豆煎方。
大豆（壹斗擇令淨）
右以水五斗。煑之得壹斗叁升。澄清去下濁者。內釜中。以
壹斗半美酒內汁中。煎取玖升。宿勿食。旦服叁升。溫覆取
汗。兩食頃當下。去風氣腫減。慎風冷。十日平復如故。除日
服之。若急不可待除日。逐急令服。合時於清淨無人處。令
童子壹人視之。不用六畜婦人見之。自度身中腫未盡。更
服叁升。差了者勿服也。神驗。千金不傳。
又方
楮皮葉（壹大束）
右壹味。切。以水壹斗。煑取伍升。去滓。服之。不過叁。面腫乃

減，雖得瘥，常可服之。千金楮皮酸漿壹大棗切煑取汁隨多少釀酒日服醉為佳後同

葶藶圓 治水氣腫，鼓脹，小便不利。山連治韋司業得差，司業姪雲表所送云，數用神驗。

葶藶子壹升 羖羊肺壹具，青羊亦佳

右貳味，湯微煠肺，即薄切之，曝乾，擣末，以三年大醋浸葶藶子一伏時，出之，熬令變色，熟擣如泥，和肺末，蜜和，擣作圓。食後一食久，服如梧子肆圓，麥門冬飲服之。以喉中乾口粘浪語為候，數日小便大利即瘥。

麥門冬飲法

麥門冬貳拾伍枚，去心 粳米貳拾伍粒

右貳味，以大合叁合半水煑之，米大熟，去滓，以下圓藥，每服常作。

有人虛肌積年，氣上似水病，眼似腫，而脚不腫方。

穀楮葉捌兩

右壹味，以水壹斗，煑取陸升，去滓，内米煑粥，亦以當水煑羹等，皆用之。秋時多收，以擬經冬用。其水多少濃淡任人。勿拘此方，慎蒜、麪、猪、雞、魚、油、膩，重者叁年服之，永瘥；輕者壹年瘥。

治水腫方。

葶藶子陸兩，生用 桂心貳兩

右貳味，擣篩為末，鍊蜜和圓如梧子，飲服拾圓，日二，慎如前法，忌口味。

麻豆煎 主大腹水腫方。

大麻壹石，未入窖不鬱浥者 赤小豆壹石，不得壹粒雜

右貳味，取新精者，仍淨揀擇，以水淘，曝令乾，蒸麻子使熟，曝令乾，貯淨器中。欲服，取伍升麻子熬之，令黃香，惟須緩火，勿令焦，細擣取末，以水五升研取汁，令盡，淨器密貯之。明旦欲服，今夜以小豆壹升淨淘漬之，至曉乾漉去水，以新水煑未及好熟，即漉出令乾，内麻子汁中，煑令大爛熟，為佳。空腹恣意食，日叁，其陳鬱麻子益增其病，慎勿用之。一切水腫皆忌飽食，常須少飢，後有灸三里絕骨作魚羹法，見千金中。

苦瓠圓 主大水頭面遍身大腫滿方。

苦瓠白穰實捻如大豆粒

右壹味，以麪裹煑一沸，空腹吞七枚，午後出水壹升，叁肆日，水自出不止，大瘦即差。叁年慎口味。苦瓠須好無黶翳者，不爾有毒，不堪用。

檳榔圓 主水腫方。

檳榔 桂心 栝樓 麻黃去節 杏仁去皮尖雙仁，熬

茯苓 椒目 白术各叁兩 附子炮，去皮 吴茱萸伍合

厚朴炙 乾薑 黃耆 海藻一本無 木防已

葶藶熬 甘草炙，各貳兩

右壹拾柒味，擣篩為末，鍊白蜜和圓如梧子，飲服貳圓，日叁，加至肆圓，不知，又加貳圓，可至拾貳圓。此主老小水腫虛腫，大病客腫作喘者，用之佳。一云忌海藻，必恐無此一味。

風水通身腫，欲裂，利小便方。

防風 猪苓去皮 澤瀉去節 茯苓各肆兩 黃耆叁兩

澤漆 白术各伍兩 杏仁去皮尖雙仁 大戟各壹升 獨活捌兩

酒壹斗 大豆貳升，以水柒升煑壹升

右壹拾叁味，㕮咀，以豆汁及酒合煑取柒升，分陸柒服，日壹夜令盡，當小便極利為度。

澤漆根湯 主水通身洪腫，四肢無堪，或從消渴，或從黃疸支

飲內虛不足。榮衛不通。血氣不化。氣實皮膚中。喘息不安。腹中響響脹滿。眼不得視方。

澤漆根（拾兩） 赤小豆（貳升） 茯苓（參兩） 鯉魚（壹枚重伍斤者淨去腸胃）

生薑（捌兩） 人參 麥門冬（去心） 甘草（炙各貳兩）

右八味。以水壹斗柒升。煮鯉魚豆減柒升。去之。內藥。煮取肆升伍合。去滓。壹服三合。日三。弱人二合。日再服。氣下喘止。可至肆合。晬時小便利。腫氣減。或小溏下。若小便大利。還從壹合始。大利止。若無鯉魚。鮦魚亦可。若水甚不得臥。臥不得轉側。加澤漆壹斤。渴。加栝樓貳兩。欬。加紫菀貳兩。細辛壹兩。款冬壹兩。桂心參兩。增魚汁貳升。

大豆湯 主風水通身大腫。眼不得開。短氣欲絕。或欬嗽方。

大豆（壹斗） 烏頭（炮去皮） 黃耆 澤瀉（各參兩）

杏仁（壹升去皮尖雙仁） 半夏（陸兩洗） 茯苓 白朮（各伍兩）

生薑（捌兩切） 麻黃（去節） 猪苓（去皮） 防風

木防已（各肆兩） 甘草（炙各貳兩） 酒（壹升）

右壹拾陸味。以水肆斗。先煮豆取壹斗。去豆。內藥及酒。合煮取柒升。日肆夜參。得快利小便為度。腫減便伍。不必盡劑。若不得利小便者。加生大戟壹升。葶藶貳兩半。無不快也。萬不失一。

麻黃湯 主風濕水疾。身體面目腫。不仁而重方。

麻黃（肆兩去節） 甘草（貳兩炙）

右貳味。㕮咀。以水伍升。煮取參升。分參服。重覆。日移貳丈。汗出。不出更合服之。慎護風寒。皮水用之良。

治水腫方

以苦瓠瓤壹枚。以水壹石。煮壹炊久。去滓。煎令可圓。服如大豆。小便利後。作小豆羹。乃飲食之。

又方

葶藶（伍兩熬） 牽牛子 澤瀉 昆布（洗）

海藻（洗） 猪苓（去皮各參兩）

右陸味。末之。鍊蜜和圓如梧子大。飲服拾伍圓。日參。

石膽圓 主足胫腫。小便黃。背痛煩。車骨筋解閉痛方。

石膽（研） 吳茱萸 天雄（炮去皮） 芫花（熬）

柏仁（各壹分） 防風 蕘花（熬） 杜仲（炙各參分）

菖蒲 葶藶（熬各壹兩） 菟絲子（參合）

右壹拾壹味。擣篩為末。鍊蜜和為圓如蜱豆。以飲服參圓。日貳。

淡飲第四 方一十四首

治淡飲頭痛往來寒熱方

常山（壹兩） 雲母粉（貳兩）

右貳味。擣篩為散。熱湯服壹方寸匕。吐之。止。吐不盡。更服。

杜蘅湯 主吐百病方。

杜蘅 松蘿（各參兩） 瓜蒂（貳柒枚）

右參味。切。以水酒各壹升貳合。漬貳宿。去滓。分再服。若服已即吐者。止。不吐者。更服之。每服相去如人行十里。欲令藥力盡。飲壹升稀粥便定。老小用之亦佳。（千金云酒壹升貳合漬貳宿）

蜜煎 主寒熱方

赤蜜（伍合） 常山（肆兩） 甘草（半兩炙壹法貳兩）

右參味。㕮咀。以水壹斗。煮取貳升。去滓。內蜜。溫服柒合。吐則止。不吐更服柒合。勿飲冷水。

又方

蜜（貳合） 醋（捌合）

右貳味。調和。旦頓服。須臾猥猥然欲吐。擿之。若意中不盡明旦更服，無毒，不大嘔吐，其藥安穩。

葱白湯 主冷熱膈淡，發時頭痛悶亂，欲吐不得方。

葱白（貳拾莖，切） 桃葉（壹把） 烏頭（炮，去皮） 真珠
常山 甘草（炙，各半兩）

右陸味，㕮咀，以酒肆升，水肆升，合煮取叁升，去滓，內真珠，服壹升，得吐止。

松蘿湯 主胷中淡積熱，皆除之方。

松蘿（貳兩） 烏梅（貳拾枚） 常山（叁兩） 梔子（貳拾枚，擘） 甘草（伍兩，炙，一云壹兩）

右伍味，㕮咀，以酒叁升漬壹宿，旦以水叁升，合煮取貳升伍合，分再服，得快吐便止，不要頓盡貳服也。

又方

松蘿（壹兩） 烏梅（叁拾枚） 常山 甘草（炙，各貳兩）

右肆味，㕮咀，以酒叁升漬壹宿，煮取貳升，服壹升，取吐止。

大五飲圓 主五種飲：壹曰留飲，停水在心下；貳曰澼飲，水澼在兩脇下；叁曰淡飲，水在胃中；肆曰溢飲，水溢在膈上五藏間；五曰流飲，水在腸閒，動搖有聲。夫伍飲者，皆由飲後傷寒，飲冷水過多所致方。

遠志（去心） 苦參 藜蘆 白术 烏賊骨
甘遂 大黃 石膏 半夏（洗） 紫菀
桔梗 前胡 芒消 栝樓 五味子
蓯蓉 貝母 桂心 芫花（熬） 當歸
人參 茯苓 芍藥 大戟 葶藶（熬）
黃芩（各一兩） 附子（炮，去皮） 常山 厚朴（炙） 細辛
署預 甘草（炙，各叁分） 巴豆（叁拾枚，去心皮，熬）

右叁拾叁味，擣篩為末，鍊蜜和圓如梧桐子大，酒服叁圓，日叁，稍加之。

前胡湯 主胷中久寒澼實，宿淡膈塞，胷痛，氣不通利，三焦冷熱不調，食飲減少無味，或寒熱體重，卧不欲起方。

前胡 人參 大黃 當歸
甘草（炙，各貳兩） 黃芩 防風 麥門冬（去心）
吳茱萸（各壹兩） 半夏（洗，叁兩） 生薑（切，肆兩） 杏仁（叁拾枚，去皮尖兩仁）

右壹拾貳味，㕮咀，以水壹斗，煮取叁升，分叁服，日叁。

白术茯苓湯 主胷中結淡，飲澼結臍下，弦滿，嘔逆不得食，亦主風水方。

白术 茯苓 橘皮 當歸（各叁兩）
附子（炮，去皮，貳兩） 半夏（洗） 生薑（切） 桂心（各肆兩）

右捌味，㕮咀，以水壹斗貳升，煮取叁升，分為叁服，日叁服，叁劑佳。（深師方有細辛壹味，一作人參）

薑椒湯 主胷中積聚淡飲，飲食減少，胃氣不足，欬逆嘔吐方。

生薑汁（柒合） 蜀椒（叁合，汗，去目、閉口者） 半夏（洗，叁兩） 橘皮（貳兩）
茯苓 桔梗 桂心 附子（炮，去皮） 甘草（炙，各壹兩）

右玖味，㕮咀，以水柒升，煮取貳升伍合，去滓，內薑汁，煎取貳升，分叁服，服兩劑佳。若欲服大散諸五石圓，必先服此方，乃進黃耆圓輩必佳。

半夏湯 主淡飲澼氣吞酸方。

半夏（洗，叁兩） 生薑（切，陸兩） 附子（壹枚，炮，去皮） 吳茱萸（熬，叁兩）

右肆味，㕮咀，以水伍升，煮取壹升伍合，分叁服，日叁，老小服半合。

薑附湯 主淡澼氣方。

生薑（切，捌兩） 附子（肆兩，生，去皮，肆破）

右貳味，以水捌升，煮取貳升，分肆服，日貳，亦主卒風大良。

論曰：凡淡飲盛，吐水無時節，其源為冷飲過度，遂令痼冷脾

胃氣羸不能消於食飲食入胃皆變成冷水反吐不停者赤石脂散主之方。

赤石脂叁斤

右壹味擣篩為散服方寸匕日叁酒飲並可下之稍稍漸加至叁匕服盡叁斤則終身不吐水又不下利補五藏令肥健有人淡飲服諸藥不瘥惟服此壹斤即愈。

癖積第五 方壹拾肆首

大五明狼毒圓主堅癖或在人胸或在心腹方。

狼毒 乾地黃各肆兩熬 杏仁叁拾枚去皮尖雙仁

巴豆貳拾枚去皮心熬 乾薑 桂心各壹兩半 旋復花

芫花熬 莽草各半兩 細辛 五味子 蜀椒汗去目閉口者

漆頭蔄茹各壹兩 人參 附子炮去皮 大黃

厚朴炙 木防己 蓯蓉 當歸 半夏洗各貳兩

右貳拾壹味擣篩為末鍊蜜和圓如梧子大以飲服貳圓日貳夜壹以知為度。

小狼毒圓主病與前方同。

狼毒叁兩 附子炮去皮 半夏洗 白附子各壹兩

漆頭蔄茹 旋復花各貳兩

右陸味擣為末鍊蜜和更杵伍千杵圓如梧子飲服叁圓日貳稍加至拾圓。

礜石圓主積聚癥堅不能食方。

礜石伍兩鍊 雄黃研 人參各壹兩 杜蘅 桂心各壹兩半

前胡 藜蘆各叁分 大黃貳兩 乾薑貳兩 皂莢半兩炙去皮子

丹參各貳兩 半夏洗 附子炮去皮 巴豆去皮 烏頭炮去皮各陸銖

右壹拾伍味擣篩為末鍊蜜和圓如小豆服貳圓日貳可至肆圓。

治癥癖乃至鼓脹方。

取烏牛尿壹升微火煎如稠糖空腹服大棗許壹枚當鳴轉病出隔日更服忌口味。

又方 人尿叁升煎取壹升空腹服如牛尿法。

芒消湯主暴癥堅結方。

木防己 白朮 鬼臼各壹兩半 芒消 芍藥

當歸各貳兩 大黃叁兩 蜈蚣炙 蜥蜴各貳枚炙 甘草壹兩炙

右壹拾壹味㕮咀以水柒升煮取貳升去滓下芒消分為叁服日叁。

治卒暴癥方。

蒜拾片去皮伍月五日戶上者 桂心壹尺貳寸 伏龍肝鴨卵大壹枚

右叁味合擣以淳苦酒和之如泥塗著布上掩病處叁日消。千金無蒜云凡蒜或得用也

又方

取商陸根擣蒸之以新布藉腹上以藥鋪布上以衣覆上冷即易取差止數日之中晨夕勿息為之妙。

三稜草煎主癥癖方。

三稜草切取壹石

右壹味以水伍石煮取壹石去滓更煎取叁斗於銅器中重釜煎如稠糖出內密器中旦以酒壹盞服壹匕日貳服每服常令酒氣相續。

療十年痃癖方。

桃仁去皮尖雙仁熬 豉乾暴去皮熬擣篩各陸升 蜀椒去目閉口者生擣篩 乾薑擣篩各叁兩

右肆味先擣桃仁如膏合擣千杵如乾可入少蜜和擣令可圓如酸棗大空腹酒服三圓日叁仍用熨法○取新盆壹口受壹斗者鑽底上作叁拾餘孔孔上布椒叁合擻上

布鹽鹽上安紙兩重。上布冷灰壹升。冷灰上安熱灰壹升。熱灰上安熟炭火如雞子大。常令盆大口熱底安薄甎。其口以板蓋上。以手捉勿令落。仰卧安盆於腹上。逐病上及痛處。自捉遣移熨之。冷氣及癥結皆從下部中作氣出。榮日壹易鹽。滿三七日。百病皆瘥乃止。

江寧衍法師破癖方。

白朮　枳實炙　柴胡各叁兩

右叁味。㕮咀。以水伍升。煑取貳升。分叁服。日叁。可至叁拾劑永瘥。

陷胷湯主胷中心下結堅食飲不消方

大黃壹兩　栝樓貳兩　甘草貳兩　甘遂壹兩　黃連陸兩

右伍味。㕮咀。以水伍升。煑取貳升伍合。分叁服。

三台圓主五藏寒熱積聚。臚脹腸鳴而噫。食不作肌膚。甚者嘔逆。若傷寒瘧已愈。令不復發。食後服伍圓。飲多者吞拾圓。長服令人大小便調和長肌肉方。

大黃貳兩熬　熟消石　葶藶各壹升熬　茯苓半兩　厚朴炙

前胡　附子炮去皮　半夏洗　細辛各壹兩　杏仁壹升去皮尖雙仁熬

右壹拾味。擣篩為末。別擣杏仁如脂。次內藥末。鍊蜜相和。令得所。更擣伍千杵。圓如梧子大。酒服伍圓。稍加以知為度。

大桂湯主虛羸胷膈滿方

桂心壹斤　半夏壹升洗　黃耆肆兩　生薑壹兩切

右肆味。㕮咀。以水壹斗肆升。煑取伍升。分伍服。日三夜貳。

寒冷第六　方九首

鹿骨湯主虛勞風冷補諸不足乏憹少氣方

鹿骨壹具剉　茯苓壹兩　防風　橘皮　芍藥

人參　當歸　龍骨　黃耆各貳兩　桂心

厚朴炙　乾薑　獨活　甘草炙各叁兩

右壹拾肆味。㕮咀。以水叁斗。先煑骨。取壹斗。澄取清。內藥。煑取叁升伍合。分肆服。日再。

大桂皮湯主氣逆又胷寒熱往來。吸吸短氣。惡聞人聲。諸煩酸疼。欬逆不能飲食。飲食不生肌肉。溺黃裏急。絞痛氣上衝發欬。胃管有熱。雷鳴相逐。寒冷厥逆。傷損五藏。語言難。喜直視。大便難方。

桂心陸兩　當歸　細辛　黃芩各貳兩　人參伍兩

厚朴炙　枳實炙　芍藥　芎藭各三兩　黃耆肆兩

麥門冬去心　吳茱萸　半夏各壹升洗　蜜伍合　附子壹枚炮去皮

生薑貳斤　五味子　飴各半斤　甘草陸兩炙

右壹拾玖味。㕮咀。擣生薑取汁叁升。以水貳斗煑藥。取陸升。去滓。微火上煎。內薑汁蜜飴攪相得。煑取陸升。壹服壹升。日二。

大半夏湯主胷中虛冷滿塞下氣方

半夏壹升洗　生薑捌兩切　桂心伍兩　蜀椒叁百枚去目閉口汗

茯苓　枳實各貳兩炙　大棗貳拾枚擘　附子炮去皮破

當歸　人參　厚朴炙　甘草炙各壹兩

右壹拾貳味。㕮咀。以水壹斗。煑取叁升。分叁服。

茱萸湯主風冷氣腹中虛冷急痛。飲食不消。心滿少腹裏急引痛。手足逆冷。胃中響響。乾嘔欲吐。吐逆短氣方。

吳茱萸貳升　小麥　半夏各壹升洗　生薑拾伍兩　大棗伍拾枚擘

桂心三兩　人參　黃芩　甘草各貳兩炙

右玖味。㕮咀。以水壹斗貳升。煑取肆升。分為肆服。壹服壹升。日再。

茱萸湯主男子虛熱寒冷。婦人寒勞氣逆。及胷腹苦滿而急繞臍痛，寒心吞酸，手足逆冷，臍四邊堅，悸氣踊起，胃中虛冷，口中多唾，或口乾，手足煩，苦渴濕痺，風氣動作，頑痹不仁，骨節盡痛，腰背如折，惡寒，大呼即驚，多夢，夢見鬼神，此皆五藏虛方。

吳茱萸貳升　半夏壹升，洗　生薑壹斤，切　芍藥　桂心各叁兩

大棗貳拾枚，擘　人參　黄芩　甘草炙，各貳兩

右玖味，㕮咀，以水壹斗貳升，先煮棗，極沸，乃內諸藥，煮取肆升，服捌合，日叁。

烏頭當歸湯　主虛勞損，胃滿痛，攣急，短氣，面黄失色，頭眩，心煩，夢寤失精，寒氣支節疼，又兩脇不得喘息，喘息輒牽痛，逆害飲食，悉主之方。

烏頭炮，去皮　獨活　芍藥　蜀椒去目、閉口者，汗　白朮

人參各貳兩　厚朴肆兩，炙　桂心伍兩　麥門冬去心　細辛各壹兩

吳茱萸壹升　當歸　生薑切　甘草炙，各貳兩

右壹拾肆味，㕮咀，以水壹斗叁升，煮取肆升，壹服柒合，日叁。烏頭炮令黄，乃用之。

澤蘭子湯　主傷中裏急，兩脇攣痛，欠，致欬嗽，四肢寒熱，小便赤黄，飲酒困臥，長風，百脉開張，血痺不仁，夢寤失精，口乾燥，奄然短氣方。

澤蘭子　半夏洗　麻仁各壹升　大棗貳拾枚，擘

糖壹斤　人參　茯苓　細辛各貳兩

遠志去心　桂心　龍骨　甘草炙，各壹兩

右壹拾貳味，㕮咀，以水壹斗貳升，煮取四升，分肆服，日叁夜壹。

瀉脾湯　主胃心逆滿，牽引腰背疼痛，食飲減少方。

桂心　乾薑　枳實炙　甘草炙，各肆兩

芫花壹分，熬　茯苓貳兩　大黄半兩　半夏洗

人參　桔梗　麥門冬去心，各伍分

右壹拾壹味，㕮咀，以水壹斗，煮取叁升，分叁服。

人參湯　主養神補益，長肌肉，能食，安利五藏，通血脉，調氣方。

人參　乾薑　黄耆　芍藥　細辛　甘草炙，各壹兩

右陸味，㕮咀，以水肆升，煮取壹升捌合，壹服叁合。

飲食不消第十　方一十七首　論一首

太一白圓　主八瘕，兩脇積聚，有若盤盂，胸痛徹背，奄奄惻惻，裏急氣滿，噫，項強痛極者，耳聾，消渴，洩痢，手足煩，或有流腫，小便苦數，淋瀝不盡，不能飲食，少氣，流飲，時復悶寒，少腹寒，大腸熱，恍惚喜忘，意有不定，五緩六急，食不生肌肉，面目黧黑方。

狼毒　桂心各半兩　烏頭炮，去皮　附子炮，去皮　芍藥各壹兩

右伍味，擣篩爲末，鍊蜜和，更擣叁千杵，圓如梧子大，旦以酒服貳圓，暮叁圓。知熱止，令人消穀，長肌，強中。久服大佳。

淮南五柔圓　主補虛寒，調五藏，和榮衛，通飲食，消穀，長肌肉，緩中利竅方。

茯苓　細辛　芍藥　半夏洗　當歸各壹兩

蓯蓉　葶藶熬，各貳兩　柴胡叁兩　大黄壹斤，蒸

右玖味，擣篩爲末，鍊蜜和，更擣萬杵，圓如梧子大，以飲服伍圓，稍漸加至拾伍圓，以調爲度。有憂氣者，加松子仁壹兩。千金用前胡

凡身重不能食，心下虛滿，時時欲下，喜卧者，皆先針胃管太倉，服建中湯，及服此平胃圓必差方。

杏仁伍拾枚，去皮尖、雙仁者，熬　大黄肆兩　葶藶熬　麥門冬去心

玄參　苦參　丹參各貳兩　沙參壹兩半　人參

當歸 芎藭 五味子 桂心各壹兩

右壹拾叁味，擣篩爲末，錬蜜和圓如梧子。空腹酒服伍圓，日貳，以知爲度。

崔文行平胃圓 主百病，消穀，五勞七傷，平胃氣，令人能食。小兒亦患，冷者減大黄，倍乾薑；小便利者，生用葶藶方。

菖蒲 大黄 葶藶熬 小草 芍藥
當歸 桂心 乾薑 茯苓 麥門冬去心
芎藭 細辛各貳兩 甘草貳兩半，炙

右壹拾叁味，擣篩爲末，錬蜜和圓如梧子。空腹以酒服伍圓，日再。千金方七味

調中五參圓 主十年嘔，手足煩，羸瘦，面黄，食不生肌膚，傷飽食不消化方。

人參 丹參 沙參 苦參 玄參
防風 蜀椒去目、閉口者，汗 附子炮，去皮 乾薑各半兩
葶藶一合，熬 大黄肆兩 巴豆去心、皮，熬 䗪蟲熬，各伍拾枚

右壹拾叁味，擣篩爲末，錬蜜和圓如小豆大。空腹飲服貳圓，日叁服。蒸大黄於伍升米下，及熱切之，日暴乾。

消穀圓 主數年不能飲食方。

小麥蘖 七月七日麴各壹升 乾薑 烏梅各肆兩

右肆味，擣篩爲末，錬蜜和圓如梧子大。空腹酒服拾丸，日再，稍加至叁拾圓。其寒在胷中，及反胃番心，皆瘥。

三部茯苓圓 主三焦，上中下焦合爲三部。三焦道閉塞不通，留水在膈上不消化，名曰淡水，積年不去，雖服藥下之，不能便去，雖得小去，隨復如故。其病面目黧黑，手足逆冷，身體枯燥，肌膚甲錯，身無潤澤，吸吸羸瘦，或已嘔吐，或大便燥，或復重下，起止甚難，久或絞痛，雷鳴，時時下痢者，悉主之方。

茯苓柒分 大黄 白朮各壹兩半 芎藭 桔梗各伍分
前胡 乾地黄 神麴各貳兩半 乾薑 桂心各壹兩
人參 芍藥 黄芩 菖蒲各叁分

右壹拾肆味，擣篩爲末，錬蜜和圓如梧子。食後飲服拾圓，日再。

大桂皮圓 主叁焦受寒，寒在中焦，即滿噫氣吞酸，或咽中不下，中冷胃不可下食，食已或滿不消，痛上搶心，結食拘痛，時時洩痢不食，温温如醉方。

桂心 附子炮，去皮，各貳兩半 芍藥柒分 當歸 蜀椒去目、閉口者，各壹兩半，汗
人參壹兩 乾薑 前胡各貳分 特生礜石壹分，錬

右玖味，擣篩爲末，錬蜜和圓如梧子大。空腹飲服拾圓，日三。

小桂皮圓 主胃中冷，虚滿，醋咽，婦人產後寒，寒中腹内雷鳴，吞醋，飲食不消方。

桂心貳兩半 乾薑玖分 蜀椒去目、閉口者，貳兩半，汗 烏頭去皮，七分，炮 附子壹兩半，炮，去皮
前胡伍分 芎藭 白薇各壹兩 防葵半兩 吴茱萸壹兩半

右壹拾味，擣篩爲末，錬蜜和圓如梧子。酒飲任性服叁圓，日叁。

大黄甘草圓 主久寒，胷脇支滿，憂思傷損，奔氣膈氣，腸中虚冷，呼吸短氣，不得飲食，淡氣腫聚，輒轉上下，肢冒厥絶，顔色恍惚，夢寤不定，羸瘦萎黄，經年不起方。

大黄 甘草炙 桂心 桔梗各貳兩 白斂
茯苓各半兩 附子炮，去皮 芎藭 阿膠炙 澤瀉
防風 署預 石斛 芍藥 乾薑
紫菀 黄芩 蜀椒去目、閉口者，汗 白朮各壹兩 當歸
人參 蓯蓉 乾地黄 山茱萸 麥門冬去心，各壹兩半

右貳拾伍味，擣篩爲末，錬蜜和圓。空腹酒下如梧子大拾

圓，日三，稍加至三十圓。

附子圓 主胷膈中寒溫不和，心下宛宛痛，逆害飲食，氣滿噓吸，乾噫吞酸，胷背中冷，兩脇急痛，腹中有冷水，抑抑作聲，繞臍痛，頭眩滿悶，身體羸瘦方。

附子炮，去皮 人參各貳兩 芎藭半兩 乾薑貳兩半 礜石壹兩，鍊
皁莢炙，去皮子 半夏洗 桂心 礬石各伍分，燒 吳茱萸
茯苓 黃芩各三分 當歸 細辛 蜀椒汗，去目、閉口者
芍藥各壹兩 麥門冬去心 甘草炙，各壹兩半

右壹拾捌味，擣篩為末，鍊蜜和圓如梧子，未食酒服貳圓，日三。

人參圓 主百病三蟲，四瘕成魚鱉、蝦蟇，令人面目枯，無潤澤，精寒勞瘦方。

人參 龍膽 杏仁去皮尖及雙仁，熬 礜石各貳兩，鍊
曾青叁分 黃石脂壹兩

右陸味，擣篩為末，餳和為圓如梧子，飲服貳圓，日三，亦可作散，服一刀圭。服藥三日，白蟲下；十日，長蟲下；有蟲皆相隨下。耐藥者，二十日乃下。

乾薑圓 主胃中冷，不能食，或食已不消方。

乾薑拾兩 赤石脂陸兩

右貳味，擣篩為末，鍊蜜和圓如梧子，服拾圓，日三，稍加至叁拾圓，服不限食前食後。

人參散 主消穀下氣，神驗方。

白朮 厚朴炙 人參 茯苓
吳茱萸 陳麴 麥蘖 芎藭各叁兩

右捌味，擣篩為散，食後酒服方寸匕，日三。

治虛勞冷，飲食不消，勞倦噫氣，脹滿，憂恚不解，人參散方。

人參 茯苓 陳麴 厚朴炙
麥蘖 白朮 吳茱萸各貳兩 檳榔捌枚

右捌味，擣篩為散，食後酒服方寸匕，日貳服。

麻豆散 主脾氣弱，不下食，服此以當食方。

大麻子叁升，熬香，末 大豆黃末，壹升

右貳味，和，飲服壹合，日四五，任性多少。

乾薑散 主不食，心意冥然，不憶食方。

乾薑 乾豉 神麴 蜀椒汗，去目、閉口者 大麥蘖

右伍味，各壹升，擣篩為散，食後酒服方寸匕，日三，以食為度。

論曰：凡人食生冷雜物，或寒時衣薄，當風食不消化，或夜食冷臥，心腹脹滿煩急，或連日不差者，燒地令熱，以席布上，厚覆取汗，便愈。其地沃水去大熱，又坐臥於上，一月日永差。凡食過飽煩悶，但欲臥，腹脹，熬麴末令香，酒服一方寸匕，日五六服，大麥蘖益佳。

雜療第八 方法一百二十首

鐵屑炒使極熱，投酒中飲之，療賊風痙，又裹以熨腋，療胡臭，有驗。

石灰，療金瘡，止血，大效。若五月五日採蘩蔞、葛葉、鹿活草、槲葉、芍藥、地黃葉、蒼耳、青蒿葉，合擣石灰為團，如雞卵，暴乾末，以療瘡生肌，大神驗。

桑薪灰，療黑子、肬贅；用煑小豆，大下水腫。

青蒿灰，燒蒿作之；柃灰，燒木葉作之，並堪蝕惡肉。東壁土，療乾、濕癬，極有效。

茺蔚莖，擣傅丁腫，服汁，使丁腫毒內消，又下子死腹中，主產後血脹悶，諸毒腫、丹油等腫，取汁如豆滴耳中，主聤耳，中虺蛇毒，傅之良。

莎草根名香附子。大下氣。除胸腹中熱。
艾。主下血。衄血。膿血痢。水煮及圓散任用。
草蒿。生挼付金瘡。大止血。生肉。止疼痛。良。
羊桃。取根煮。以洗風痒及諸瘡腫。
羊蹄。主赤白雜痢。又療蠱毒。
蚤休。醋磨。療癰腫蛇毒。
苧根。安胎。貼熱丹毒腫。漚苧汁主消渴。
萞麻葉。油塗炙熱。熨顖上。止衄尤驗。
甘蕉根。擣汁服。主產後血脹悶。傅腫。去熱毒。
松花名松黃。拂取。酒服。輕身。療病勝皮葉及脂。松取枝燒其上下。承取汁。名䔉。主牛馬瘡疥。柏枝節煮以釀酒。主風痹歷節。燒取䔉。療㿀疥及癩瘡。良。
牡荊葉。主久痢。霍亂轉筋。血淋。下部瘡。濕䘌薄腳。主腳氣腫滿。其根水煮服。主心風。頭風。肢體諸風。解肌發汗。
槐。八月斷大枝。使生嫩蘖。煮汁釀酒。療大風痿痹。
槐耳。主五痔。心痛。婦人陰中瘡痛。槐枝炮熨。止蝎毒。
檳榔人。主腹脹。生擣末服。利水穀道。傅瘡。生肌肉。止痛。燒為灰。主口吻白瘡。
桑椹。主消渴。葉水煎。取濃汁。除腳氣水腫。利大小腸。
鼠李木皮。主諸瘡寒熱毒痹。子。採取日乾。圓蒸酒漬。服貳合。日再。能下血及碎肉。除疝瘕積冷氣。大良。
杉材。水煮汁。浸捋腳氣滿。服之療心腹脹痛。出惡氣。
欅皮。煮汁以療水及斷痢。取嫩葉挼貼火爛瘡。有效。
莢蒾。煮枝汁和作粥。甚美。以飼小兒殺蛔蟲。藥子。主破血。止痢。消腫。除蠱疰蛇毒。
柳木枝及木中蟲屑。枝皮主痰熱淋。可為吐湯。煮洗風腫痒。煮含。主齒痛。木中蟲屑可為浴湯。主風瘙痒癮疹。大效。
梓白皮。主吐逆胃反。去三蟲。小兒熱瘡。身頭熱煩。蝕瘡。湯洗之。并封傅。嫩葉主爛瘡。
枳椇。莖葉切。以酒浸服。或以釀酒。去風冷癥癖。亂髮灰療轉胞。小便不通。赤白痢。哽噎。鼻衄。癰腫。狐尿刺。尸疰。下腫。骨疽。雜瘡。
人乳。取首生男乳。療目赤痛多淚。解獨肝牛肉毒。合豉濃汁服之神效。又和雀屎去目赤努肉。
人屎。主諸毒。卒惡熱黃悶欲死者。新者最效。須與水和服之。其乾者燒之煙絕。水漬飲汁。傷寒熱毒。水漬飲彌善。破丁腫。開。以新者封之。一日根爛。
尿。主卒血攻心。被打內有瘀血。煎服壹升。又主癥積滿腹。諸藥不瘥者。服之皆下血片塊。二十日即出也。亦主久嗽上氣失聲。溺垽白。燒研末。主緊唇瘡。溺坑中竹木。主小兒齒不生。正旦刮塗之即生。
熊膽。療時氣熱盛。變為黃疸。暑月久痢。疳䘌。心痛。注忤。腦。療諸聾。血。療小兒客忤。脂。長髮。令黑。悅澤人面。酒鍊服之。差風痹。
羊膽。療疳濕。時行熱熛瘡。和醋服之。良。
羊肺。療渴。止小便數。并小豆葉煮食之。良。
羊腎。合脂為羹。療勞利甚效。蒜韲食脂壹升。療癥瘕。
羊屎。煮湯下灌。療大人小兒腹中諸疾。疳濕。大小便不通。燒之熏鼻。主中惡心腹刺痛。熏瘡療諸瘡中毒。痔瘻等。骨蒸彌良。
羊肝。療肝風虛熱。目赤暗無所見。生子肝七枚。神效。療頭風眩瘦疾。小兒驚癇。骨。療同。血。主女人中風。血虛悶。產後血運悶欲絶者生飲壹升即活。牛鼻中木巻。療小兒癎。草巻燒之爲屑。主小兒鼻下瘡。耳中垢主蛇傷惡或毒。臍中毛主小兒久不行。白牛懸蹄主婦人崩中。漏下赤白。屎主霍亂。屎中豆主小兒癎。婦人產難。特牛莖主婦人漏下赤白無子。烏牛膽主明目及甘濕。以釀槐子服之。腦主消渴風眩。齒主小兒驚癎。尿主消渴黃疸水腫脚氣小便不通。馬毛主小兒驚癎。白馬眼主小兒魃。毋帶之。屎中粟主金瘡。

小兒客忤寒熱不能食。絆繩主小兒癎。並煑洗之。

狗骨灰主下痢生肌。傅馬瘡。烏狗血主產難橫生。血上搶心。下頷骨主小兒諸癎。陰卵主婦人十二疾。爲灰服之。毛主產難。白狗屎主丁瘡。水絞汁服。主諸毒不可入口者。

鹿頭主消渴。筋主勞損續絶。骨主虛勞。可爲酒主風補虛。髓脂主癰腫死肌。温中四肢不隨。風頭通腠理。角主貓鬼中惡心腹疰痛。血主狂犬傷。鼻衄折傷。陰痿補虛。止腰痛。齒主留血氣鼠瘻心腹痛。

虎屎主惡瘡。眼睛主癲。屎中骨爲屑主火瘡。牙主丈夫陰瘡及疽瘻。鼻主癲疾小兒驚癎。

貍屎灰主寒熱鬼瘧發無期度者極驗。家貍亦好。一名貓也。

兔皮毛合燒爲灰。酒服。主產難後衣不出。及餘血搶心欲死者。頭皮主鬼疰毒氣在皮中如針刺者。又主鼠瘻。膏主耳聾。

駱駝毛蹄甲主婦人赤白帶下最善。

豬耳中垢主蛇傷。豬腦主風眩腦鳴及凍瘡。血主奔豘暴氣中風頭眩淋瀝。乳汁主小兒驚癎病。乳頭亦同。發汗。十二月上亥日取肪脂內新瓦器中埋亥地百日主癰疽。膃脂一升著雞子拾肆枚更良。

獺四足皮主手足腫瘃。

狐肉及腸作臛食之主疥瘡久不差者。腸主牛疫。燒灰和水灌之。

白雞距及腦主產難。燒灰酒服之。腦主小兒驚癎。

鵝毛主小兒驚癎極者。又燒灰主噎。

鴨肪主水腫。血主解諸毒。肉主小兒驚癎。頭主水腫通利小便。

鴈喉下白毛療小兒癎有效。

鷹屎灰酒服方寸匕主惡酒。勿使飲人知。

雀屎以蜜和爲圓飲服。主癥瘕久痼冷病。或和少乾薑服之大肥悅人。

胡鷰卵主水浮腫。肉出痔蟲。越鷰屎亦療痔殺蟲去目瞖。

蝙蝠屎灰酒服方寸匕主子死腹中。腦主女子面皰。服之令人不忘也。

龜取以釀酒主大風緩急。四肢拘攣。或久癱緩不收攝皆差。

鯉魚骨主陰蝕哽不出。血主小兒丹腫及瘡。皮主丹瘾疹。腦主諸癎。腸主小兒肌瘡。

蠡魚腸及肝主久敗瘡中蟲。諸魚灰並主哽噎。

乾鱓頭主消渴食不消去冷氣除痞疹。其穿魚繩主竹木屑入目不出。穿鮑魚繩亦主眯目去刺。煑汁洗之。

露蜂房亂髮蛇皮三味合燒灰。酒服方寸匕日貳。主諸惡疽附骨癰。根在藏腑。歷節腫出。丁腫惡脉諸毒皆差。又水煑露蜂房一服五合汁下乳石熱毒壅悶服之小便中即下石末大效。水煑洗狐刺瘡服之療上氣赤白痢尿失禁。

蟬殼主小兒癎。女人生子不出。灰服之主久痢。

蚱蟬主小兒癎絶不能言。

白殭蠶末之封丁腫。根當自出極效。

鼈頭燒灰主小兒諸疾。又主產後陰脫下墜尸疰心腹痛。

鰻鱺魚膏療耳中有蟲痛者。
蝦蟇腦主明目療青盲。
蛇蜕療痔瘻器中養取之皮灰療丁腫惡瘡骨疽蚘皮主
身痒瘑疥癬等。
蜘蛛療小兒大腹丁奚三年不能行者。又主蛇毒温瘧霍亂
止嘔逆
蚯蚓鹽霑爲汁療耳聾。屎封狂犬傷毒出犬毛神效。
蜣蜋擣爲圓塞下部。引痔蟲出盡永差
蜆殼陳久者療反胃及失精
田中螺殼療口瘡心腹痛。又主失精水漬飲汁止渴。
棗葉揩熱痱瘡良。
藕主熱渴散血生肌久服令人心懽。
栗嚼生者塗瘡上療筋骨斷碎。疼痛腫瘀血其皮名扶擣爲
散蜜和塗肉令急縮。毛殼療火丹毒腫。飼孩兒令齒不生。木
白皮水煮汁主溪毒。
櫻桃葉擣付蛇毒。絞取汁服防蛇毒內攻。
梅根療風痺。出土者殺人。梅實利筋脉去痺。
枇杷葉主欬逆不下食。
火柿主殺毒療金瘡火瘡。主肉止痛。軟柿熟柿解酒熱毒。止
口乾壓胃間熱。
烏芋一名茨菰主百毒產後血悶攻心欲死。產難衣不出。擣
汁服一升。
桃膠主下石淋。破血中惡疰忤。花主下惡氣消腫滿利大小腸。
梨削貼湯火瘡不爛。止痛易差。又主熱嗽止渴。葉主霍亂吐
痢不止煮汁服之。
赤莧主赤痢又主射工沙蝨。馬莧一名馬齒草主諸腫瘻疣
目擣揩之飲汁主反胃諸淋。金瘡血流破血癥癖小兒尤良。
用汁洗緊唇面皰馬汗射工毒塗之差。
蔓菁子療黃疸利小便水煮五升取濃汁服主癥瘕積聚少
飲汁主霍亂心腹脹末服主目暗。
白芥子主射工及疰氣發無常處丸服之。或擣爲末醋和塗
之隨手有驗
苜蓿莖葉平根寒主熱病。煩滿目黃赤小便黃酒疸。擣取汁
服一升令吐利即愈。
水蓼主被蛇傷擣傅之。絞取汁服止。蛇毒入腹心悶者又水
煮漬脚捋之消脚氣腫。
胡葱主諸惡載狐尿刺毒山溪中沙蝨射工等毒煮汁浸或
擣付大效。
白蘘荷根主諸惡瘡殺蠱毒。根心主稻麥芒入目中不出者。
以汁注目中即出
雞蘇主吐血衄血下氣消穀大效。
苦瓠瓤主水腫石淋。吐呀嗽囊結疰蠱痰飲。或服之過分令
人吐利不止。宜以黍穰灰汁解之。又煮汁漬陰療小便不通
胡麻生嚼塗小兒頭瘡及浸淫惡瘡大效。
小豆葉名藿止小便數去煩熱
大麥麨平胃止渴消食療脹
小麥麴止痢平胃主小兒癇。消食痔。又有女麴黃蒸女麴完
小麥爲之。一名䴷子黃蒸磨小麥爲之一名黃衣並消食止
泄痢。下胎破冷血
粟米泔汁主霍亂卒熱心煩渴飲數升立差。臭泔止消渴良。
米麥麨主寒中除熱渴解煩消石氣。蒸米麥熬磨作之一名
糗也

白英鬼目草也。蔓生，葉似王瓜，小長而五椏，實圓若龍葵子。生青熟紫黑。煮汁飲解勞。地膚子擣絞取汁，主赤白痢，洗眼去熱暗，雀盲澀痛。其苗灰主痢亦善。

防風叉頭者令人發狂，叉尾者發痼疾。子似胡荽子而大，調食用之香，而療風更佳。

石龍芻主療蚘蟲及不消食。

絡石生陰濕處，蔓延繞木石側，冬夏常青。十一月子黑而圓。名石龍藤，療產後血結。又主蝮蛇瘡，絞汁洗之，服汁亦去蛇毒心悶。金瘡封之立差。

千歲虆莖大如椀，汁味甘，子味甘酸，似葡萄。其莖主噦逆大善。傷寒後嘔噦更良。

天名精鹿活草也。主破血生肌，止渴利小便，殺三蟲，除諸毒。丁瘡瘻痔，金瘡內射，身痒癮疹不止者，揩之立已。

葛根末主狂犬傷人，并飲其汁。燒葛燒灰水服方寸匕，止喉痺。

苦參十月採子服，如槐子法，久服輕身不老，明目有效。

蒼耳三月以後七月以前刈取，日乾為散。夏月水服，冬酒服。主大風癲癇，頭風濕痺，毒在骨髓。日貳服，圓服貳叁拾圓，散服壹貳匕。服滿百日，病當出如癧疥，或痒汁出，或斑駁甲錯皮起，後乃皮落，肌如凝脂，令人省睡，除諸毒螫，殺甘濕䘌，久服益氣，耳目聰明，輕身強志，主腰膝中風毒尤良，亦主猘狗毒。營花主衄血吐血灸瘡。

王蓀主金瘡，破血生肌肉，止痛，赤白痢，補虛益氣，除脚氣。

爵牀療血脹下氣，又主杖瘡，汁塗立瘥。

蜀羊泉俗名漆姑，葉主小兒驚。

惡實根主牙齒疼痛，勞瘧，脚緩弱，風毒癰疽，欬嗽傷肺，肺壅疝瘕積血，又主諸風癥瘕，冷氣。子吞壹枚出癰疽頭。

榆人醬利大小便。蕪荑醬殺三蟲。

凡山中石上草中，多有蛭，食人血入肉中，浸淫起方

用灸斷其道即差。

又方

常以臘月豬脂和鹽塗脚及足指間、足趺上，并鞋上，則不著人。

用術法

薑黃生蜀中者真，土蕃諸中國人云：療萬病，一箇一段價買之不可得。後人知是薑黃，更不敢將入來。凡薑黃不得辭之損齒。療一切腫，初覺刮取末和水塗之數度差。難產刮取一箇作末，和水服之即生，酒亦得。產後腹中不淨，刮取末水和服之愈。

馬胞轉剖取末，筒吹半大豆許耳鼻中即通。此藥末滿月孕婦勿令見，好落娠，慎之。

貯薑黃法

以袋盛，置白米大小麥中，袋中著少許米麩，乾燥處，勿令雞犬女人見之。

造麋鹿二角膠法

二月九月為上時。取新角連蕓骨者，上細剉，大盆中浸一宿，即淘汰，使極淨。待澄去下惡濁汁，取上清水，還浸一宿，又淘汰如前。澄去下惡濁，取汁浸三宿，澄取清水，并所漬骨角，微微火煮。大率角屑一石，水三石。去角，澄取清汁，煎水盡至五升許，出貯銅器中，湯上煎之三日三夜，如糖，出置盤上待凝。以竹刀割為薄片，於淨布上暴乾成也。其煮角者更細剉之，加水一倍，煮成至三四升，內銅器中，重湯煎如前法。

服法

炙膠使極黃沸擣篩爲散每膠一斤末以大附子二兩炮

又一法取惟大者去皮細切炙令黃勝炮旦空腹酒服方寸匕日再稍稍加至二匕不可過二匕補五藏六腑虛羸瘦極陳者爲上

殺烏頭三建法

烏頭二月採天雄附子側子並八月採春宜早秋宜晚採得淨去鬚毛其莖留二分先以大木桶内酢泔三斛酒糟七升攪之經三日後用次法一如次第遂至法畢

右以粟米一升淨淘擣作粉以烏頭安桶中厚三寸布令平即撒米粉令遍復加烏頭如前法又加米粉如次第遂至滿桶去口三寸即止然後取糟汁去桶中一畔下又没烏頭二寸以物蓋之九月即八九日若十月即經十日候桶中汁上頭衣作紫色遍即出烏頭以刀刮截看裏許白黃脉斷即熟但看衣紫色即熟不須致疑即取白茅暴一日得蔫即得不得太乾於廠屋底乾地上布茅厚五寸漉出烏頭令乾以布茅上勿令相重其上令布茅厚五寸四邊閉塞以茅令密經再宿三日從一邊却茅看之若衣匀斑斑然即好若著白斑又更覆一宿以衣足爲限即徐徐去上茅更經一宿安徐取於廠下薄上布勿令相重經二十一日後捻出日中暴之三日即成也

又法

烏頭四月收　天雄　附子　側子八月收

右先煎水作生熟湯治附子如前方法内著湯中密封勿洩經半日出取自灰裹數易灰使乾日暴之其米粥及糟麴等法並不及此法

服鹽藥法無藥州土則須服之大益

成州鹽官第一　次綿州封井

次鹽州富因井　次益州貴平井

上四井鹽可服之

右法服先以大豆許鹽置口中勿咽之須臾津液滿口令近齒以方寸匕鹽内口中和津液一時咽之日一服

凡瘧新患者一服得快利即愈百日以上者五服差若一月服之終身不發

諸下痢初患一兩服即差赤白久痢經年者一七二七服差

諸心腹痛癥結宿澼積聚吐逆食不化者一年以上二三十年不過三月服之其痢及諸病初服時痢益極者勿怪之也

諸氣滿喘逆不能食者一服即散日服之則根本皆除天氣熱疾頭痛目眩四肢煩熱者一服得吐利差

諸頭面皮膚百節皆風一月服之差若初服十日内眉間益悶勿怪

諸淡飲欬逆不能食息者一服差

諸虛勞傷損骨節疼痛起止失聲者二七日服之少氣乏力面無顏色十日服之能三十日服佳也常以平旦空腹服之率以三匕爲劑須得吐利者須一度多服三匕以上令人大吐利終不傷人若覺煩熱數數飲冷水若至他方異域不伏水土到即服之得一升百事不懼鹽能補虛去冷熱若有宿食不消變成霍亂一服即差

千金翼方卷第十九

千金翼方卷第二十

雜病下

備急第一 方二十七首 論一首

阿魏藥主一切尸疰惡氣，療人有親近死屍惡氣入腹，終身不愈，遂至死亡，醫所不療，亦主一切疰神效方。

阿魏藥（叁兩，研之如麻子大）

右壹味，以餺飥麪裹半兩熟煮，吞之，日三服之，服滿二七日永差。忌五辛油麪生冷酢滑。以酒服之即差。

玉壺圓 主萬病皆用之。

雄黃（貳兩）　八角附子（貳兩，炮）　藜蘆（貳兩）

丹砂（貳兩）　礜石（燒，貳兩）　巴豆仁（去皮，貳兩）

右陸味，以王相日童子齋戒天晴明時合。先擣巴豆三千杵，次內礜石又三千杵，次內藜蘆又三千杵，次內雄黃又三千杵，次內丹砂又三千杵，次內附子又三千杵，次內白蜜又三千杵訖，更治萬杵佳。無丹砂用真朱肆兩代之。每內藥即下少蜜，恐藥飛揚。盛蜜器中封之，勿泄氣，安清淨處。大人圓如小豆許，服藥下病者宿勿食，旦服二圓，不知者，煖粥飲發之。在膈上者吐，膈下者利，或但噫氣而已即愈。一切萬病量之不過壹圓二圓，莫不悉愈。必以王相天晴明日合之，大有神驗。若非此日合之，極不中用，從事莫。

倉公散 主萬病方。

礬石（燒）　皂莢（炙，去皮子）　雄黃（研）　藜蘆（熬）

右肆味，等分為散。主卒鬼打鬼排鬼刺，心腹痛，吐下血，便死不知人，及臥魘齧腳踵不覺者，諸惡毒氣病。取藥如大豆，內竹管中，吹鼻得嚏則氣通，便活。未嚏更吹之，以嚏為度。

備急圓 主暴病脹滿方。

大黃　乾薑　巴豆（去皮心，熬）

右叁味，等分，先擣大黃、乾薑下篩，研巴豆如脂，內散中合擣一千杵，即用之。蜜和為圓亦佳。蜜器貯之，勿令歇。主心腹暴病，若中惡客忤，心腹脹滿刺痛，口噤氣急，停尸卒死者，以水若酒服大豆許三四枚，捧頭起令得下喉，須臾不差，更服三枚，腹中轉鳴，得吐利即差。

千金圓 主百鬼病風注，夢與神交通，邪病腹脹，惡腫氣卒中忤方。

礜石（燒，貳兩）　附子（去皮，貳兩，炮）　雄黃（貳兩）　真朱（貳兩）　巴豆仁（貳兩）

藜蘆（貳兩）　蜈蚣（炙，貳枚）　麝香（半兩）　犀角（叁分）

右玖味，擣叁千杵，每一服二圓，如小豆，不知，至叁圓，五更一點服，至日中解，解乃食白米粥。忌熱食酒肉五辛，一切皆忌之。

真珠附著散 主諸風鬼注毒氣猫鬼所著方。

真珠　雄黃　丹砂（各半兩）　乾薑（壹兩）　蜈蚣（炙，壹枚）

桂心（壹兩）　天雄（炮，半兩）　莽草（半兩）　細辛（壹兩）　蜀椒（半兩，汗，去目閉口者）

右壹拾味，為散，酒服方寸匕，日再。

大附著散 主一切蜚尸鬼注風痺，百處痛如針刀刺痛，嘔逆澼飲，五勞七傷萬病方。

附子（去皮，叁分，炮）　烏頭（去皮，叁分，炮）　蜈蚣（炙，貳枚）　芫青（八分）

雄黃（叁分）　朱砂（叁分）　乾薑（叁分）　細辛（叁分）

蜥蜴（貳枚）　人參（叁分）　莽草（叁分）　鬼臼（叁分）

右壹拾貳味，擣散，酒服半錢匕，日再。

太一神明陷冰圓 主諸病，破積聚，心下脹滿，寒熱鬼疰，長病欬逆唾噫，辟除衆惡，殺鬼逐邪氣，鬼擊客忤，中惡，胸中結氣，咽中閉塞，有進有退，繞臍絞痛，惻惻隨上下，按之挑手，心中

慍慍如有蟲狀，毒疰相染滅門方

雄黃貳兩 芫青五枚 桂心貳兩 真珠壹兩 麝香壹兩
附子壹兩半，炮，去皮 烏頭八枚，炮，去皮 犀角壹兩 鬼臼壹兩 巴豆仁壹分
蜈蚣壹枚，炙 人參壹兩 杏仁叁拾枚，去尖皮、兩仁，熬 射罔壹兩
丹砂貳兩 蜥蜴壹枚 斑猫拾枚，去翅足，熬 當歸貳兩 藜蘆壹兩
大黃貳兩 礜石貳兩，燒 樗雞柒枚 地膽柒枚 牛黃壹兩

右貳拾肆味，擣末，蜜為圓，擣三萬杵，圓如小豆。先食服二圓，日再服，不知，稍稍加。以藥二圓著門上，令衆惡不近。傷寒服之無不即愈。若至病家及視病人，夜行獨宿，服二圓，衆邪不近，亦可佩之。

蜥蜴圓 主癥堅水腫，蜚尸遁尸，寒尸喪尸，尸注骨血相注，惡氣鬼忤，蛄毒邪氣往來，夢寤存亡，流飲結積，虎狼所囓，猘犬所咬，鴆毒入人五藏，服藥殺其毒，即消，婦人邪鬼忤之，亦能遣之方。

蜥蜴貳枚 蜈蚣貳枚 地膽五十枚 䗪蟲叁拾枚，熬 杏仁叁拾枚，去尖皮、兩仁
蜣蜋拾肆枚，炙 蝱蟲叁拾枚，去翅足，熬 朴消柒分 澤瀉半兩
芍藥伍分 虎骨壹兩半，炙 甘草壹兩，炙 桃奴半兩 犀角半兩
巴豆仁柒分 鬼督郵半兩 赤桑雞半兩 乾薑壹兩 款冬花叁分
甘遂五分

右貳拾味，治巴豆、杏仁如膏，内藥末研調，下蜜擣二萬杵，圓如麻子。未食服三圓，日壹，不下加之，不取吐下者，壹圓，日壹。有人風冷注癖堅二十年，亦得愈。

金牙散 主鬼注風邪，鬼語尸注，或在腰脊胸脇，流無常處，不喜見人，意志不定，面目脫色，目赤鼻張，脣乾甲黃等，並治之方。

蜈蚣壹枚，炙 人參壹兩 蜣蜋柒枚，炙 雄黃壹分 徐長卿拾肆枚
蜥蜴壹枚 桔梗叁分 鐵精叁分 桂心壹兩 鬼臼半兩
金牙壹分，燒 野葛壹分 附子壹枚，炮，去皮 毒公叁枚 芎藭半兩
石長生半兩 椒目半兩 大黃壹分 甘草壹分，炙 芫菁拾肆枚
鬼督郵半兩 蜂房壹分，熬 曾青壹分 真珠壹 蛇脫皮壹分，熬
丹砂壹分 烏頭半兩，炮，去皮 狼毒半兩 斑猫肆枚，熬 石膏伍分
䕡茹壹分 蕪荑半兩 鬼箭半兩 藜蘆半兩 貍骨壹分
雷丸半兩 狼牙壹兩 乾漆壹分，熬 亭長 貝母壹分
凝水石伍分 牛黃壹兩 胡燕屎壹兩 鼈甲半兩，炙 滑石半兩

右肆拾伍味，為散，酒服一刀圭，日再，稍加，如有蟲，皆隨大小便出矣。

大金牙散 主南方百毒，瘴氣疫毒，脚弱腫痛，濕痺風邪鬼疰。

金牙燒 雄黃 丹砂 龍膽 防風
玉支 大黃 曾青 茯苓 桂心
松脂 乾薑 烏頭炮，去皮 斑猫去翅足，熬 亭長
細辛 消石 野葛 大戟 商陸
蛇脫熬 芫青 鸛骨 芫花 附子炮，去皮
寒水石 人參 貫衆 龍骨 蜀椒汗，去目、閉口者
露蜂房熬 巴豆去皮心 蜥蜴 蜈蚣炙 礜石燒
天雄 貍骨炙 石膽 莽草

右叁拾玖味，各等分，為散，以絳囊佩帶之，男左女右。未食以漿水或酒隨意服一刀圭，以知為度。

小金牙散 主南方瘴氣疫毒，脚弱風邪鬼注方

金牙伍分，燒 女萎叁分 莽草叁分 乾薑 桂心
天雄炮，去皮 細辛 萆解各叁分 犀角屑 烏頭炮，去皮
麝香 虎杖 黃芩 雄黃 朱砂
蜀椒半兩，汗，去目、閉口者 黃連壹兩 牛黃壹分 蜈蚣一枚，六寸者，炙

右壹拾玖味爲散，訖內牛黃、麝香，更擣三千杵。溫酒服壹錢匕，日三夜二，以知爲度。帶之辟不祥，弔喪問病皆塞鼻良。（一方用由跋，無虎枚）

又大金牙散方　所主與前方同，傳屍骨蒸病家合佳。

金牙（燒，貳兩）　大黃（壹兩）　鼈甲（壹兩，炙）　梔子仁（壹兩）　鬼督郵（壹兩）
龜甲（壹兩，炙，作鼈甲）　桃白皮（壹兩）　銅鏡鼻（壹兩）　乾漆（壹兩，熬）
桂心（半兩）　芍藥（半兩）　射干（半兩）　升麻（半兩）　徐長卿（叁分）
鳶尾（半兩）　由跋（叁分）　蜂房（半兩，熬）　細辛（半兩）　乾薑（半兩）
芒消（半兩）　莽草（半兩）　龍膽　狼牙　雄黃
真珠（各叁分）　白朮（一兩半）　射罔（壹分）　羚羊角（半兩，屑）
馬目毒公（半兩）　犀角（半兩，屑）　甘草（半兩，炙）　狼毒（半兩）
蜣蜋（炙，柒枚）　地膽（柒枚）　樗雞（柒枚）　芫青（柒枚）　雷丸（柒分）
龍牙（壹兩半）　杏仁（壹兩半，去尖皮雙人，熬）　巴豆（拾肆枚，去皮心）
桃奴（拾肆枚）　鐵精（壹合）　赤小豆（壹合）　烏梅（柒枚）　胡燕屎（一兩半）
鸛骨（貳兩）　石膏（貳兩）　蛇脫（壹尺，熬）　斑貓（柒分）　活草子（壹兩半）

右伍拾味爲散。酒服壹刀圭，加至兩刀圭，日三夜一，以知爲度。絳囊盛帶之，男左女右。一方寸匕，省病問孝，夜行塗中，晨昏霧露亦如此。密封，勿泄氣。清齋七日合之，一如法，童子沐浴，寂靜無人處合，勿令人知之，買藥勿爭價。

太一神明圓　主腹中癥瘕積聚，支滿寒熱，鬼疰長病，欬逆吐血，殺鬼邪氣，蠱注，胸中結氣，咽中如有物，宿食久寒方。

雄黃（肆兩）　真珠（貳兩）　丹砂（貳兩）　藜蘆（壹兩半）　附子（壹兩半，去皮，炮）
斑貓（貳拾枚，熬）　杏仁（八十枚，去尖皮雙人，熬）　地膽（貳拾枚）　礬石（一兩，燒）
赤足蜈蚣（貳枚，炙）　巴豆（柒拾枚，去皮心）　鬼臼（叁兩）　特生礜石（五兩，燒）

右壹拾叁味，下篩。㕮咀礜石，令如麥大，桑白皮如錢大拾肆枚，令入於鐵器中熬，桑白皮焦黑，止。擣二千杵，內丹砂、雄黃諸藥合，擣四千杵，白蜜和爲圓。服如小豆大，縱不知病進退，遶臍相逐，上下不定，按之挑手，心中溫溫如有蟲者，病走皮中。相次即取壹圓摩病上，急按手下，皮青，不青當白，黑，若有赤，病死皮中也。右爲蜂蛇所中，中惡，服壹圓，一圓著瘡中。若不知，更加至叁圓。卒得飛尸，腹中切痛，服三圓，破壹圓傅瘡上，即愈。夜夢寤驚恐，問病臨喪，服一圓，漬壹圓塗之，止惡邪氣，不敢近人。卒中鬼魅，狂言妄語，一圓塗其脉上，壹圓塗人中，即愈。鬼魅逐人，以壹圓塗門戶上，鬼不敢前。蠱毒病，一宿勿食，明旦服一圓，不知，增至二圓至三圓，以知爲度。癥結宿物，勿食，服四圓，但欲癥消，服一圓，日三，病下如雞子白，或下蛇蟲。下後以肥肉精作羹補之。狐鳴，以壹圓向擲之，狐即於其處死。神秘不妄傳。

桔梗圓　主諸注萬病，毒注、鬼注、食注、冷注、淡飲宿食不消，并酒澼方。

藜蘆（貳兩，熬）　皂莢（貳兩，炙，去皮子）　巴豆仁（貳兩，熬）　桔梗（貳兩）　附子（貳兩，炮，去皮）

右五味，末之，蜜和，擣萬杵。欲服，宿勿食，旦服兩圓如梧子，仰臥，勿眠。至食時，若膈上吐，膈下利，去惡物如科斗蝦蟇子，或長壹尺貳尺。下後大虛，作羹補之，三四日將養。病不盡，更服如初。

十注圓　主十種注，氣注、勞注、鬼注、冷注、生人注、死注、尸注、水注、食注、土注等方

雄黃（壹兩）　人參（壹兩）　甘草（壹兩，炙）　藁本（壹兩）　巴豆（一兩，去皮心，熬）
桔梗（壹兩）　附子（壹兩，炮，去皮）　皂莢（壹兩，炙，去皮子）　蜀椒（壹兩，汗）　麥門冬（一兩，去心）

右壹拾味，末之，蜜和。空腹服壹圓如小豆大，日貳，稍加，以知爲度，極效。

大麝香圓　主鬼注飛尸萬病方

生麝香半兩 牛黃半兩 蜈蚣壹枚，炙 丹砂半兩 雄黃壹兩
巴豆仁伍拾枚，去心，熬 杏仁伍拾枚，去尖皮、双仁，熬 桂心半兩
地膽柒枚 芫青柒枚 亭長柒枚 蜥蜴壹枚 獺肝半兩，炙
大黃半兩 犀角半兩，屑 礜石半兩，燒 細辛半兩 藜蘆半兩
斑貓柒枚，去翅足，熬 鬼臼 礬石燒 附子炮，去皮 真珠各半兩

右貳拾叁味，擣為末，蜜和，擣三千杵，飲服如小豆壹圓，日二。蛇蜂蝎所中，以摩之愈。一方地膽作蜥蜴

蜈蚣湯 主惡注邪氣往來，心痛徹背，或走入皮膚，移動不定，苦熱，四肢煩疼，羸乏短氣方。

蜈蚣壹枚，炙 牛黃壹分 大黃叁分 丹砂叁分 細辛壹兩
鬼臼壹兩 黃芩半兩 當歸壹兩 桂心壹兩 人參叁分
麝香壹分 附子一兩，炮，去皮 乾薑壹兩

右壹拾叁味，㕮咀，以水壹斗，煮取叁升，去滓，下牛黃、麝香末，攪令均，分三服。

鸛骨圓 主遁尸飛尸，積聚，脇下痛連背，走無常處，或在藏，或在腹中，或奄然而痛方。

鸛脛骨叁分 雄黃一兩 藜蘆半兩 野葛半兩
莽草壹兩 芫青拾肆枚 斑貓拾肆枚，熬 巴豆肆拾枚，去皮心，熬
丹砂貳分 牡蠣壹兩，熬 桂心半兩 蜈蚣壹枚，炙

右壹拾貳味，擣篩，蜜圓，服如小豆大貳圓。一方作丹砂丹參

江南度世圓 主萬病，癥堅積聚，伏尸長病，寒熱注氣，流行皮中，久病著牀，肌肉枯盡，四肢煩熱，嘔逆不食，傷寒時氣，惡注忤，口噤不開，心痛方。

麝香壹兩 細辛貳兩 大黃壹兩 甘草貳兩，炙 蜀椒叁兩，汗，去目、閉口者
紫菀壹兩半 人參貳兩 乾薑壹兩 茯苓貳兩 附子壹兩半，炮，去皮
真珠壹兩 丹砂壹兩 烏頭半兩，炮，去皮 野葛壹兩 牛黃半兩
桂心壹兩 蜈蚣貳枚，炙 雄黃壹兩 鬼臼壹兩 巴豆陸拾枚，去皮心，熬

右貳拾味，擣末，蜜圓，飲服如小豆大貳圓，稍加至肆圓，日貳。加獺肝壹兩，大良。

大度世圓 主萬病，與前同方。

牛黃壹兩 大黃壹兩 雄黃壹兩 細辛壹兩 附子壹兩，炮，去皮
真珠壹兩 甘草壹兩，炙 人參壹兩 射罔壹兩 丹砂壹兩
鬼臼壹兩 莽草壹兩 鬼箭貳兩 桂心貳兩 蜀椒壹兩，汗，去目、閉口者
紫菀貳兩 巴豆仁八拾枚，去心，熬 乾薑貳兩 野葛壹尺
蜥蜴壹枚 蜈蚣壹枚，炙 地膽拾伍枚 芫青貳拾枚 樗雞叁拾枚
茯苓壹兩 麝香貳兩

右貳拾陸味，擣末，蜜圓，飲服貳圓如小豆，日貳圓，先食後服之。

細辛散 主風入五藏，悶絕，常自燥痛，或風注入身，冷注鬼注，飛尸惡氣腫起，或左或右，或前或後，或內或外，針灸流移無有常處，驚悸腹脹，氣滿叉心，頭痛，或恍惚悲懼，不能飲食，或進或退，陰下濕癢，或大便有血，小便赤黃，房中勞極方。

附子貳分，炮，去皮 秦艽叁分 人參叁分 牡蠣叁分，熬 蜀椒叁分，汗，去目、閉口者
乾薑五分 桂心伍分 茯苓壹兩 桔梗壹兩 防風壹兩半
白朮壹兩 當歸壹兩 獨活壹兩 柴胡伍分 黃芩叁分
烏頭半兩，炮，去皮 甘草叁分，炙 麻黃叁分，去節 芎藭三分 石南半兩
莽草半兩 牛膝半兩 天雄半兩，炮，去皮 栝樓半兩 杜仲半兩，炙
細辛貳分

右貳拾陸味，擣篩為散，仍別秤之合和也，旦以清酒服伍分匕，訖，如行十里，勢欲歇，更飲酒五合，佳。

芥子薄 主遁尸飛尸，又主暴風毒腫，流入四肢頭面諸風方。

芥子壹升，蒸熟

右壹味，擣下篩，以黃丹貳兩攪之，八分作兩處，疎布袋盛之，更蒸使熱，以溥痛處，當更迭蒸，袋常使熱，溥之，如此三五度即定。

太一備急散 主卒中惡客忤，五尸入腹，鬼刺鬼排，及中蠱毒注，吐血下血，及心腹卒痛，腹滿寒熱，毒病六七日方。

雄黃貳兩 丹砂壹兩 桂心壹分 藜蘆柒銖 附子伍分，炮，去皮 蜀椒半兩，汗，去目閉口者 野葛貳十壹銖 芫花拾銖 巴豆仁叁拾五枚，去心熬

右玖味，惟巴豆別治如脂，餘下篩，以巴豆合和，更擣之，令和調，𧃂器中貯之，密封勿洩氣。有急疾，水服錢五匕，可加至半錢匕，老小半之。病在頭當鼻衄，在膈上吐，在膈下利，在四肢當汗出，此所謂如湯沃雪，手下皆驗，秘之千金，非賢勿傳也。

治暴心痛，面無色，欲死方

以布裹鹽如彈子，燒令赤，置酒中消，服之即愈。

還魂湯 主卒忤鬼擊飛尸，諸奄忽氣無復覺，或已死口噤，撥口不開，去齒下湯，湯入口活，不下者，分病人髮左右捉踏肩，引之藥下，復增取盡壹升，須臾立蘇方。

麻黃肆兩，去節 桂心貳兩 甘草壹兩，炙 杏仁柒拾枚，去皮尖兩仁

右肆味，㕮咀，以水捌升，煑取三升，分叁服。

治卒中鬼擊，及刀兵所傷，血漏腹中不出，煩滿欲絕方。

雄黃粉以酒服壹刀圭，日叁，血化為水。

論曰：凡諸大備急丸散等藥，合和時日天晴明，四時王相日合之，又須清齋，不得汙穢，於清淨處，不令一切雜人、貓犬、六畜及諸不完具人、女人等見，則藥無靈驗，不可具言。若不能如法，則必不須合之，徒棄財力，用之與朽木不殊。余以武德中合玉壺丸，時值天陰，其藥成訖，後卒一不中用，終棄之，此等多是上古仙聖愍苦厄人，遂造此方以救之，皆云買藥不可爭價，當知其深意云爾。

蠱毒第二 論一首 方七首 灸法一首

論曰：亦有以蠱涎合作蠱藥，著食飲中與人者，惟此一種令人積年乃死。

治人中蠱，人有行蠱毒以病人者，若服藥知蠱主姓名，當使呼喚將去方。

凡中蠱之狀，令人心腹切痛，如物嚙，或吐血下血，不急治，食人五藏，盡則死。驗之法，唾至水中，沈者是也。取敗鼓皮燒作末，水服方寸匕，須臾自呼蠱主姓名，可語令知，則愈矣。

治人有中蠱毒，腹內堅如石，面目青黃，小便淋瀝，變狀無常方。

牡羊皮方廣伍寸 犀角壹兩，屑 芍藥壹兩 黃連壹兩 梔子柒枚 蘘荷肆兩半 牡丹皮一兩

右柒味，㕮咀，以水五升，煑取一升半，分三服。

治蠱毒方。

槲木北陰白皮一大握，長五寸，以水叁升，煑取一升，空腹服之，即吐出。

又方 燒蝟皮灰，以水服方寸匕，差。

又方

槲木北陰白皮 桃根 蝟皮灰 亂髮灰 生麻子汁

右伍味，先以水濃煑槲皮、桃根，取汁壹升，和麻子汁，著灰等一方寸匕，令病人少食，訖，服一大升，行百步，須臾著盆吐出水中，以雞翎擿吐，水盆中當有如牛涎犢胎及諸蠱形，並出即愈。

治貓鬼方

燒臘月死猫兒頭作灰末。以井華水服一錢匕。日一。立差大驗。

治猫鬼方

相思子壹枚 巴豆壹枚去皮 草麻子壹枚 朱砂半兩 峭粉叁分

右伍味擣作末。以蜜蠟和爲圓。帶之即不著人。先著者酒服麻子大一枚良。

又方 多灸所痛處千壯。自然走去甚妙。

藥毒第三 方一十二首

野葛毒方

雞子一枚打破并吞之。須臾吐野葛。

又方 煑甘草汁冷飲之。

又方 服雞屎汁。

解諸藥毒雞腸散方。

雞腸草叁分 薺苨 升麻各壹兩 藍子壹合

坌土壹分 芍藥 當歸 甘草各貳分炙

右捌味擣篩爲散。水服方寸匕。多飲水爲佳。若蜂蛇等衆毒蟲所螫。血出。著藥如小豆許於瘡中。藥箭所中。削竹如釵股長一尺五寸。以綿纏繞水沾令濕。取藥内瘡中。趂瘡深淺令至底止。有好血出。即休也。若服藥有毒。水服方寸匕。毒解病愈。

野葛毒口噤方

取青竹去兩節。注臍上。内冷水注中。暖即易之。立活。忌酒。數易水。

一切諸毒方

甘草三兩 粱米粉合 蜜半兩

右壹味。以水伍升煑取貳升。内粉一合更煎。又内蜜半兩。服七合。須臾更服之。

鈎吻衆毒困欲死面青口噤逆冷身痺方

薺苨八兩

右壹味。以水陸升煑取叁升。冷如人肌。服伍合。日叁服。夜伍服。

又方 煑桂汁飲之。

又方 煑藍汁飲之。

凡六畜五藏著草自動搖。得諸醋鹽不變色。及墮地不汙。又與犬不食者。皆有毒殺人。

凡食飲有毒者。澆地地墳起者。殺人。

凡肉汁在器中蓋密。氣不洩者。皆殺人。

凡脯肉熟肉皆不用深藏。密不洩氣殺人。

若中此毒者。皆大糞灰水服方寸匕良。

治惡毒藥方

狗舌草壹把去兩頭

右壹味。以水伍升銅器中煑取汁。搜麪作粥食之。

藥毒不止解煩方

甘草貳兩 粱米粉壹升 蜜肆兩

右叁味。以水叁升煑甘草。取貳升去滓。歇大熱。内粉湯中攪令調。内白蜜煎。令熟如薄粥。適寒温飲壹升。

從高墮下第四 方一十一首

膠艾湯 主男子絶傷。或從高墮下。傷損五藏。微者唾血。甚者吐血及金瘡傷經内絶者方

阿膠炙 艾葉熬 芍藥 乾地黄各叁兩

當歸 乾薑 芎藭 甘草炙各貳兩

右捌味。㕮咀。以水捌升煑取三升。去滓。内膠令烊。分再服。

羸人三服。此湯正主婦人產後及崩中傷下血多虛喘欲死，腹痛下血不止者，服之良。千金只四味一方

墜馬及樹崩血，腹滿短氣方

大豆伍升

右壹味，以水一斗，煮取二升半，一服令盡。劇者不過三作之。千金云：治人墜落車馬，心腹積血，唾吐血無數。

治落馬墮車及諸踠折，臂脚痛不止方

芎藭壹兩半，熬　澤蘭壹分　蜀椒去目及閉口者，汗　當歸

桂心　附子炮，去皮，各半兩　甘草炙，叁兩

右柒味，微熬令香，擣篩爲散，酒服方寸匕，日三。凡是傷至骨，皆服之，十日愈。小兒傷損亦同。

又方

黃耆　芍藥各叁兩　蜀椒壹合，去目及閉口者，汗

烏頭半兩，去皮，炮　大黃壹兩　當歸　附子炮，去皮

乾薑　桂心　續斷　乾地黃

通草各貳兩

右壹拾貳味，擣篩爲散，先食訖，溫酒服一方寸匕，日三。

生地黃湯，主因損小便血出方。

生地黃八兩　柏葉壹把　黃芩　阿膠炙　甘草炙，各壹兩

右伍味，㕮咀，以水七升，煮取三升，去滓，內膠取二升五合，分三服。

治瘀血腹中，奧瘀不出，滿痛短氣，大小便不通方。

荊芥半兩　大黃　芎藭各叁兩　䗪蟲叁拾枚，熬　桂心

當歸　甘草炙，各貳兩　蒲黃伍兩　桃仁肆拾枚，去皮尖及雙仁者

右玖味，㕮咀，以水一斗，煮取三升，分三服。

治折踠瘀血蒲黃散方

蒲黃壹升　當歸貳兩

右貳味，擣篩爲散，酒服方寸匕，日三。先食訖服之。

又方

䗪蟲去足，熬　牡丹皮等分

右貳味，擣篩爲散，酒服方寸匕，血化爲水。

又方

菴藺草汁服之，亦可散服之，日三。

又方

大麻根若葉

右壹味，擣取汁數升，飲之，即下氣通，蘇息。無青者，乾者煮汁亦得。千金云：治踠折骨痛不可忍，并主瘀血，心腹脹滿，短氣。

又方　茅根切，擣，絞取汁，溫和酒服一升，日三，良。

金瘡第五　方六十二首

金瘡止血散方

釣樟根叁兩　當歸　芎藭　乾地黃

續斷各壹兩　鹿茸炙，半兩　龍骨貳兩

右柒味，擣篩爲散，以傅血，即止。酒服一錢匕，日五夜三。

治金瘡箭在肉中不出方

白斂　半夏洗去滑，各叁兩

右貳味，擣篩爲散，水服方寸匕，日三。淺者十日出，深者二十日出，終不住肉中。效。

金瘡腸出令入方

磁石燒　滑石各叁兩

右貳味，擣細篩爲散，白飲服方寸匕，日五夜一。二三日當入。

治刀斧所傷及冷瘡牛領馬鞍瘡方

續斷　松脂各壹兩　鹿角　牛骨腐者　亂髮燒，各貳兩

右伍味，擣篩細爲散，以豬脂半斤并松脂合煎，令和，下鐺

於地内藥攪令冷凝用之。瘡有汁。散傅之。

金瘡煩悶方

白芷　芎藭　甘草炙各貳兩

右叁味，熬令變色，擣篩爲散，水服方寸匕，日五夜二。

消石散主金瘡先有石發煩悶欲死大小便不通方

消石　寒水石　栝樓　澤瀉　白歛　芍藥各壹兩

右陸味，擣篩爲散，水服方寸匕，日三夜一，稍加之，以通爲度。

琥珀散主弓弩所中悶絶無所識方

琥珀

右壹味，隨多少擣篩爲散，以童男小便服之，不過三服差。

弩筋散主弓弩所中筋急不得屈伸方

故敗弩筋五分燒作灰　秦膠伍分　杜仲半兩炙　大棗叁枚　乾地黃貳兩半　附子炮去皮　當歸各壹兩

右柒味，擣篩爲散，以温酒服一方寸匕，日三，稍加至二匕，以知爲度。

續斷散主金瘡筋骨續絶方

續斷叁兩半　芎藭　蓯蓉　當歸各壹兩半　細辛半兩　附子炮去皮　乾薑　蜀椒汗去目閉口者　桂心各叁分　蛇銜草　乾地黃各貳兩　芍藥　人參　甘草炙各壹兩

右壹拾肆味，擣篩爲散，酒服方寸匕，日三夜一。千金有地榆古今錄驗又有杜蘅

藍子散主金瘡中藥箭解毒方

藍子伍合　升麻八兩　甘草炙各肆兩　王不留行各肆兩

右肆味，擣篩爲散，水服二方寸匕，日三夜二，水和方寸匕如泥塗瘡上，乾易，毒即解。

□□散主金瘡内塞方

澤蘭　防風　石膏　乾薑　蜀椒去目閉口者汗　附子炮去皮　細辛　辛夷　芎藭　當歸各半兩　甘草炙壹兩

右壹拾壹味，擣篩爲散，酒服方寸匕，日三夜一。膿多倍甘草，渴加栝樓半兩，煩熱加黃芩半兩，腹滿短氣加厚朴三分，瘡中瘀血更加辛夷半兩。

蒲黃散主被打腹中有瘀血方

蒲黃壹升　當歸　桂心各貳兩

右叁味，擣篩爲散，酒服方寸匕，日三夜一。

甘菊膏主金瘡癰疽止痛生肉方

甘菊花　防風　大戟　黃芩　芎藭　甘草各壹兩　芍藥　細辛　黃耆　蜀椒去目閉口者汗　大黃　杜仲各半兩炙　生地黃肆兩

右壹拾叁味，擣篩，以臘月豬膏肆升煎，五上五下，芍藥色黃，膏成，綿布絞去滓，傅瘡上，日三。

桃仁湯主金瘡瘀血方

桃仁五拾枚去皮尖及雙仁　䗪蟲去翅足熬　水蛭熬各叁拾枚　大黃五兩　桂心半兩

右伍味，切，以酒水各伍升，煑取貳升，服一合，日三服，明日五更壹服。

馬蹄散主被打腹中瘀血方

白馬蹄燒令煙盡

右壹味，擣篩爲散，酒服方寸匕，日三夜一，亦主女人病血消之爲水。

金瘡内漏方

還自取瘡中血著杯中，水和盡服，愈。

金瘡腹中有瘀血二物湯方
大麻仁（叁升） 葱白（貳拾枚）
右藥使數人各擣令熟著玖升水中煑取半升頓服之。若血去不盡腹中有膿血更令服之當吐膿血耳。

金瘡內漏血不出方
牡丹
右壹味為散。服三指撮。五日尿出血。

治金瘡因房驚瘡方
燒婦人褌襠作灰傅之。

金瘡方
取馬鞭草擣篩。薄瘡一宿。都差。冬用乾葉末。

麥門冬散 主金瘡乳癰諸腫煩滿方。
麥門冬（去心） 石膏（研） 柏子仁 甘草（炙，各半兩） 桂心（壹分）
右伍味擣篩為散。酸漿和服方寸匕日三。夜一。煩滿氣上脹逆。長服之佳。

治金瘡出血多虛竭內補散方
蓯蓉 芍藥 當歸 芎藭 乾薑
人參 黃芩 厚朴（炙） 桑白皮 吳茱萸
黃耆 桂心 甘草（炙，各壹兩） 蜀椒（叁分，去目及閉口汗者）
右壹拾肆味擣篩為散。飲服方寸匕日三。

治金瘡煩滿方
赤小豆壹升。以苦酒浸之。熬燥復漬之。滿三度。色黑治服方寸匕。日三。

治金瘡苦不差方
白楊木白皮熬令燥。末服方寸匕日三服。又以末傅瘡中。即愈。

治金瘡刺痛不可忍百方不差方
葱一把水三升煑數沸。漬瘡即止。

治金瘡煩痛大便不利方
大黃 黃芩（等分）
右貳味擣篩為末。鍊蜜和圓。先食飲服如梧子七圓。日三。

金瘡以桑白皮裹令汁入瘡中。或石灰封並妙。

凡金瘡出血必渴。當忍啖燥食不得飲粥及漿犯即血出殺人。凡白血不止。粉龍骨末於瘡上立止。

又方 割取人見著鞋上有斷乳十枚布瘡上立止。

又方 末雄黃傅瘡。當沸汁出即差。

又方 刮具子末服壹錢匕。

又方 煑葛根食之。如食法務令多。

兵瘡方 擣車前汁傅之。血即止。

又方 以人精塗之差。

又方 以柳絮裹傅之。血便止。

又方 以熟艾急裹數日乃解。

又方 以人尿屎相和絞取汁飲三升。頓服令盡。

金瘡驚而堅腫劇者殺人方
擣生地黃蠐螬蟲傅之。燒瓦熨其外令溫。地黃燥則易冷則易。

凡刺在肉中不出方
牛膝根莖擣傅之。即出。雖已合猶出也。

正觀中有功臣遠征。被流矢中其背胎上。矢入四寸。舉天下名手出之不得。遂留在肉中。不妨行坐。而常有膿出不止。永徽元年秋。令余診看。余為處之瞿麥丸方。
瞿麥（貳兩） 雄黃（壹兩半，研） 乾地黃 王不留行（各伍分）

麻黄去節 茅根 敗醬 防風 雀李根皮
牛膝 大黄 藍實 石龍芮 薔薇根皮各兩
右壹拾肆味，擣篩為末，鍊蜜和圓如梧子。酒服十圓，日貳，稍稍加至貳拾圓，以知為度。忌猪魚生冷等。可直斷口味。凡箭鏃及折刺入身中，四體皆急，當合此藥服之，令四體皆緩，緩則其鏃必自跳出。余常教服此藥，與斷肉，逐日日漸瘦，其鏃遂跳出壹寸，戴衣不得行，因即錯却，乃得行動。已覺四體大緩，不比尋常，終冬至春，其鏃不拔自然而落。取而量之，猶得三寸半。是以身必須斷口味，令瘦，肉緩，刺則自出矣，故以記之。

又方 磁石末傅之，止痛斷血。

凡金瘡深，不用早合，若合則以滑石朱粉則不合。治凡竹木刺在肉中方。
以羊矢和猪脂塗之，出矣。

又方 鹿角末水和塗之，即出。

治因風水腫方
卒刺涉水成腫，取韭并塩擣，置上，以火炙藥上，熱徹即愈。

火燒瘡方 取新牛矢承熱塗之。

又方 燒桃葉，塩和煑作湯洗之。

又方 以醬汁塗之，立愈。

又方 桑灰水傅，乾則易。

又方 井底青泥塗之，佳。

又方 青羊髓塗之，佳。無青羊，白羊亦得。

治灸瘡及湯火所損，晝夜啼呼不止，兼滅瘢方
羊脂半兩 猪脂壹分 松脂半兩 蠟壹分
右肆味，於松明上以小銚火燒，猪脂等皆消，以盃承取汁傅之。松明是服松木節也。

治灸瘡膿壞不差方
臘月猪脂壹斤 薤白拾枚 胡粉壹兩
右叁味，先煎薤令黄，去之，綿裹石灰壹兩煎，去之，入胡粉膏中，令調，塗故帛上貼之，日三度。

又方
白蜜壹兩 烏賊魚骨
右貳味，擣末相和，塗上，三五度差。

治火瘡方
柏白皮半兩 竹葉壹兩 甘草貳兩
右叁味，以猪膏壹斤煎三沸，三上三下，藥成去滓，待冷塗之。集驗有地黄肆兩。

治漆瘡方
湯漬芒消伍兩令濃，塗，乾即為，勿住。

又方 取市上磨刀石槽中泥津塗之。

又方 取礬石內湯中洗之。

又方 羊乳汁塗之。

又方 漆姑草挼傅之。

又方 末貫衆塗之。

沙蝨第六 方三十一首

治沙蝨毒方
以麝香大蒜合擣，以羊脂和，著小筒中帶之。

又方
雄黄 朱砂 常山等分
右叁味，五月五日午時童子合之。

又治水毒方

凡水毒中人似射工初得之惡寒頭微痛目眶疼心中煩
懊四肢振焮腰背百節皆強筋急兩膝疼或吸吸而熱但
欲睡旦醒暮劇手足逆冷二三日則腹中生蟲食人下部
肚中有瘡不痛不癢令人不覺急治之過六七日下部出
膿潰蟲上食五藏熱盛煩毒下痢不禁八九日名工不能
醫救矣覺得之當早視若瘡正赤如截者爲陽毒若瘡如
鱧魚齒者爲陰毒猶小緩不過二十日殺人欲知是中水
毒當作五六斗湯以小蒜五升㕮咀投湯中消息勿令大
熱去滓以浴若身體發赤斑文者則非他病也

水毒方

擣蒼耳取汁服一升以綿沾汁滓導下部中日三

又方　取蓼一把擣取汁服一升不過三服

又方　取藍一把擣水解以洗面目身令遍

又方

取大莓根末飲之并導下部生蟲者用汁夏月常多齎此
藥屑入水浴以方寸匕投水上流無所畏又辟射工凡洗
浴以少許投水盆中即無復毒也

蠼螋尿瘡方

取茱萸東引根土以醋和塗

又方

燒鹿角末和醋傅上已有瘡汁出者燒道邊故蒲席傅之
瘡表裏相當一名浸淫取猪牙車骨年久者搥破燒令脂
出熱塗之

蠼螋瘡方

取小豆末醋和塗之乾即易小兒以水和

又方

取楝木枝若皮燒灰傅上乾者膏和亦治小兒禿及諸惡瘡

又方

取槐白皮半斤切醋浸半日去痂洗之日五六

狐尿刺方

凡諸螗蜋之類盛暑之時多有孕育著諸物上必有精汁
其汁乾久則有毒人手觸之不王相之間則成其疾名曰
狐尿刺日夜磣痛不識眠睡百方治之不差但取僕公英
莖葉根中斷之取白汁塗之令厚壹分塗即差神驗

凡熱傷瘡及狐尿刺腫痛不可忍并風寒者皆馬屎若生桑
木趣得煙多熏之汁出即愈

惡刺方

五月蔓菁子擣末和烏牛乳封之無即凡牛乳亦得

又方　取野狐矢燒灰臘月猪膏和封孔上

又方　取桑灰汁熱漬冷即易

又方　以針砂和膠清塗之

又方

取故鞋網如棗大婦人中衣有血者如手掌大到勾棘針
二七枚三味合燒作灰以臘月猪膏和塗之蟲出

又方

蔓青子伍升

右壹味微熬末研小兒尿壹升合內瘡口中周回厚一寸
以煻火燒一升投內瘡於中漬之立愈

又方　煮槐白皮取湯漬之

又方　以苦瓠煮作湯漬之

又方　取五月五日蛇皮燒灰臘月猪膏和傅之

又方　取故鞍韉氈燒灰臘月猪膏和封之蟲出

又方　取樗根白皮。切一升。泔漬煑三沸。内孔中。亦可漬之。

肉刺方　割頭令血出。内鉛丹如米許。暴之。

又方　以刀割却。以好墨塗遍。差。

狗齩方

即以冷水洗瘡。任血出勿止之。水下血斷。以帛裹即愈。

蛇嚙方　以人屎厚塗。以帛裹縛。登時毒消。

蛇毒方　重臺末唾和封。差。大驗。

蛇蜂毒方

取瓦子摩其上唾二七。訖。然後抛瓦子却安舊處。

癭病第七　方九首

治五癭方

取鹿厭酒漬。令没。火炙乾。内於酒中。更炙令香。含咽汁。味盡更易。盡十具即愈。

又方

小麥麪壹斤　特生礜石十兩燒　海藻壹斤

右叁味。取三年酢一升。漬小麥麪。暴乾。更浸令酢盡。各擣為散。每服兩方寸匕。日四五服。藥含乃咽之。忌薑辛豬魚生菜辛菜吹火讀誦及大語用氣。

又方

昆布叁兩　海蛤貳兩　松蘿貳兩　海藻叁兩　白歛貳兩

通草貳兩　桂心貳兩

右柒味。擣為散。每以酒服方寸匕。日三服。

又方

小麥壹升醋壹升夜浸晝暴　昆布洗各貳兩　海藻洗

右叁味。擣為散。食後飲服方寸匕。日三。以差為度。

又方

昆布壹兩　海藻壹兩　海蛤貳兩　半夏洗壹兩　細辛壹兩

土瓜壹兩　松蘿壹兩　通草貳兩　白歛貳兩　龍膽貳兩

右壹拾味。擣篩。酒服方寸匕。日再。不得作生活勞動也。

又方

昆布貳兩

右壹味。切如指大。酢漬。含咽汁。盡愈。

又方

海藻壹斤　小麥麪壹升

右貳味。以三年酢一升。以溲麪末。暴乾。往反令酢盡。合擣散。酒服方寸匕。日三。忌怒。

陷脉散主二十三十年癭瘤及骨瘤石瘤肉瘤膿瘤血瘤。或大如杯盂。十年不差。致有漏潰。令人骨消肉盡。或堅或軟或潰。令人驚惕。寐卧不安。體中掣縮。愈而復發。治之方。千金云陷脉散

烏賊魚骨壹分　白石英半兩　石硫黃壹分　紫石英半兩

鍾乳半兩粉　乾薑壹兩　丹參叁分　琥珀壹兩

大黃壹兩　蜀附子壹兩炮去皮

右壹拾味。擣為散。貯以韋囊。勿令泄氣。若瘡濕即傅。無汁者以豬膏和傅之。日三四。以乾為度。若汁不盡者。至五劑十劑止。勿惜意不作也。著藥令人不疼痛。若不消。加芒消二兩益佳。千金有胡燕屎壹兩

治癭方

昌蒲貳兩　海蛤壹兩　白歛壹兩　續斷壹兩　海藻壹兩

松蘿壹兩　桂心壹兩　蜀椒壹兩汗去目閉口者　羊靨貳百枚炙

神麴叁兩　半夏洗壹兩　倒挂草壹兩

右壹拾貳味。各擣下篩。以醬清牛羊髓脂丸之。一服三丸如梧子。日一服。

陰病第八 方一十四首

治丈夫陰下癢濕方

以甘草一尺，水五升，煑洗之。生用

又方

以蒲黃粉之，不過三。

治丈夫陰腫大如斗核中痛方

雄黃壹兩，研粉 礬石貳兩，研 甘草壹尺，生用

右叁味，以水壹斗，煑取二升，洗之，神良。

治丈夫陰頭癰腫師所不能醫方

鱉甲壹枚

右壹味，燒焦，末之，以雞子白和傅之。

治丈夫陰頭生瘡如石堅大者方

刀刮虎牙及猪牙末，猪脂煎，令變色，去滓，日三塗之。

又方

烏賊魚骨末粉之，良。

治妬精瘡方

丈夫在陰頭節下，女人在玉門內，似甘瘡，作臼蝕之，大痛。其甘即不痛，以銀釵綿纏臘月猪脂，熏黃火上煖，以釵烙瘡上，令熟，取乾槐枝湔塗之，以麝香傅瘡上，令香，黃礬、青礬末傅之，小便後即傅之，不過三度。

治男女卒陰中生瘡癢濕方

黃連 梔子貳枚，擘 甘草壹兩 蛇牀子二分 黃蘗壹兩

右伍味，下篩，粉之，乾者以猪脂和塗上，深者綿裹內中，日三。

治下部痛癢生瘡槐皮膏方

槐白皮伍兩 赤小豆一小合 白芷貳兩 楝實伍拾枚 桃仁伍拾枚，去皮尖雙仁 甘草貳兩，生 當歸貳兩

右柒味，切，以苦酒漬一宿，旦以猪膏一升，微火煎，白芷黃即成，去滓，摩上，日再，并內下部中二三寸，差。

治陰莖頭瘡方

當歸叁分 黃連半兩 桃仁貳兩，去皮尖雙仁 小豆壹分 槐子半兩

右伍味，作末，粉瘡上，日三。

治陰頭生瘡方

蜜煎甘草，塗之即差，大良，效。

治陰瘡黃汁出方

煑黃蘗汁，冷漬，傅蛇牀、黃連末，極效。

又方

桃仁二七枚，熬令黃，去皮尖雙仁，末之，酒服，良。

又方

生地黃一把，并葉擣取汁，飲之，良。

千金翼方卷第二十

千金翼方卷第二十一

萬病

總療萬病第一

論曰：後生志學者少，但知愛富，不知愛學，臨事之日，方知學爲可貴，自恨孤陋寡聞。所以愍其如此，忘寢與食，討幽探微，緝綴成部，以貽未悟，有能善斯一卷，足爲大醫。凡膈上冷，少腹滿，腸鳴，膀胱有氣，冷利者，當加利藥，服訖當利出泔澱青黄水青泥，輕者一兩度加利藥去病即止，重者五六度加利藥，得日三頻大利，方得盡其根源，病乃永愈。其利法，至巳時以來，兩行三行即定，亦自加薄，終不成利病也。凡病在上膈，久冷淡癊，積聚疝瘕，癥結宿食，堅塊欬逆，上氣等固病，終日吐唾，逆氣上衝，胷脅及咽喉者，此皆胃口積冷所致，當吐盡乃差。輕者一二度，重者五六度，方愈。其吐狀，初唾冷沫酸水，次黄汁，重者出赤紫汁；若先患注人，當出黑血。下吐藥大吐，吐時令人大悶，須臾自定，不令人虛惙，得冷飲食已，耳不虛聾，手足不痺。亦有人當吐時，咽中有一塊物，塞喉不能得出者，飲一二合藥酒，須臾即吐出一物，如拳許大，似段雞子中黄，重者十塊，輕者五六枚。

右件等疾狀病之根本，若今日不出，此根本之疾雖得名醫與一二劑湯藥押定，於後食觸，其病還發，善醫者當服此藥，一出根本，即終身無疾矣。

吐利出疾法：

凡長病人　虛羸人　老人　貴人

此等人當少服，積日不已，病當內消也，不須加吐利藥。

凡加吐利藥，傷多吐利，若不止者，水服大豆屑方寸匕即定。卒無豆屑，嚼藍葉及烏豆葉亦得定。丈夫五勞七傷，陽氣衰損，羸瘦骨立者，服之即差，旬月之間，肌膚充悅，腦滿精溢，仍加補藥，加法在後章中。

療風方　用藥多少法

歷節風（貳拾兩，酒伍斗）　賊風　熱風　大風（用藥與歷節同）

偏風　猥退　癱緩風（拾貳兩，酒叁斗）

右以上風，皆帶熱，須加冷藥，仍須利藥，得利佳也。

賊風掣縱（捌兩，酒貳斗）　濕風周痺（捌兩，酒貳斗）

脚腰攣痛（拾貳兩，酒叁斗）　筋節拘急（捌兩，酒貳斗）

食熱如針刺（捌兩，酒貳斗）　熱病後汗不出（初覺叁服，壹服一盞；年久服壹升）

口喎面戾，一目不合（肆兩，酒壹斗；年久拾貳兩，酒叁斗）

起即頭旋（肆兩，酒壹斗）　頭面風似蟲行（捌兩，酒貳斗）

心悶欲嘔吐，項強，欲陰雨即發者（捌兩，酒貳斗）

因瘡得風，口噤，脊背反張如角弓（伍服，服壹盞）

療冷病方

積冷淡癊（瘦者肆兩，酒壹斗；強者陸兩，酒壹斗半）　淡飲疝瘕（六兩，酒壹斗半）

宿食吐逆（肆兩，酒壹斗）　癥癖腸鳴噫（捌兩，酒貳斗）

瘻痔癖塊欬逆上氣（貳拾兩，酒五斗）　奔豚冷氣（六兩，酒壹斗半）

噎噦嘔痢（陸兩，酒壹斗半）　久瘧（捌兩，酒貳斗）

卒中惡忤，心腹脹滿，氣急垂死（叁服，壹服壹盞，當大吐，吐出血）

瘴氣（叁服）　蠱毒（五服）　温瘧（五服）　痎瘧（五服）

冷痢（六兩，酒壹斗半）　久勞（捌兩，酒貳斗）

療婦人方（其風冷等准前）

帶下（拾貳兩，酒三斗）　崩中（六兩，酒壹斗半）　月水不通（六兩，酒壹斗半）

冷病絕產（六兩，酒壹斗半）　斷緒（捌兩，酒貳斗）　產後諸疾（八兩，酒貳斗）

月水不調，月前月後，乍多乍少（四兩，酒壹斗）

落身後病（六兩，酒壹斗半）　重者子宮下垂（拾貳兩，酒叁斗）

大排風散　主一切風冷等萬病方

芫花　狼毒　欒荆　天雄去皮　五加皮
麻花　白芷　紫菀　烏頭去皮　附子去皮
莽草　茵芋　栝樓　荆芥　躑躅
荛花　大戟　王不留行　赤車使者
麻黄各貳拾分　石斛　半夏　石南　署預
長生各拾肆分　藜蘆柒分　狗脊　人參　牛膝
蓯蓉　蛇床子　菟絲子　萆薢　車前子
秦艽各柒分　薏苡　五味子　獨活　藁本
柴胡　牡丹　柏子人　芎藭　芍藥
吴茱萸　桔梗　杜仲　桂心　橘皮
續斷　茯苓　細辛　乾薑　厚朴
茯神　山茱萸　防已　黄耆　蜀椒
巴戟天　高良薑　紫葳　黄芩　當歸
菖蒲　乾地黄　通草各肆分

右六十七味，分熬鍊。直置振去塵土。即擣麤篩。下藥三兩。黍米三升。麴末二升。上酒壹斗伍升。淨洮米。以水伍升煑米極熟。停如人肌。下麴末熟㩳。次下散㩳如前。次下酒攪之。百遍貯不津器中。以布片蓋之一宿。旦以一淨杖子攪三十匝。空腹五更溫一盞服之。以四肢頭面習習為度。勿輒加減。非理造次。必大吐利。欲服散者以絹篩下之。一服方寸匕。只一服勿再也。水飲漿酒皆得服之。丸服者蜜和服如梧子七丸。惟不得湯服也。須補者藥少服令內消。即是補也。千金方有白术、食茱萸，無麻花、半夏、赤車使者、高良薑、紫葳，止六十四味，名芫花散，一名登仙酒，又名三建散。按後加減法中有遠志，而此方中無，疑此脫遠志也。

◯凡服此藥法，先多服，令人大吐下利三五度後，乃少服方可得益也。其加增藥法如左。

麻花　烏頭　王不留行　赤車使者
麻黄　躑躅　茵芋　芫花　五加皮
白芷　莽草　附子　栝樓　荆芥
天雄　芎藭　藁本　署預　巴戟天
細辛　獨活　當歸　黄耆　乾薑
厚朴　防已　山茱萸　大戟　萆薢
桔梗　牡丹　柏子人　狗脊　薏苡
秦艽　菖蒲

右三十六味，並主風多者。患之者準冷熱加減之。

蓯蓉　芎藭　續斷　蛇床子　王不留行
桔梗　芫花　天雄　附子　躑躅
茵芋　當歸　秦艽　芍藥　乾薑
狗脊　萆薢　石南　蜀椒　乾地黄
菖蒲　署預　石斛　牛膝　細辛
柴胡　車前子　桂心　柏子人　五加皮
杜仲　薏苡

右二十二味，主濕痺腰脊。患之者準冷熱加減之。

秦艽　藁本　狗脊　萆薢　通草
石南　芎藭　續斷　牛膝　乾地黄
石斛　薏苡　菟絲子　杜仲　天雄去皮
附子去皮

右十六味，主攣急嚲曳。患之者準冷熱加減之。

莽草　防已　藜蘆

右三味，主身痒疥瘙。患之者準冷熱加減之。

紫菀　牡丹　茯苓　茯神　柏子人

蕘花　人參　遠志　細辛

右玖味，主驚癇患之者，準冷熱加減之。

蜀椒　長生　躑躅

右叁味，主鬼魅患之者，準冷熱加減之。

紫菀　芫花　藜蘆

右叁味，主蠱毒患之者，準冷熱加減之。

高良薑　桔梗　芫花　山茱萸　茯苓

人參　柴胡　牡丹　蕘花　蓯蓉

巴戟天　芍藥　乾薑　附子　烏頭去皮

麻黄　莽草

右壹拾柒味，主痼冷積聚腹痛堅實患之者，準冷熱加減之。

厚朴　橘皮　桔梗　大戟　藜蘆

半夏　乾薑　藁本　人參　吳茱萸

右壹拾味，主腹痛脹滿吐逆患之者，準冷熱加減之。

茯苓　厚朴　芫花　半夏　細辛

烏頭　黄芩　柴胡　山茱萸

右玖味，主淡實患之者，準冷熱加減之。

厚朴　乾薑　紫菀　茯苓　桔梗

蕘花　烏頭　人參　細辛　柴胡

右壹拾味，主胷滿痛患之者，準冷熱加減之。

紫菀　署預　石斛　細辛　巴戟天

牡丹　當歸　人參　菖蒲　五味子

桔梗　柏子人　吳茱萸　山茱萸　乾地黄

右壹拾伍味，主補五藏虚損患之者，準冷熱加減之。

柏子　續斷　黄耆　署預　芍藥

巴戟天　五味子

右七味，主益氣患之者，準冷熱加減之。

肉蓯蓉　蛇床子　五味子　附子　天雄

萆薢　栝樓　署預　遠志　巴戟天

菟絲子　牛膝　柴胡　車前子　細辛

茯苓　杜仲　五加皮　石斛

右壹拾玖味，主益精髓患之者，準冷熱加減之。

乾地黄　菟絲子　天雄　附子

右肆味，主補骨髓患之者，準冷熱加減之。

當歸　藁本　白芷　乾地黄　五加皮

石斛　菟絲子　署預　五味子　厚朴

右壹拾味，主長肌肉患之者，準冷熱加減之。

五加皮　杜仲　續斷

右叁味，主陰下濕痒患之者，準冷熱加減之。

茯苓　人參　栝樓

右叁味，主消渴患之者，準冷熱加減之。

栝樓　茯苓　芍藥　橘皮　秦艽

山茱萸　車前子

右柒味，主利小便患之者，準冷熱加減之。

菖蒲　栝樓　山茱萸

右叁味，止小便利患之者，準冷熱加減之。

人參　細辛　菟絲子　狗脊

右肆味，主明目患之者，準冷熱加減之。

芎藭　白芷

右貳味，主止淚患之者，準冷熱加減之。

細辛益肝氣　遠志　人參補心氣

右叁味，補益氣患之者，準冷熱加減之。

石南　萆薢　狗脊　車前子　石斛

右伍味，補養腎氣，患之者準冷熱加減之。

蜀椒　當歸　麻黄　桂心　吳茱萸

紫菀　荛花　藜蘆　附子　半夏

烏頭　菖蒲　遠志　細辛　芫花

五味子

右壹拾陸味，主欬嗽上氣，患之者準冷熱加減之。

蛇床子　石斛　細辛　署預　橘皮

右伍味，主下氣，患之者準冷熱加減之。

附子　乾薑　人參　桂心　橘皮

厚朴

右陸味，主霍亂，患之者準冷熱加減之。

萆薢　通草主淋　厚朴　山茱萸　莽草主三蟲

紫菀　當歸　白芷主崩中帶下　黄芩　蛇床子主寒熱漏

芎藭　牛膝　栝樓　紫葳

右壹拾肆味，主月閉，患之者準冷熱加減之。

麻黄　栝樓　柴胡　桂心　芍藥主傷寒

通草　菖蒲　遠志　人參主健忘　附子

黄芩　乾薑　蜀椒主下　紫菀　伏苓

芎藭

右壹拾陸味，主唾稠如膠，患之者準冷熱加減之。

論曰：所加之藥，非但此方，所須普通諸方，學者詳而用之。

阿伽陀圓主萬病第二

阿加陀藥，主諸種病及將息服法，久服益人神色，無諸病方。

紫檀　小蘗　茜根　鬱金　胡椒各伍兩

右伍味，擣篩為末，水和，内臼中更擣一萬杵，圓如小麥大。陰乾，用時，以水磨而用之。

諸咽喉口中熱瘡者，以水煑升麻取汁半合，研壹圓如梧子大，日服之，貳服止，禁酒肉五辛，宜冷將息。

諸下部及隱處有腫，以水煑牛膝乾薑等取汁半合，研壹圓如梧子大，日服之，四服止，禁酒肉五辛生冷醋滑。

諸面腫心悶因風起者，以水煑防風取汁半合，研壹圓如梧子，日服之，貳服止，不須隔日，禁酒五辛醋肉。

諸四體酸疼，或寒或熱，以水煑麻黄取汁半合，研壹圓如梧子，日服，止，禁酒肉及麪五辛。

諸蠱下部有瘡，吞壹圓如梧子大，又煑艾槐白皮取汁半合，研壹圓灌下部，二度，禁酒肉。

諸卒死服者多活，看其人手脚頭面腹腫，觀顔色無定者，有此色而加痢者，並不堪治，以冷水弱半合，研貳圓如小豆灌口，一服不差，更與一服，若損，惟得食白粥鹽醬，禁酒肉五辛。

諸被魘禱，當心常帶壹圓，又以水一酸棗許，研壹圓如小豆，服之，叁服止，無所禁忌。

諸被蛇及惡獸等毒，若未被其毒，直須辟除，隨身帶行，便即遠離，入草已被毒者，以麝香壹相思子大，又以水壹酸棗許，共藥壹圓如小豆，於水内研服，并以紫檀以水研取汁，用研藥塗其瘡毒處，禁酒肉五辛。

諸被一切鬼神及龍毒氣者，其人飢渴寒熱，時來時去，不知痛處，或恍惚，龍毒者其人昏昏似醉，膚體斑駮或青，取藥壹圓如梧子，以水酸棗許共藥研灌鼻，及服貳服止，無所禁。

諸被鬼繞糺失心癲狂，莫問年月遠近，以艾汁壹酸棗許研藥貳圓如小豆服之，若無青艾，取乾艾水浸搦取汁用亦得。肆服止，并帶壹圓，常可隨身，口味無所禁忌。

諸傳尸復連夢想顛倒。身體瘦損。不知病所。乍起乍卧。先以水研雄黄一梧子大。取汁。酸棗許。研貳圓如小豆大。服之。貳服止。并挂壹圓著病者房門上。及帶壹圓隨身。口味無忌。

諸消渴者。以朴消少許。以水攪消。取汁半合許。研貳圓如小豆。服之。渠服止。禁五辛酒肉麪。

諸患淋不問遠近。以芒消少許。以水攪取壹酸棗許汁研藥貳圓如小豆大。服之。便止。禁酒肉。

諸患丁腫。以水壹升煮玄參取汁。研藥服。叁服止。又以水半合研玄參根取汁。和藥塗上。叁遍。不須隔日。惟食白粥飯。自外鹽以上皆不食。

諸卒肖腸熱眼暗口臭。以水煮苦竹葉取汁半合。研藥壹圓如梧子。貳服止。禁酒肉。

諸難產。以蒜蔣二七水煮取汁半合。研藥壹圓服之。若無蒜蔣。研薑黄取汁。研藥吞壹圓。空吞亦得。將息如產時。

諸熱瘡無問遠近。以水煮大黄取汁半合。研藥壹圓如梧子服之。貳服止。又水研大黄取汁。以藥壹圓研塗瘡上。日叁遍。禁房麪五辛。宜令將息。

諸吐血若因熱吐者。不問遠近。服之並差。冷吐者不治。以葛蒲汁壹酸棗許。研藥貳圓如小豆。服之。肆服止。須微暖將息。忌酒肉五辛。

諸鼻中血不止。以刺薊汁壹酸棗許。研貳圓如小豆。服之。并研灌鼻。貳服灌止。若無刺薊之時。取乾者水煮取汁。依前法服。禁酒肉五辛。

諸噎病。以水研栝樓取汁壹雞子大。研藥壹圓如小豆。服之。肆服止。忌生冷。

諸赤白帶下。以牡丹皮刺薊根各貳分。以水貳升煮取壹升。分伍服。研藥壹圓如梧子。服之。伍服止。禁生冷五辛酒肉。

後補法

地榆貳分　桑螵蛸貳分　壹云桑耳

右貳味。水貳升。煮取汁壹合。分作貳服。取汁壹合。研藥壹圓服之。

諸得藥毋以冷水半合研藥壹圓如梧子服之。貳服止。禁酒肉五辛。宜五日冷將息。

諸卒得惡忤。以人乳汁半合研藥壹圓如梧子大。灌鼻。以水半合研藥壹圓如梧子。灌口。三日禁食。

諸寒瘧。以水一升煮恒山壹兩取汁半合。研藥壹圓如梧子大服之。貳服止。先取藥如麻子大。以冷水研灌鼻中二四噎。病者垂頭卧。便得痛痒。又更灌一邊。令相續。然後服藥。七日少食。禁如前。

諸蠱毒甘濕。以生犀角白檀香以水煮取汁壹雞子殼許。研藥貳圓如小豆。并蚺蛇膽壹圓共研服之。叁服止。若甘濕藥及蚺蛇膽各圓之。以綿裹內於下部中。叁度止。

諸益神色除諸病辟惡氣。每日以白蜜如棗核大。研藥壹圓如小豆服。長帶少許。亦禁如前。

諸草藥毒迷悶。以泥裹冬瓜燒絞取汁半合。研壹圓如梧子服之。若無冬瓜。用水服之。三日慎食。

諸眼驚恐常帶藥壹圓如梧子。夜卧安頭邊。不得著身。每夜欲卧。服壹圓如梧子。以水一升。煮牡蒙貳分取汁半升。分叁服。七日慎食。

諸心勞虛弱。以水煮茯神人參取汁半合。研壹圓服之。拾服以上止。慎生冷。

諸心風虛熱。以竹瀝漬防風擣絞取汁半合。研壹圓如梧子服之。柒服止。慎酒肉五辛醋麪。

諸心驚戰悸，以水壹升，切茯苓牡蒙遠志各貳分，煑取汁半升，分叁服，壹服研壹圓服之。伍服止。

諸多忘恍惚，以水煑人參取汁半合，研壹圓服之。伍服止。亦可柒服。慎如前。

諸温疫時氣，以水煑玄參取汁壹合，研壹圓如小豆服之。肆服止。量宜緩急，惟得食粥及冷食，餘皆禁。

若患勞家遞相染，煑服時，并取艾作炷長叁寸，門閫當心灸柒壯即解。

諸嘔吐，水煑白檀生薑取汁半合，研壹圓如梧子服。叁服止。七日慎食如前。

諸噦病，水壹升，煑通草橘皮各半兩，取汁叁合，分再服，研貳圓如小豆服之。貳服止。慎生冷。

諸小兒驚啼，以水煑牡蒙取汁半合，研壹圓如梧子，塗乳上，令兒飲。乳母慎酒肉五辛。

諸産後血結，以生地黄汁半合研壹圓如梧子服之。貳服止。血便消下。忌食酒肉。

諸熱風痺，風氣相擊，令皮膚厚澀，關節不通，以防風牡荆子各壹分，畢撥壹分，以水壹升煑取汁叁合，分叁服。每旦壹服研壹圓如梧子大服之。拾服止。慎酒肉五辛。

諸熱風上衝頭面，上痒鼻中痒，兼時行寒熱，若食嘔吐，以人參壹分，防風生薑各貳分，以水壹升伍合，煑取汁叁合，分叁服。取汁壹合，研壹圓如梧子服之。柒服止。慎如上法。

諸黄疸病，以黄芩苦參各貳分，以水壹升煑取伍合，分叁服。壹服研壹圓如梧子服之。若渴，内茯苓栝樓各貳分，依前以水煑服。惟得與粥。

諸卒失瘖不語，以防風壹兩和竹瀝擣絞取汁半合，研壹圓如梧子。貳服止即語。重者不過伍服。禁酒肉醋麪生冷等。

諸懷孕三月以上至臨産不問月日多少，忽染種種疾，或好傷落及至水腫天行時氣，此醫人不許服藥，惟得此藥。叁服以上，重者不過拾服即差。母子不損，平安分解。前件諸病可作湯研藥服之，甚良。

諸産後先痢鮮血，後雜膿及腹中絞痛，橘皮桔梗各貳分，生薑壹兩，水壹升煑取半升，分叁服。壹服研壹圓如梧子服之。七日慎生冷油膩醋麪。

諸小兒新得風癇，以竹瀝半合研壹圓如梧子服之。貳服止。慎如前。

諸女子數傷胎，帶壹圓如酸棗大，夜即解安頭邊，不得著身。每旦服壹圓如梧子。三日止。無忌。

諸卒腹脹，水煑當歸取汁半合，旦服壹圓如梧子。貳服止。慎生冷。

諸臍下絞痛，以水煑芎藭取汁半合，研壹圓如梧子。叁服止。七日慎食生冷。

諸蛇蠍蜈蚣毒，以水磨鬱金取汁半合，研壹圓如梧子服之。貳服止。并研壹圓如小豆，遍塗瘡上。忌如前。

諸霍亂因宿食及冷者，吐逆腹中絞痛吐痢，若冷者，以桔梗乾薑以水煑取汁壹酸棗，研貳圓如小豆。貳服止。因熱者用梔子仁以水煑取汁，依前法服。皆慎生冷。

諸注病，以水煑細辛取汁壹酸棗許，研貳丸如小豆服之。五服止。冷者温將息。

諸中惡，以水煑甲香取汁壹酸棗許，研貳圓如小豆服之。

耆婆治惡病第三　方壹拾壹首　論柒首

論曰疾風有四百四種總而言之不出五種即是五風所攝云何名五風一曰黃風二曰青風三曰白風四曰赤風五曰黑風其風合五藏故曰五風五風生五種蟲黃風生黃蟲青風生青蟲白風生白蟲赤風生赤蟲黑風生黑蟲此五種蟲食人五藏若食人脾語變聲散若食人肝眉睫墮落若食人心遍身生瘡若食人肺鼻柱崩倒鼻中生息肉若食人腎耳鳴啾啾或如車行雷鼓之聲若食人皮皮膚頑痹若食人筋肢節墮落五風合五藏蟲生至多入於骨髓來去無礙壞於人身名曰疾風疾風者是癩病之根本也病之初起或如針錐所刺名曰刺風如蟲走名曰遊風遍身掣動名曰瞤風不覺痛癢名曰頑風肉起如桃李小棗核從頭面起者名曰順風從兩脚起者名曰逆風如連錢團圓赤白青黑斑駁名曰癬風或遍體生瘡或如疥癬或如魚鱗或如榆莢或如錢孔或痒或痛黃汁流出肢節壞爛悉為膿血或不痒不痛或起或滅青黃赤白黑變易不定病起之由皆因冷熱交通流入五藏通徹骨髓用力過度飲食相違房室不節虛動勞極汗流遍體因茲積熱風熱徹五藏飲食雜穢蟲生至多食人五藏骨髓皮肉筋節久久壞散名曰癩風是故論曰若欲療之先服阿魏雷圓散出蟲看其形狀青黃赤白黑然後與藥療千萬無有不差胡云迦摩羅病世醫拱手無方對治名曰正報非也得此病者多致神仙往往人得此疾棄家室財物入山遂得疾愈而為神仙今人患者但離妻妾無有不差

阿魏雷圓散方

阿魏　紫雷圓　雄黃　紫石英各叁分

朱砂　滑石　石膽　丹砂　雚蘆

白斂　犀角各半兩　斑貓去足　芫青去足翅各肆拾枚

牛黃伍分　紫鉚壹兩

右壹拾伍味擣篩為散空腹服壹錢七清酒貳合和藥飲盡要大飢即食小豆羹飯為良莫多食但食半腹許即止若食多飽則蟲出即遲日西南空腹更壹服多少如前若覺小便似淋時不問早晚即更服藥多少亦如前大飢即食若覺小便時就盆子中出看之蟲從小便出當日即出或二日三日乃出或四日五日出或殺藥人七日始出其蟲大者如人指小者大如小麥或出三四枚或五六枚或七八枚或十枚或三二十枚黃蟲似地黃色赤蟲似碎肉凝血色白蟲似人涕唾或似魚腦或似薑豉汁青蟲似綠或似芫青色黑蟲似墨色或似爛椹又似黑豆豉其蟲得藥者死死者即從小便中出大便中亦有出者不淨不可得見若出黑色蟲即是黑風不可理之無方可對若出黃蟲即是黃風當用小便七八升大瓮盛之如竈法安瓮不津者盛小便中常令使暖入中浸身一日再三度一入中坐浸如炊二三斗米頃若心悶即出湯數食莫令飢虛則於人無力七七四十九日即為一徹以差為度或一年二年忌房室房室脉通其蟲得便病即更加其患非冷熱風治如此此是横病非正報也若出青蟲即是青風患起由冷風至多其蟲皆青即是東方木中毒風青蟲宜服自身小便亦名花水亦名清湯亦名還中水服法空腹服一七日一服六合旦起日初出即服服不過一升飢即食不得食五辛豬肉雞犬穢食臭惡之食大嗔怒房室皆忌之服法第一忌之至二七日一日再服服別四合服小便常取空腹服之則不過一升三七日一日三服至四七日小便出即服乃至周年以差為度服之不過一升百日外小便至少一日之中止可一度二度服之服

大香美好如羹如漿。忌法三年。犯則難差。不犯永愈。青蟲如此是横病。非正報也。出白蟲者即是白風。赤蟲者即是赤風。同爲一等療。二風由熱爲根。蟲皆赤白。乃是南風西風入五藏。通徹骨髓。成患爲疾。此之二風與苦參消石酒飲之。除患最疾。熱去。其患即愈。

苦參消石酒方 浸酒法在後

苦參　消石　好清酒

右三味。先與清酒下消石浸之二七日或三七日。然後與苦參同入酒瓮中。盛浸之七日。漸漸服之。飲法空腹服之。一日三服。初七日中一服如半雞子許。七日後可飲一升。任情飲之。多則爲善。患去則速。風動亦多。勿使醉吐。寧漸少飲。不用多飲。赤白二風。此藥至日無有不愈。餘非難治。何以故。熱爲根本。故苦參能治熱。消石除熱消蟲。赤白二蟲但聞消石氣皆變爲水。能去熱根本。若患赤白二風。不問年月多者五年以外。加黃消石加酒苦參乃至三四兩。無有不愈。乃至三十年無鼻柱。肢節墮落者。但非黑蟲。皆悉永愈。第一忌房室大瞋怒大熱食。禁粘食五辛生冷大醋酪白酒豬魚雞犬驢馬牛羊等肉。皆爲大忌。自餘不禁。此爲對治非正報也。若人頑痺不覺痛痒處者。當作大白膏藥摩之。一日三四度。七日徹。或二三七日徹。乃至七七日四十九日。名曰一大徹。頑痺即覺痒。平復如本即止摩。若不平復。但使摩之。以差爲限。不過兩大徹三大徹。無有不愈。針刺灸燒割劫。亦不及摩之爲良。乃至身上多有瘡痕。生摩之悉愈。

大白膏方

白芷　白朮　前胡　吴茱萸各一升

芎藭二升　蜀椒　細辛各三兩　當歸

桂心各二兩　苦酒四升

右壹拾味。以苦酒浸藥經一宿。取不中水豬脂十斤。銅器中煎。令三沸。三上三下。候白芷色黃膏成。貯以瓶中。隨病摩之即愈。若遍體生瘡膿血潰壞。當作大黑膏摩之。

大黑膏方

烏頭　芎藭　雄黃　胡粉

木防己　升麻　黃連　雌黃

藜蘆　礬石各半兩　杏仁去皮尖　巴豆各四十枚

黃蘗一分　松脂　亂髮各如雞子大

右一十五味。擣篩爲末。以豬脂二升合藥煎。亂髮消盡膏成。用塗瘡上。日三傅。先以鹽湯洗。然後塗之。勿令婦女小兒雞犬見。若患人眉睫墮落不生者。服藥後經一百日外。即以鐵漿洗其眉睫處所。一日三度洗之。生毛則速出。一大徹眉睫如本。與不患時同也。

浸酒法

苦參去上黃皮。薄切。暴乾。擣令散。莫使作末。秤取三十斤。取不津瓮受兩斛者。瓮底鑽作孔。瓮中底頭著二三十青石子。如桃李雞子許大。過底孔上二三寸。然後下苦參。下消石末酒。一時著瓮中。遣童子小兒年十三四者和合調停。然後即與五六重故紙繫瓮口。用小瓮口合上泥之。莫使漏氣。取酒服時。法孔中出酒服之。一日一服或再服亦得。還如法密塞孔。勿漏洩。不得開瓮口取酒。酒欲盡時。開瓮口。取苦參滓急絞取酒。其滓去却。其酒密處盛之。莫使漏氣。服酒法一一如前。無有不愈。若患不得差除者。皆由年多。十年者更作此藥酒至兩劑。無有不愈。依法如前。雖用良醫治之。亦須好酒。須行忠直。不得不孝不義。患除則速矣。

論曰。苦參處處有之。至神良。黃消石出龍窟。其狀有三種。一者黃消石。二者青消石。三者白消石。其形如鹽雪體濡。燒之融似曲蟮。見鹽爲水。消石真者燒鍊皆融。真僞可知。三種消石。黃者爲上。青者爲中。白者爲下。用之殺蟲皆不如黃者最良。黃消石立殺人身中橫蟲。去蟲至速。除大風大強藥。青消石者至神大藥。出在烏場國石孔中。自然流出。氣至惡大臭。蜂蛇飛蟲皆共宗之。其氣殺蟲。消石與苦參酒相入。治熱至良。去風至速。方稀有用時乃勝於白消石。此青消石體狀也。如似世間膠漆。成時亦如陳蜜。亦如餳餔。少必枯體澤。又似塵汙脂蜜。氣味至惡。此藥道士貴服。則去人身中橫蟲。不能得用時。先與三升酒浸之二十日。多日爲佳。其勢倍效。皆大驗。然後與苦參同浸。

論曰。黃青白消石等是百藥之王。能殺諸蟲。可以長生。出自烏場國。採無時。此方出耆婆醫方論治疾風品法中。黃力三歲譯後演七卷治疾風品法云。服藥時先令服長壽延年符。大驗。蕩除身中五藏六腑游滯惡氣皆出盡。然後服藥得力。其疾速驗無疑。符力亦是不思議神力。先服藥者無有不效。又生造藥入瓮中時。令童子小兒和合訖。即告符書鎮藥。符鎮在瓮腹。令藥不壞。久久爲好。一切神鬼不可近之矣。

論曰。疑師不治病。疑藥不服之。服之即不得力。決意不疑者必大神驗。一切藥有從人意。即神。疑人必失。及久多必損。不疑久者有益。治病當有愈。醫論如此。說是以令知服藥先服藥符大驗。遣諸惡氣。藥勢必當有效。朱書空腹服之。訖。即服藥如前說。

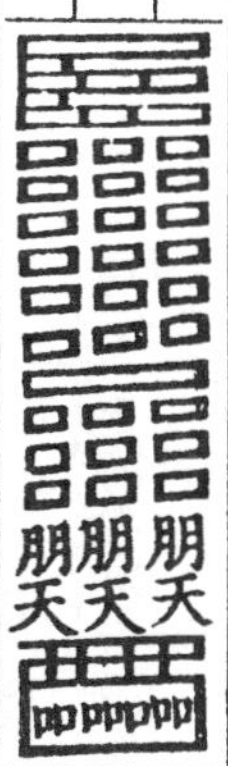

朱書此符

先服此符。然後服藥。一服之後。更不須再服。書符用六合日。勿令小兒女子六畜雞犬等見之。符成不忌。

論曰。病起從上者名爲順。病則易治。治則病疾愈。從下起者名爲逆病。難治。倍藥可差。

論曰。患在五藏骨髓者。非湯藥不愈。患在皮膚肉脉中者。針刺可差。湯藥益人精神。久有益。患易除。愈盡其根源。針灸雖得目下解急。於人神濁。養性延年要是湯藥。非針灸之所及也。湯丸散酒延年益壽。燒灸針刺於身不利。

論云。疾有多種。所患不同。有蟲癩。疥癩。風癩。金癩。木癩。水癩。火癩。土癩。酒癩。麪癩。此皆作癩。

蟲癩者。得即生瘡。膿血潰爛。眉髮墮落。三年爛壞。蟲如馬尾。此患難治。加藥乃愈。

疥癩者。狀如癬瘙。身體狂痒。十年成大患。加藥乃愈。

風癩者。風從體入。或手足刺痛。風冷痹癡。不療二十年後成大患。加藥乃愈。

金癩者。是天所爲。負功德崇。初得眉落。三年食鼻。鼻柱崩倒。難治。加藥乃愈。

木癩者。初得先落眉睫。面目痒如復生瘡。三年成大患。宜急治之。加藥乃愈。

水癩者。先得水病。因却留停。風觸發動。落人眉鬚。宜急治之。經年病成。加藥乃愈。

火癩者。先於身體生瘡。如火燒瘡。或斷人肢節。七年落眉睫。八年成大患。難治。加藥乃愈。

土癩者。身體瘖瘰如雞子彈丸許。宜急治之。六年成大患。加藥乃愈。

酒癩者。飲酒大醉。不覺卧黍穰中。經夜方起。遂即成疾。眉鬚墮落速治可差。

麪癩者，遍身有瘡生蟲。其蟲形如麪麩，舉體艾白。此病難治，加藥乃愈。

凡三十九種病，或面皰起，身體頑痺，不覺痛癢，或目圓失光，或言音麤重，或瞋掌多睡，或從腰寬，或從足腫，種種不同，莫能識者。病狀一般，或所得各異，若眉鬚墮落，皆由風冷，因濕得之。或因汗入水，冷氣太過；或飲酒大醉，濕地而卧；或立當風，衝樹下露坐；或房室過度，流汗極體，取冷風入五藏，遂成斯患。是故論出患之所根本，藥之分劑，未來病者，按而用之，無有不愈。

浸湯方

桃柳各十斤　莨菪　藜蘆　烏頭去皮

茵芋　丹參　楮葉　白羊躑

柏葉　棃皮　大黄　鬼箭

桑甲　藁本　棗葉　松葉

食茱萸各二斤　塩五升

右一十八味，細剉，内大釜中，以水七斛，煎取汁四斛，去滓，内槽中。令病者卧浸，旦至食時便出，日中時復入，日西復出。其湯常欲得煖，以自消息。出湯即用十種粉粉之，不得使風入。被覆温卧，使身汗流，病即差。若風多，可加藥如左。

蒴藋　艾葉　瓜根　虎掌各三斤

兔絲　木防已　狐骨各五兩　礬石二兩

大塩一升　馬牙消三兩

右壹拾味，擣篩為散，出湯用粉粉身，使風不入。諸癩病生瘡，一切諸惡瘡，止用粉粉之，立差矣。

又作酒法

茵芋　烏頭去皮　天雄去皮　附子去皮

蜀椒　防風　石南　乾薑

桂心　躑躅花　莽草　甘草各一兩

右壹拾貳味，㕮咀，絹袋盛之，清酒壹斗漬之，春秋七日，夏五日，冬十日。一服三合，日三服，以知為度。不知，漸增，禁如藥法。

仙人黄靈先生用天真百畏丸治一切癩病方

淳酒二斗，以銅器中煮之，減半，然後内藥　丹砂　水銀

桂心　乾薑　藜蘆　烏頭炮去皮

蜀椒汗　菖蒲　柏子人各壹兩

右壹拾味，擣篩為散，内酒中，訖，復下淳漆二升，攪令相得，可丸如梧子，作九百九丸，日服一丸，日二十日，眉鬚生，三十日復本也。

九霄君治十種大癩不可名狀者服之，病無不愈方。

用三月庚寅日取蔓菁花四斤，陰乾末之，五月辛酉日取兩井水一斗，内銅器中煎之，令濃，然後内。

桂心末　附子末炮去皮　藜蘆末各壹兩　乾漆末四合

石榴末一升

右五味藥末，攪使相和，煎令成丸，如彈丸大，服一丸即愈。若不差者，不過三四丸即愈，大驗。此方出九霄君守朴經。

仙人治癩病神驗方

取松葉不問多少，煑三五遍，令苦味盡，暴乾，擣末，如麪。先食服二方寸匕，日三，漸增之，或可至四兩，隨人多少，至壹斤。飢即服之，能愈萬病，又益壽延年，殺三蟲，食人五藏動發，若病難忍，四肢重不仁，婦人產後餘疾，月水往來不得，續男女少者，藥悉主之。

礬石釀酒方

礬石燒　石膏　代赭　恒山

蜀椒去目閉口者汗 遠志去皮 狼毒 半夏洗
芒消 礜石鍊 玄參 麻黄去節
防風 桔梗 秦艽 石南
石韋去毛 黄連 䔉草 乾地黄
凝水石 菟絲子 甘草炙 䕡茹 白石英各壹兩
杏人貳兩去皮尖熬

右二十五味。擣篩。盛韋囊中。以時麴三斤。米三斗作酒。酒熟。合藥封之。冬十日。春七日。夏三日。秋五日。出藥去滓。服酒如一雞子。酒勢盡復進之。所治無有不愈。愈日再。十日知。三十日愈。百日面白如桃李花色。耳目聰明。邪氣蕩除。去魂還復。服藥當齋戒。有效驗矣。

蹋麴療冷第四 方六

鹽麴主一切風冷氣等萬病方

麴末五升 鹽末一升五合

右二味。熟擣。分作五袋。旦取二袋炒令熱。以薄袋各受一升。內藥於中。更迭盛之。於室內臥。以腳蹋袋。以被覆之。取汗。其藥冷。即易。初一日一夜。限以十度炒之。於後連日連夜數炒頻蹋。不得暫停。其藥既易。多無力。即棄之。別取新者。惟候遍體汗盡。其病方差。特須細心。多日久候。汗盡乃止。未盡時間數有悶亂。惟食香漿粥飯。特忌生冷。所臥床上數白熟羊皮刺風汗。並盡然後乃補之。三部脉微弱者勿用之。

補酒方

石韋去毛十兩 石南炙三兩 仙靈脾十四兩 細辛五兩

右四味。切。和以水一斗。煎取二升。去滓。經宿澄杏仁一升。去皮尖及雙人。擣以水八升。研取汁。煎取二升半。經一宿。以二汁合之。計得四升半。以乾麴一斗五升。先以五加皮汁浸麴停一宿。其次下石韋等汁。一時合和。以上黍米七升八分爲七酘。三日下酘。凡三十九日即熟。取麻子一升。淨擇炒令香熟。擣作末。以絹袋盛內酒中。經三日。量力稍稍服之。以知爲度。其補日與蹋麴日等。盡補以來。大小便不得出屋。忌房室喜怒。若犯忌。後發難差。其無酒可補者。別補方如左。

羊肚肝腎心肺一具以熱湯淨洗肚白餘藏皆生細切 犛牛酥
胡椒 蓽撥各一兩 豉心半升 葱白三握去鬚細切

右五味。合和。以水六升。緩火煎取三升。絞去滓。和藏等并餘汁並內肚中。以繩急繫口。更別作絹袋一口。稍小於羊肚。煑之。若熟。東熟出。以刀子并絹袋刺作孔。瀝取汁。空腹服令盡。餘者任意分作羹粥食之。其無五藏可得。用羊骨以補之。其方如左。

生羊骨一具捶碎

右以水一石。微火煎取三升。依食法任意作羹粥食之。其不食肉者。以油麪補之。方如左。

生烏麻油一升 折粳米泔清汁一升

右二味。合和。微火煎盡泔清汁。惟有油在即止。停冷以用作食補法如左。

以上油三合 鹽汁七合

右二味。先以鹽汁和油攪令鹹淡得所。即用以溲麪一升。依常法作餺飥。煑五六沸。漉出置冷水中。更漉出置盤上令乾。後更一葉葉擲釜中。又煑如常法。十度煑之。麪毒乃盡。以油隨意多少和豉令味足。以澆食大好。

內釀法主婦人絕産及冷結氣宿食不消男子五勞方

生地黄五升細切以水洗漉乾擣取汁 麴末二升

右二味。合和。內小甕子中。密塞口勿泄。春夏秋三十日。冬埋入地三尺四十九日出之。暴乾擣篩，以糯米作粥一升，以散二方寸匕和服之，日三。任意服之，不限時節，便以爲常食，取飽足而已，更不得餘食也。服盡以來，其病並差。七日後任如常食。

千金翼方卷第二十一

飛鍊

飛鍊研煑鍾乳及和草藥服療第一 論一 方六

鍊鍾乳法

鍾乳無問厚薄，但令顏色明淨光澤者即堪入鍊，惟黃赤二色不堪用。一斤置金銀器中，可鎮心益氣，無者用瓷器亦得。大鐺中著水，置乳器於水，令沒，煑之，常令如魚眼沸，水減更添。若薄乳三日三夜，若鴈齒及厚肥乳管者七日七夜，候乳色變黃白即熟。如疑生，更煑滿十日爲佳。煑訖出金銀器，其鐺內水盡黃濁，弃之，勿令人服。若服此水，便戟人咽喉，傷人肝肺，令人頭痛，又令人下利。有犯者，噉猪肉即止。弃此黃汁，更著清水，還內上件乳器煑之半日許出之，其水猶清不變即止，乳無毒矣。

研鍾乳法

取所鍊鍾乳，於瓷器中用玉鎚擣令碎，著水研之，水盡更添，常令如稀泔狀。乳細者皆浮在上，麤者沉在下，復繞鎚研之易碎。滿五日狀如乳汁，至七八日其乳放白光，非常可愛。取少許置臂上拭之，狀如捻書中白魚，滑自然白光出，便以水澆之，不隨水落便熟。若得水而落者即生，更須研之，以不落爲度。熟已，澄取暴乾，丸散任意服之。

崔尚書乳煎鍾乳，主治積冷上氣，坐卧不得，并療風虛勞損，腰脚弱，補益充悅，強氣力方。

鍾乳參兩

右壹味，研如麪，以夾帛練袋盛，稍寬容，緊繫頭，內牛乳壹大升中煎之，三分減一分即好。去袋空飲乳汁，不能頓服，分爲再服亦得。若再服，即取晚間食消時服之，如能頓服，即平旦盡之。不吐不利，若稍虛冷人即微下少鴨溏，亦無所苦。明旦又以一大升牛乳，准前煎之，依法餌之。其袋子每煎訖即以少許冷水濯之，不然氣不通洩。如此三十度以上、四十度以下，即力盡。其袋中滓和麪飼母雞，取其生子食亦好。不然用浸藥酒亦得。若有欲服白石英，並依此法。若患冷人即用酒煎，患熱人即用水煎之。若用水及酒例須減半乃好，若用牛乳三分減一分。補益虛損，無以加之，永不發動。忌食陳久敗物，不可噉熱麪、猪、魚、蒜等。

服鍾乳酒方

鍾乳叁兩取成鍊上者

右一味，以無灰新熟清美酒一斗，於不津器中相和，密封閉，冬七日，夏三日，空腹溫服三合，日再，漸加之，以知爲度。十五六日可盡，將息節食，忌如前法。

草鍾乳丸方

曹公方，主五勞七傷，損肺氣急，主療丈夫衰老，陽氣絕，手足冷，心中少氣，髓虛腰疼，脚痺身煩，口乾不能食，服之安五藏，補腸胃，能息萬病，下氣消食，長肌和中方。

鍾乳貳兩別研令細　菟絲子壹兩酒浸壹宿別擣

石斛壹兩　吳茱萸半兩

右四味，別擣篩爲末，鍊蜜丸如梧子，空腹服七丸，日再服之。訖行數百步，溫清酒三合飲之，復行二三百步，口胷內熱，熱如定即食乾飯豆醬，過一日食如常，暖將息，不得聞見尸穢等氣，亦不用食麤臭陳惡食。初服七日不可爲房事，過七日後任性，然亦不宜傷多。服過半劑覺有效，即相續服三劑，終身更無所患。多房者加雄蛾三十枚，若失精者加茯苓叁兩。

服軟生乳方 此乳名甲乳

此乳力減者倍服之。求不發。其乳長半寸以來。水浮者上研依法令極細。即於倉米飯下蒸之。飯熟即出。任意服多少。一無禁忌。服乳者更石得服餘石。當令人却致不和。

飛鍊研煑五石及和草藥服釋第二（方一十一首　論一首）

服白石英方

白石英（上者無問多少）

右壹味。先以生絹袋盛。於七升米飯下甑中蒸四五遍。然後細擣。以密絹篩之。用玉槌研令細。入肉者澄取清水飛取。更以白練袋盛。急縫。麪裹飯中蒸三遍。取豬脂壹斤。水浸十日。日兩度易水。赤脉盡則休。剥去薄膜。微火鍊出。以白石英末和之。攪令相入。和酒服一匙。日二服。其飛石水收取用煑粳米粥。任性喫酒多少。每須覺有酒氣為佳。

燒白石英方

白石英（壹大兩）

右以坩土鍋子盛石。蓋頭。炭火燒之。先取一瓷器貯二升無灰酒。燒石令赤。即投酒中。待冷。任酒性多少飲之。好石可三兩度乃棄之。安庭中。即一兩喫十兩。令人年七十氣力可共三二十時無別。

白石英和金銀人參煑服方

白石英（伍大兩）　金（拾大兩上熟者生者毒）

銀（四大兩）　人參（貳大兩全用）

右四味。取壹鐵釜淨洗。即下前藥於釜中。先下水叁大升。立壹杖入釜中令至底。水所浸著處即刻記。至更下水貳大斗柒升。水通前計叁大斗。煎之如魚眼沸。漸減之。杖所刻處即停火。急取濕土置釜底。取其汁貯以不津器中。金銀石等漉出收取。其人參隨藥汁細細喫之。其汁每朝空腹服叁大合。至暮服貳大合。每服之後。隨性飲多少酒。使藥氣行。欲作食餌亦任。忌倉米停滯陳臭之食。自外百無所忌。

石英和磁石浸酒服方

白石英（伍大兩澤州者）　磁石（伍大兩無毛連針多者拾兩亦得）

右貳味。各別擣令碎。各用兩重帛練袋盛之。以好酒壹斗置不津器中。挂藥浸經六七日。以後每日飲三兩盃。常令體中微有酒氣。欲加牛膝、丹參、杜仲、生地黃、吳茱萸、黃耆等藥者。各自量冷熱及所患。并隨所有者加之。仍隨所加有忌者即禁之。餘百無忌。中年以後。則鬚髮黑。腰疼耳聾悉差。其酒三五日後即漸添一二升。常令瓶滿。所加草藥疑力盡者任換之。經三四箇月疑石力稍微者。即更出擣碎。還以袋盛。經半年後即棄之。準前更合。

煑石英服方

石英（伍大兩澤州者）

右壹味。打碎如小豆蕎麥許大。去細末。更於水中淘洗令淨。重帛練袋盛之。以繩繫頭。取五大升清水。於不津鐵鐺中煑之。煑時石袋不用著鐺底。恐沙石煎壞。先以一杖橫鐺口。挂石袋著杖上。去底二三分許。煑取一升。汁置椀中。經宿澄取清。平旦空腹頓服之。若以此汁煑稀粥服之亦佳。每服後可行三五百步。并飲三兩盃清酒。又依前煑。經二十度者。石即無力。可以布裹之。埋於南墻下深三尺。滿百日又堪用。依前服之。然終不如新者。

服地黃石英酒作丸補益方（神秘）

生地黃（拾大斤十月採者細切）　石英（伍大兩）　無灰清酒（貳斗）

右以坩土鍋盛石英燒令極赤。內著酒中。去石。以地黃內酒中浸之。經三日出之。暴乾復內酒中。以酒盡為度。惟留壹升許汁。擣地黄爲末，以壹升殘酒和末作丸。熟擣爲佳。日二服。任食，以意消息。極押熱，補益，百無禁忌，亦不發動秘之心腑矣。地黄取肥大者佳。

牛乳煑石英服方

石英（三大兩，澤州者）　牛乳（壹大升）　水（叁大斗）

右先下牛乳於鐺中。即以生密絹四重作袋盛石英，繫頭下著乳中。即勿令袋著底。以杖則之爲記，訖然後下水。以炭火消消煎之。水盡乳在，還以前杖則之，至刻即休。出石袋，以水濯之。其乳以綿濾之，令煖調適。每朝空腹細細服之。若患冷氣，宜加八顆畢撥和煎之，大善。或以乳煑粥喫亦佳。如是經二十日，服即停。大補益身心。服者乃自知之。

紫石湯主心虚驚悸寒熱百病令人肥健方。

紫石英　白石英（各拾兩）　乾薑　赤石脂　白石脂（各叁拾兩）

右伍味，皆完用。石英等各取壹兩，石脂等三味各取叁兩，以水三十升，微火煎取二升，宿勿食。分爲四服，日三夜一服，至午時乃可食。日日依前秤取，以昨日滓仍置新藥中，其煑乃至藥盡常然。水數一準新藥。水藥皆盡訖，常添水煑滓服之。滿四十日止。忌酒肉。藥水皆大秤斗，取汁亦大升。服湯訖，即行住坐卧，令藥力遍身百脉中行。若患大冷者，春秋各四十九日服之，冷疾退盡，極須澄清服之。

論曰：此湯補虚除固冷，莫過於此。但能用之，有如反掌。恐後學者謂是常方，輕而侮之。若一劑得差則止，若傷多者，令人大熱，復須冷藥押之。宜審用之，未可輕也。

石英汁作薑豉服方。

白石英（貳大兩）　肥猪肉（叁斤）

右以水捌升煑石英，取五升，量煑猪肉，得爛熟爲度。取猪肉汁下葱豉，切肉作薑豉食之。一劑可六七日喫，令盡。二兩石英三度煑之。第一度全用，第二度中破，第三度擣碎煑之。每煑皆用帛練袋盛之。石經三煑即換新者。二月以前，八月以後皆可作之。

猪肚煑石英服方

白石英（二大兩，以絹袋重盛，縫却口）　生地黄（切）　生薑（細切）
人參（末，各貳大兩）　猪肚（一具，淨料理如食法）　豉（壹升）
羊肉（半斤，細切）　葱白（七莖，細切）　新粳米（壹合）
蜀椒（四十九顆，去目閉口者）

右壹拾味，藥并石英袋內著猪肚中，急繫口，勿使洩氣及水入。以水二斗，煑取八升，即停。以藥肚著盤上，使冷，然後破之。如熱破，恐汁流出。先出石袋，訖取煑肚汁，將作羹服之。每年三度服，每服石英依舊，餘藥換之。分數一依初法。每服隔一兩日，不用食木耳、竹筍。又人年四十以下，服二大兩；年四十五十乃至六十以上，加二兩。常用四月以後服之者，以石性重，服經兩月後，石力若發，即接入秋氣，石力下入五藏腰腎，得力，終無發理也。

石英飼牸牛取乳服方

白石英（大三斤，以上亦得）

右壹味，擣篩細研，經三兩日研了，取壹牸牛十歲以上養犢者，惟瘦甚佳。每日秤一大兩石末，和剉豆與服，經七日即得取乳。每日空腹熱服一升，餘者作粥，任意食之，百無所忌。以五月上旬起服，大良。如急要，亦不待時節，終無發也。其牛糞糞地，隨意種菜，還供服乳人喫之，亦佳。

石英糞地種菜食方

白石英伍大斤以下亦可

右壹味，擣研末，如前，取糞地種枸杞、牛膝、豆、菜等，食之大益人。

鍊白石英方

白石英伍小兩爲一劑，取上黨無瑕者佳

右壹味，擣石英使碎，著研藥鉢中，以水浸石濕遍，不須多著水，即研令細如粉，訖，更著水使石上厚半寸許，攪之使渾，澄定，瀉澄水於一淨器中，餘麤者乃更細研之，還以水如前法，以細爲限，最下者，即是惡石，不堪用，棄之。總了，又更一遍飛之了，可著日中及物藉之，安熱灰上即乾，每以酒服二匕許，酒能使石不用和餘藥。

服白石英粉方

白石英任多少，瑩淨者

右研飛石如前，成粉，訖，嘗之不磣，捻之入肉者爲細，不然不堪服，以四兩爲一劑，取好白蜜和之，入分爲二十一丸，暴乾，帛練袋盛之，每先食二三五匙粳米粥，即含咽一丸，令消，細末以漱口咽之，服訖，須倍二十日將息，不得食臭穢，在長安日依此法服，至春初頭痛額角如裂，即服兩棗許紫雪，立止。

耆婆大士治人五藏六腑内萬病及補益長年不老方

紫石英研壹兩日　白茯苓　麥門冬去心　防風

芍藥　甘草炙，各叁兩

右六味，治擇擣篩爲散，麥門冬擣令如飴，和散更擣千杵，又内少許蜜更擣一千杵，令可丸，如梧子，酒服七丸，日二服，服之一年，萬病皆愈，二年骨髓滿實，三年筋化爲骨，肉變爲筋，身輕目明，除風去冷，辟鬼神良，服之不絕，則壽年千歲，不老不衰，而致神仙，然服忌慎，須持五戒十善，行慈悲心，救護一切，乃可長生。此等六藥應六時，合陽養陰，常須服之，已有疾病者依檢六味之藥即合服之，檢勘諸經，此六味之藥相生如母子和也，服之久久在人腹耳。

五石腎氣丸，治諸虛勞，亦與前同治方

白石英　紫石英　鍾乳各拾大分　赤石脂

禹餘粮各貳兩半　署預　遠志去心　細辛

茯苓　菟絲子酒浸一宿　蓯蓉　附子炮，去皮

乾地黃　乾薑　桂心各五分　海蛤

白术各七分　石斛壹兩半　五味子　山茱萸

人參　續斷　杜仲炙　澤瀉

蛇床子　桔梗　牛膝　天門冬去心

鹿茸酒浸，炙　當歸各三分　甘草半兩，炙

右三十一味，擣篩爲末，鍊蜜和丸如梧子大，服五丸，日二服，稍加至三十丸，以酒下，佳。

五石烏頭丸，治男子五勞七傷，諸積冷，十二風痺，骨節沉重，四肢不舉，食飲減少，羸瘦骨立，面目焦黑，時時或腹内雷鳴，膀胱常滿，或下青黃，經時不止，婦人產後惡血不盡，腹内堅強，諸勞少氣，百病間發，或時陰腫，或即脫肛，及下出疼痛方。

鍾乳研鍊　紫石英研鍊　白石英研鍊　石硫黃研，各貳兩半

黃芩　白薇　白术各三分　礬石貳兩，燒

乾地黃七分　芍藥　附子炮，各壹兩，去皮　烏頭十五枚，炮，去皮

吴茱萸貳兩半　蜀椒去目、閉口者，汗　人參　細辛

白石脂　赤石脂　山茱萸　天雄炮，去皮

芎藭　麥門冬去心　前胡　半夏洗

龍骨　桂心各五分　遠志拾伍枚，去心　茯苓

黃連　當歸　紫菀　禹餘粮

雲母粉　甘草炙，各壹兩半

右叁拾肆味，擣篩為末，鍊蜜和丸如梧子大。酒服十丸，日三。不知，增之，可至二十丸，以心熱為知力也。

三石腎氣丸

鍾乳　白石英　赤石脂　禹餘糧
海蛤並研，各貳兩半　乾地黄　石斛　白术各壹兩半
桔梗　五味子　寄生　山茱萸
杜仲炙　牛膝　澤瀉　天門冬去心
蛇床子　當歸各叁兩　人參　署預
遠志去心　細辛　菟絲子酒浸　茯苓
蓯蓉　附子炮，去皮，各壹兩　乾薑　桂心各伍兩
甘草半兩，炙　鹿茸貳兩，炙

右叁拾味，擣篩為末，鍊蜜和，更擣二千杵，丸如梧子。酒服十五丸，稍加至三十丸，日二。忌如藥法。

五石更生散　治男子五勞七傷，虛羸著床，醫不能治，服此無不愈。惟久病者服之，其年少不識事，不可妄服之。明於治理，能得藥適，可服之。年三十勿服。或腎冷脱肛，陰腫，服之尤妙。

方

紫石英　白石英　赤石脂　鍾乳
石硫黄　海蛤並研　防風　栝樓各貳兩半
白术柒分　人參叁兩　桔梗　細辛
乾薑　桂心各伍分　附子炮，去皮，叁分

右壹拾伍味，擣篩為散。酒服方寸匕，日二。中間節量，以意裁之。萬無不起。熱煩悶，可冷水洗面及手足身體，亦可渾身洗。若熱，欲去石硫黄、赤石脂，即名三石更生。一方言是寒食散，方出何侯。壹兩分作三薄，日移一丈再服，二丈又服。

五石護命散　治虛勞百病，羸瘦欬逆，短氣，骨間有熱，四肢煩疼，或腸鳴腹中絞痛，大小便不利，尿色赤黄，積時繞臍切痛急，眼眩冒悶，惡寒風痹，食飲不消，消渴嘔逆，胷中脅下滿，氣不得息，周體浮腫，痹重不得屈伸，唇口青，手足逆，齒牙疼，產婦中風，及大腸寒，年老目暗，惡風頭著巾帽，厚衣對火，腰脊痛，百病皆治，不可悉記。甚良，能久服則氣力強壯，延年益壽。

方

紫石英取紫色頭如樗蒲者上　白石英取如箭鏃者上
鍾乳極白乳色者上　石硫黄取乾黄色有光者　赤石脂
海蛤　栝樓各貳兩半　乾薑　白术各壹兩半
人參　桔梗　細辛各伍分　防風
黑附子炮，去皮　桂心各叁分

右壹拾伍味，皆取真新好者，各異擣篩，已，乃出散，重二兩，為一劑，分三薄。淨溫淳酒服一薄，日移一丈再服一薄，如此三薄盡，須臾以寒水洗手足，藥力行者，痹便自脱，衣冷水極浴，藥力盡行，周體涼了，心意開明，所患即差。羸困著床，皆不終日愈矣。人有強弱，有耐藥，若人羸弱者，可先小食，乃服藥；若人強，不須食也。有至三劑，藥不行者，若病人有宿澼，宜先服消石大黄丸下之，乃可服散。服藥之後，宜牽勞，若羸著床不能行者，扶起行之。常當寒食寒臥，寒衣，能極寒益善。若寒藥未發者，不可浴也，浴則矜寒，使藥噤不發，令人戰掉，當溫酒飲之，起跳踊，舂摩出力，溫乃浴解則止，勿過多也。又當數令食，無晝夜，一日可六七食；若失食飲，亦令人寒，但食則溫矣。若老小上氣及產婦臥不能起，頭不去巾帽，厚衣對火者，服藥之後便去衣巾，將冷如法，勿疑。虛人易治，與此藥相宜，實人勿服也。此藥雖良，令人氣力兼倍，然其難將適，大要在善將息，節度專心，候按，不可失意，當絶人事，惟久病著床，醫所不治，患厭病精意

者乃可服耳。小病不能自勞者必廢失節度，慎勿服之。若傷寒大下後乃可服之。便極飲冷水。若産婦中風身體強痛不得動搖者，便温酒服一劑，因以冷水浴取差。已浴之後身有小痺，便以寒水浴使周遍，初得小冷當小惡，得水之後自當快之。當數食飲酒，於意復悄悄不可快者，當復冷水浴，以病甚者水略不去體也。若病偏在一處，偏煩偏熱偏冷偏痺及眩，心腹滿者，便以冷水逐洗，於水下即可矣。如此盡晝夜洗，藥力盡乃止。凡服此藥，不令人吐也。病痛皆自冷。若膈上滿欲吐者，便餔少冷食即安矣。服藥之後大便當變於常，或小青黒色，此藥功耳，勿怪之。若大温欲吐不可禁者，當吐，不可令人極也。明旦當更服。若洗浴晚者，藥必失勢不行，則冷不可強也。凡洗浴太早則藥噤寒，太晚則吐亂，不可失適。寒則出力乃温洗，吐則速冷洗冷食。若以飢為寒者，食自温，常當將冷，不可熱向火。若誤更衣卧即為逆。凡服此藥，食皆須冷，惟酒冷熱自從。或一月而解，或二十日而解之。當飲酒令體中薰薰不絶。當以淳酒，若飲薄酒及白酒，令人變亂。若病癥瘕者，要當先下，乃可服藥耳。

三石散 主風勞毒冷，補益諸病，悉治之方

紫石英　鍾乳　白石英（並研，各五分）　白术（叁两半）
防風　桂心（各壹两半）　牡蠣（熬，半两）　桔梗（壹两）
細辛　茯苓　人參　附子（去皮）
栝樓　蜀椒（汗去目）　杜仲（炙）　乾薑（各叁两）

右壹拾陸味，擣五千杵，酒服方寸匕，日三，行百步。

更生散 治男子女人宿寒虚羸，胷脅逆滿，手足煩熱，四肢不仁，食飲損少，身體疾病，乍寒乍熱，極者著床四五十年，服衆藥不差，此治萬病，無不愈者，悉主之方。

鍾乳　白石英　海蛤（各研）　赤石脂
防風　栝樓（各貳两半）　乾薑　白术（各壹两半）
桔梗　細辛（各五分）　人參　附子（炮，去皮）
桂心（各叁分）

右壹拾叁味，皆須新好州土者，擣篩為散，以囊盛四两，為八薄。温酒和服一薄，須臾起行，隨力所往還，欲坐卧，隨意著衣，乃卧適體中所便。食時乃冷，不得熱食，只得大冷。忌食猪肉、羹臛湯麵，不得房室。諸禁忌之物，皆不得食。服藥後二十日，復飲熱食及房室，可漸隨意。惟服藥時不得耳。若頭面中憒憒者，散髮風中梳百餘遍。一日三飲五合酒訖，日下晡渴，便飲酒，噉脯飯，常令體中薰薰有酒勢。手足煩熱，可冷水洗之，加硫黄即邵靳散也。

服諸石藥及寒食散已，違失節度，發病療之法，合四十五條第三　論三首

論曰：服石丸散及酒，亦有單服異石者，既見未即有效，謂不得藥力，至後發動之日，都不自疑是石，不肯作石法將息，乃作異治，多致其患。略述將息節度法如後。

一或頭痛欲裂者，由熱食作癖故也。急下之即差。

二或惡食臭如死物氣，由温食作癖故也。急下之，下不差，仍速冷食強行，差。

三或兩目欲脱者，由犯熱在肝故也。急下之自止。

四或咽中痛，鼻塞，清涕出者，由衣厚近火故也。但脱衣當風，取冷石熨咽顙即止，不須洗之。

五或腰痛欲折者，由衣厚體温故也。宜水洗，石熨。

六或大便難，腹中堅如盤蛇，由犯温積久有乾糞不去故也。

宜消酥蜜膏適寒温調服一二升津潤腹中即下若不可更下乃止

七或頭眩瞶欲蹶者由衣厚犯熱故也宜針頭冷水洗即止

八或淋下不得小便者由坐久下温乘騎下熱入膀胱故也但冷食飲冷水洗尉以冷石三兩度即止若不止可下之不下殺人

九或脚疼欲折者由久坐下温故也宜卧單床行役冷水洗止

十或患寒頭掉不自支任者由食少藥氣行於肌膚五藏失守百脉摇動與正氣競故也乃強飲熱酒以和其脉強食冷飯以定其藏強行動以調其關節強洗以宣其擁滯酒行衝遍關機調柔則了了心明也

十一或腹脹欲死者由久坐下熱衣温失食失洗不行故也宜冷水洗當風取冷即差亦宜冷食

十二或失氣不可禁止者由犯熱不時洗故也但冷洗之即差

十三或心痛如刺者由應食而不食應洗而不洗寒熱相擊氣結不通聚在心中故也宜任性但飲熱酒令酒勢得行氣息通達氣得已行以冷水淹布手巾著所苦處温復易之須臾自解仍速冷食能多爲善諸痛之中心痛最惡急宜速救之惟熱酒爲善起沉滯於血脉之中故當任力自温更以冷水洗即差

十四或遺糞不自覺者由下温熱氣上入胃腹故也冷水洗即止

十五或氣絶口噤不得開者由冷熱交競故也病者不自知當須傍人救之要以熱酒灌之咽中寒盛酒入必還出但頻灌出復内乃至半日許得酒下差不下必死

十六或食便吐出不得安住者由癖故也急下之不下殺人

十七或小便稠數者由熱食及啖諸熱物餅果肉之屬故也宜以冷水洗浴少服梔子湯差

十八或下部臭爛者由坐薦厚下熱故也坐冷水中即止

十九或耳鳴如風聲又有汁出者由自勞出力過度房室不節氣上奔耳故也但數數冷食禁房室即差

二十或目痛如刺者由熱入胃肝奔眼故也但數數冷食清旦以小便洗之三日即止

二十一或口中傷爛舌強而燥不得食味者由食少穀氣不足藥氣積在胃管中故也以梔子湯三劑即止

二十二或脚指間生瘡者由著履襪太温故也當履冷地冷水洗之即止

二十三或手足偏痛諸骨節解身體發癰及瘡結核者由寢處久不自移徙暴熱偏併聚在一處故也若堅結極痛甚者癰發如覺便以冷水洗之冷石尉之飲熱酒散極熱數日以冷水洗不絶乃差洗之無限要差爲期若乃不差取磨刀石如手許大燒令赤以投苦酒中石自裂細擣以冷水和塗之日二三止

二十四或嗜卧不能自覺者由久坐熱悶故也急起冷水洗冷食自差

二十五或夜不得眠者由食少熱在内故也服梔子湯冷食止

二十六或飲酒不解食不得下乍寒乍熱不洗便熱洗之復又寒甚者數十日輕者數日晝夜不得寢息愁悲恚怒驚悚恐懼恍惚忘誤者由犯温積久寢處失節食熱作癖内

實使熱與藥并行寒熱交競故也雖以法救之終不解也昔皇甫氏曾如此對食垂涕援刀欲自刺未及得施賴叔親見迫事不得行退而自思乃努力強食飲冷水洗即止禍不成矣當困時舉家親知莫能救解賴三兄士元披方得三黃湯令服大便下即差自此常以救以急也

二十七或脫衣便寒著衣便熱者由脫著之間無適故也當小寒便著小熱便脫又洗之則醒勿忍不依此者便發病也

二十八或兩腋下爛由兩臂相近故也以物隔之冷水洗之冷石熨之止

二十九或嘔逆咽中傷損清血出者由臥溫食熱故也飲冷水冷石熨咽即止

三十或鼻中有氣如斷雞子臭者由熱衣溫食故也但脫衣冷食冷水洗即止

三十一或齒齗腫唇爛牙疼頰噤者由犯熱不時解故也但當對風張口使冷水入咽頰冷水漱口三度叩齒三十六通止

三十二或遍體患腫痛不能自轉徙者由久停久息久不飲酒藥氣沈在皮膚之內血脉不通故也但飲熱酒冷水洗自勞行差若極不能自行使人扶強行令肢節調柔乃止雖行又不得令過過則失度熱復洗之要者酒為佳

三十三或目暗無所見者由飲食熱居處太溫故也但冷食冷水洗脫衣目自明也

三十四或下痢如寒中者由食飲犯熱所致故也人多疑是卒疾又滯癖作者皆由犯熱所為慎勿疑也速脫衣冷食飲熱酒即差

三十五或百節酸疼者由厚衣被溫故也但臥單床薄被著單故衣差雖冬寒常須散髮受風冷石熨若犯此悶者但緩衣帶冷浴勿忍病而畏浴也

三十六或兢戰惡寒或發熱如溫瘧者由失食忍飢失洗不行又由食臭穢故也急冷食冷水洗之數行止

三十七或關節強直不可屈伸者由厚衣坐久停息不煩勞藥氣不散漸侵筋血故也當任力自溫便以冷水洗飲熱酒差令行動出力使勞發熱非厚衣近火又仍不遍則失度熱復洗之

三十八或患食冷不可下者由久食冷口中不知味故也當作白糜酒和酥熱食一兩度若熱悶者還冷食飲止

三十九或傷寒溫瘧者由犯熱故也亦可以常藥治之無咎但勿服熱藥傷寒瘧藥皆除熱破癖不與寒食相妨可通服也

四十或藥發輒尸臥不識人者由熱氣盛食少不充邪忤正性故也但飲熱酒冷食冷水洗自勤勞以水淹布巾蓋頭溫易之仍自勞差

四十一或肌肉堅如木石不可屈伸者由食熱臥溫作癖久而不下五藏隔閉血脉不通故也但下須冷食冷飲冷水洗自勞行差

四十二或四肢面目皆浮腫者由食溫久不自勞藥與正氣相隔故也但飲熱酒冷飯自勞行洗浴止

四十三或身肉痛楚移轉不在一處如似遊風者由犯熱故也非是風宜冷水洗冷石熨即止

四十四或寒熱累日張口吐舌眼視高睛不與人相當日用水百餘石洗澆不解者由不能自勞行飲冷酒食熱故也

譬如暍人心下更寒，以冷水救之愈劇者，氣結成冰，得熱熨飲則冰消氣通，暍人乃解。藥氣聚心，乃更寒戰，宜急飲熱酒，令四肢通暢，然後以冷食冷水洗之即止。

四十五　或臂脚偏急痛，由久坐卧溫處不移徙，熱入腹附骨故也。當以冷水淹布巾以搨之，溫即易之，不過三日止。

右凡服石之人有病，要先以解石法消息之，若不效者，始可用餘方救之。前所列凡四十五條，元是服石之散違失節度發病由狀，亦有消息得差者。今之世人多有單服鍾乳、礜石、桃花石、紫石，亦有餘和草藥服之，此等雖非五石，亦是五石之例。至於將息慎忌，禁發動病由，消息損益亦同例。人既見單石而不稱意，乃便輕之，惟以大散，及至發動，乃致困危。其服單石者，理宜將息。若違犯禁忌，但看病狀與上微同者，依前法消息，必定痊除。

論曰：服石發動將息事雖衆多，指的而言者，要當違人理，反常性。可依易者將息。所謂六反、七急、八不可、三無疑。

言六反者

重衣更寒一反　飢則生臭二反　極則自勞三反

溫則滯痢四反　飲食欲寒五反　腫瘡水洗六反

言七急者

當洗勿失時一急　當食勿飢二急　酒必清淳熱三急

衣溫便脫四急　食必須冷五急　食不患多六急

卧必底薄七急

言八不可者

冬寒欲火一不可　飲食欲熱二不可

當疹自疑三不可　畏避風濕四不可

極不欲行五不可　飲食畏多六不可

居貪厚席七不可　所欲從意八不可

言三無疑者

務違常理一無疑　委心棄本二無疑

寢處必寒三無疑

右凡服石之人，若能依此六反、七急、八不可、三無疑者，雖不得終蠲此疾，復常無病，可以清旦暮之暴也。

解五石及寒食散并下石第四 論一首 方六十九首

論曰：凡是五石散先名寒食散者，言此散宜寒食，冷水洗取寒，惟酒欲清，熱飲之，不爾即百病生焉。服寒食散，但冷將息，即是解藥。熱實大盛熱，服三黃湯也。

治石發動，上氣熱實不解，心腹滿，小便赤，大便赤，大便不利，痞逆衝胷，口中焦燥，目赤方。

大黃壹兩　黃連　黃芩　芒消　甘草各貳兩，炙

右伍味，㕮咀，以水伍升，煮取二升半，再服。凡用大黃、芒消，臨湯熟内之。

治石發熱，舊小三黃湯殺石熱勝前方，除實不及前方。

大黃貳兩，一方壹兩　黃芩貳兩，一方壹兩　梔子拾肆枚，擘　豉參升，綿裹

右肆味，㕮咀，以水六升，先煎藥數沸，後内豉，煮取二升，分二服，取差止。

治熱殺石氣，下去實，兼發汗解肌，中風熱氣湯方。

大黃參兩　黃芩貳兩　梔子拾肆枚，擘　豉壹升，綿裹

麻黃去節　甘草各貳兩，炙

右陸味，㕮咀，以水九升，煮麻黃，去上沫，内諸藥，煮取四升，内豉三沸，分三服，得下止。

治虛石發，内有客熱，胷中痞，外有風濕不解，肌中急攣，黃芩

湯方。

黄芩（貳兩）　梔子（拾肆枚擘）　葱白（壹握）　豉（壹升綿裹）

右肆味，㕮咀，以水柒升，煮豉三沸，去滓，内諸藥，煮取三升，分二服，不止更爲之。

治虚勞下焦有熱，骨節疼痛，肌急内痞，小便不利，大便數而少，吸吸口燥少氣，折石熱湯方。

大麻子（伍合去皮）　豉（貳升綿裹）

右貳味，研麻子碎，以水四升合煮，取一升五合，分三服，服三劑即止。

大黄湯　治石發煩熱脹滿，身生瘡，年月深久治不差者，石虚熱生瘡方。

大黄（叁兩）　麥門冬（壹兩去心）　梔子（拾肆枚擘）　黄芩

芒消　甘草（炙各貳兩）

右陸味，㕮咀，以水七升，煮取二升五合，分爲五服，得下止。

治石發熱，熱結生腫堅起，始作腫，宜下之，升麻湯方。

升麻　枳實（炙）　芍藥　大黄（各貳兩）

當歸　黄芩（各壹兩）

右陸味，㕮咀，以水捌升，煮取二升，分三服，得下腫消止。熱甚倍加黄芩。一方有甘草一兩。

治石發熱盛，變作癰腫，初欲成急治之方。

石燕子（柒枚）

右壹味，以水三大升，煮之取二升，數用淋洗之，以差爲度。

治石發頭痛，胷脹滿，或寒或熱，手足冷，或口噤，或口爛生瘡，乾燥，惡聞食氣，前胡湯方。

前胡　芍藥　黄芩　大黄

甘草（炙各貳兩）　大棗（貳拾枚擘）

右陸味，㕮咀，以水八升，煮取二升五合，分三服。若心脅堅滿，加茯苓三兩；胷滿塞，加枳實一大兩炙；連吐，胷中冷不欲食，加生薑三兩；胃虚口燥，加麥門冬三兩去心。凡欲加藥者，則加水一升。

治石發身如火燒，蘄邵黄芩湯方。

黄芩　枳實（炙各貳兩）　梔子（拾肆枚擘）　栝樓

厚朴（炙）　芍藥　甘草（炙各壹兩）

右柒味，㕮咀，以水七升，煮取二升五合，分三服。

治石毒或十年二十年三十年而發者，或慓慓如寒，或飲食，或不欲食。若服紫石英發毒者，熱悶昏憒喜臥，起止無氣力，或寒，皆腑氣所生，藏氣不和。礜石發熱者，燥而戰；石硫黄發熱者，鬱鬱如熱，極者身並破裂。華佗薺苨湯方。

薺苨（肆兩）　茯苓（壹兩）　蔓菁子（壹升）　芍藥

人參　藍子　黄芩　甘草（炙各壹兩）

右捌味，㕮咀，以水壹升，煮蔓菁子取八升，去滓，内諸藥，煮取二升五合，分三服。若虚弱者，倍人參，減黄芩；若氣上，倍茯苓，加薺苨一兩。（外臺秘要黄芩芍藥各貳兩，無人參）

治桃花石發，即心噤，身壯熱，頭痛，覺者溫清酒飲之，隨多少。酒熱行即差，亦可服大麥麨，不解服此麥奴湯方。（大麥麨見第十七卷中）

大麥奴（葉是脹乾）　麥門冬（去心各肆兩）　桂心（叁兩）

葱白（捌莖勿使葉）　人參（壹兩）　甘草（炙貳兩）

右陸味，㕮咀，以水八升，煮取三升，去滓，分溫三服。若無麥奴，以麥三升淨淘洗，先煮使熟，去滓，添水滿八升，然後内諸藥，煮取三升，分三服。

治一切雜石發動方

麥門冬（去心）　人參（各叁兩）　甘草（炙壹兩）

右叁味。擣篩爲末。鍊蜜和丸如彈丸。一服三丸。忌如前法。

治心背肝熱方

人參　黄芩各貳兩　梔子（拾枚，擘）　麥門冬（去心）

桂心　甘草（炙，各壹兩）

右陸味。切。以水六升。煑取二升。分三服。

治熱折石皇甫梔子湯方

梔子（拾肆枚，擘）　黄芩（貳兩半）　豉（壹升，綿裹）

右叁味。㕮咀。以水七升。煑取三升。去滓。内豉煑取二升。分二服。

治石發煩熱脹滿。身體生瘡。年月久遠者。兼治諸藥乳石發動方。

麻黄（去節）　甘草（炙，各壹兩）

右貳味。㕮咀。以水二升。煑取半升。内清酒五合。煎取較一升。其患者先須火邊炙。令熱徹。欲汗。因即熱服之。令盡。温覆臥。須臾大汗出。即差。

治一切石熱發方

但飲淳美熱清酒。冷食。自勞。冷洗。差。

治乳石痢及常服壓石方

取好豉炒令黄香。待冷擣篩。心未熟。更炒。待冷還擣。若心熟皮即焦苦。所以須再炒。日別空腹再服二大匙。以冷水服之。佳。

治石痢方

淡煑真好茶汁。服二三升。重者三服。輕者一二服。即差。

解散石發動諸藥不治單服酒豉方

清美酒（壹升）　好豉（伍合，綿裹）

右貳味。和煑三五沸。熱飲壹升。使盡。大良。

治一切石發單方

擣生冬瓜汁三升。分爲三服。

治雜石發單方

煑葱白汁服。亦解。

單煑枸杞白皮汁服。亦解。

單煑胡荽汁服。亦解。又煑根飲之。

單煑蕪菁汁飲。亦解。

解散熱渴最良方

葱白不過一斤　胡荽　蕪菁　枸杞

不越半斤。皆單煑取汁飲之。

又單煑犬肉汁服。解大散。良。

豬膏湯　解大散方

豬膏（壹斤，煉之）　豉（壹升，綿裹）

右貳味。以水三升。煑豉取汁一升。内豬膏服七合。日三服。

石人飲宜清冷。不宜熱。熱即氣擁痞石。惟酒一種須熱也。

若爲食倉米臭肉動乳者。必須葱豉湯細細服之。可五六度即差。

若食飲損者。於葱豉湯中内當歸一兩。煑之去滓。分温三服。便差。仍未除者。可作後蘆根湯服之方

蘆根　地榆　五加皮（各壹兩）

右叁味。㕮咀。以水三升。煑取一升。去滓。一服即差。此湯力快。小可者不須服之。

若得四時節氣冷熱不調。動乳者。皆是寒熱所致。其狀似瘧。久久不療。令人隕命。縱服諸藥。必終不差。必須作生熟湯以浴之方

以大器盛湯。若大熱。投少冷水。即入湯中坐。勿動。須臾

百節開，寒熱之氣皆從毛孔中出，變作流汗。若心中熱悶者。還服少許熱湯即定。良久乃出湯。便厚衣覆蓋臥。豁然覺醒平復。如患大重者。不過三二度。即差。

人參湯 解散數發動煩悶嘔逆。

人參　白朮　栝樓　甘草炙各貳兩　黃芩壹兩

右五味。㕮咀。以水七升。煮取二升。去滓。分爲三服。溫溫服。

治服石及散發背癰疽方

取烏豆二升。水六升。煮令稀稠如薄餳。量減取三大合。匙抄細細內患人口中。審聽腹中作聲。如欲利即停。須臾必利。利後即差。忌熱食陳臭等。

治石氣發身體微腫面上瘡出方

紫雪湯成下　黃芩各貳兩　萎蕤　升麻各壹兩半

梔子拾枚擘　犀角屑　甘草炙各壹兩

右柒味。㕮咀。以水五升。煮取一升八合。絞去滓。內紫雪。分溫三服。每服如人行六七里。又服。利三行爲度。仍用後方塗瘡。忌熱麪豬肉海藻等。

治石熱面上生瘡方

取寒水石。以冷水於白瓷瓶中研令汁濃。將塗瘡。乾即點之。勿令停。

治諸石發動口乾寒熱似鬼神病方

麥門冬伍兩去心　大黃　苦參各等分　萎蕤

梔子擘　五加皮　黃芩　生犀屑

芍藥　升麻各壹兩　大青　甘草炙各叁分

右壹拾貳味。擣篩爲末。鍊蜜和丸如梧子。每食訖少時。以蜜水服十四丸。漸稍加至二十丸。以意加減。忌諸熱食及海藻豬魚炙肉蒜麪等。

治石等毒發熱困苦方

豬脂成鍊　葱白切各伍合　芒消壹兩　豉壹兩半

右肆味。以水二升。煮葱豉。取一升五合。絞去滓。下豬脂芒消。分溫三服。每服如人行三四里。進一服。快利爲度。忌熱麪及炙肉蒜粘食陳臭等物。

麻黃湯 治石發困不可解者方

麻黃去節貳兩　梔子拾肆枚擘　香豉壹升　甘草壹兩炙

右肆味。㕮咀。以酒伍升漬一宿。加水二升。煮取三升一合。分三服。忌如藥法。

又方

大黃別浸　黃芩　甘草各貳兩炙

右叁味。㕮咀。以水五升。煮取二升。分溫三服。

治金石發熱及諸熱朴消丸方

朴消成鍊者壹斤

右一味。研令成粉。以白蜜和調作丸如梧子。每食訖。以蜜水服三十丸。服金石經年以來。覺身中少熱。即以丸壓之。每至夜欲臥時。服三十丸或至四十丸。取胷膈涼冷爲度。此用之極有效。若有時患及發者。即取一大匙粉和水服之。空腹服之。得一兩行利即差。如不利。加服之。以利爲度。

凡朴消取不著風者。黃者殺人。赤者傷人。白者爲佳。

又方 是藥冷熱俱治。押石主大秘澀。

凡朴消煑葵子汁和服一大兩半。有芒鋭者。亦療暴赤眼。用水服。孩子量之。

治女子先因月經不通。研生石服。即今見患背膂熱衝頭面。腰胯冷極。宜服此方。

茯苓　萎蕤　大黃別浸　生薑切各貳兩　大棗柒枚擘

石膏（六兩，碎，綿裹） 芍藥 黃芩 人參

芒消 甘草（炙，各貳兩）

右壹拾壹味，切，以水一斗，煑取二升八合，去滓，分三服，每服相去如人行十里，又進之，快利五行以來病即差。忌生冷、熱麪、豬魚、蒜等。

治石發動心胷熱毒萎蕤湯方

萎蕤 黃芩 乾薑 生薑（各貳兩，切）

豉（壹六合，綿裹） 芍藥 升麻 黃連

柴胡（各貳兩） 梔子（柒枚，擘） 石膏（捌兩，碎） 芒消（肆兩）

右一十二味，㕮咀，以水一斗五升，先煑石膏減一升，次下諸藥，煑取二升八合，去滓，下芒消，攪令散，分溫三服，每服相去如人行十里，進之，利五六行，當自止。忌如前。

治石發熱悶苦宜下石方

露蜂房（壹升，炙）

右壹味，切，以水三升，煑取一升，一服五六合，日二服，石從小便下如細沙，盡停，無所忌。

又下石方

萎蕤 升麻 薺苨 人參（各柒兩）

大黃（叁兩） 黃芩 葛根 紫草（各捌兩）

犀角（拾壹兩，屑） 梔子（貳七枚，擘） 芒消（貳兩） 銀屑（肆兩，研）

豬脂（拾叁兩，臘月者） 露蜂房（拾兩，炙） 玄參 甘草（炙，各肆兩）

右壹拾陸味，切，以無灰酒八斗漬，經十日，其豬脂用酒一升煎鍊取三兩，脂與銀屑和研，內藥中，每日空腹服之，量力多少。忌熱麪、炙肉、海藻、菘等。

治發背竹葉黃耆湯方

淡竹葉 黃芩 前胡 生薑（各四兩，切） 芍藥（叁兩）

小麥（叁升） 黃耆 茯苓 枳實（炙） 麥門冬（去心）

梔子（各叁兩，擘） 大棗（拾肆枚，擘） 芎藭 知母 乾地黃

人參 石膏（碎） 升麻 甘草（炙，各二兩）

右壹拾玖味，㕮咀，以水一斗六升，先煑竹葉、小麥，取一斗二升，去竹葉、麥，內諸藥，煑取四升，一服一升，日三夜一。

治男子癰始欲發背，不甚往來寒熱，竹葉黃耆湯方。

淡竹葉 小麥（各叁升） 黃耆 升麻 乾地黃

芍藥 當歸 通草 知母（各叁兩） 大棗（拾捌枚，擘）

黃芩（壹兩半） 生薑（伍兩，切） 茯苓 芎藭 前胡

枳實（炙） 麥門冬（去心） 甘草（炙，各貳兩）

右壹拾捌味，㕮咀，以水壹斛柒升，先煑竹葉、小麥，取壹斛貳升，去滓，內諸藥，煑取肆升，分溫伍服，日三夜二。忌如藥法。

治癰發背諸客熱腫始作竹葉湯方

淡竹葉 小麥（各叁升） 生薑（陸兩，切） 大棗（拾肆枚，擘） 茯苓

麥門冬（去心） 枳實（炙） 芍藥 人參（各貳兩） 黃耆

前胡 乾地黃 升麻 射干 黃芩

芎藭 甘草（炙，各三兩）

右壹拾柒味，㕮咀，以水一斗七升，先煑竹葉、小麥，取一斗二升，去滓，內諸藥，煑取四升，分五服。若熱盛秘澀不通者，加大黃二兩。已下勿加也。

治患大熱體盛發癰，或在於背，或在陰處，生地黃湯方

生地黃（捌兩） 竹葉（叁升） 小麥（貳升） 栝樓（肆兩） 大黃（伍兩）

人參 當歸（各壹兩） 黃耆 黃芩 通草

升麻 芍藥 前胡 茯苓 甘草（炙，各貳兩）

右壹拾伍味，㕮咀，以水二斗，煑竹葉、小麥，取一斗二升，去滓，內諸藥，煑取四升，分四服，日三夜一。不愈常服。

治發背黃耆湯方。

黃耆　黃芩　麥門冬（去心）　遠志（去心，各貳兩）

大棗（貳拾枚，擘）　人參　芎藭　乾地黃　芍藥

當歸（各壹兩）　生薑（伍兩，切）　桑螵蛸（拾肆枚，炙）　雞肶胵（貳具）

右壹拾叁味，㕮咀，以水一斗，先煑雞肶胵，令熟，可食，去之。內諸藥，更煑取四升五合，分服九合，日三夜一。

治發背黃耆湯方

黃耆　麥門冬（去心）　芍藥　黃芩　人參

甘草（炙，各叁兩）　石膏（碎）　當歸（各貳兩）　半夏（洗，肆兩）　生薑（伍兩，切）

生地黃（半斤）　大棗（叁拾枚，擘）　淡竹葉（切，貳升）

右壹拾叁味，㕮咀，以水一斗，先煑竹葉，取九升，去竹葉，內諸藥，更煑取三升，分四服，如人行二十里，又服，良久進粥消。又進消息。

甘草（炙，各壹兩）

右壹拾叁味，㕮咀，以水一斗五升，先煑竹葉，令減五升，去竹葉，內諸藥，煑取三升五合，分四服，日三夜一。

治癰腫發背竹葉湯方

竹葉（切，伍升）　小麥　生薑（伍兩，切）　桂心（壹兩半）

大棗（貳拾枚，擘）　芍藥　乾地黃（各叁兩）　茯苓

升麻　當歸　甘草（炙，各貳兩）

右壹拾壹味，㕮咀，以水一斗七升，煑小麥、竹葉，取一斗一升，去竹葉，內諸藥，煑取三升五合，分四服，如人行七八里，再服。

治男子發背，脇結塊氣，或經一月，苦寒熱，枳實湯方。

枳實（炙）　芍藥　乾地黃　前胡

黃芩　通草（各叁兩）　知母　芎藭

細辛　茯苓　黃耆　人參　甘草（炙，各貳兩）

右壹拾叁味，㕮咀，以水一斗一升，煑取三升五合，去滓，分四服。

治發背虛熱大盛，腫熱侵進不住，內補湯方

乾地黃（肆兩）　升麻　當歸　人參（各壹兩）

生薑（伍兩，切）　麥門冬（去心）　芍藥（各叁兩）　大棗（貳拾枚，擘）

遠志（去心）　茯苓　大黃　黃芩

黃耆（各貳兩）

右壹拾叁味，㕮咀，以水一斗，三升煑取五升，去滓，分為五服。

生地黃湯　治發背方。

生地黃（捌兩）　黃耆　黃芩　茯苓（各叁兩）

大棗（貳拾枚，擘）　芎藭（壹兩）　淡竹葉（貳升，切）　芍藥

人參　當歸　通草　甘草（炙，各貳兩）

右壹拾貳味，㕮咀，以水三斗，先煑竹葉，取一斗五升，去滓，內諸藥，煑取四升，去滓，分五服。

治發背癰，已服生地黃湯取利後，服此方

黃耆　芍藥　乾地黃　栝樓（各三兩）

小麥（壹升）　黃芩　柴胡　麥門冬（去心）

遠志（去心）　升麻（各貳兩）　當歸（壹兩）　淡竹葉（切，肆升）

大棗（拾肆枚，擘）

右壹拾叁味，㕮咀，以水一斗八升，先煑竹葉、小麥，取一斗，去滓，內諸藥，煑取三升，去滓，分三服，日三。

治癰節近脇俞，此多虛，故不宜用大黃，若欲得下，但其間數服此方。

黃芩　前胡　栝樓　芍藥

麥門冬（去心）　知母（各叁兩）　乾地黃（肆兩）　淡竹葉（三升）

小麥貳升　黃耆　升麻　甘草炙各貳兩
右壹拾貳味。㕮咀。以水一斗八升。先煮竹葉、小麥取一斗。
去滓。内諸藥。煮取四升。去滓。分爲四服。日三夜一。
治背脊癰節。舉身壯熱。已行薄貼。此方數用有驗。連翹湯方。
連翹　漏蘆　射干　白斂
升麻　梔子擘　芍藥　羚羊角屑
黃芩各叁兩　生地黃捌兩　寒水石伍兩碎　甘草貳兩炙
右壹拾貳味。㕮咀。以水一斗。煮取四升。去滓。分四服。
治大虛客熱。發背上苦牽痛。微有腫。腫氣來去。黃耆湯方
黃耆　乾薑　當歸　桂心各貳兩
大棗貳拾枚擘　麥門冬去心　芍藥各叁兩　半夏肆兩洗
生薑伍兩切　人參　芎藭　甘草炙各壹兩
右壹拾貳味。㕮咀。以水一斗二升。煮取四升。去滓。分五服。
日三夜二。
治癰發背及在諸處。竹葉黃耆湯方
竹葉切肆升　黃耆　芍藥各叁兩　當歸壹兩
大黃壹兩半　升麻　黃芩　前胡
知母　麥門冬去心　甘草炙各貳兩
右壹拾壹味。㕮咀。以水壹斗七升。煮竹葉取九升。去滓。下
諸藥。煮取二升八合。分三服。利兩三行佳也。
治癰發背内補芍藥湯方
芍藥　乾地黃　桂心各貳兩　當歸叁兩　生薑肆兩切
黃耆伍兩　茯苓叁兩　人參　麥門冬去心　甘草炙各壹兩
右壹拾味。㕮咀。以水一斗。煮取三升。分三服。
治發背腫即驗。前胡建中湯方
前胡叁兩　生薑切　茯苓　黃芩各伍兩

桂心壹兩　人參壹兩半　當歸　芍藥
半夏湯洗十遍三　甘草炙各貳兩
右壹拾壹味。㕮咀。以水壹斗。煮取四升。分四服。
治癰發背漏蘆湯方
漏蘆　白斂　黃芩　芍藥　枳實炙
白薇　甘草炙各貳兩　大黃別浸　麻黃去節　升麻各叁兩
右壹拾味。㕮咀。以水一斗。先煮麻黃。去上沫。然後下諸藥。
煮取三升。分三服。
治男子背上發腫。時覺牽痛。内補黃耆湯方
黃耆　當歸各貳兩　乾地黃　麥門冬各三兩
生薑伍兩切　大棗拾肆枚擘　芍藥　芎藭
人參　甘草炙各壹兩
右壹拾味。㕮咀。以水一斗。煮取三升五合。分服七合。日三。
治發背黃耆湯方
黃耆　乾地黃　茯苓各肆兩　大棗拾伍枚擘
芍藥叁兩　生薑貳兩切　當歸貳兩半　人參
甘草炙各壹兩半
右玖味。㕮咀。以水壹㪷貳升。煮取肆升。分肆服。日三夜一。
加黃芩貳兩佳。
治腫瘡發背芍藥甘草湯方
芍藥　乾地黃　黃耆各叁兩　甘草炙壹兩半
人參壹兩　茯苓　麥門冬去心　生薑各貳兩切
右捌味。㕮咀。以水八升。煮取二升五合。分三服。
治毒腫發背黃耆湯方
黃耆　白斂　玄參　黃芩
大黃　甘草炙各貳兩　竹葉切壹升

右柒味。㕮咀。以水九升。煮取三升。分三服。一日令盡。忌猪肉。

治癰腫始覺。即令消。其腫五色。並爲發背。痛欲死。腫上加灸不差。腹內虛悶。麥門冬湯方。

麥門冬（去心，貳兩） 升麻 葛根（各叁兩） 丁香（壹兩半）

零陵香 藿香（各壹兩）

右陸味。㕮咀。以水柒升。煮取二升五合。分三服。

治發背。初欲作腫及癰。便服此方。

大黃（別浸） 黃芩 甘草（炙，各叁兩） 升麻（貳兩）

梔子（壹百枚，取仁）

右伍味。㕮咀。以水九升。煮取三升五合。去滓。分三服。得快下數行。利便止。不下更作。

治發背腫如杏核雞子青木香湯方。

青木香 麻黃（去節，各貳兩） 升麻（叁兩）

右叁味。㕮咀。以水六升。煮取二升。去滓。分叁服。一日令盡。暖臥取微汗。避風。以粉粉身。

治癰發背升麻湯方。

升麻（叁兩）

右壹味。㕮咀。以水三升。煮取一升。分三服。昔何道靜母在建安。夜得發背。至曉半臂黑。上熱如火。噓吸煩悶。時無三兩升麻。惟一兩。以水三升。煮得一升。如上法。一服覺如小寬。再服熱差。乃得眠。至暮服盡。轉佳。明日視背色還復。遂愈也。

千金翼方卷第二十三

瘡癰上

黄父相癰疽論第一

九江黄父相癰疽論：黄帝問於岐伯曰：余聞腸胃受穀，上焦出氣，以温分肉而養骨節，通腠理。中焦出氣如霧，上注谿谷而滲孫脉，津液和調，變化赤而為血，血和則孫脉先滿，乃注於絡脉，絡脉皆盈，乃注於經脉，陰陽已張，因息乃行，行有綱紀，周有道理，與天合同，不得休止。切而調之，從虚去實，寫則不足，疾則氣減，留之先後，從實去虚，補則有餘。血氣已調，形神乃持。余已知血氣之平與不平，未知癰疽之所從生，成敗之時，死生之期，或有遠近，何以度之，可得聞乎？岐伯曰：經脉流行不止，與天同度，與地合紀，故天宿失度，日月薄蝕，地經失紀，水道流溢，草蘆不成，五穀不植，經路不通，民不往來，巷聚邑居，别離異處。血氣猶然，請言其故。夫血脉榮衛，周流不休，上應星宿，下應經數。寒氣客於經絡之中，則血泣，血泣則不通，不通則衛氣歸之，不得復反，故癰腫也。寒氣化為熱，熱勝則肉腐，肉腐則為膿，膿不瀉則爛筋，筋爛則傷骨，骨傷則髓消，不當骨空，不得泄瀉，則筋骨枯虚，枯虚則筋骨肌肉不相營（一作榮），經脉敗漏，熏於五藏，藏傷故死矣。

診癰疽發起處第二（方一首）

黄帝曰：願盡聞癰疽之形與忌日名。岐伯曰：略説癰疽極者有十八種。

癰發於嗌中，名曰猛疽，不急治則化為膿，膿不瀉，塞咽，半日而死。其化為膿者，膿瀉已，則含豕膏，無食，三日已（一云無冷食）。

發於頸，名曰夭疽，其疽大而赤黑，不急治則熱氣下入淵腋，前傷任脉，内熏肝肺，則十餘日而死。

陽氣大發，消腦流項，名曰腦爍疽，其色不樂（一作除），項痛如刺以鍼，心煩者死，不可治。

發於肩及臑，名曰疵疽，其狀赤黑，不急治，此令人汗出至足，不害五藏，發四五日逆焫之（一作遂）。

發於腋下赤堅者，名曰朱疽，治之用砭石，欲細而長，疎砭之，塗以豕膏，六日已，勿裹。其疽堅而不潰者，為馬刀挾嬰，急治之（一作裹）。

發於胸，名曰井疽，其狀如大豆，三四日起，不早治，下入腹中，不治，七日死。

發於膺，名曰甘疽，其狀如穀實瓜蔞，常苦寒熱，急治之，去其寒熱，不治，十歲死，死後膿自出。

發於脅，名曰敗疵，敗疵者，女子之病也，久之其狀大癰膿，其中乃有生肉，大如赤小豆，治之方。

剉陵翹草及根各一斗，以水壹斗陸升，煮取貳升，即强飲，厚衣坐釜上，令汗出足已。

發於股胻，名曰股脛疽，其狀不甚變色，癰膿内搏於骨，不急治三十日死。

發於股陰，名曰赤弛，不急治六十日死，在兩股内者，不治十日。

發於尻，名曰鋭疽，其狀赤堅大，急治之，不治三十日死。

發於膝，名曰疵疽，其狀大癰，色不變，寒熱而堅，勿石之，石之即死，須其色異柔，乃石之，生也。

諸癰發於節而相應者，不可治也。

發於陽者，百日死。

發於陰者，三十日死（一云四十日死）。

發於脛，名曰兔齧，其狀如赤豆，至骨，不急治殺人。

發於踝，名曰走緩，其狀色不變，數石其輸而止其寒熱，不死。

發於足上下，名曰四淫，其狀大癰，不急治，百日死。

發於足傍，名曰厲疽，其狀不大，初從小指發，急治之，去其黑者；不消輒益，不治，百日死。

發於足指，名曰脫疽，其狀赤黑則死，不赤黑不死，治之不衰，急斬去之，活也，不斬去者死。

黃帝曰：夫子言癰疽，何以別之？岐伯曰：榮氣稽留於經脈之中，則血泣而不行，不行則衛氣歸之，歸之而不通，壅遏不得行，故曰熱。大熱不止，熱勝則肉腐，肉腐則為膿，然不能陷肌膚於骨髓，骨髓不為焦枯，五藏不為傷，故命曰癰。何謂疽？荅曰：熱氣純盛，下陷肌膚筋髓骨肉，內連五藏，血氣竭盡，當其癰下筋骨良肉皆無餘，故命曰疽。疽者，其上皮夭瘀以堅，如牛領之皮；癰者，其上皮薄以澤，此其候也。帝曰：善。

帝曰：有疽死者柰何？岐伯曰：身有五部：伏菟一，腨二，一云膊，背二，五藏之輸四，項五。五部有疽，死也。

帝曰：身形應九宮柰何？岐伯曰：請言身形應九野。

左足應立春，其日戊寅己丑。

左脅應春分，其日己卯。

左手應立夏，其日戊辰己巳。

膺喉頭首應夏至，其日丙午。

右手應立秋，其日戊申己未。

右脅應秋分，其日辛酉。

右足應立冬，其日戊戌己亥。

腰尻下竅應冬至，其日壬子。

六府及膈下二藏應中州，大禁太一所在之日及諸戊己也。

凡候此九者，善候八正所在之處，所主左右上下身體有癰腫者，欲治之，無以其所直之日潰治之，是謂天忌日也。

凡五子日夜半　五丑日雞鳴　五寅日平旦

五卯日日出　五辰日食時　五巳日禺中

五午日日中　五未日日昳　五申日晡時

五酉日日入　五戌日黃昏　五亥日人定

右以此日時遇疾發癰者，不起也。

候癰疽色法第三

論曰：夫癰疽初發如微，人多不以為急，此實奇患，惟宜速治之。治之不速，病成難救，以此致禍，能不痛哉？且述所懷，以悟後賢。謹按黃父癰疽論，論癰所著緩急之處，死生之期如左。

發皮肉，淺腫高而赤，貼即消，不治亦愈。

發筋肉，深腫下而堅，其色或青黃或白黑，或復微熱而赤，宜急治之，成消中半。發附骨者，或未覺肉色已殃，已殃者，癰疽之甚也。

發背，外皮薄為癰，皮厚為疽，如此者多見先兆，宜急治之。皮堅甚大者，多致禍也。

夫癰壞後有惡肉者，當以猪蹄湯洗去穢，次傅食肉膏散，惡肉盡乃傅生肉膏散，及摩四邊，令善肉速生。當絕房室，慎風冷，勿自勞動，須筋脈平復，乃可任意耳。不爾，新肉易傷，傷則重潰，發則禍至，慎之慎之。

診知是癰疽法第四

癰疽之發，未辨是非，飢渴為始。始發之時，或發白疽，或似小節，或復大痛，或復小痛，或發米粒大白膿子，皆是微候，且善察之。欲知是非，重按其處，是即便隱痛，復按四邊，比方得失，審實之。是即灸第一便灸其上二三百壯，又灸四邊一二百壯。小者灸四邊，中者灸六處，大者灸八處，壯數不慮多也。亦應即薄貼，令得即消。內須服解毒冷藥，令毒氣出外，外須薄

貼熱藥法當穿開其口令泄熱氣故也

診癰疽有膿法第五

凡癰按之大堅者未有膿半堅半軟者半有膿當上薄者都有膿有膿便可破之不爾侵食筋骨也破之法應在下逆上破之令膿易出用鈹鍼膿深難見肉厚而生者用火鍼若不別有膿者可當其上數按之內便隱痛殃堅者未有膿泄去熱氣不爾長速則不良

候人年得疽法第六

岐伯曰赤疽發於額不寫十餘日死可刺也其膿赤多血死未有膿可治人年二十五　三十一　六十　九十五人神在額不可見血見者死

杼疽發項若兩耳下不寫十六日死其六日可刺其色黑見膿而癰者死不可治人年十九　二十三　三十五　四十九　五十一　五十五　六十一　八十七　九十九神在兩耳下不可見血見者死

蜂疽發背起心俞若肩髃二十日不寫死其八日可刺也其色赤黑膿見者死不治人年六歲　十八　二十四　三十五　五十六　六十七　七十二　九十八神在肩不可見血見者死

刺疽發肺俞若肝俞不寫二十日死其八日可刺發而赤其上肉如椒子者死不可治人年十九　二十五　三十三　四十九　五十七　六十八　七十三　八十一　九十七神在背不可見血見者死

俠榮疽發脅起若兩肘頭二十五日不寫死其九日可刺發赤白間其膿多白而無赤可治年十六　二十六　三十二　四十八　五十八　六十四　八十　九十六神在脅不可見血見者死

勇疽發股起太陰若伏兔二十五日不寫死其十日可刺發青膿赤黑者死白者尚可治年十一　十五　二十　三十一　四十三　四十六　五十九　六十三　七十五　九十一神在尻尾不可見血見者死

標叔疽發熱同同耳聾後六十日腫如水狀如此可刺之但出水後乃有血血出即除也年五十七　六十五　七十三　八十　九十七神在背不可見血見者死

旁疽發足趺若足下三十日不寫死其十二日可刺發赤白膿而不大多其上痒赤黑死不可治年十三　二十九　三十五　六十一　七十三　九十三神在足不可見血見者死

相五色疽死生法第七

禽疽發如軫者數十處一云四日腫食飲孩痛其狀若變十日可刺其內發方根寒齒如噤俞若坐如是十五日死俞若生未詳

釘疽發兩肩此起有所逐惡血結流內外榮衛不通發爲釘疽三日身腫痛甚七日噤如痓狀十日可刺不治二十日死

陰疽發髀若陰股始發要彊內不能自止數飲不能多五日堅痛如此不治三歲死

脉疽發環項頸一云始痛身隨而熱不欲動悄悄或不能食此有所大畏恐怖而不精上氣欬其發引耳不可以腫二十日可刺不刺八十日死

龍疽發背起胃俞若腎俞二十日不寫死其九日可刺其上赤下黑若青黑者死發血膿者不死

首疽發背發熱八十日大熱汗頸引身盡如欬身熱同同如沸者皮澤頰腫處淺刺之不刺入腹中二十日死

行疽發如腫或復相往來可要其所在刺之即愈

衝疽發小腹痛而振寒熱冒五日悄悄六日而變　十日死

敦疽發兩指頭若五指頭，十八日不寫死，其四日可刺。其發而黑癰不甚赤，過節可治。

疥疽發腋下若臂兩掌中，振寒熱而咽乾者，飲多則嘔煩心悁悁，或卒胗反有合者，此則可汗，不汗當死。

筋疽發脊俠脊兩邊大筋，其色蒼，八日可刺。其癰在肌腹中，九十日死。

陳乾疽發兩臂，三四日痛不可動，五十日方身熱而赤，六十日可刺，如刺脉無血，三四日死。一云病已

蚤疽發手足五指頭，起即色不變，十日之内可刺，過時不刺後爲食癰，在腋，三歲死。

倉疽發身，癢後痛，此故傷寒氣入藏，篤發爲倉疽，九日可刺，九十日死。

赤疽發身腫堅核，而身熱不可以坐，不可以行，不可以屈伸，成膿刺之即愈。

赤疽白脈發膊若肘後，癢自痛，傷精及身熱多汗，五六日死。

赤疽發胷可治。

赤疽發髀樞，六月可治，不治出歲死。

赤疽發陰股，堅死，濡可治。

赤疽發掌中者可治。

赤疽發脛，死不可治。

黑疽發腫在背大骨上，八日可刺，過時不刺爲骨疽，膿出不可止，出碎骨，六十日死。

黑疽發腋淵，死。

黑疽發耳中如米，此名文疽，死。

黑疽發肩，死。

黑疽發缺盆中，名曰伏癰，死。

黑疽發肘上下，不死可治。

黑疽發髀腸，死。

黑疽發膝髕，堅死，濡可治。

黑疽發趺上，堅死。足下久癰色赤，死。

手心主脉有腫癰在股脛，六日死，發膿血六十日而死。

脅少陽脉有腫癰在頸，八日死，發膿血十日死。

腰太陽脉有腫交脉來於陽明，癰在頸，十日而死，發膿血七日死。

尻太陽脉有腫癰在足心少陽脉，八日死，發膿血八十日死。

頭陽明脉有腫癰在尻，六日死，發膿血六十日死。

股太陽脉有腫癰在足太陽，七十日死，發膿血百日死。

肩太陽太陰脉有腫癰在脛，八日死，發膿血四百日死。

足少陽脉有腫癰在脅，八日死，發膿血六百日死。

手陽明脉有腫癰在腋淵，一歲死，發膿血二歲死。

薄貼第八　方三十一首

松脂貼，主癰疽腫方。鍊松脂法附

松脂貳斤，成鍊者　腽脂日乾叁兩　細辛半兩　黃蘗
白芷　芎藭　白斂　芍藥
莽草　白蠟　黃耆　黃芩
黃連　大黃　當歸　防風各壹兩

右壹拾陸味，切，先以火煖銅鐺令熱，以蠟拭鐺使通濕，訖，擘松脂令破，内鐺中，次下腽脂，都消盡訖，乃内藥，以竹篦攪令調，仍於微火一煎，急攪令勿息，十沸下之，沸止更上。預作十箇濕土堆，一下置一堆上，遍十堆則成。及熱以新幕生布上，四面又安火炙，作絞子絞，澄去滓，挑取向火塗紙，依病處大小翦取貼之，周時易。此法稍難，好好用心作之，乃可成矣。

鍊松脂法
取大麻人三升研之令細水三升淘之生布絞去滓松脂
二升以水三升半煑令消盡及熱新布絞令脂出內麻汁
中待小冷取松脂牽挽令白乃依法釆取
採松脂法
取深山大松木有露根脂自流出白粘者佳火燒黑彊者
不堪用亦可五月六月大暑時破作痕三五日待出取之
須多者多破根取之
升麻薄主癰疽方
升麻　大黃　黃耆　芎藭　龍骨
白及（各壹兩）　黃芩（陸兩）　白斂　牡蠣（熬）　甘草（各半兩）
右一十味擣篩為散以蜜和之如泥塗布薄癰上乾即易之
痛微用此令消方
黃耆　青木香　梔子　乾地黃　升麻
龍骨　大黃　黃蘗　黃芩　麻黃
黃連　芎藭　生犀（取末）　白斂　羚羊角
右壹拾伍味等分擣篩為散以醋和之如泥塗故布上開
口如小豆以洩熱氣乾則易之差止
白斂薄主癰疽方
白斂　大黃　黃芩（各等分）
右三味擣篩為散以雞子白和如泥塗布上薄腫上薄乾
則易之亦可以三指撮藥末內三升水中煑三沸綿注汁
拭腫上數十遍以寒水石末和塗腫上以紙覆之乾則易
之輒以煑汁拭之日夜二十易
食惡肉散方
真朱　藜蘆（各壹分半）　蔄茹（半兩）　馬齒礬（燒）
硫黃　雄黃　麝香（各叁分）
右七味擣篩為散以粉瘡上亦可膏和傅之著兌瘡孔中佳
生肉膏主癰疽金瘡方
大黃　黃耆　芍藥　獨活
當歸　白芷（各壹兩）　薤白（貳兩）　生地黃（叁兩取汁）
右八味擣篩為散切薤白以地黃汁成煎豬膏三升煎之
三上三下以綿布絞去滓以傅瘡多少隨人意
升麻薄主癰疽結核種種色不異時時牽痛或經年腫勢不
消方
升麻　青木香　白斂　芒消　射干
當歸　黃芩　桂心　芍藥　防風
大黃　芎藭　乾葛（各貳兩）　甘草（壹兩）
右一十四味擣以酒和令調微火煞令黃以薄腫上日再
易乾者添酒更擣之隨後薄腫上
寒水石薄方
寒水石　黃蘗　黃耆　黃連
大黃　石膏　梔子（各貳兩）　白斂（肆兩）
右捌味擣篩為末以粉粥和如泥塗故布上薄腫上乾則易之
當歸貼諸腫方
當歸（一作當陸）　黃芩　黃連　大黃
莽草　白芷　白斂　白及（各貳兩）
右八味擣篩為散消膠汁稍稍和如泥塗紙貼腫上乾則
易之
有患癰破下膿訖著兌藥塞之瘡痛煩悶困極有人為去兌藥
以樹葉十重貼之以布帛裹令緩急得所日再三易之痛悶
即止腫消此極甚大良無比勝於衆貼此主癰疽潰後及凍

瘡有刺不出者用之甚良。冬無楸葉，當早收之，臨時以鹽湯沃之，令釋用之，亦佳。傅削楸白皮用亦得。貼楸葉後，不復煩悶，腫消減，膿血惡汁出，瘡陷下漸差。

治腦瘻諸節諸癰腫牢堅治之方

削附子令如棊子厚，正著腫上，以少唾濕附子，艾灸附子，令熱徹，附子欲乾，輙令唾濕之，常令附子熱徹，附子欲乾，輙更氣入腫中，無不愈者。此法絶妙不傳。

治萬種癰腫方

蒺藜蔓淨洗，三寸截之，取得一斗，以水三升，煮取二升，去滓，内銅器中，煮取一升，内小器中，煎如稠糖，下取塗瘡腫上，大良。

治癰腫方

伏龍肝以大醋和作泥，塗布上，貼之，乾即易之，消矣。又和蒜擣如泥塗之。

凡癰無問大小，亦覺即取膠壹斤，如掌，水清令軟，納納然，心開一孔如錢孔大，貼腫上。若已潰者，膿當被膠急撮，皆出盡；若未有膿者，當自消矣。

又方

燒鯉魚作灰，醋和傅之，一切腫用之皆愈，以差為限，至良。

蛇銜生肉膏，主癰疽金瘡敗壞方

蛇銜　當歸各壹兩半　生地黄三兩　黄連　黄耆
黄芩　大黄　續斷　芍藥　芎藭
莽草　附子炮，去皮　細辛　蜀椒汗，去目、閉口　白芷
白及一作白斂　薤白　甘草炙，各壹兩

右壹拾捌味，切，以大醋漬兩宿，以臘月猪脂七升煎，三上三下，白芷色黄，下去滓，傅之。

又方

生地黄壹斤　薤白五兩　辛夷　芎藭
獨活　當歸　黄耆　白芷
續斷　芍藥　黄芩　大黄各壹兩

右壹拾貳味，切，以臘月猪脂四升煎，白芷黄色，下去滓，傅之。

野葛貼，主癰疽痔瘻惡瘡、婦人妬乳瘡方。

野葛　芍藥　薤白　通草各半兩
當歸叁分　附子壹分

右六味，切之，醋浸半日，先煎猪脂八合，令煙出，内亂髮半兩，令消盡，下，令熱定，乃内松脂貳兩、蠟半兩，更著火上，令和，乃内諸藥，令沸，三上三下，去滓，冷之，浣故帛去垢，塗貼腫上，乾即易之。春去附子。其亂髮淨洗去垢，不爾令瘡痛。

又方

煎地黄汁如膠，作餅貼之，日四易，三日差。千金云餘悉同

紫葛貼癰腫方

紫葛貳兩　大黄伍分　白斂　玄參
黄連　黄芩　由跋　升麻
榆白皮各三分　青木香半兩　赤小豆半合

右壹拾壹味，擣篩為散，以生地黄汁和之，如泥，傅之，乾即易之。大醋和亦得。

治癰疽瘡久不差方

松脂　薰陸香

右貳味等分，擣，入少許鹽為餅，貼瘡上，惡汁出盡即差。

諸卒腫方

取芥子細末，猪膽和如泥，塗病上，日三。

蕪菁子封癰腫方

取無青子壹升。擣作細末。大醋和如泥。封之。乾則易之。
芥子亦大佳。
又方 槐子半升。熇火草一把。擣細。水和塗之。
又方 擣蔚臭汁。服一雞子。以滓封癰上。暖即易之。頭面腫更良。
葱白療癰疽瘻有數孔積年不差方。
葱白壹斤。細切擣如泥。淨洗瘡。拭乾。封塗之。厚一分。日三夜二。取差止。
八味黃耆薄方
黃耆 芎藭 大黃 黃連
莽草 黃芩 梔子 芍藥等分
右八味。爲散。以雞子白和如泥。塗布上。隨腫大小薄之。燥則易之。瘡上開孔。令得泄氣。
搨湯。主丹癰疽始發。焮熱浸長進方。兼主小兒丹。長忌近陰。
升麻 黃連 大黃 芎藭
羚羊角 當歸 甘草各二兩 黃芩三兩
右八味。以水一㪷。煮取五升。去滓。又還鐺中。内芒消叁兩。上火令一沸。則帛搨腫上數過。腫熱便隨手消盡。王練甘休秘之。
搨湯方
大黃 黃芩 白歛各三兩 芒消壹兩半
右四味。以水六升。煮取三升。以故帛四重内汁中。以搨腫上。暖復易。晝夜爲之。
又方 凡癰以梁上塵。灰。葵莖等分。醋和傅之。乾則易之。
石癰堅如石。不作膿者方。
生商陸根貼軟布帛貼之。數易之。亦可擣傅。燥即易。癰當消濡。

處療癰疽第九 論壹首 方叁拾叁首

論曰。諸癰狀多種不同。無問久近。皆五香連翹湯主之。先刺去熱。小豆薄之。其間數數鍼去血。若已失療潰爛者。猶常服五香。漏蘆等湯下之。當下大鍼入五分者則速愈。凡癰高而光者不大熱。其肉正平無尖而紫色者不須治。但以竹葉黃耆湯申其氣耳。其肉正平爲無膿也。癰卒痛。用八物黃耆薄。大癰七日。小癰五日。其有堅彊者。諸寧生破發背及發乳。若熱手不可得近者。内先服王不留行散。外摩發背膏。若背生破無苦在乳者。宜令極熟。熟之候。手按之隨手即起者便熟。須鍼之。鍼法要得著膿。以意消息之。胸背不可過一寸。酌量不得膿。以食肉膏散著兊頭内癰口中。如人體熱氣歇。服木占斯散。五日後癰欲差者。服排膿内塞散。凡破癰之後。病人便綿惙欲死。内寒外熱。腫自有似癰而非者。當以手按腫上無所連。即是風毒耳。勿鍼。可服升麻湯。外摩膏。破癰口當令上留三分。近下一分。鍼惟令極熱。極熱便不痛。破癰後敗壞不差者。作豬蹄湯洗之。日再。夏湯二日可用。冬六七日。湯半劑亦可用。胸中痛短氣者。當入闇中。以手中指按左眼。視若見光者。胸中有結癰。若不見光者。瘭疽内發。鍼傷脉。血不出住實不寫。當成癰也。凡脉來細而沉時直者。身有癰疽。脉來大漸小者。陰結苦肌肉痺。癰節尋寸口。如此來大而漸小也。
漏蘆湯方
漏蘆 白歛 黃芩 枳實炙 芍藥
升麻 麻黃 甘草炙各貳兩 大黃三兩
右九味。㕮咀。以水一斗。煮取三升。分爲三服。無藥處單服大黃下之。一方白薇貳兩。
連翹五香湯方
連翹 青木香 薰陸香 麝香 沈香

射干　獨活　桑寄生　通草　升麻各貳兩
丁香壹兩　大黄叁兩，別浸
右壹拾壹味，㕮咀，以水九升，煑取減半，內竹瀝貳升，煑取叁升，分叁服，未差，中間常服佳。

王不留行散，主癰疽及諸雜腫已潰，皆服之方
王不留行子壹升　五色龍骨貳兩　野葛皮半分　栝樓六分
當歸貳兩　乾薑　桂心各壹兩
右柒味，擣篩爲散，食訖温酒服方寸匕，日三，以四肢習習爲度，不知漸稍加之。此浩仲堪方，隋濟闍梨所名爲神散。癰腫即消，極安穩。千金云：治癰腫不能潰，困苦无聊賴。

黄耆竹葉湯，治胷背游熱癰疽方
黄耆叁兩　生地黄八兩　甘草叁兩，炙　芍藥叁兩　黄芩叁兩
人參貳兩　麥門冬三兩，去心　石膏貳兩半　芎藭貳兩　當歸貳兩
生薑五兩，切　大棗三十枚，擘　半夏四兩，洗　淡竹葉切，壹升
右壹拾肆味，以水壹斗貳升，先煑竹葉，取九升，去滓，內諸藥，煑取叁升，分肆服，相去如人行二十里間，食日三夜之服。

黄耆湯，主癰腫熱盛，口乾，除熱止渴方
黄耆　升麻　栝樓　乾地黄
麥門冬去心，各三兩　黄芩　芍藥各壹兩　梔子二十枚，擘
右八味，㕮咀，以水壹斗，煑取叁升，分叁服。

温中湯，主癰疽取冷過多，寒中下痢，食完出方
甘草炙　乾薑　附子炮，各壹兩半　蜀椒二百四十枚，汗
右肆味，㕮咀，以水陸升，煑取貳升，分叁服。

黄耆散，主癰疽撮膿方
黄耆五分，膿多倍之　小豆一分，熱口乾倍之　芎藭半兩，肉未生倍之　芍藥二分，痛不止倍之
栝樓二分，渴小便利倍之　白斂三分，有膿不合倍之
右六味，擣篩爲散，酒服方寸匕，日三。一本有甘草三分。

瞿麥散，主諸癰潰及未潰，瘡中疼痛，膿血不絶，不可忍之方
瞿麥　白芷　黄耆　當歸　細辛
芍藥　芎藭　薏苡仁　赤小豆各壹兩
右九味，先以清酒漬豆，出於銅器中熬之，乾復漬，漬熬五過止，然後治末之，合下篩，温酒服方寸匕，日夜各五，三日後，痛者肌肉生。一方以苦酒漬小豆。多痛倍瞿麥，瘡未開倍白芷，膿多倍黄耆、薏苡、芍藥。

黄耆湯，主癰腫虚弱方
黄耆四兩　升麻三兩　桂心冷用，貳兩　黄芩壹兩　竹葉切，壹升
茯苓　生薑切　甘草炙，各貳兩
右八味，㕮咀，以水貳斗，煑竹葉，減五升，去之，澄取九升，內諸藥，煑取叁升，去滓，分叁服，日三。

諸惡腫失治有膿者方
燒刺榆鐵作灰，水服之，經宿即頭出。服壹鐵作壹頭，多鐵多頭。無刺榆者，燒蛇蜕皮灰，水和封上，一日即孔出，仍以別服五香湯，以筋作綎，任孔中勿令合，使引膿血。若已成大瘡，去血盡，煑小兒餔塗之，上著乾薑末，以漸自消。

五利湯，主年四十已還，彊壯，常大患熱，發癰疽無定處，大小便不通方。
大黄　升麻各三兩　黄芩貳兩　梔子十五枚　芒消壹兩
右伍味，㕮咀，以水伍升，煑取叁升肆合，去滓，下芒消，分肆服，快利即止。

癰疽潰膿大多，裏虚方
黄耆　麥門冬去心，各三兩　生薑四兩，切　五味子四兩
桂心　芎藭　茯苓　遠志去心

當歸　人參各二兩　大棗二十枚去核　甘草六兩炙

右壹拾貳味，㕮咀，以水壹斗，煮取肆升，分陸服。

乾地黃丸主壯熱人長將服之，終身不發癰疽，令人肥悅，耐勞苦方。

乾地黃五兩　天門冬四兩去心　大黃三兩　巴戟天　肉蓯蓉

栝樓　人參各壹兩　芍藥　桂心　當歸

黃芩　黃耆　遠志去心　石斛　甘草各二兩炙

右壹拾伍味，擣篩為末，鍊蜜和丸如梧子，酒服拾丸，日二，加至貳拾圓。

乾地黃圓主虛熱消癰節方

乾地黃四兩　大黃六兩　芍藥　茯苓各三兩

遠志去心　升麻　桂心　黃芩

麥門冬去心　人參　王不留行子　甘草各二兩炙

右壹拾貳味，擣篩為末，鍊蜜和圓如梧子，酒服拾圓，日三，加至貳拾圓，長服令人肥健。千金有枳實二兩

乾地黃圓主虛勞客熱，數發癰腫瘡節，經年不除者，悉主之方。

乾地黃四兩　天門冬五兩去心　人參壹兩　黃耆　黃連

大黃　黃芩各三兩　芍藥　細辛　茯苓

澤瀉　乾漆熬　桂心　甘草各一兩炙

右壹拾肆味，擣篩為散，鍊蜜和圓如梧子，酒服拾圓，日三夜一，加至貳拾圓，長服延年益壽，終身不發癰節。凡大黃皆薄切，五升米下蒸之，暴乾，熱多者倍大黃。

排膿內塞散主大瘡熱已退，膿血不止，瘡中肉虛疼痛方。

防風　茯苓　白芷　遠志去心　芎藭

桔梗　人參　當歸　黃耆　甘草各一兩炙

厚朴炙　桂心各二兩　附子二枚炮　赤小豆三合熬

右壹拾肆味，擣篩為散，酒服方寸匕，日三夜壹服。

瞿麥散主排膿止痛利小便方。

瞿麥　麥門冬去心　黃耆　當歸　白斂各壹兩

芎藭　赤小豆半合　桂心半兩　芍藥二兩

右九味，擣篩為散，先食溫酒服方寸匕，日三服。

薏苡仁散主癰腫令自潰長肌肉方。

薏苡仁　乾地黃　肉蓯蓉　白斂　當歸

桂心各壹兩

右陸味，擣篩為散，先食，以溫酒服方寸匕，日三夜貳服。

五香湯主惡氣毒腫方。

沈香　丁香　麝香入湯成　薰陸香　青木香各壹兩

右伍味，切，以水伍升，煮取貳升，分三服，不差，更合服，以湯滓薄腫上。

兌疽膏方

當歸　芎藭　白芷　松脂　烏頭各二兩

巴豆三十枚去皮　豬脂三升

右七味，切，內膏中，微火煎三沸，內松脂，耗令相得，以綿布絞去滓，以膏著綿絮，兌頭尖作兌，兌之隨病深淺，兌之膿自出，食惡肉盡即生好肉，瘡淺者勿兌，著瘡中，日三，惡肉盡止。

乾癰瘡凡是瘡瘍皆用之方

雄黃　雌黃　硫黃　白礬燒　胡粉

松脂各二兩　水銀三兩

右柒味，細研如粉，以水銀不見為度，內後膏中，以十隻筯攪之數千匝，冷，密貯勿洩。

藜蘆　漏蘆　很牙　羊蹄根　青葙

地榆　當歸　蘆　藺茹各一兩　白斂

蛇床子各半兩

右壹拾壹味。擣篩爲散。以酢浸一宿。以成煎猪膏四升。煎三上三下。膏成絞去滓。以極微火煎之。凡一切惡瘡癬疽瘻瘑疥患悉傳之。勿令近目及陰。其石等研之如粉。膏欲凝乃下攪令匀。摩之遂手差矣。

食惡肉散方

硫黄　雄黄　雌黄　漆頭藺茹

麝香　礬石燒各半兩　馬齒礬石燒三分

右柒味。細作散傳之。兑食惡肉令盡。千金有丹砂半兩

滅瘢膏主一百癰疽惡瘡赤疵。皆先以布揩作瘡。以塗之。鼻中息肉如大豆内鼻中。痢血酒服如棗核大。痔以綿裹如梅子大内下部中。中風塗摩取愈。婦人崩中産後中風皆主之方

烏頭　礬石燒　女萎　狼毒　躑躅

附子　野葛　烏賊骨　皂莢炙　赤石脂

天雄　芍藥　芎藭　礜石燒　當歸

石膏　莽草　地榆　鬼臼　續斷

蜀椒　白术　巴豆去皮　大黄　細辛

白芷　乾地黄

右貳拾柒味。各壹兩。擣篩。以成煎猪脂四升和藥。以此爲率。三沸三下。内三指撮鹽其中。下之。須服摩之。姙娠婦人勿服。其藥絹篩。猪膏臘月當多合。用之神效。别取一升和鷹屎白三兩。調和使熟。傳之。滅瘢大驗。

猪蹄湯主癰疽及惡瘡有息肉方

猪蹄一具治如食法　白斂　白芷　狼牙　芍藥各三兩

黄連　黄芩　大黄　獨活各二兩

右玖味。切。以水三斗煮猪蹄。取一斗二升。去蹄内藥。煮取五升。分洗瘡。日三。良。

治節腫方

生椒　麴末　釜月下土末之

右叄味。末之。以大醋和傅上。乾則易之。

禁癰方

呪曰。癰非癰。節非節。土塊失癰即滅。三七遍。取一土塊摩腫上。傳與病人。男左女右。

割一切腫方

凡人身上有腫。腫在左割左。在右割右足。出少血即消。在足小指下横文内畔稜上。此極良。

禁一切腫方

凡一切腫亦覺陰呪曰。上有太山。下有大海。内有大魚。主食癰疽。四岳使者。於我所須。癰疽小鬼。隨手消除。急急如律令。七遍。

又方　取紫檀細研。大醋和之。塗。并治遊腫。

療身體手足卒腫方

取驢脂鹽末。傳之。

又方　取大醋和蚯蚓矢。傳之。

又方　擣蒼耳。傳之。冬用子。春用心。

又方　取大醋和土消末。傳之。

千金翼方卷之二十四

瘡癰下

癰疽發背第一 方九首

凡發背及癰疽腫已潰未潰方

取香豉三升，少與水和，熟擣成強泥，可腫作餅子，厚三分，已有孔勿覆孔，可腫上布豉餅，以艾列其上灸之，使溫溫熱而已，勿令破肉也。其熱痛急易之。癰疽當便減決得安。或一日二日灸之。若先有瘡孔，孔中汁出即差。

癰腫發背腫并諸毒腫方

榆白皮　栝樓各伍兩　婦人月布洗取汁

胡燕窠土　獖鼠土各拾兩

右五味，擣和作泥封之。一日漸消，五日全差。若壞，封四畔差。

諸癰腫無聊賴，發背及癰節已疼痛方

蒸麥麩更遞熨之，即愈。更灸熨之。一云薔薇根

癰疽發腹背陰隱處通身有數十癰方

取牛糞乾者燒末，以雞子白和塗，乾則易，差止。

又方：以牡蠣粉大醋和塗，即愈。

占期散，主消腫癰疽消膿方

木占斯　人參　乾薑一云乾地黃　桂心

細辛　厚朴炙　敗醬　防風

桔梗　栝樓　甘草炙，各壹兩

右一十一味，擣篩為散，酒服方寸匕，藥入咽覺藥流入瘡中。若癰疽灸之不能發壞者，可服之。瘡未壞者去敗醬。已發膿者內敗醬。服藥日七夜二，以多為善。若病在下，當膿血出，此為腸癰也。諸病在裏，惟服此藥即覺其力。痛者即不痛。長服治諸瘡及疽痔。瘡已潰便早愈。醫人不知用此藥，發背無有不治者，惟服此耳。若始覺背上有不好而渴者，即勤服之。若藥力行，覺渴止便消散。若雖已壞，但日夜服之勿住也。服之腫自消散，不覺去時。欲長服者當去敗醬。婦人乳癰宜速服之。一方無桂心

癰疽潰漏，男發背，女發乳及五痔方

蝟皮燒　蜂房燒，各壹具　蜀椒汗　乾薑各壹兩

厚朴壹兩半　附子炮，去皮　桂心　當歸

續斷　藁本　地榆皮各五分

右拾壹味，擣篩為散，酒服方寸匕，日三。加斑猫七枚益良。

治骨疽百方治不差方

可於瘡上以次灸之，三日三夜無不愈。

又方

久瘡不愈，差而復發，骨從孔出者，名為骨疽。取一死烏雌雞，淨去肉取骨，熬令成灰，取三家牛拘木，刮取屑，三家炊單各一兩，皆別熬成灰，合導瘡中，碎骨當出數十片，愈。

鼠瘻第二 論一首　方一十首　灸法三首

論曰：一切癰疽皆是瘡瘻根本所患。癰之後膿汁不止，得冷即是鼠瘻。是以漏方次之，大須急救之。

治鼠漏方。

馬齒草五升，切　槲白皮一斤，水煮五升，取一升澄清　麝香半臍，乾之，研末　杏人半升，熬令黑，擣如粉

右四味，以瓷器貯之，合和，以三四重帛密繫口。病已成瘡者，以泔清煎減半，洗作貼子，塗藥貼著瘡上，日三易之。若未作瘡如瘰癧子者，以艾一升，熏黃如棗大，乾漆如棗大，三味末之，和艾作炷灸之，三七壯止。

治諸漏方

取新生兒屎一百日以來，皆收置密器中，五六日，取塗瘡孔中。

又方

取鯉魚腸切作五段。火上煖之。先洗瘡拭乾。以腸貼之。冷即易之。從旦至夜。乾止。覺痒。開看蟲出即差。

又方

取雞子三顆。米下蒸半日。出。取黃熬。令黑。先拭瘡汁令乾。以藥內瘡孔中。不過三度。

又方

以臘月猪脂以紙紝沾取內瘡孔中。日五度。夜三度。

風漏及鼠漏方

赤小豆 白斂 牡蠣熬 黃耆

右四味等分。擣篩爲散。酒服方寸匕。日三。

蟻漏方

取陵鯉甲二七枚。燒爲末。猪膏和傅之。

又方。取半夏一枚。擣之。以鴨膏和傅之。

漏方

鍛鐵屑 狗頰連齒骨 虎矢 鹿角甲半取毛各貳兩千金云鹿皮合毛

右四味擣篩爲散。以猪膏和內瘡孔中。須臾易之。日五六。

治鼠漏方

死鼠壹枚中形者 亂髮壹雞子大

右二味。以臘月猪膏纔得没之。微火煎之。鼠髮消盡膏成。以塗瘡上。又以酒服半分許。鼠從瘡中出。

寒熱瘰癧方

連翹 黃連 苦參 栝樓 土瓜根

芍藥 恒山各壹兩 龍膽貳兩 狸頭骨壹枚炙

右九味擣篩爲散。酒服五分匕。日三。

治身體瘰癧及常有細瘡又口中有瘡薔薇丸方

薔薇根 黃蘗 黃耆 黃芩 芍藥

苦參 白斂 栝樓 防風 梔子

龍膽 鼠李根皮各壹兩 石龍芮貳兩

右壹拾叁味擣篩爲末。鍊蜜和丸如梧桐子。飲服十丸。日三。千金無黃蘗

頸漏

擣生商陸根作餅子。如大錢。厚三分。貼漏上。以艾灸之。餅乾熱則易之。可灸三四升艾。便差。

一法

葶藶子貳合 豉壹升

右二味。合擣大爛熟。作餅子如上。以一餅子當孔上貼。以艾炷如小指大。灸上三壯。一易三餅。九炷。日三。隔三日一灸。

一法

凡是一名瘰癧有結核欲作癰節者。以獨顆蒜去兩頭。灸之如前法。日灸三度。差。

一法

七月七日日未出時。採麻花。五月五日取艾。等分合作炷。灸漏上百壯。

治瘻方

馬齒草陰乾 臘月淳麻燭燼

右貳味等分。細篩。以臘月猪脂和之。先以煖泔清洗瘡。拭乾塗之。

又方

槲木皮一尺闊六寸。去黑皮細切。以水二斗煮取五升。去滓。內白糖十挺。煎取一升。分三服。以銅器中貯之。若吐吐著器中看之。

又方

五月五日午時，取馬齒草一石，以水一石，煮取三斗，去滓，內白糖十挺，煎取九升，分三服，以銅器貯之，若嘔吐，著器中看之。

人參散 主寒熱瘰癧在頸脈如杏李方

人參　乾薑　白芷　甘草（各壹兩）

右四味，擣篩為散，先食飲服方寸匕，日三，少小半匕，以意增加。

又方

狸骨（伍分，炙）　烏頭（柒分，炮去皮）　黃蘗（壹兩）

右叁味，擣篩為散，先食酒服一錢匕，日三。

又方

連翹　黃連　芍藥　苦參　土瓜根　龍膽　當歸（各半兩）

右七味，擣篩為散，先食以溫酒服錢五匕，日二，稍加至方寸匕。（《千金》無當歸，有栝樓、石膏、山梔，為八味）

又方 取桃枝上不落子，擣末，以大醋和傅之。

鼠乳方

常思根拭去土，勿洗，以附本繫之，一日一夜便斷消。

瘰疽第三（方八首）

瘰疽秘方 世所不傳，神良無比。

升麻　乾地黃　枳實（炙，貳兩）　大黃（貳兩半）　前胡（叁分）　犀角（壹兩半）　麝香　射干　甘草（炙，各半兩）

右玖味，以水玖升，煮取三升，分三服，以差為度，不限劑數。

猪蹄湯 主瘰疽諸疽，十指頭焮赤痛癢已潰方。

猪蹄（壹具，治如食法）　大黃　白芷　芎藭　黃芩　黃連　細辛　當歸　藁本　藜蘆（炙，一本無）　莽草　甘草（各壹兩）

右壹拾貳味，以水三斗，煮猪蹄，取一斗，煮藥，取五升，洗漬瘡。

搨湯 主瘰疽浸淫欲作，未成，或如桃李核，或如雞子，赤焮方。

黃芩　黃連　大黃　當歸　芒消　甘草（各壹兩）

右陸味，以水六升，煮取三升，去滓，還鐺中，內芒消一沸，貼布帛中，以搨腫上數百遍。

瘰疽浸淫多日漸大方

胡粉（壹分，熬）　黃連　䕡茹　甘草（各貳兩）

右肆味，擣篩為散，以粉上，日三。

瘰疽著手足肩背，累累如米起，色白，刮之汁出，愈而復發方。

黃耆（壹兩半）　款冬花　升麻（各壹兩）　赤小豆　附子（炮，去皮）　苦參（各壹分）

右陸味，擣篩為散，酒服半錢匕，稍增至壹錢匕，日三服。

又方

取虎矢白者，以馬矢和之，暴乾，燒灰，以粉之。

又方

龍骨　胡粉（燒）　滑石（各半兩）　青木香（貳兩）

右肆味，擣篩為散，以米粉一升和之，稍稍粉之，日四五。

瘰疽方

竈室塵　竈突中墨　竈釜下土（各壹升）

右叁味，以水九升，煮三沸，取汁，以洗瘡，日三四度。

惡核第四（論一首，方十三首）

論曰：凡惡核似射工，初得無定處，多惻惻然痛，時有不痛者，不痛便不憂，不憂則救遲，救遲則殺人，是以宜早防之，此尤

忌牛肉雞豬魚驢馬等肉初如粟或如麻子在肉裏而堅似
皰長甚速初得多惡寒須臾即短氣取吳茱萸五合作末水一
升和之絞取汁頓服之以滓傅之須臾更服此汁令毒氣散
不入腹入腹則致禍切慎之

江南毒氣惡核射工暴腫生瘡五香散方

甲香 薫陸香 青木香 羚羊角 丁香
犀角 鼈甲炙 升麻 烏翣 黄芩
黄蘗 黄連 甘草炙各肆分 吳茱萸叁分

右壹拾肆味擣篩爲末中射工毒及諸毒皆水服方寸匕
日三以雞子白和塗腫上乾則易之兼以水和少許洗腫
上疑少砂

野葛膏主射工惡核卒中惡毒方

野葛貳兩 巴豆去皮 烏頭 蜀椒各伍兩 附子
丹砂 茵芋各壹兩 雄黄 大黄 躑躅各貳兩

右壹拾味擣篩爲散以不中水豬膏十斤煎三上三下去
滓內丹砂雄黄末攪至凝以棗核大摩病上勿近眼凡合
名膏皆不用六畜婦人小兒見之

麻子湯主遍身流腫方

麻子伍升 赤小豆叁升 防風叁兩 附子炮 當歸各壹兩

右伍味先擣麻子令熟以水三斗煑麻子取一斗三升去
滓內藥及豆合煑取四升去滓食豆飲汁

治惡毒腫或著陰卵或偏著一邊疼急攣痛牽小腹不可忍
一宿殺人方

取茴香草擣取汁飲一升日三四服滓薄腫上此外國方
神驗從永嘉以來用之起死人神效無比

九風勞毒腫疼攣痛或牽引小腹及腰膀痛方

取桃仁壹升去尖皮兩仁者熬令黑煙出熱研如脂以好
酒三升攪令相和一服覆取汗不過兩三度作之差

若從脚腫向上稍進入腹殺人方

取赤小豆一斗以水三斗煑爛出豆以汁漬膝以下日一
數日則愈矣若已入腹者不須漬膝但煑豆食之斷一切
鹽菜飲食米麪惟秖食豆一物渴飲豆汁差乃止

大麻子赤小豆湯主毒腫無定處或敕濇惡寒或心腹刺痛
煩悶者此由毒氣深重也

大麻子熬 赤小豆各伍升 生商陸貳升薄切之
升麻肆兩 附子炮 射干各叁兩

右六味以水四斗煑諸藥取二斗五升去滓研麻子令破
以麻子汁煑豆令極熟去滓可得六七升一服一升一日
一夜令盡小便當利即毒除腫減食兼此豆益佳如湯沃
雪凡用麻子皆不得用鬱悒者可揀擇用之

丁腫方

狗尿珠一名龍葵取汁傅之拔出根冬用乾者湯漬取汁用之

又方

取蒼耳燒灰和醋泔澱作泥封之乾即塗勿住取拔根出乃止

又方 取黑牛垢封之

又方 刮竹箭上取茹作炷灸上二七壯即消矣

又方 末附子醋和傅上燥即塗

又方 取生薺苨根汁一合去滓塗之不過三度

丹胗第五 方二十八首

治丹毒腫升麻搨湯方

升麻 漏蘆 芒消各貳兩 蒴藋根伍兩
黄芩叁兩 梔子貳拾枚

右陸味，切，以水一斗，煮取七升，冷之，分用漬搨，常令濕爲佳。
丹毒方 一名天火也。肉中忽有赤如朱塗，赤色大者如掌，劇者遍身亦有痛癢微腫者方。
赤小豆貳升
細下篩，雞子白和塗之，小乾即塗，逐手消也。復合漏蘆湯，以防其內，其方如左。
漏蘆 白斂 黃芩 白薇 枳實炙 升麻 芍藥 麻黃去節 甘草炙，各貳兩 大黃叁兩
右壹拾味，㕮咀，以水壹斗，煮取三升，分三服。
治五色丹，俗名油腫，若犯者多致死，不可輕之方。
縛母猪枕頭臥即差。
又方 牛屎塗，乾則易之。
又方 雞子白和蒲席灰塗之。
又方 擣麻子水和塗之。
又方 煎羊脂摩之，青羊尤佳。
又方 赤小豆五合末，水和取汁一合服，滓塗五心。
又方 以芸薹菜末，雞子和塗之。一云芸薹菜汁服三合，滓塗丹上。
又方 榆根皮末，雞子和傅之。
又方 燒苦竹葉，篩灰和臘月猪脂塗之，亦治油腫。
又方 擣芸薹菜封，即差止。
又方 擣慎火草封之，神良。
又方 鯽魚五枚，五寸以上者，去鱗，熟研，朱砂一合，擣如泥，封病上，厚三分，乾易之。
瘤病方
取麞鹿二肉，治如厚脯，火炙令熱，搨掩瘤上，冷更炙搨，可四炙四易，痛膿便愈。不除，更炙新肉用之。
白瘤方
先極搔刮，以繩縛之即愈。又取東向木空中水熱刮瘡上洗之，二三遍即愈。
又方
硫黃 礬石燒
右二味等分，末，以醋和傅上。
麻遊腫方
以生布一片搵油中，布入油出，以火然之，持照病上，呪曰：日出遊遊，不知羞，脂火燎你頭，七遍差。
白遊腫方
熟擣生羊肺塗之。
青白赤遊手近微痛者方
大黃 蒲黃 伏龍肝各貳兩
右三味，以水和如薄粥塗之。
治赤遊方
以鷹矢水和塗之，二三差。
又方 胡燕巢灰，醋和傅之，日二三。
又方 冷水射注之。
又方 大黃壹兩 紫檀壹兩 豉壹合
右三味，擣細篩爲末，大醋和傅之。
又方 擣慎火草如泥塗之，此最大效。
火遊腫方
大黃慎火草和爲末塗之。
又方 胡粉壹兩，和醋一合，煎塗之。
火遊腫流遍身赤色，著入腹即死方
以生猪肉傅上，其肉蟲鳥不食，臭惡故也。
甘濕第六 論一首 方二十八首
論曰：夫甘濕之爲病也，或熱或寒，如病虎狀，或時下痢，或痢

則斷，或常痢不止，無有時節，或時睡眠，有時思食，而氣力漸弱，日日羸瘦，腹背攣急，頭項無力，嗜卧食少。試法：先指琢其脊上兩邊，若逐指即起如粟者，即是甘病；若不起者，非是甘也。若起者可漸向上琢之，若起至頸骨兩邊者，即是蟲已入腦矣，病難愈矣，療十得二。終須多灸，若未入腦，醫之可差。先以繩拘項，向心厭頭，令當脊骨下尖處，即捶著轉繩向背，背上當脊骨捶頭，橫量病人口兩吻頭，作定於捉繩頭，脊骨上點兩處灸，必須細意點處，齊平即灸。初旦灸二壯，滿一七日，至第二七日灸二七壯，第三七日日暮灸七壯，第四七日目秪三壯，第五七日日二壯。看初灸二三日，若灸瘡發膿者易差，五六日乃發者難差，惟得食白飯、苜蓿、苦苣、蔓菁菜、香漿少許，燒鹽，差後百日乃可得依常食。又須灌藥，三遍相去五日一灌。

葱白壹握　豉壹升　蜀椒叁合　鹽貳合

右四味，以水一斗，煮取七升，去滓，煖灌之，取一升乃灌也。

療甘濕食口齒及下部方

飛廉蒿蜀名

右壹味，燒作灰，擣篩，以兩錢匕著病處，甚痛忍之。若不痛則非甘也。特忌油膩、蜜、魚。有人患甘，食口刺痛，穿著此得差，著下部中，蟲如馬尾大，相續出無數，十日後差，二十日復。

又方

取五葉紫花草末，和杏仁、蕓花灰相和，吹下部中差。

甘濕方

擣五葉紫花草熟，先布拭乾，內著病上，差爲限，所中甘者，絞取汁五合服之，日三夜一。

下部癢如蟲行方

眞朱砂壹銖　礬石燒，貳分　芎藭壹兩

右三味，擣末，綿裹，內下部中。

又方　取蝦蟆末、兔矢末，用之如上法。

又方

以紙裹莨菪根，煻火燒熟，以蜜塗內下部中，一切蟲瘡皆愈。

又方

黃連貳兩　蛇床子半兩　黃蘗　梔子各壹兩

右肆味，擣篩爲散，以臘月豬脂和塗內下部中，日再。

又方

大黃　黃芩　黃耆　玄參各壹兩　丹參叁分

芍藥半兩　吳茱萸五分，炒

右柒味，擣篩爲散，酒服方寸匕，日三。

治甘濕久下痢赤白百療不差方

兔頭灸　狐骨[illegible]炙　葶藶子熬　百草五月五日收　蛇頭灸

蝦蟆炙　蜣蜋五月五日採，炙　石黛　晚蠶蛾熬　青礬熬

黃礬熬　丁香　麝香　薪貫灰　故緋灰

苦參　蘗皮　乾薑　角蒿灰　丹砂

芒消　鐵衣　印成鹽　救月木　蠍蟲矢

桂心　床中桃木

右貳拾柒味，等分，細研如粉，以筒子吹下部，日三良。千金有[illegible]草

甘濕下蟲方千金云下黑

熏黃　朱砂　石黛　石鹽　麝香

丁香　礬石熬　梔子　鐵衣　莨菪子熬

細辛熬　土瓜熬　乾薑熬　蜀椒汗　葶藶子熬

昌蒲熬　蝦蟆熬，乾者　故靴底炙　髑髏骨炙之，枯腐者佳，新者不任用

右壹拾玖味，等分，擣篩爲散，以筒子吹藥杏仁大，下部中。

所有患甘𧏾悉傳之。其丁香、麝香皆別細研，內藥中合之。一方有芥子。若病大重者，用灌法如左：

丁香　麝香　甘草各叁分　犀角伍分

右四味，細末如粉，別以鹽三合、蜀椒三合、豉二升，以水三升煮取一升，去滓，內諸藥合和，分再灌之，旦一、酉一。

月蝕惡瘡息肉方

硫黃一云雌黃　藺茹　斑貓各壹兩，去足翅，熬

右叁味，擣篩為散，以粉瘡上，乾者以豬膏和塗，日三夜一。

治甘食人諸處，凡是赤白痢久不差，秘之方。

五月五日蝦蟆壹枚，半熬半生作末　金銀土堝伍分

麝香壹分　人矢灰伍分　銀末小豆大

右伍味，細研如粉，傅病上即差，三七日慎食甜物。痢者吹下部中。

凡人口中生瘡，久不差，下至咽喉胷中，有三年不差者，此亦是甘食病，宜塗角蒿灰於病上，有汁咽之，不過一宿差。

又方　薔薇根濃煮汁，含咽，三宿差。

又方　大麻子　胡麻各壹升半，並熬令焦赤

右貳味，以叁升瓦餅泥裹上，厚一寸，待乾，內麻子等，令滿，以四五枚葦管插口中，密泥之，掘地作竈，立瓶竈口中，竈底著瓦器承之，密填竈孔，與地平，聚炭餅四面，以墼壘之，日沒放火燒之，至明旦開取脂，適寒溫，灌下部中一合，尋覺咽中有藥氣為佳，亦不得過多，多則傷人。隔日一灌，重者再三灌止。旦起灌，至日夕極覺體中之勞，勿怪也。非惟治甘濕，凡百異同瘡疥癬，並洗塗之，無不差。一云口含一丸

甘食下部生瘡及日月食方

麝香　乾薑　蠹蟲矢　葵莖灰

礬石各叁分，燒　五月五日蝦蟆壹枚

右陸味，擣篩為粉，以竹管吹下部，入內三寸，日再。

又方

藜蘆壹兩　狼牙叁兩　橘皮　藺茹　青葙各半兩

右伍味，准前法用之。

甘濕方

取乾羊矢一升，以煖水三升漬之一宿，絞取矢汁，和末石黛一顆，內汁中溫之，灌下部。令藥停腹一食久，病乃差。

又急甘食鼻口數日盡欲死方

藍澱塗所食上，令遍，日十度，夜四，差止。

又方　細末沒石子，吹下部，立差。

又方　燒文蛤灰，臘月豬脂和塗。　又方　灌白馬尿一升。

治痛瘡方

細楸枝葉水煮稠，可丸，以竹筒內下部中。甘痔漏皆差。煎楸葉汁數洗之，良。

甘䘌月蝕濕䘌等方

臘月兔頭貳枚，燒　五月五日蝦蟆壹枚，燒　青黛壹兩

地黃葉灰大雞子大　虎頭灰八分　貝齒燒，柒枚　小蒯灰大雞子大

右柒味，為散，綿裹如棗核大，內下部中，亦筒吹半棗核大。成人者，井華水旦服五分匕，隔日一服。

論曰：凡患濕䘌，多是熱病後，或久下不止，或有客熱結在腹中，或遇暑濕涼氣者，多生此病。病亦有燥䘌，不甚泄痢，而下部瘡癢，不問燥濕，久則殺人。為病診齒無色，舌上盡白，甚者滿口有瘡，四肢沉重，喜眠。如此者，此為蟲蝕其肛，肛爛盡見五藏，即死矣。治之方。

黃連　生薑各拾兩　艾葉捌兩　苦參肆兩

右肆味，㕮咀，以水一斗，煮取三升，為三服，日三。久者三劑良。
凡濕䘌欲得冷，而苦痢，單煮黃連及艾葉、苦參之屬，皆可單用。
懊憹散，主濕䘌瘡爛，殺蟲除熱方。
雚蘆　青葙　女青　桃仁去皮尖，熬
雷丸各叁兩　萹蓄半兩
右陸味，擣篩為散，粥飲服方寸匕，日三，稍增至貳匕，酒服亦得。
濕䘌神方
取生薑刮去上皮，斷理切之，擣極熟，取汁壹升五合，又以水壹升五合和合相得，旦空腹服之。仍刮生薑貳枚如指大，以楸葉、桃葉數重裹之，煻火中燒之，令極熱，內下部，須臾若濕盛者，頻三日作之，無有不差。
陰蝕瘡方
蒲黃壹升　水銀壹兩
右貳味，熟研令散，以粉瘡上。五月、六月、七月，食特忌肥濃，慎之者即免此。
又方
肥豬肉叁拾斤，并得陰肉雜用益良。以水貳石，煮取熟，訖去肉，以湯汁內大盆中，以自洗，冷即易，不過四遍。
殺九蟲散，主寒疝、心痛及蟲齧心痛方
雚蘆　貫眾　乾漆各貳兩，熬　狼牙壹兩
右肆味，擣篩為散，以羊臛和服之壹合，日叁，貳日下蟲矣。
治熱心中懊憹方
雚蘆貳兩半　乾漆熬　萹蓄各叁分
右叁味，擣篩為散，粥飲服方寸匕，日叁。
治蟲痛方
熬乾漆末之，蜜和圓如梧子，飲服十圓，日二。
又方
燒槐木耳灰，水服棗大，差。不止，飲一盞熱湯，立有蟲出。
有人患心腹脹滿，不能食飲，至於死。有人教取羊子肝揾蒜虀服之，遂轉下五升如粉粥，寸寸皆是蟲，即差。此人口中生瘡，時人名曰乾甘，以此療之得差。百日內必不得食醬，食醬即發。常食蒜虀，平旦服至日西即下。其虀須和調作，不同尋常食蒜虀也。

腸痔第七　方三十六首　論一首

療痔方
臘月牛脾一具，炙熟食之，令盡，即差。
又方
牛脾一具，熟煮，空腹食之盡，勿與鹽醬等。一具不差，更與一具，從旦至未令盡。
療外痔方
麻子肆升，擣，生布袋盛，飯下蒸之，絞取脂，銅盤盛，㕵之以綿作貼子，坐使正當痔孔，須臾易之，更坐，蟲出。
又方
擣萹蓄絞取汁，溲麪作餺飥，空腹喫，日三頓，常食良。
療痔方
桑耳切三升，水一斗五升，煮取三升，旦服一升，日二，三日服一劑。
又方
桑耳作羹，臛調和令美，空腹下飯取飽，不過三頓，差。
又方
蝟皮一具，熬　乾地黃伍兩　連翹子　槐子各叁兩　當歸

乾薑　附子炮　續斷　礬石燒　黃耆各壹兩

右壹拾味。擣篩爲末。鍊蜜丸如梧子。飲服十丸。日二。稍加至三十丸。兼主漏。

人方

取生槐白皮十兩。熟擣丸如彈丸。綿裹內下部中。長噉萹蓄菜及羹汁作羹粥食之。大佳。

治下部癢痛純緣腫起內欲生肉突出方

大豆叁升，水柒升，急火煮取肆升　槐白皮切，六升　甘草炙，叁兩

右以大豆汁煮取二升。漬故帛薄之。冷則易之。日三五。

槐白皮膏主下部癢痛痔瘡方

槐白皮伍兩　赤小豆貳合　楝實　桃人各五拾枚　當歸叁兩

白芷　甘草各貳兩

右柒味。以成煎豬膏一斤。微火煎。白芷色黃。去滓。摩病上。兼導下部中。

療痔方

取故鞵底一枚。燒作灰。以井華水空腹服一分。

又方

取地黃末傅下部。日三夜一。良。

又方

乾薑　芫花　蜀椒各壹兩半，汗　豬懸蹄拾枚，燒

附子叁枚，炮　芍藥　白薇　白斂　大黃

牡蠣熬　桂心各半兩　甘草壹兩，炙

右壹拾貳味。擣篩爲散。酒服方寸匕。日二。

療痔下部出膿血有蟲傍生孔方

取槐白皮一擔。以水煮令極熟。出置木盆內。坐其中。欲大便狀。蟲悉出。冷復易之。不過二三度。

又方　煮槐根汁洗之。

又方　煮桃根汁洗之。

諸痔去血過多。氣息惙惙。不下食。或腹痛牽引下部。當歸湯

當歸　乾薑　桂心　甘草各叁兩，炙　糖捌兩

牡丹　白芷　附子炮　芍藥　人參各貳兩

乾地黃肆兩

右壹拾壹味。㕮咀。以水壹斗。煮取叁升貳合。去滓。內糖令消。分爲肆服。

諸大去血積日虛乏內補湯方

人參　續斷　白芷　芍藥　附子炮

當歸　甘草各叁兩，炙　桂心　茯苓　乾薑

芎藭　乾地黃　五味子　麥門冬去心，各叁兩

大棗貳拾枚，去核

右壹拾伍味。㕮咀。以水壹斗。煮取肆升。分肆服。

諸痔下血蒲黃湯方

蒲黃壹升　當歸　白芷　白石脂各叁兩

黃連　芎藭　乾地黃　甘草各貳兩

右八味。㕮咀。以水壹斗。煮取叁升。分叁服。

諸痔去血大虛黃耆湯方

黃耆　當歸　芎藭各叁兩　龍骨壹兩　芍藥

桂心各肆兩　糖壹斤　附子炮，去皮　甘草各貳兩，炙

右九味。㕮咀。以水一斗。煮取三升二合。去滓。入糖令消。分伍服。

槐子圓主燥濕痔。痔有雄雌者。主之方

槐子　吳茱萸根皮　乾漆各肆兩，熬　蒺藜叁兩

秦艽　黃芩　牡蠣熬　雷丸　白芷

龍骨　黃耆　桂心　丁香　青木香

八角附子炮去皮各貳兩

右壹拾伍味，擣篩爲末，鍊蜜和丸如梧子，飲服二十丸，日三服。

小槐實圓，主五痔十年方

槐子叁斤　白糖貳斤　礬石燒　硫黄各壹斤　龍骨
大黄　乾漆各拾兩熬

右柒味，擣篩四味，其礬石及糖並細切，内銅器中，一石米下蒸之，以綿絞取汁，以和藥，令作丸，併手丸之，如梧子，陰乾，酒服二十丸，日二，稍增至三十丸。

槐酒，主五痔十年不差者方

槐東南枝一石細剉　槐白皮一石細剉　槐東南根三石細剉
槐子壹斗

右肆味，以大釜中安十六斛水，煮取五斛，澄取清，更煎取壹石六斗，炊兩斛黍米，上麴二斗釀之，攪令調，封泥七日酒熟，取清飲，適性，常令小小醉耳，合時更煮滓取汁淘米洗器，不得用生水，作酒如此，藥忌生水故也。

主痔神方

七月七日多採槐子，熟擣取汁，重綿絞之，内銅器中，著中庭高門上暴乾之，二十日以上，煎成如鼠屎大，内穀道中，日三，亦主瘻及百種瘡。

又方

取三具鯉魚腸，以火炙令香，以綿裹之，内穀道中，一食頃，蟲當出，魚腸數數易之，盡三枚便差。

又方　炙魚腸令香，坐上，蟲即出。

又方

虎頭骨炙　犀角末

右貳味，各末之，如雞子大，以不中水豬膏和塗之。

治痔方　取八月槐子擣取汁，煎作丸，塗之。

又方　取熊膽塗之，取差止，但發即塗。

又方

以紙裹小瓜，以泥裹三四分，煻火埋燒之，令大熟，經宿勿食，使大飢，開取承熱任意飽食之，覆暖卧，一炊久，其痔差。

五痔方

五月五日收蒼耳莖葉，擣爲末，水服方寸匕，日三，差，採時陰乾。

又方　燒羊角䚡末，酒服方寸匕，日三。

又方　常服蒲黄方寸匕，日三，良。

論曰：凡人大便有血，即是痔病，勿得慢之，慎乾棗、油膩、豬魚。夫患痔在身，所服名藥皆不得力，徒弃功夫，一無所益，欲服餌者，當斷之，乃可服也，第一槐子人丸，大有效驗，方在前篇中，必須事之，勿致疑也。

治脫肛方

蒲黄貳兩

右壹味，以豬肪和傅肛門上，内之，日二三，愈。

又方

腸出不入，生栝樓取汁，豬脂等分，湯上溫塗，内之，差。

又方　以鐵精粉上，内之，每出即粉，取差止。

疥癬第八論一首　灸法一首　方三十四首

論曰：癌瘻疥癬之病，皆有諸蟲，若不速愈，三年不差，便爲惡疾，何者？諸蟲族類極盛，藥不能當，所以須防之，不可輕也。凡療疥瘙，黄耆酒中加烏蛇脯一尺，烏頭、附子、茵芋、石南、莽草各等分，大秦艽散中加之，亦有大效，小小疥瘙，十六味小秦

丸散亦相當。千金云小秦艽散中加烏蛇貳兩
香瀝主燥濕癬及諸疥百瘡方
沈香 松節各壹斤 一方更有柏節松節各壹斤
右貳味，破之如指大，以布袋盛之，令置麻油中半食久出，取一口甆坩穿底，令孔大如雞子，以松葉一小把藉孔上，以坩安著白盌上，以黄土泥坩固濟，令厚五分，以藥內坩中，以生炭著藥上，使然，其瀝當流入盌中，然盡乃開出坩，取汁以傅瘡上，日再，并治白秃及疽惡瘡皆差。當服小秦艽散即差。

礬石瀝主乾濕癢及惡瘡白秃方
礬石 硫黄 芒消 大鹽各叁分 松脂陸合
白糖捌兩
右陸味，切諸藥令如指大，先取甑蔽仰銅器上，內甑中，以藥安蔽上，以松脂白糖布藥上，都訖，重以大蔽覆之，炊五升米，藥汁流入器中，其汁密覆之，臨用小溫，塗瘡上，日再。

治癬秘方
擣羊蹄根，分以白蜜和之，刮瘡四邊令傷，先以蜜和者傅之，如炊一石米頃，拭去，更以三年大酢和塗之，以傅癬上，燥便差。若刮瘡處不傷，即不差。

治久疥癬方
丹砂 雄黄 雌黄各壹兩 閭茹叁兩 亂髮洗淨壹兩
松脂 白蠟各壹兩 巴豆拾肆枚去皮 猪膏貳斤
右玖味，先煎髮令消盡，內松脂蠟等，三上三下，去滓，末閭茹石藥等內中，更煎一沸，止，傅之，三數度差。

治久癬不差方
細研水銀霜如粉，和臘月猪膏，先以泔清洗瘡，拭乾，塗之，一塗即差，後時重發，更塗即永差。敷塗時大須薄，慎勿厚。

又方
水銀 礬石燒 蛇床子 黄連
右肆味各壹兩，臘月猪膏柒合，和攪不見水銀為熟，傅之。治一切無問幼小諸瘡。上方加漆頭閭茹壹兩

治諸瘡癬久不差方
水銀壹斤 猪膏臘月者伍斤
右貳味，以鐵器中壘竈馬通火七日七夜，勿住火，炊之，停冷取猪膏，去水銀不妨別用，以膏塗一切諸瘡，無不應手即差。

又方
牸牛尿壹升 羊蹄根切伍升
右貳味，內羊蹄漬一宿，日暴之乾，則內尿中漬一宿，尿盡止，擣作末，塗諸瘡癬上，和猪脂用更精。

又方
諸瘙疥皆單用水銀猪膏，研令極細，塗之。

又方
取生烏頭十枚，切，煑取汁洗之，即差。

治癬方
淨洗瘡，取醬瓣尿和塗之，差止。

又方
水銀 蕪荑末
右貳味，酥和塗之，即差。

又方
正日中午時灸病處影上，三姓灸之，咒曰：癬中蟲，毛茸茸，若欲療，待日中。

又方
取酥墨塗之。

凡諸瘡癬初生時或始痛癢，即以種種單方救之，或嚼鹽塗之妙。

又方　取鯉魚鮓糁塗之。

又方　取薑黃塗之。

又方　取牛李子塗之。

治癬方

取黃蒿穗作末粉傅之，日三夜二。一切濕癬並差。

又方

取八月八日日出時，令病人正當東向戶長跪，平舉兩手，持戶兩邊，取肩頭小垂際骨解宛宛中灸之，兩火俱下，各三壯若七壯，十日愈。

又方　擣刺薊汁服之。

又方　服地黃汁佳。

又方　服驢尿良。

又方　燒蛇皮一具，酒服良。

又方　擣莨菪，蜜和封之良。

又方　熱搨煎餅，不限多少，日一遍薄之良。

又方　酢煎艾塗之差。

又方　擣羊蹄根和乳塗之。

又方　大酢和雄黃粉，先以新布拭之，令癬傷，傅之妙。

治瘑疥百瘡經年不差方

楝實壹升　地榆根伍兩　桃皮伍兩　苦參伍兩

右肆味，以水壹斗煑取伍升，稍溫洗之，日一度。

治瘑疥濕瘡浸淫日痛，癢不可堪，搔之黃水汁出，差復發方。

取羊蹄根，勿令婦女小兒貓犬見之，淨去土，細切熟熬，以大酢和，淨洗傅瘡上，一時間以冷水洗之，日一傅。凡方中用羊蹄根，皆以日未出前採者佳。

又方

作羊蹄根散，癢時搔汁出，以粉上。又以生根揩之，神驗。

療瀉利後發瘡，坐處瘡疥及疵癬方

薔薇根參兩　石龍芮參兩　苦參貳兩　黃耆貳兩

黃連貳兩　芍藥參兩　雀李根參兩　黃蘗參兩

黃芩參兩　當歸壹兩　續斷壹兩　栝樓肆兩

大黃壹兩

右壹拾參味，擣篩，鍊蜜和，以飲服之。丸如梧子大，一服十五丸，日三，加至三十丸，瘡差乃止。所是癰疽皆須服之。千金一云薔薇飲服之

又方

赤小豆一升，熬之，內酢中，如此七遍　人參貳兩　甘草貳兩，炙　瞿麥貳兩

白斂貳兩　當歸貳兩　黃芩貳兩　豬苓貳兩　防風壹兩

黃耆參兩　薏苡仁參兩　升麻肆兩

右壹拾貳味，擣為散，飲服方寸匕，日三夜一。

治疥疽諸瘡方

水銀　胡粉各壹兩半　黃連貳兩　黃蘗柒分　礬石參分，燒

附子參分　蛇床子半兩　苦參壹兩

右捌味，下篩六種，水銀、胡粉別以豬脂研，令水銀滅不見，乃以豬膏合研，令調如泥，以傅瘡上，日三夜一。

代指第九　方六首

治代指逆腫方

以毛雜黃土作泥，泥指上令厚五分，內煻灰中令熱可忍之。泥乾即易之，不過數反即差。

又方　單煑地榆作湯漬之，半日便愈。

治代指方

麻沸湯內指其中即愈。

又方 先刺去膿，炙鮓魚皮令溫，以纏指周匝，痛止愈。

治指疼欲脫方

取猪脂和薑末，稍令熱，內指甲中，食頃即差。

治指掣痛方

取醬清和蜜，任多少，溫塗之即愈。

濕熱瘡第十 方三十四首

治濕熱諸惡瘡方

狼牙伍兩 芍藥伍兩 大黃叁兩 白芷伍兩 黃蘗伍兩

丹參伍兩

右陸味切，以水四升，煮取一升半，以洗之，日三度。

治濕熱瘡多汁粉散方

芎藭 大黃 白斂 芍藥 黃連

槐皮 龍骨各壹兩

右柒味擣篩為散，以粉瘡上，日三度。

又洗之方

茵芋叁兩 石南叁兩 莽草叁兩 蛇床子貳兩

躑躅貳兩 礬石貳兩

右陸味切，以水壹斗，煮取五升，洗瘡，日再。

治惡瘡三年不差方

巴豆去皮 甘草

右貳味等分細下為散，先別煮甘草湯洗瘡訖，以藥傅之，先從四面起向中心，日三夜一。

治惡瘡似火爛洗湯方

取白馬矢暴乾，以水和，煮十沸，絞取汁洗之，極佳。

治惡瘡十年不差似癩者方

蛇脫皮壹枚

右壹味燒之，末下篩，以猪脂和傅之，良。

又方

苦瓠

右壹味㕮咀，煮取汁洗瘡，日三度。洗煎以洗癬，甚良。須先以泔清洗瘡也。

治諸惡瘡烏頭膏方

烏頭 雄黃 雌黃 芎藭 升麻各半兩

杏仁貳柒枚 胡粉壹分 巴豆仁柒枚去皮 黃蘗半兩

亂髮如雞子大一枚 松脂如雞子大一枚 防己三分

黃連半兩

右壹拾叁味切，以猪膏三升急煎，令亂髮消盡，去滓，停小冷，以真珠二錢匕投中，攪令相得，以傅之。凡用膏，皆令先溫酢泔清洗瘡，拭乾乃傅之，訖，以赤石脂黃連散粉之。此治諸惡瘡皆差。

梔子湯 主表裏俱熱，三焦熱實，身體生瘡，或發即大小便不利方。

芒消貳兩 大黃肆兩 梔子仁二七枚 黃芩叁兩

知母貳兩 甘草貳兩炙

右陸味㕮咀，以水五升，煮減半，下大黃，煮取一升八合，絞去滓，內芒消，分為三服。

又方

礬石燒 蠟 松脂 亂髮

右肆味，各半兩，猪脂四兩，煎之，令髮焦，內礬石，令消，內松脂，次內蠟，去滓，先刮洗瘡，以塗之，日再，三，不痛，久瘡時愈，新瘡遲愈，瘙瘡頭禿皆即愈，生髮。此膏勝飛黃膏及諸名藥。

治諸瘡久不差并療六畜方

棗膏叁斤

右壹味，以水叁斗，煮取壹斗伍升，數洗，取差爲度。

治身瘡及頭瘡不止方

以昌蒲末傅之，日三夜一。

治濕熱瘡惡瘡洗湯方

槐子貳升　蛇床子壹兩　黄連伍兩　當歸　芍藥　黄蘗各叁兩

右陸味，切，以水叁斗，煮取壹斗五升，去滓，以洗瘡，日三度。

治濕熱瘡方

生地榆貳斤

右壹味，以水三斗，煮取一斗五升，以洗瘡，日三度。

烏膏主種種諸瘡治不愈方

水銀壹兩　黄連壹兩　經墨半兩

右叁味，末之，以不中水猪脂和傅之，不過三四度愈，神效。欲多任人，惟不治金瘡，其藥惟須熟研。

惡瘡黄水出流方

燒故鞍屜氈灰，和臘月猪脂封塗。

又方

藜蘆　巴豆

右貳味，等分，燒灰，和臘月猪脂封塗。

又方

松脂灰　薰陸香各伍分　生地黄汁伍合

白羊脂貳分　石鹽半兩　亂髮灰半兩

右六味，以猪脂一升，煎取五合，內地黄汁煎成膏，去滓，貼之，日再，差止。

治惡瘡瘑瘡方

杏仁去皮　巴豆去皮，各貳兩　藜蘆　黄連各一兩　水銀壹錢許

右伍味，以青羊脂和研水銀令滅，先以塩湯洗之，去上痂，傅瘡，日二。

時氣病後得風生瘡痒癢，搔之黄汁出方。

皂莢炙　烏頭　礬石各叁兩　黄連壹升　牡蠣肆兩

藜蘆　桂心各壹兩陸銖

右柒味，切，以水壹斗，煮取七升，去滓，先搔瘡令血出，溫洗瘡，緩浸良久佳。

卒患發熱瘡方

取炭長二尺者二枚，燒令赤，置地中，以水二升灌之，取地上汁洗瘡，即差。

瘡中惡肉出方

取烏梅二七顆，燒作灰，傅瘡中，其瘡中惡肉乃盡矣。

治惡瘡方

取白及煮汁洗瘡訖，傅膏。膏用桑東向枝作末，以臘月猪膏和傅之。亦主狗瘡，初大痛，一宿即愈。

瘡初患似節，後破無痂，疼痛難忍，名曰猪啄瘡方。

燒猪鼻作灰傅之，差。

反花瘡方

煎柳葉爲煎，塗之，差。

又方

燒馬齒草灰傅之。

又方

燒鹽末灰傅之。

又方

以蜘蛛幕裹之。

王不留行湯主白禿及頭面久瘡，去蟲止痛方。

王不留行伍兩　桃東南枝伍兩　茱萸根皮伍兩

蛇床子叁升　牡荆叁升　苦竹葉切，叁斗　蒺藜叁升
大麻仁壹升
右捌味，以水貳斗，煮取一斗，洗瘡，日再，并治疽及月蝕瘡爛。

治白秃方

三月三日桃花開者，陰乾　椹子　赤桑根
右叁味，為末，猪脂和。先以灰汁淨洗秃處，拭乾，塗之。

又方

細柳枝壹握　水銀　皂莢炙
右叁味，以醋煎如餳，塗之。

松脂膏　主白秃及癰疽百瘡方

木蘭皮壹兩　礬石　杜衡　雄黄
附子　大黄　石南　秦艽
真朱　苦參　水銀各貳兩　松脂陸兩
右壹拾貳味，以酢漬一宿，猪膏一斤半煎之，候附子黄，去滓，乃内礬石、雄黄、水銀，更著火煮三沸，還濕地待凝，以傅瘡，差。

又方

以牛肉作五味脯，炙令香，及熱搨瘡上，不過三四度即差。

治頭瘡腫方

燒杏仁令黑，磨塗，復取東柴葛蔓及乾魚頭燒灰，和熏黄臘月猪脂塗之。

千金翼方卷第二十四

千金翼方卷第二十五

色脈

診氣色法第一

夫為醫者雖善於脉候。而不知察於氣色者。終為未盡要妙也。故曰上醫察色。次醫聽聲。下醫脉候。是知人有盛衰。其色先見於面部。所以善為醫者。必須明於五色。乃可決生死。定狐疑。故立候氣之法。冠其篇首焉。

肝受病色青。　心受病色赤。　脾受病色黃。

肺受病色白。　腎受病色黑。皆先視於本色

春。面色青。目色赤。新病可療。至夏愈。

夏。面色赤。目色黃。新病可療。至季夏愈。

季夏。面色黃。目色白。新病可療。至秋愈。

秋。面色白。目色黑。新病可療。至冬愈。

冬。面色黑。目色青。新病可療。至春愈。

論曰。此四時王相本色見。故療之必愈。夫五藏應五行。若有病則因其時色見於面目。亦猶灼龜於裏。吉凶之兆形於表也。

扁鵲云。病人本色青。欲如青玉之澤。有光潤者佳。面色不欲如青藍之色。若面白目青。是謂亂常。以飲酒過多。當風。邪風入肺絡於膽。膽氣妄泄。故令目青。雖云天救。不可復生矣。

病人本色赤。欲如雞冠之澤。有光潤者佳。面色不欲赤如赭土。若面赤目白。憂恚思慮。心氣內索。面色反好。急求棺槨。不過十日死。

病人本色黃。欲如牛黃之澤。有光潤者佳。面色不欲黃如竈中黃土。若面青目黃者。五日死。

病人著床。心痛氣短。脾竭內傷。百日復愈。欲起徬徨。因坐於地。其亡倚床。能治此者。是謂神良。

病人本色白。欲如璧玉之澤。有光潤者佳。面色不欲白如堊。若面白目黑無復生理也。此謂酣飲過度。榮華已去。血脉已盡。雖遇岐伯。無如之何。

病人本色黑。欲如重漆之澤。有光潤者佳。面色不欲黑如炭。若面黑目白。八日死。腎氣內傷也。

病人色青如翠羽者生。青如草滋者死。

赤如雞冠者生。赤如衃血者死。

黃如蟹腹者生。黃如枳實者死。

白如豕膏者生。白如枯骨者死。

黑如烏羽者生。黑如炲煤者死。

凡相五色。面黃目青。面黃目赤。面黃目白。面黃目黑。皆不死。

病人目無精光及齒黑者。不治。

病人面失精光。如土色。不飲食者。四日死。

病人及健人面色忽如馬肝。望之如青。近之如黑。必卒死。

論曰。夫五色者。五藏之華也。故天晴明時。觀萬物。辨白黑。審長短。若五色不分。長短乖錯。此為錯亂。故人亦然。

黃帝問伯高曰。察色知病。何如。伯高曰。白色起於兩眉間薄澤者。病在皮膚。唇色青黃赤黑者。病在肉。榮氣濡然者。病在血脉。目色青黃赤白黑者。病在筋。耳焦枯受塵垢者。病在骨。

問曰。病狀如是。取之奈何。伯高曰。皮有部。肉有柱。氣血有輸。筋有結。骨有屬。經曰。皮部在於四肢。肉柱在於臂胻諸陽分肉之間。及少陰分肉之間。氣血之輸在於諸經絡脉。氣血留居則盛而起。筋部無陰陽左右。唯疾之所在。骨之屬。骨空之間。所以受津液而益腦髓者也。取之者。必須候病間甚者也。間者淺之少之。甚者深之多之。隨變而調之。故曰上工。經言知

一藏爲下工。知二藏爲中工。參而知之爲上工。上工十全九。中工十全六。下工十全三。此之謂也

雷公問曰。人有不病而卒死者何以知之。黃帝曰。大氣入於藏府者。不病而卒死矣

雷公問曰。病少愈而卒死者何以知之。黃帝曰。赤色出於兩顴上大如拇指者。病雖少愈必卒死矣。黑色出於顏貌大如拇指者。必卒死。顏貌者面之首也。（顴當兩目下也。顏當兩目上眉下也）

扁鵲曰。察病氣色。有赤白青黑四氣。不問大小。在人年上者病也。惟黃氣得愈。年上在鼻上兩目間。如下黑氣細如繩在四墓發及兩顴骨上者。死或冬三月遠期至壬癸日。逢年衰者不可理。病者死。四墓當兩眉坐直上至髮際。左爲父墓。右爲母墓。從口吻下極頤名爲下墓。於此四墓上觀四時氣

春見青氣節盡死

夏見赤氣節盡死

夏秋見白氣節盡死

春見白氣至秋死

夏見白氣暴死。黑氣至冬死

秋見赤氣節盡死。冬至後甲子日死

冬見赤氣暴死。見黃氣至長夏死

論曰。凡病黃色入鼻。從口入井竈。白日死。井在鼻孔上曲中是。竈在口吻兩傍上一寸是。若入者丙丁日死

凡人死色易驗。但看年上有黑色橫度者。此人不出百日死

若天中從髮際兩墓皆發黑色。此人三年死。天中。當鼻直上至髮際是也。若顴骨上發黑色應之者。二百日死

目下有黑色橫度年上者。不出三十日死。黑色入口應天中者。不出一年死

若天中發死色。年上命門上並黃色者。未好生惡也。以天中爲主。五年內死。天中發黑色。法三年內死。所以然者。有二處得主。故五年死

凡天中發黑色。兩顴上發赤色應之者。不出六十日兵死。若年上發赤色應之者。不出三十日死。若命門上發赤色應之者。不出百日市死。婦人產死。兵死同氣。從命門入耳年上死。赤色從眉衝下入目。五日死。或丙丁日死

黑色在左右眉上。一日死。或壬癸日死

若白色亦死。或庚辛日或二三日死

赤色入口。三日死。遠期丙丁日死

黑色從天中及年上入目。三日死。或壬癸日死。或二三日死。或百日半年死

青色如鍼在目下。春死。或甲乙日死

黃色入目匝四邊。戊己日死

黑色準上行。或入目。期壬癸日死。遠期二十日死。若入耳鼻。三日死。（準上若當鼻上也。行謂在壽上年上下降接相次）

黃色橫兩顴入鼻。一年死

黑色如拇指在眉上。不出一年暴死。一云三年。

赤色如馬。黑色如烏。見面死。（在口傍左右也。右名馬。左名烏）

黑色從眉繞目。死

赤色在口兩傍。死

黑色如深漆繞口。或白色。皆死。

黃帝問扁鵲曰。人久有病。何以別生死。願聞其要。對曰。按明堂察色。有十部之氣。知在何部。察四時五行王相。觀其勝負之變色。入門戶爲凶。不入爲吉。白色見衝眉上者。肺有病。入

闕庭者夏死。黄色見鼻上者脾有病，入口者春夏死。青色見人中者肝有病，入目者秋死。黑色見顴上者腎有病，入耳者六月死。赤色見頤者心有病，入口者冬死。所謂門戶者，闕庭肺門戶，目肝門戶，耳腎門戶，口心脾門戶。若有色氣入者，皆死。黄帝曰：善。

問曰：病而輒死，甚可傷也，寧可拯乎？對曰：藏實則府虚，府實則藏虚。以明堂視面色，以針補寫調之，百病即愈。鼻孔呼吸，氣有出入，出爲陽，入爲陰，陽爲府，陰爲藏，陽爲衛，陰爲榮。故曰：人一日一夜一萬三千五百息，脉行五十周於其身，漏下二刻，榮衛之氣行度亦周身也。

夫面青者虚，虚者實之，補虚寫實，神歸其室，補實寫虚，神捨其墟，衆邪並進，大命不居。黄帝曰：善。

五實未見

六虚者，皮虚則熱，脉虚則驚，肉虚則重，骨虚則痛，腸虚則洩溏，髓虚則墮。

仲景曰：鼻頭色青者，腹中冷，若痛者死。鼻頭色微黑者有水氣。色白者無血。色黄者胷上有寒。色赤者爲風。色青者爲痛。色鮮明者有留飲。

又仲景曰：病人語聲寂然，喜驚呼者，骨節間病；言聲喑喑然不徹者，心膈間病；言聲啾啾細而長者，頭中病。一作痛

診脉大意第二

問曰：手足三陰三陽十二經皆有動脉，而獨取寸口者，何也？

扁鵲曰：晝夜漏水下百刻，凡一刻一百三十五息，十刻一千三百五十息，百刻一萬三千五百息，脉行五十度，周於身，漏下一百刻，榮衛行陽二十五度，行陰二十五度，合五十度爲一周，而復會於手太陰。手太陰者，寸口也。寸口者，五藏六府氣血之所終始，故法取於寸口也。脉有尺寸者，從關至尺是尺内，陰之所治；從關至魚際是寸内，陽之所治。寸口位八分，關上位三分，尺中位八分，合三部一寸九分。寸口關上爲陽，陽脉常浮而速；尺中爲陰，陰脉常沉而遲。初持脉如三菽之重，與皮毛相得者，肺脉也；如六菽之重，與血脉相得者，心脉也；如九菽之重，與肌肉相得者，脾脉也；如十二菽之重，與筋平者，肝脉也；按之至骨，舉指來疾者，腎脉也。

凡診脉，當視其人大小長短及性氣緩急，稱其形性則吉，與本性相乖則凶。何則？人大而脉細，人細而脉大，人樂而脉實，人苦而脉虚，性急而脉緩，性緩而脉躁，人壯而脉細，人羸而脉大，此皆爲逆，逆則難治；反此爲順，順則易治。

凡婦人脉常欲濡弱於丈夫也。小兒四五歲者，脉自疾駛，呼吸八至也。

凡春脉細弦而長，夏脉洪浮而長，來疾而去遲；秋脉微浮而散，冬脉沉滑而實；季夏脉洪而遲。

凡心肺二脉大率俱浮，何以別之？浮而大者心也，浮而短者肺也。凡肝腎二脉俱沉，何以別之？牢而長者肝也，按之濡，舉指來實者腎也。遲緩而長者脾也。

夫人受氣於穀，穀入於胃，乃傳於五藏六腑。五藏六腑皆受氣於胃，其清者爲榮，濁者爲衛，榮行脉内，衛行脉外，陰陽相貫，如環之無端，故曰胃爲水穀腑，主稟四方，皆以胃氣爲本也。

凡人病脉不病，名曰内虚；脉病人不病，名曰行尸，死不治。

夫平和之脉，不緩不急，不澀不滑，不存不亡，不長不短，不低不昂，不縱不橫，此爲平也。無病，尺欲小大，關欲小實，老人脉欲微，陽羸於陰者平也。

夫按之不足舉之有餘名曰浮浮陽也

按之去來促急名曰數數陽也

按之如琴瑟絃三關通病梗梗無有屈撓名曰弦弦陽也（王脈經爲陰）

按之如動珠子名曰滑滑陽也

按之實強其脉有似沈伏名曰牢牢陽也

按之浮大在指下而滿名曰洪洪陽也

按之洪大牢強隱指名曰實實陽也

脉見於關上無頭尾大如豆厥厥搖名曰動動陽也

右件八條皆陽脉也

按之有餘舉之不足名曰沈沈陰也

按之無舉之來兩傍實而中央空名曰芤芤陰也

按之遲小名曰細細陰也

按之短實而數有似切繩狀名曰緊緊陰也

按之依依名曰緩緩陰也

按之大而遲名曰虛虛陰也

按之短小不至動搖若有若無或復浮薄而細急輕手乃得重手不得名曰微微陰也

按之乃得舉之無有濡而細名曰弱弱陰也

按之盡牢舉之無有不前不却但出不入如魚之接食動中名曰遲遲陰也

按之無有舉之有餘或如帛衣在水中輕手與肌肉相得而輭名曰濡濡陰也

按之促數浮短如刮竹皮輕手乃得重手不離其處或多入而少出名曰澀澀陰也

按之來數時一止名曰促促陰也

脉來動而中止按之小數中能還者舉指則動名曰結結陰也不死

脉動而止不能自還因而復動名曰代代陰也代者死

右件一十四條皆陰脉也

脉有相薄者寸口微而尺中弦此爲相薄也或但寸口微而弦亦爲相薄也

沈與伏相類　濡與弱相類　弦與緊相類

浮與芤相類　牢與實相類　微與澀相類

遲與緩相類　滑與數相類

凡脉出爲陽入爲陰來往之間爲脾大陰也

凡脉浮滑長皆爲陽沈澀短皆爲陰也

脉有一陰一陽者脉來沈而滑也一陰二陽者脉來沈滑而長也一陰三陽者脉來浮滑而長時一沈也一陽一陰者脉來浮而澀也一陽二陰者脉來長而沈澀也一陽三陰者脉來沈澀而短時一浮也

脉有伏匿者謂陰陽更相乘伏也若脉居陰部反陽脉見爲陽乘陰也雖陽脉時沈澀而短者此爲陽中伏陰也脉居陽部反陰脉見爲陰乘陽也雖陰脉時浮滑而長者此爲陰中伏陽也故重陰者癲重陽者狂

脉有太過有不及有陰陽相乘有覆有溢有關有格關之前者陽之動也脉當見九分而浮過者謂之太過減者謂之不及遂上魚爲溢爲外關內格此陰乘之脉關之後者陰之動也脉當見一寸而沈過者謂之太過減者謂之不及遂入尺爲覆爲內關外格此陽乘之脉是眞藏之見也得此諸脉人不病自死寸脉下不至關爲陽絕尺脉上不至關爲陰絕此皆死不治欲決死生當以月節期之

脉有相乘。有縱有横。有逆有順。何以知之。水行乘火。金行乘木。名曰縱。火行乘水。木行乘金。名曰横。水行乘金。火行乘木。名曰逆。金行乘水。木行乘火。名曰順也。

夫欲知人病將愈。當診其三部之脉大小遲疾浮沈正等。雖有寒熱不解。然陰陽已平。知當愈也。

夫病者發熱身體疼痛。此爲表有病。其脉當浮大。今脉反沈遲。故知當愈。病卒腹中急痛。此爲裏有病。其脉當沈細。今脉反浮大。故知當愈。然此二脉其人不即愈者。必當死。以其病與脉相反也。

夫脉者血之腑也。長則氣治。短則氣病。數則煩心。大則病進。上盛則氣高。下盛則氣脹。代則氣衰。細則氣少。短而急者病在上。長而緩者病在下。弦而沈者病在内。浮而洪者病在外。脉實者病在内。脉虚者病在外。滑而微浮病在肺。下堅上虚病在脾胃。長而弦者病在肝。脉小血少病在心。大而緊者病在腎。

凡脉腑爲陽主熱。臟爲陰主寒。陽微自汗。陰浮自下。陽數即口瘡。陰數即惡寒。陽数出血。陰澀下血。脉與肌肉相得。久持之至者可下之。

失脉有三部。陰陽相乘。榮衛氣血。任人體躬。呼吸出入。上下於中。因息遊布。津液流通。隨時動作。傚象形容。春弦秋浮。冬沈夏洪。察色觀脉。大小不同。一時之間。變無經常。尺寸參差。或短或長。上下乖錯。或存或亡。病輒改易。進退低昂。心迷意惑。動失紀綱。願爲具陳。令得分明。師曰。子之所問。道之根源。脉有三部。尺寸及關。榮衛流行。不失衡銓。腎沈心洪。肺浮肝弦。此自經常。不失銖分。出入升降。漏刻周旋。水下百刻。一周循環。當復寸口。虚實見焉。變化相乘。陰陽相干。風則浮虚。寒則牢堅。沈潛水畜。支飲急弦。動即爲痛。數即熱煩。設有不應。知有所緣。三部不同。病各異端。太過可怪。不及亦然。邪不空見。終必有奸。審察表裏。三焦別焉。知其所舍。消息診看。料度臟腑。獨見若神。爲子條記。傳與賢人。

凡療病當察其形氣色澤。脉之盛衰。病之新故。乃可療之。形氣相得。色澤以浮。脉順四時。此爲易治。形氣相失。色夭不澤。脉實堅甚。脉逆四時。此爲難療。

夫形盛脉細。少氣不足以息者危。形瘦脉大。胷中氣多者死。形氣相得者生。參伍不調者病。

夫關前爲陽。關後爲陰。陽出陰入。以關爲界。陽數則吐。陰數則下。陽弦頭痛。陰弦腹痛。

診四時脉第三

春。肝木王。其脉弦細而長者平脉也。反得微浮而短澀者。是肺之乘肝。金之剋木。爲賊邪。大逆。十死不治。反得浮大而洪者。是心之乘肝。子之乘母。爲實邪。不治自愈。反得沈濡而滑者。是腎之乘肝。母之歸子。爲虚邪。雖病自愈。反得大而緩者。是脾之乘肝。土之畏木。爲微邪。雖病不死。

夏。心火王。其脉浮大而洪者是平脉也。反得沈濡而滑者。是腎之乘心。水之剋火。爲賊邪。大逆。十死不治。反得大而緩者。是脾之乘心。子之乘母。爲實邪。不治自愈。反得弦細而長者。是肝之乘心。母之歸子。爲虚邪。雖病當愈。反得微浮而短澀者。是肺之乘心。金之畏火。爲微邪。雖病不死。

季夏六月。脾土王。脉大穠穠而緩者爲平脉也。反得弦細而長者。是肝之乘脾。木之剋土。爲賊邪。大逆。十死不治。反得微浮而短澀。是肺之乘脾。子之乘母。爲實邪。不治自愈。反得浮大而洪者。是心之乘脾。母之歸子。爲虚邪。雖病自愈。

反得沈濡而滑者，是腎之乘脾，水之畏土，爲微邪，雖病不死。

凡脾脉王則不見，衰時即見。

秋肺金王，其脉微浮而短澀者，是平脉也。反得浮大而洪者，是心之乘肺，火之剋金，爲賊邪，大逆，十死不治。反得沈濡而滑者，是腎之乘肺，子之乘母，爲實邪，不治自愈。反得大而緩者，是脾之乘肺，母之歸子，爲虛邪，雖病自愈。反得弦細而長者，是肝之乘肺，木之畏金，爲微邪，雖病不死。

冬腎水王，其脉沈濡而滑者，是平脉也。反得大而緩者，是脾之乘腎，土之剋水，爲賊邪，大逆，十死不治。反得弦細而長者，是肝之乘腎，子之乘母，爲實邪，不治自愈。反得微浮而短澀者，是肺之乘腎，母之歸子，爲虛邪，雖病自愈。反得浮大而洪者，是心之乘腎，火之畏水，爲微邪，雖病不死。

診寸口脉第四

寸口緊者，中風風頭痛，亦爲傷寒頭痛。

寸口沈而横者，脅下有積，腹中有横積痛。

寸口浮大而實，宿食不消，浮滑亦然。

寸口沈而緊，寒結在心下痛。千金云沈而緊苦心下有寒時時痛有積聚

寸口沈滑，胷中有水氣，面目腫，有微熱，名爲風水。

寸口沈而弱，寒熱疝瘕，少腹痛。

寸口微而弱，氣血俱虛，男子吐血，婦人下血，嘔汁出。

寸口弱而弦，胷中脅下腰背並痛。

寸口雙弦，脅下拘急而痛，濇濇而寒。

寸口弦緊而細，痛在心下。

寸口洪而大，傷寒熱病，兼胷脅下滿痛。

寸口細沈滑者，有積聚在脅下，左右皆滿，背相引痛。

寸口細而數，數即發熱，細即反吐。

寸口緩而數者，中風。

寸口沈而喘，則寒熱。

寸口盛而緊者，傷於食也。

寸口急，疝瘕，少腹痛。

寸口浮大而疾者，名曰陽中之陽，病苦煩滿，身熱，頭痛，腹中熱。

寸口沈細者，名曰陽中之陰，病苦悲傷不樂，惡聞人聲，少氣，時汗出，陰氣不通，臂不能舉。

寸口脉壯大，尺中無有，此爲陽干陰，病苦腰背痛，陰中傷，足脛寒。

寸口偏絶者，則臂偏不用。其人兩手俱絶者，不治。

寸口脉弱而遲，弱即衛氣微，遲即榮中寒，榮爲血，血寒即發熱；衛爲氣，氣微即心中飢，飢而虛滿不能食。

寸口脉弱而緩，弱則陽氣不足，緩即胃氣有餘，噫而吞酸，食卒不下，氣填於膈上。一作下

寸口脉微而弱，微即無氣，弱即血不足，血不足即不能呼，氣不足則不能吸，呼吸不足，則胷滿短氣。

寸口脉微而澀，微即衛氣不行，澀即榮氣不逮，榮衛不能相將，三焦無所仰，身體痹不仁，榮氣不足即疼而煩滿，口即難言，衛氣虛即惡寒而數欠。

寸口脉微而澀，微即衛氣衰，澀即榮氣不足，衛衰其色黄，榮不足其色青，榮爲根，衛爲葉，榮衛俱微即根葉枯槁而寒慄，欬逆，唾腥，吐涎沫。

寸口脉微而緩，微即衛氣疏，疏即其膚空，緩即胃氣足，足即穀消而水化，穀入於胃，脉道乃行，水入於經，其血乃成，榮

盛則其膚必疎。三焦絕。經名曰血崩

寸口脈微而數。微即為風。數即為熱。微為風。風即汗出。數為熱。振而寒慄。

寸口脈微而遲。尺脈沉即為血。滑即為實。血實內結入絡胷臆。肺痿色薄。不能喘息。而心堅。脫色。口不能言。肝攣筋厥。四逆不識人。

寸口脈微而濡。濡即為弱。微即為寒。濡即惡寒。弱即發熱。濡即厥逆。微濡相薄。即為煩。其氣在心。

寸口脈微。尺中緊。其人虛損多汗。知陰常在。絕不見陽。

寸口諸微為無陽。諸濡為無血。諸弱為發熱。諸緊為寒。微濡為血不足

診關上脈第五

關上浮而數。胃中熱。

關上浮大。風在胃中。腹脹急。心下澹澹。然羸瘦不能食。千金云關上浮大風有胃中張口肩息心下澹澹食欲嘔

關上細微而絕者。腹中癖。少氣不能食。

關上微而芤。唾血亦吐血。

關上弦緊而細。癥在胃管。

關上緊而滑者。蛔蟲動。

關上微浮。積熱在胃中。

關上滑而大小不均。是為病方欲來。不出一二日內復欲發動。其人欲多飲。飲即注痢。如痢止者生。不止者死。

關上弦大。有痛在臍左右上下。脈經云關脈弦長者積在臍左右上下

診尺中脈第六

尺中緊數而弦。下痢病。

尺中浮數。小便不利。尿黃。

尺中微而滑。帶下病。

尺中微而芤。尿血。

尺中弦而細。癥在臍下。

尺中細而急。筋攣痹不能行。

尺中細而滑。婦人欲產。

尺中虛小者。足脛痿寒痹腳疼。

尺中虛者漏血。小便不禁。

尺中沉細者。名曰陰中之陰病。苦兩腳疼酸。不能久立。陰氣衰。小便有餘瀝。陰下濕癢。

尺脈滑而浮大者。名曰陰中之陽病。苦少腹痛滿。不能尿。尿則陰中痛。大便亦熱。

尺中牢長。關上無有。此為陰干陽病。苦兩脛重。少腹引腰痛。

尺寸俱數有熱。俱遲有寒。

尺寸俱濡。發熱汗出。

尺寸俱浮直下。此為督脈。腰背強痛。不得俛仰。大人癲病。小兒風癇。

尺寸俱微。血氣不足。其人短氣。

尺寸俱牢。直上直下。此為衝脈。胸中有寒疝。

診雜病脈第七

熱病。大汗後脈不安靜者死。

熱病。脈盛大而駃。不得汗。此熱發也。

寒熱瘈瘲。脈絕代者死。

熱病未得汗。脈盛大者生。細小者死。

熱病多汗。脈虛小者生。緊實者死。

熱病得汗。脈常喘而熱不退者死。

汗出而衄。其脈小滑者生。大躁者死。一云微細為難治

傷寒脉浮而洪大者易治。譫言妄語身熱脉洪大者生。沈細而微手足四逆者死。

欬而尿血羸瘦脉大者死。

欬且羸瘦脉堅大者死。

上氣注液脉虚慢伏匿者生。牢弦者死。

寒疰上氣脉虚濡者生。牢急而疾者死。

上氣喘息脉滑手足温者生。澀而四肢寒者死。

上氣面浮腫肩息脉浮大者死。

上氣喘息脉滑者生。大而駃者死。

唾血脉沈弱者生。一云緊強者死滑者生

吐血脉牢實者死。

吐血鼻衄脉沈細者生。浮大而牢者死。

中惡腹大脉緊實細者生。浮大者死。

金瘡出血不斷脉大而止者七日死。

金瘡出血太多脉虚細者生。大數者死。

金瘡所傷在陽處者去血四五升脉弱微緩而遲者生。急疾者死。

人被笞榜。內有結血脉實大者生。虚小者死。

從高墮下及金瘡內有瘀血。腹脹脉牢大者生。沈細者死。

心腹痛脉沈細者生。浮大而長者死。

腹脹脉浮者生。虚小者死。

下痢脉微細者生。浮大者死。

下痢脉代絶者不死。

腸澼便膿血脉沈細虚遲者生。疾大而有熱者死。

腸澼下白沫。脉沈者生。浮者死。

腸澼下赤白。脉細微而遲。身體温暖可治。

腸澼其脉滑者生。浮者死。懸絶者死。

洩痢脉緩時小結者生。浮大而數者死。

洞洩或去膿血。食不化者。脉微小者生。實急者死。

洩痢脉細微而澀者生。緊大而滑者死。

洩痢。寸關脉不見尺中時一見此腎氣見。爲難治。

下痢脉絶。手足寒。晬時脉還手足温者生。脉不還不温者死。

霍亂脉大可治。微細難治。

霍亂吐下。脉微遲氣息劣。口不欲言者不治。

病手足厥逆。脉當沈細而澀。反得堅大而滑者死。

水病脉洪大者生。微細者死。

消渴脉數大者生。細小浮短者死。

卒中風。四肢不收。脣口僻。語言不正。脉浮遲者生。癲病卒忤。脉堅弦實大者生。虚伏濡小者死。

癲狂恍惚。脉實牢者生。沈細者死。

中風口噤不能言。四肢不收。其脉浮遲者生。實大數急者死。

病風痺不仁痿厥。脉虚數者生。牢急者死。

目䀮䀮。脉大緩者死。

閉目不欲見人。脉得肝脉者生。反得肺脉者死。

耳聾脉大者生。沈遲細者難治。

堅積洩痢。脉微細者生。浮者死。

頭痛脉短澀者死。浮滑者生。

中毒藥。陽脉洪大而速者生。微細者死。脉經速作遲

暴病脉微細者生。大急洪直者死。

大人得小人脉者死。

脉但出不能入者死。

將死之脉。如羣鳥之聚。一馬之馭。系水交際一作馳之狀。如懸

石之落出筋之上藏筋之下堅關之裏不在榮衛伺候交
射不可知也
困病脈如蝦之游如魚之翔者死蝦游者冉冉而起尋復退
没不知所在久而復起起輒遲而没去甚速是也魚翔者
似魚不行而但掉尾動身其動疏而住久是也
脈病人不病脈如屋漏雀啄者死屋漏者其脈既絶而止時
復一起不相連屬也雀啄者脈來甚數而急疾絶止久已
復頓來
脈來如彈石去如解索者死彈石脈辟辟急也解索脈動數
而隨散亂無次緒也
脈來涌涌不去者死
脈如轉豆者死
脈如偃刀者死
脈怒來忽去暫止復來者死
脈中移者死
脈久絶者死
脈有表無裏者死
婦人尺脈按之不絶者胎也
產後寸口焱疾不調者死沉微附骨不絶者生新產後渴熱
病脈細而四肢冷者死
三部脈沉浮正等不斷絶者有娠也
妊娠脈滑疾重手按之不散者胎已三月也但疾不滑者五
月也妊娠七八月脈實大牢強弦緊者生沉細者死欲產
者其脈細而滑也
婦人欲產其脈離經者曰生也
新產脈小緩滑者生實大弦急者死

已產脈沉虛小者生實大牢堅者死
婦人月經不通脈絶小實者生浮虛者死
婦人脈寸關調如故而尺脈絶不至者月經不利當患少腹
引腰絞痛氣積聚上叉胷脅也
漏下赤白脈急疾者死遲滑者生
婦人脈尺寸俱微弱則絶子不產也
小兒脈沉者乳不消也
小兒絃急者客忤氣也
凡按人脈五十至而不止者五藏皆受氣足吉也四十動而
一止一藏無氣四歲死三十動而一止者二藏無氣三歲
死二十動而一止者三藏無氣二歲死一十動而一止者
四藏無氣歲中死
凡脈一動一止或三動一止或十動一止投數無常此死脈
也命雖未盡正當小引日月耳
凡脈一呼再至一吸再至呼吸定息其脈五至不大不小爲
平若一呼三至一吸三至始爲得病也
夫脈前大後小則爲頭痛目眩前小後大則爲胷滿短氣
問曰何謂損至答曰脈有損至謂一呼再至曰平三至曰離
經四至曰奪精五至曰死六至曰命絶此謂至脈也一呼
一至曰離經二呼一至曰奪精三呼一至曰死四呼一至
曰命絶此謂損脈也至脈從下上也損脈從上下也損脈
之爲病也一損損於皮毛皮聚而毛落二損損於血脈血
脈虛少不能榮於五藏三損損於肌肉肌肉消瘦飲食不
爲肌膚四損損於筋筋緩不能自扶持五損損於骨骨痿
不能起於床反此者至於收病從上下者骨痿不能起於
床者死從下上者皮聚而毛落者死

損其肺者益其氣損其心者調其榮衛損其脾者調其飲食適其寒温損其肝者緩其中損其腎者益其精氣也

凡脉一息再至為平。無病也一息三至名離經離失也經常也其人榮衛已衰將欲病也

一息四至為奪精。其人已病也一息五至為絶命有大有小為難治。一息六至為將滅。一息七至為命盡。一息八至為無魂。一息九至為無魄。一息十至為今死

一息一至其人雖行當着床其人血脉已病諸氣皆不足也

二息一至為危。三息一至為困四息一至為行尸將死五息一至為定死。

千金翼方卷第二十五

千金翼方卷第二十六

取孔穴法第一

論曰：安康公李襲興稱：武德中出鎮潞州，屬隨征士甄權以新撰明堂示余。余既暗昧，未之奇也。時有深州刺史成君綽忽患頸腫如數升，喉中閉塞，水粒不下已三日矣，以狀告余，余屈權救之。針其右手次指之端，如食頃，氣息即通，明日飲噉如故。爾後縉紳之士，多寫權圖，略遍華裔。正觀中，入爲少府，奉勑修明堂，與承務郎司馬德逸、太醫令謝季卿、太常丞甄立言等，校定經圖，於後以所作呈示甄權。曰：人有七尺之軀，藏府包其內，皮膚絡其外，非有聖智，孰能辨之者乎？吾十有八而志學於醫，今年過百歲，研綜經方，推究孔穴，所疑更多矣。竊聞尋古人伊尹湯液，依用炎農本草；扁鵲針灸，一準黃帝雷公。問難殷勤，對揚周密，去聖久遠，愚人無知，道聽塗說，多有穿鑿，起自胸臆。至如王遺烏銜之法，單行淺近，雖得其效，偶然即謂神妙。且事不師古，遠涉必泥。夫欲行針者，必准軒轅正經；用藥者，須依神農本草。自餘名醫別錄，益多誤耳。余退以甲乙校秦承祖圖，有旁庭、藏會等一十九穴，按六百四十九穴，有目無名，其角孫、景風一十七穴，三部針經具存焉。然其圖闕漏，仍有四十九穴上下倒錯，前後易處，不合本經，所謂失之毫氂，差之千里也。至如石門、關元二穴，在帶脉下相去一寸之間，針關元主婦人無子，針石門則終身絶嗣。神庭一穴在於額上，刺之主發狂，灸之則愈癲疾，其道幽隱，豈可輕侮之哉？人誠知惜命，罕通經方，抄寫方書，專委下吏，承誤即錄，紕繆轉多，近智之徒，不見正本，逢爲經鈔，以此而言，可爲深誡。今所述針灸孔穴，一依甄公明堂圖爲定，學者可細詳之。且夫當今醫者，各承一業，未能綜練衆方，所以救疾多不全濟，何哉？或有偏功針刺，或有偏解灸方，或有惟行藥餌，或有專於禁咒，故以網羅諸疾，有愈於是。慨其如此，聊以養疾之暇，撰録灸經，以貽後嗣，其於條例具之。醫者意也，善於用意，即爲良醫。良醫之道，必先診脉處方，次即針灸，內外相扶，病必當愈。何則？湯藥攻其內，針灸攻其外。不能如此，雖時愈疾，茲爲偶差，非醫差也。又以孔穴難諳，非圖莫可，雖復經本具述，自非碩學之士，造次未可卒知，所以先述取穴方法云爾。

○仰人面二十六穴第一

神庭在髮際直鼻，不刺。（一云入髮際一分）

曲差夾神庭一寸半，在髮際。

攢竹在眉頭陷中。

睛明在目內眥。

迎香在禾窌上鼻下孔傍。（一云在禾窌上一寸）

素窌在鼻柱端。

水溝在鼻柱下人中。

兌端在脣上端

齗交在脣內齒上齗縫。

本神在曲差傍一寸半

陽白在眉上一寸直瞳子

承泣在目下七分直瞳子，不灸。

四白在目下一寸。

巨窌夾鼻傍八分直瞳子。

禾窌直鼻孔下夾水溝傍五分。

地倉夾口傍四分。（一云在口脗一韭葉近下動脉）

承漿在頤前下脣之下。
廉泉在頷下結喉上舌本。
頭維在額角髮本神傍一寸半，不灸。
上關在耳前上廉起骨，開口取之。
下關在客主人下耳前動脉下空下廉，合口有穴，張口則閉。
頰車在耳下曲頰端陷中。
大迎在曲頷前一寸二分骨陷中動脉。
絲竹空在眉後陷中，不灸。
瞳子窌在目外去眥五分。
顴窌在面鼽骨下下廉陷中。

○頭上第一行九穴第二

上星在顱上直鼻中央入髮際一寸陷容豆。
顖會在上星後一寸陷中。
前頂在顖會後一寸半骨陷中。
百會在前頂後一寸半頂中心。
後頂在百會後一寸半枕骨上。
強間在後頂後一寸半腦户前一寸半。
腦户在枕骨上強間後一寸半，不灸。
風府入髮際一寸大筋内宛宛中，不灸。一云在瘖門上一寸
瘖門在項後髮際宛宛中，不灸。一云在腦户下三寸，又名瘂門

○頭上第二行六穴第三

五處在頭上去上星一寸半。
承光在五處後一寸，不灸。一云一寸半
通天在承光後一寸半。
絡却在通天後一寸半。
玉枕在絡却後七分半夾腦户傍一寸三分起肉枕骨上入髮際三寸。
天柱夾項後髮際大筋外廉陷中。

○頭上第三行六穴第四

臨泣當目上眥直入髮際五分陷中。
目窻在臨泣後一寸。
正營在目窻後一寸。
承靈在正營後一寸。
腦空在承靈後一寸半夾玉枕骨下陷中。
風池在顳顬後髮際陷中。

○伏人耳後六穴第五

顱息在耳後青脉間。
瘈脉在耳本雞足青脉，不灸。
完骨在耳後入髮際四分。
竅陰在完骨上枕骨下。
翳風在耳後陷中，按之引耳中。
浮白在耳後入髮際一寸。此穴在翳風前竅陰後，寫時請為用心看

○伏人脊中第一行十一穴第六

大椎在第一椎上陷中。
陶道在大椎下節間。
身柱在第三椎下節間。
神道在第五椎下節間。
至陽在第七椎下節間。
筋縮在第九椎下節間。
脊中在第十一椎下節間，不灸。
懸樞在第十三椎下節間。
命門在第十四椎下節間。

膁俞在第二十一椎下節間。
長強在脊骶端。
○伏人脊中第二行二十一穴第七
大杼在項第一椎下兩傍各一寸半陷中。
風門熱府在第二椎下兩傍各一寸半。
肺俞在第三椎下兩傍各一寸半。
心俞在第五椎下兩傍各一寸半。
膈俞在第七椎下兩傍各一寸半。
肝俞在第九椎下兩傍各一寸半。
膽俞在第十椎下兩傍各一寸半。
脾俞在第十一椎下兩傍各一寸半。
胃俞在第十二椎下兩傍各一寸半。
三焦俞在第十三椎下兩傍各一寸半。
腎俞在第十四椎下兩傍各一寸半。
大腸俞在第十六椎下兩傍各一寸半。
小腸俞在第十八椎下兩傍各一寸半。
膀胱俞在第十九椎下兩傍各一寸半。
中膂俞在第二十椎下兩傍各一寸半。
白環俞在第二十一椎下兩傍各一寸半。
上窌在第一空腰果下一寸夾脊陷中。
次窌在第二空夾脊陷中。
中窌在第三空夾脊陷中。
下窌在第四空夾脊陷中。
會陽在陰尾骨兩傍。
○伏人脊中第三行十三穴第八
附分在第二椎下附項內廉兩傍各三寸。
魄戶在第三椎下兩傍各三寸。
神堂在第五椎下兩傍各三寸。
譩譆在肩髆內廉夾第六椎下兩傍各三寸。
膈關在第七椎下兩傍各三寸。
魂門在第九椎下兩傍各三寸。
陽綱在第十椎下兩傍各三寸。
意舍在第十一椎下兩傍各三寸。
胃倉在第十二椎下兩傍各三寸。
肓門在第十三椎下兩傍各三寸。
志室在第十四椎下兩傍各三寸。
胞肓在第十九椎下兩傍各三寸。
秩邊在第二十一椎下兩傍各三寸。
○側人耳頸二十穴第九
頷厭在曲周顳顬上廉。
懸顱在曲周顳顬中。
懸釐在曲周顳顬下廉。
天衝在耳上如前三寸。
曲鬢在耳上髮際曲隅陷中。
角孫在耳郭中間上開口有穴。
率谷在耳上入髮際一寸半。
和窌在耳前兌髮下動脈。
耳門在耳前起肉當耳缺
聽會在耳前陷中張口得之。
天容在耳下頰後。
聽宮在耳中珠子大如赤小豆。
天牖在頸筋缺盆天容後天柱前完骨下髮際上。一云在風池上一寸缺盆在肩上橫骨陷中。
天鼎在頸缺盆直扶突氣舍後一寸半。
天窻在曲頰下扶突後動應手陷中。
扶突在曲頰下一寸人迎後。
人迎在頸大筋脉動應手夾結喉傍以候五藏氣不灸。
水突在頸大筋前直人迎下氣舍上。
氣舍在頸直人迎夾天突陷中。

○側脅十穴第十

章門一名長平在大橫外直臍季肋端。
京門在監骨腰中季肋本夾脊。
帶脉在季肋下一寸八分。
五樞在帶脉下三寸。一云在水道下一寸半
維道在章門下五寸三分。
居窌在長平下八寸三分監骨上。
泉腋在腋下三寸宛宛中舉臂取之。
大包在泉腋下三寸。
輒筋在腋下三寸復前行一寸著脅。
天池在乳後一寸腋下三寸著脅直腋撅肋間。

○胷部中央直下第一行七穴第十一

天突在頸結喉下五寸中央宛宛中。
琁璣在天突下一寸陷中。仰頭取之。
華蓋在琁璣下一寸陷中。仰而取之。
紫宮在華蓋下一寸六分陷中。仰而取之。
玉堂在紫宮下一寸六分陷中。
亶中在玉堂下一寸六分直兩乳間陷中。
中庭在亶中下一寸六分陷中。

○胷部第二行六穴第十二

俞府在巨骨下去琁璣傍各二寸陷中。仰卧取之。
彧中在俞府下一寸六分陷中。仰卧取之
神藏在彧中下一寸六分陷中。仰卧取之
靈墟在神藏下一寸六分陷中。仰而取之
神封在靈墟下一寸六分。
步郎在神封下一寸六分陷中。仰而取之。

○胷部第三行六穴第十三

氣户在巨骨夾俞府兩傍各二寸陷中。
庫房在氣户下一寸六分陷中。
屋翳在庫房下一寸六分陷中。
膺窻在屋翳下一寸六分。
乳中不灸刺
乳根在乳下一寸六分陷中。

○胷部第四行六穴第十四

雲門在巨骨下氣户兩傍各二寸陷中動脉應手舉臂取之。
中府在雲門下一寸乳上三肋間動脉應手陷中。
周榮在中府下一寸六分陷中。
胷鄉在周榮下一寸六分陷中。
天谿在胷鄉下一寸六分陷中。
食竇在天谿下一寸六分陷中。舉臂取之。

○腹中央第一行十四穴第十五

鳩尾在臆前蔽骨下五分不灸刺。
巨闕在鳩尾下一寸
上管在巨闕下一寸去蔽骨三寸。
中管在上管下一寸。

建里在中管下一寸。
下管在建里下一寸。
水分在下管下臍上一寸。
臍中不刺。
陰交在臍下一寸。
氣海在臍下一寸半。
石門在臍下二寸，女子不灸。
關元在臍下三寸。
中極在臍下四寸。
曲骨在橫骨上中極下一寸毛際陷中。

○腹第二行十一穴第十六

幽門在巨闕傍半寸陷中。
通谷在幽門下一寸陷中。
陰都在通谷下一寸。
石關在陰都下一寸。
商曲在石關下一寸。
肓俞在商曲下一寸直臍傍五分。
中注在肓俞下五分。
四滿在中注下一寸。
氣穴在四滿下一寸。
大赫在氣穴下一寸。
橫骨在大赫下一寸。

○腹第三行十二穴第十七

不容在幽門傍一寸五分去任脉二寸直四肋端相去四寸。
承滿在不容下一寸。
梁門在承滿下一寸。
關明在梁門下太一上一寸。千金云梁門下五分
太一在關明下一寸。千金甲乙經皆云梁門下一寸
滑肉門在太一下一寸。
天樞去肓俞一寸半夾臍各二寸陷中。
外陵在天樞下大巨上。千金云在天樞下半寸
大巨在長谿下二寸。千金云在臍下一寸兩傍各二寸
水道在大巨下三寸。
歸來在水道下二寸。
氣衝在歸來下鼠鼷上一寸。

○腹第四行七穴第十八

期門在第二肋端不容傍各一寸半上直兩乳。
日月在期門下五分。
腹哀在日月下一寸半。
大橫在腹哀下三寸直臍傍。
腸結在大橫下一寸三分。一云腹結
府舍在腸結下三寸。
衝門上去大橫五寸在府舍下橫骨兩端約中動脉。一云衝門

○手太陰肺經十穴第十九

少商在手大指端內側去爪甲角如韭葉。
魚際在手大指本節後內側散脉內。
太泉在掌後陷中。
經渠在寸口陷中不灸。
列缺去腕上一寸半。
孔最在腕上七寸。
尺澤在肘中約上動脉。
俠白在天府下去肘五寸動脉。

天府在腋下三寸臂臑內廉動脈不灸。
臑會在臂前廉去肩頭三寸。

○手陽明大腸經二十穴第二十

商陽在手大指次指內側去爪甲角如韭葉。
二間在手大指次指本節前內側陷中。
三間在手大指次指本節後內側陷中。
合谷在大指歧骨間。
陽谿在腕中上側兩筋間陷中。一云在合谷上三寸
偏歷在腕後三寸。
溫留在腕後小士五寸大士六寸。
下廉在輔骨下去上廉一寸。
上廉在三里下一寸。
三里在曲池下二寸按之肉起兌肉之端。
曲池在肘外輔屈肘曲骨之中。一云在肘上横文中
五里在肘上行馬裏大脉中不刺。甲乙經云在肘上三寸
肘窌在肘大骨外廉陷中
臂臑在肘上七寸䐃肉端
肩窌在肩端臑上斜舉臂取之。
秉風在夾天窌外肩上髃後舉臂有空。
肩井在肩上陷解中缺盆上大骨前。
天窌在缺盆中上毖骨之際陷中。
巨骨在肩端上行兩叉骨間陷中
肩髃在肩端兩骨間。

○手少陰心經八穴第二十一

少衝在手小指內廉之端去爪甲角如韭葉。
少府在手小指本節後陷中直勞宮。
神門在掌後兌骨之端陷中。
陰郄在掌後脉中去腕半寸。
通理在腕後一寸。
靈道在掌後一寸半。
少海在肘內廉節後陷中。
極泉在腋下筋間動脉入胷

○手太陽小腸經九穴第二十二

少澤在手小指之端去爪甲一分陷中。
前谷在手小指外側本節前陷中。
後谿在手小指外側本節後陷中。
腕骨在手外側腕前起骨下陷中。
陽谷在手外側腕中兌骨之下陷中。
養老在手踝骨上一空在後一寸陷中。
支正在腕後五寸。
小海在肘內大骨外去肘端五分陷中。
肩貞在肩曲甲下兩骨解間肩髃後陷中。

○手厥陰心主經八穴第二十三

中衝在手中指之端去爪甲如韭葉陷中。
勞宮在掌中央動脉。
內關在掌後去腕二寸。
大陵在掌後兩筋間陷中。
間使在掌後三寸兩筋間陷中。
郄門去腕五寸。
曲澤在肘後內廉下陷中屈肘得之。
天泉在曲腋下去臂二寸舉腋取之。

○手少陽三焦經十七穴第二十四

關衝在手小指次指之端去爪甲角如韭葉。
腋門在手小指次指間陷中
中渚在手小指次指後本節後間陷中。
陽池在手表腕上陷中。
外關在腕後二寸陷中。
支溝在腕後三寸兩骨間陷中。（一云在陽池上一寸）
會宗在腕後三寸空中。
三陽絡在臂上大交脉支溝上一寸不刺。
四瀆在肘前五寸外廉陷中。
天井在肘外大骨後一寸兩筋間陷中。屈肘得之。
清冷泉在肘上三寸。伸肘舉臂取之。
消濼在肩下臂外開腋斜肘分下行。
天宗在秉風後大骨下陷中
臑俞夾肩窌後大骨下甲上廉陷中。
肩外俞在肩甲上廉去脊三寸陷中。
肩中俞在肩甲內廉去脊二寸陷中。
曲垣在肩中央曲甲陷中。按之應手痛。

○足太陰脾經十二穴第二十五

隱白在足大指端內側去爪甲角如韭葉。
大都在足大指本節後陷中。
太白在足內側核骨下陷中。
公孫在足大指本節後一寸。
商丘在足內踝下微前陷中。
三陰交在足內踝上三寸骨下陷中。
漏谷在足內踝上六寸骨下陷中。
地機在膝下五寸。
陰陵泉在膝下內側輔骨下陷中。伸足得之。
血海在膝髕上內廉白肉際二寸。
箕門在魚腹上越筋間動應手陰市內。（一云在陰股內起脉間）
氣衝在陰股內動脉（此穴已見上腹第三行中）

○足陽明胃經十五穴第二十六

厲兌在足大指次指之端去爪甲角如韭葉。
內庭在足大指次指外間陷中。
陷谷在足大指次指外間本節後去內庭二寸。
衝陽在足趺上五寸骨間去陷谷三寸。
解谿在衝陽後一寸半腕上陷中。
豐隆在外踝上八寸下廉胻外廉陷中。
上廉在三里下三寸。（一名上巨虛）
下廉在上廉下三寸。（一名下巨虛）
條口在下廉上一寸。
三里在膝下三寸胻外廉。
犢鼻在膝髕下骭上夾解大筋中。
陰市在膝上三寸伏菟下。若拜而取之。
伏菟在膝上六寸起肉
髀關在膝上伏菟後交分中。
梁丘在膝上二寸兩筋間

○足厥陰肝經十一穴第二十七

大敦在足大指端去爪甲如韭葉及三毛中。
行間在足大指間動應手陷中。
太衝在足大指本節後二寸或一寸半陷中。
中封在足內踝前一寸。仰足取之伸足乃得。
蠡溝在足內踝上五寸。

中郄在足内踝上七寸䯒骨中與少陰相直。
膝關在犢鼻下三寸陷中。甲乙經云二寸
曲泉在膝内輔骨下大筋上小筋下陷中屈膝而得之。
陰包在膝上四寸股内廉兩筋之間。
五里在陰廉下二寸。甲乙鍼經云在陰廉下去氣衝三寸陰股中動脉
陰廉在羊矢下去氣衝二寸動脉。

○足少陽膽經十五穴第二十八

竅陰在足小指次指之端去爪甲角如韭葉。
俠谿在足小指次指歧間本節前陷中。
地五會在小指次指本節後陷中不灸。
丘墟在足外踝如前陷中去臨泣三寸。一云伸脚取之
臨泣在小指次指本節後間去俠谿一寸半。
付陽在外踝上三寸太陽前少陽後筋骨間。
懸鍾一名絶骨。在外踝上三寸動者中。
光明在足外踝上五寸。
外丘在足外踝上七寸。
陽輔在足外踝上輔骨前絶骨端如前三分許去丘墟七寸。
陽交在足外踝上七寸斜屬三陽分肉間。
陽陵泉在膝下一寸外廉陷中。
陽關在陽陵泉上五寸犢鼻外陷中。
環銚在髀樞中側卧伸下足屈上取上足。一云髀樞中外硯骨陷中
中瀆在髀外膝上五寸分肉間陷中。

○足少陰腎經十一穴第二十九

涌泉在足心陷中屈足捲指宛宛中。
然谷在足内踝前起大骨下陷中。
太谿在足内踝後跟骨上動脉陷中。
太鍾在足踝後。
水泉去太谿下一寸在内踝下。
照海在足内踝下。
復溜在足内踝上二寸陷中。
交信在足内踝上二寸少陰前太陰後廉筋骨間。
築賓在内踝上端分中。
陰谷在膝内輔骨之後大筋之下小筋之上按之應手屈膝得之。
會陰在大便前小便後兩陰間。

○足太陽膀胱經十七穴第三十

至陰在足小指外側去爪甲角如韭葉。
通谷在足小指外側本節前陷中。
束骨在足小指外側本節後陷中。
京骨在足外側大骨下赤白肉際陷中。
申脉在足外踝下陷中容爪甲。
金門在足外踝下名曰關梁。
僕參在足跟骨下陷中。
崑崙在足外踝後跟骨上陷中。一云在外踝從地直上三寸兩筋骨中
承山在兌腨腸下分肉間陷中。
飛揚在外踝上七寸。
承筋在腨中央陷中不刺。千金云在腨後從脚跟上七寸腨中
合陽在膝約中央下二寸。
委中在膕中約文動脉
委陽在足太陽後出于膕中外廉兩筋間承扶下。
浮郄在委陽上一寸展足得之。
殷門在肉郄下六寸。
扶承一名肉郄在尻臀下股陰下文中。

○三陰三陽流注法

經	井	滎	俞	原	經	合	募	俞
肺手太陰	少商	魚際	大泉	列缺	經渠	尺澤	募中府	俞三椎
大腸手陽明	商陽	二間	三間	合谷	陽谿	曲池	募天樞	俞十六椎
心主手厥陰	中衝	勞宮	大陵	內關	間使	曲澤	募巨闕	俞五椎
心手少陰	少衝	少府	神門		通里	靈道	少海	
小腸手太陽	少澤	前谷	後谿	腕骨	陽谷	小海	募關元	俞十八椎
脾足太陰	隱白	大都	大白	公孫	商丘	陰陵泉	募章門	俞十一椎
胃足陽明	厲兌	內庭	陷谷	衝陽	解谿	三里	募中管	俞十二椎
肝足厥陰	大敦	行間	太衝	中封		曲泉	募期門	俞第九椎
膽足少陽	竅陰	俠谿	臨泣	丘墟	陽輔	陽陵泉	募日月	俞第十椎
腎足少陰	涌泉	然谷	太谿	水泉	復溜	陰谷	募京門	俞十四椎
膀胱足太陽	至陰	通谷	束骨	京骨	崑崙	委中	募中極	俞十九椎
三焦手少陽	關衝	液門	中渚	陽池	支溝	天井	募石門	俞十三椎

右五藏六腑三陰三陽十二經脉。藏腑出井。流滎。注俞過原行經。入合。募前俞後法。假令肺手太陰為藏。出於少商為井。流於魚際為滎。注於大泉為俞。過於列缺為原。行於經渠為經。入於尺澤為合。募在中府。俞在第三椎。他皆倣此。

陽井為金	陰井為水	陽滎為水	陰滎為火
陽俞為木	陰俞為火	陽原為火	陰原為金
陽經為火	陰經為金	陽合為土	陰合為水

婦人第二 法四十五首

絶子。灸然谷五十壯。穴在內踝前直下一寸。

胞門閉塞絶子。灸關元三十壯報之。

妊胎不成。若墮胎腹痛。漏胞見赤。灸胞門五十壯。關元左邊二寸是也。右邊名子户。

又灸氣門穴。在關元傍三寸。各五十壯。千金云百壯

子藏閉塞。不受精。灸胞門五十壯。

絶嗣不生。漏下赤白。灸泉門十壯。三報之。穴在橫骨當陰上際。

石門穴在氣海下一寸。針入一八分。留三呼。得氣即寫。主婦人氣痛堅硬。產後惡露不止。遂成結塊。崩中斷緒。日灸二七至一百止。

關元在石門下一寸。主斷緒產道冷。針入八分。留三呼。寫五吸。灸亦佳。但不及針。日灸一百止。

崩中帶下。因產惡露不止。中極穴在關元下一寸。婦人斷緒最要穴。四度針即有子。若未有。更針入八分。留十呼。得氣即寫。灸亦佳。但不及針。日灸三七至三百止。

白崩中。灸少腹橫文當臍孔直下一百壯。

又灸內踝上三寸。左右各一百壯。

帶下。灸間使三十壯。又淋小便赤。尿道痛。臍下結塊如覆盃。或因食得。或因產得。惡露不下。遂為疝瘕。或因月事不調。血結成塊。皆針之如上。

婦人遺尿不知時出。灸橫骨當陰門七壯。

妊不成。數墮落。灸玉泉五十壯。三報之。中極是

灸夾丹田兩邊相去各一寸。名四滿。主月水不利。賁血上下。并無子。灸三十壯。丹田在臍下二寸。

婦人胞落頹。灸臍中二百壯。

水洩痢。灸氣海百壯。三報之。

胞落頹。灸身交五十壯。三報之。是臍下橫文中。

又灸背脊當臍五十壯。

又灸玉泉五十壯。三報之。

又灸龍門二十壯。三報之。是陰中上外際。

胞下垂注陰下脫。灸夾玉泉三寸。隨年壯。三報之。

陰冷腫痛。灸歸來三十壯。三報之。夾玉泉兩傍五寸。

婦人無乳法 初針兩手小指外側近爪甲深一分，兩手腋門深三分，兩手天井深六分。若欲試之，先針一指即知之，神驗不傳。

婦人逆產足出，針足太陰入三分，足入乃出針。穴在內踝後白肉際陷骨宛宛中。

橫產手出，針太衝入三分，急補百息，去足大指奇一寸。

胞衣不出，針足太陽入四寸，在外踝下後一寸宛宛中。

又針足陽蹻入三分，在足外踝下白肉際。

產後脉絕不還，針合谷入三分，急補之。又主胎上搶心。

心陰一作中悶懊痛，針湧泉入三分。

心中悶懊痛，針勞宮入五分，補之。

產後出汗不止，針太衝，急補之。

產難月水不禁，橫生胎動，皆針三陰交。

胞衣不出，或腹中積聚，皆針胞門入一寸，先補後瀉，去關元左二寸。

又針章門入一寸四分。

子死腹中及難產，皆針胞門。

胎動及崩中下痢，賁氣上逆，針丹田入一寸四分，在臍下二寸。

凡難產，針兩肩井一寸，瀉之，須臾即生也。

漏胞下血不禁，灸關元兩傍相去三寸，百壯。

婦人陰中痛引心下，少腹絞痛，灸膝外邊上去一寸宛宛中。

婦人下血洩痢赤白漏血，灸足太陰五十壯，在內踝上三寸。百壯，主腹中五寒。

婦人漏下赤白，月水不利，灸交儀穴，在內踝上五寸。

婦人下血漏赤白，灸營池四穴三十壯，在內踝前後兩邊池上脉，一名陰陽。

婦人漏下赤白，四肢酸削，灸漏陰三十壯，穴在內踝下五分微動脉上。

婦人下赤白漏洩注，灸陰陽，穴隨年壯，三報之，在足拇指下屈裏表頭白肉際。

小兒驚癇第三 法二十一首

曲澤，主心下澹澹喜驚。

陰交、氣海、大巨，主驚不得臥。

陰蹻，主臥驚，視如見星。

大鍾、郄門，主驚恐畏人，神氣不足。

然谷、陽陵泉，主心中怵惕恐，人將捕之。

解谿，主瘈瘲而驚。

少衝，主太息煩滿，少氣悲驚。

行間，主心痛數驚，心悲不樂。

陽谷，主風眩驚，手捲。

厲兌，主多臥好驚。

腋門，主喜驚妄言面赤。

神門，主數噫，恐悸少氣。

間使，主喜驚，瘖不能言。

三間、合谷，主喜驚。

陽谿，主驚瘈。

通里，主心下悸。

大陵，主心中澹澹驚恐。

手少陰、陰郄，主氣驚心痛。

天井，主驚瘈。

後谿，主淚出而驚。

腕骨，主煩滿驚。

鼻中壅塞，針手太陽，入三分，在小指外側後一寸白肉際宛宛中。

鼻病第四 法七首

顖一穴，主鼻塞不聞香氣，日灸二七至七百壯。初灸時痛，五十壯已去不痛，七百壯還痛即止。至四百壯漸覺鼻輕。

治鼻中息肉，灸上星二百壯，入髮際一寸。

又夾上星相去三寸各百壯。

衄時痒，便灸足大指節横理三毛中十壯，劇者百壯。衄不止灸之，并主陰卵腫。

鼻衄不止，灸涌泉二穴百壯。

灸鼻兩孔與柱七壯，主鼻涕出不止。

舌病第五 法二十五首

重舌，灸行間隨年，穴在足大指岐中，二穴。

小兒重舌，灸左足踝上七壯。

又灸兩足外踝上三壯。

緊唇，灸虎口，男左女右七壯。又灸承漿三壯。

牙齒疼，灸兩手中指背第一節前有陷處七壯，下火立愈。

齒疼，灸外踝上高骨前交脉上七壯。

風牙疼，逐左右以繩量手中指頭至掌後第一横文，折為四分，以度横文後當臂兩筋間當度頭灸三壯，隨左右灸之。兩相患灸兩臂，至驗。

耳聾鳴，客主人一名上關，在聽會上一寸動脉宛宛中，針入一分，主耳聾鳴如蟬。

又聤耳膿出，亦宜灸，日三壯至二百壯，側卧張口取之。

又聽會在上關下一寸動脉宛宛中，一名耳門，針入三分，主耳聾耳中如蟬鳴，通耳灸日五壯至七壯止，十日後還依前灸之，慎生冷醋滑酒麪羊肉蒜魚熱食。

又合谷在虎口後縱文頭，立指取之宛宛中，主耳聾颼颼然如蟬鳴，宜針入四分，留三呼五吸，忌灸，慎洗手。凡針手足，皆三日勿洗也。

耳風聾雷鳴，灸陽維五十壯，在耳後引耳令前，絃絃筋上是。

耳聾不得眠，針手小指外端近甲外角肉際，入二分半補之。

又針關衝入一分半補之。

又針腋門在手小指次指奇間，入三分補之。

牙車失欠蹉跌，灸第五椎，日二七壯，滿三百壯不差，灸氣衝二百壯，胷前喉下寅骨中是。

又灸足内踝上三寸宛宛中三百壯，三報之。

聽會主牙車急及脫臼相離二寸，在上關下一寸，一名耳門，側卧張口乃得之，針入三分，留三呼，得氣即寫不補。亦灸日五壯至七壯止，十日後還依前灸，慎生冷醋滑。

又法下關在耳門下一寸宛宛中動脉際是也，主牙車脫關不得嚼食，側卧開口取之，針入四分，與上同法，灸數亦同，忌熱食酒麪。

頰車在耳下二韭葉宛宛中，主牙車不開，口噤不言及牙疼不得食，牙頰腫，側卧張口取之，針入四分，得氣即寫不補，宜灸日七壯至七七壯即止。

喉痺，針兩手小指爪文中出血三大豆許即愈，左刺左，右刺右。

又手無名指甲後一韭葉，名關衝，主喉痺不得下食飲，心熱噏噏，常以繆刺之，患左刺右，患右刺左也，都患刺兩畔。

咽喉酸辛，灸少衝七壯，雀矢大注。

神門、合谷，主喉痺心煩。

脚氣第六 法三首 論一首

初灸風市　次伏兔　次犢鼻　次膝目

次三里　次上廉　次下廉　次絶骨

凡八穴風市穴令病人起正身平立垂兩手直下舒十指掩著兩髀便點手中指頭髀大筋上灸百壯逐輕重灸之輕者不可減百壯重者一穴五六百壯伏兔穴令病人累夫端坐以病人手夫横掩膝上夫下傍與曲膝頭齊上傍側夫際當中央是灸百壯亦可五十壯犢鼻穴在膝頭蓋骨上際外角平處以手按之得節解是一法云在膝頭下近外三骨箕踵中動脚以手按之得窟解是灸五十壯可至百壯膝目穴在膝頭下兩傍陷者宛宛中是灸百壯三里穴在膝頭骨節下一夫附脛骨外是一法云在膝頭骨節下三寸人有長短大小當以病人手夫度取灸百壯上廉穴在三里下一夫亦附脛骨外是灸百壯下廉穴在上廉下一夫亦附脛骨外是灸百壯絶骨穴在足外踝上一夫亦云四寸是灸百壯凡此諸灸不必一頓灸盡壯數可日日報灸之三日之中令盡壯數為佳凡病一脚灸一脚病兩脚便灸兩脚也凡脚弱病多著兩脚一方云覺脚異便灸三里及絶骨各一處兩脚異者合四穴灸之多少逐病輕重大要雖輕不可減百壯不差速令以次灸之多則佳

脚疼三陰交三百壯神良一云灸絶骨最要論曰有人得之不以為事不覺忽然入腹腹腫心熱其氣大上遂至絶命當知微覺有異即須大灸之乃得應手即差亦依舊支法存灸之梁丘犢鼻三里上廉下廉解谿太衝陽陵泉絶骨崑崙陰陵泉三陰交足太陽復溜然谷涌泉承山束骨等凡一十八穴舊法多灸百會風府五藏六府俞募頃來灸者悉覺引氣向上慎不得灸以上大忌之又灸足十指奇端去奇一分兩足凡八穴名曰八衝極下氣足十指端名曰氣端日灸三壯其八衝可日灸七壯氣下即止文炷須小作之

諸風第七 法六十九首 論一首

肺中風者其人偃臥而胸滿短氣冒悶汗出者肺風之證也視眼以下鼻上兩邊下行至口色白者尚可治速灸肺俞百壯小兒減之若色黄者此為肺已傷化為血矣不可復治其人當妄言掇空指地或自拈衣尋縫如此數日死若為急風所中便迷妄恍惚狂言妄語或少氣惙惙或不能言若不速治宿昔而死亦覺便灸肺俞膈俞肝俞數十壯急服續命湯可救也若涎唾不止者既灸當與湯也

肝中風者但踞坐不得低頭遶兩眼連額微有青者肝風之證也若脣色青面黄尚可治急灸肝俞百壯急服續命湯若色大青黑者此為肝已傷不可復治數日而死

心中風者其人但得偃臥不得傾側悶亂冒絶汗出心風之證也若脣正赤尚可治灸心俞百壯急服續命湯若或青或白或黄或黑此為心已壞為水不可復治旬日死一云五六日死

脾中風者其人但踞坐而腹滿視身通黄口吐鹹汁尚可治灸脾俞百壯急服續命湯若目下青手足青不可復治

腎中風者其人踞坐腰痛視脅左右未有黄色如餅粢大尚可治灸腎俞百壯急服續命湯若齒黄赤鬢髮直面土色不可復治

大腸中風者臥而腸鳴不止灸大腸俞百壯服續命湯

論曰凡風病內外沈浮者內是五藏外是皮膚沈是骨髓浮是血脈若在腠理湯藥所及若在五藏酒醪所至若在血脈

針灸所中深在骨髓。扁鵲自云不能如何。

風痱者。卒不能言。口噤。手不隨而強直。灸法。度病者手小指內歧間至指端為度。以置臍上。直望心下。丹注度上端畢。又作兩度。續在注上。合其下開上。取其本度。橫置其開上。令三合其狀如倒作厶字形也。男度右手。女度左手。嫌不分明。故以丹注三處。起火各百壯。夫眼瞤動。口偏喎。舌不轉者。灸口吻邊橫文赤白際。逐左右。隨年壯三報之。不差更報。

肝風占候口不能言。灸鼻下人中。次大椎。次肝俞各五十壯。

心風。灸心俞各五十壯。

脾風。灸脾俞各五十壯。

脾風占候言聲不出。或手上下。灸手十指頭。次灸人中。大椎。兩耳門前脉。去耳門上下行一寸。次兩大指節上下。六穴各七壯。

卒中風口喎。以葦筒長五寸。以一頭刺耳孔中。四畔以麪密塞。勿令泄氣。一頭內大豆一顆。并艾燒之令然。灸七壯。差。患右灸左。患左灸右。千金不傳。○又灸手交脉三壯。左灸右。右灸左。其炷如鼠矢。橫安之。兩頭放火燒之。

凡卒中風口噤不得開。灸頰車二穴。穴在耳下八分小近前。灸五壯。即得語。又隨年壯。口僻左右灸之。

治尸厥法

凡尸厥如死。脉動如故。針百會入二分。補之。灸熨兩脅。又針足中指頭去甲如韭葉。又針足大指甲下內側去甲三分。

灸失瘖不語法

先灸天窗五十壯。訖。息火。乃移灸百會五十壯。畢。還灸天窗五十壯。若初發先灸百會。則風氣不得泄。內攻五藏。當閉伏更失瘖也。所以先灸天窗。次灸百會乃佳。一灸五十壯。息火泄氣。復灸之。視病輕重。重者處各三百壯。輕者以意。一云灸肩井得二百壯即灸三里三壯若五壯以下氣也鳩尾可灸百壯灸至五十壯暫息火也

又法　凡一切中風服藥益劇者。但是風穴。悉灸之三壯。神良。欲除根本。必須火艾。專恃湯藥則不可差。

灸角弓反張法

脣青眼戴。角弓反張。始覺發動。即灸神庭七壯。穴在當鼻直上髮際。

次灸曲差二穴各七壯。穴在神庭兩傍各一寸半。

次灸上關二穴各七壯。在耳前上廉起骨陷中。一名客主人。

次灸下關二穴各七壯。在耳前動脉下空下廉陷中。

次灸頰車二穴各七壯。穴在耳下曲頰端陷中。

次灸廉泉一穴七壯。在當頤直下骨後陷中。

次灸顖會一穴七壯。在神庭上一寸。

次灸百會一穴七壯。在當頂上正中央。

次灸本神二穴各七壯。在耳直上入髮際二分。

次灸天柱二穴各七壯。在項後大筋外入髮際陷中。

次灸陶道一穴七壯。在大椎節下間。

次灸風門二穴各七壯。在第二椎下兩傍各一寸半。

次灸心俞二穴各七壯。在第五椎下兩傍各一寸半。

次灸肝俞二穴各七壯。在第九椎下兩傍各一寸半。

次灸腎俞二穴各七壯。在第十四椎下兩傍各一寸半。

次灸膀胱俞二穴各七壯。在第十九椎下兩傍各一寸半。

次灸曲池二穴各七壯。穴在肘外曲頭陷中。屈肘取之。

次灸肩髃二穴各七壯。在兩肩頭正中兩骨間陷中。

次灸支溝二穴各七壯。在手腕後二寸兩骨間陷中。

次灸合谷二穴各七壯。在手大指虎口兩骨間陷中。

次灸間使二穴各七壯，在掌後三寸兩筋間。
次灸陽陵泉二穴各七壯，在膝下骨前陷中。
次灸陽輔二穴各七壯，在外踝上絶骨陷中。
次灸崑崙二穴各七壯，在外踝後跟骨上陷中。
右以前主久風、卒風、緩急諸風，發動不自覺知，或心腹脹滿，或半身不遂，或口噤不言，涎唾自出，目閉耳聾，或舉身冷直，或煩悶恍惚，喜怒無常。凡有風，皆灸之，神驗。鼻交頞中一穴，針入六分，得氣即寫，留三呼，寫五吸，不補，亦宜灸，然不如針。此主癲風，角弓反張，羊鳴，大風，青風，面風如蟲行，卒風，多睡，健忘，心中憒憒，口噤闇倒，不識人，黄疸，急黄，八種大風，此之一穴皆主之，莫不神驗。慎酒、麪、生冷、醋滑、豬、魚、蒜、蕎麥、漿水。

雜灸法

凡風，灸上星二百壯，又前頂二百壯，百會二百壯，腦戶三百壯，風府三百壯。
凡大風，灸百會七百壯。
凡百諸風，灸大椎平處兩相二寸三分，以病人指寸量之，各一百壯。
治風，耳後八分半有穴，灸一切風，若狂者亦差，耳門前灸百壯。
治卒病惡風，欲死，不言，及肉痺不知人，灸第五椎，名曰藏輸，各一百五十壯。
扁鵲曰：凡心風，灸心俞各五十壯，第五節對心是也。
肝俞，主肝風，腹脹，食不消化，吐血，酸削，四肢羸露，不欲食，鼻衄，目眴䀮䀮，眉頭脅下痛，少腹急，灸百壯。
大腸俞，主風，腹中雷鳴，大腸灌沸，腸澼泄痢，食不消化，少腹絞痛，腰脊疼強，大小便難，不能飲食，灸百壯，三報之。
治卒中惡悶熱毒欲死，灸足大指横文，隨年壯。若筋急不能行者，若内筋急，灸内踝上三十壯；外筋急，灸外踝上三十壯，愈。若戴睛上插者，灸兩目後眥二七壯。
若不語，灸第三椎五百壯。
若不識人，灸季肋頭七壯。
若眼反口噤，腹中切痛，灸陰囊下第一横理十四壯。
脉門二穴，主風，灸五十壯，亦可九壯。
治風，身重心煩，足脛疼，灸絶骨百壯，在外踝上三寸。一云四寸，又云一夫。
凡卒中風，口噤不開，灸機關二穴，在耳下八分近前，灸五壯，即愈。一云隨年壯。僻[illegible]左右灸之。
治頭風搖動，灸腦後玉枕中間七壯。

治猥退風偏風半身不隨法

肩髃，主偏風半身不隨，熱風，頭風，刺風，手不上頭，捉物不得，挽弓不開，臂冷酸疼無力，針入八分，留三呼，寫五吸，在膊骨頭陷中，平手取之。偏風不隨，可至二百壯，過多則臂強。慎酒、肉、五辛、熱食、漿水。
又針曲池入七分，得氣即寫，然後補之，大宜灸，日十壯至一百壯止，十日更報，下少至二百壯。
又針列缺，入三分，留三呼，寫五吸，亦可灸之，日七壯至一百，總至三百壯。
陽池上一夫兩筋間陷中，主刺風熱風，耳聾鳴，手不仁，冷風手戰，偏風半身不隨。陽池支溝下一夫覆腕當文宛宛中，亦主或因損後把捉不得，針入三分，留三呼，寫五吸，忌灸。
商丘在内踝前陷中，主偏風痺，脚不得覆地，刺風頭風熱風陰痺，針入三分，留三呼，寫五吸，疾出之，忌灸。
偏風半身不隨，脚重熱風疼，不得覆地，針入四分，留三呼，得氣即寫，疾出針，於痕上灸之，良。七壯。

灸猥退風半身不隨法

先灸天窻。次大門，腦後尖骨上一寸。次承漿。次風池。次曲池。次手髓孔，腕後尖骨頭宛宛中。次手陽明大指奇後。次腳五冊，屈兩腳膝腕文。次腳髓孔，足外踝後一寸。次足陽明足拇指奇三寸。各灸百壯。若有手足患不隨，灸百會。次本神。次肩髃。次心俞。次手少陽。次足外踝下容爪，外並依左右五百壯。

面上游風如蟲行，習習然起，則頭旋眼暗，頭中溝壟起，灸天窻。次兩肩上一寸當瞳人。次曲眉在兩眉間。次手陽明。次足陽明。各灸二百壯。

時行法第八　法四首

初得一日二日，但灸心下三處：第一去心下一寸，名巨闕；第二去心下二寸，名上管；第三去心下三寸，名胃管。各灸五十壯。然或人形小大不同，恐寸數有異，可以繩度之。隨其長短寸數最佳。取繩從心骨鳩尾頭少度至臍孔中，屈之取半，當繩頭名胃管。又中屈更爲二分，從胃管向上度，是上管；上度取一分，是巨闕。大人可五十壯，小兒可一七二七壯，隨其年灸，以意量之。

若病者三四日以上，宜先灸囟上二十壯，以繩度鼻正上盡髮際中屈繩，斷去半，便從髮際度入髮中，灸繩頭，名天窻。又灸兩顳顬。又灸風池。又灸肝俞百壯。餘處各二十壯。

又灸太衝三十壯，神驗無比。

豌肉瘡，灸兩手腕研子骨尖上三壯，男左女右。

黄疸第九　法一十一首

脣裏正當承漿邊，逼齒齗，針三鋥，治馬黄黄疸。

顳顬在眉眼尾中間上下有來去絡脉是，針灸之，治疸氣溫病。

夾人中火針，治馬黄疸通身並黄，語音已不轉者。

灸錢孔百壯，度乳至臍中，屈肋頭骨是，灸百壯，治黄疸。

夾承漿兩邊各一寸，治馬黄急疫。

灸太衝七壯。又云隨便針

又灸風府、熱府、肺俞、心俞、肝俞、脾俞、腎俞、男陰縫，拔陰反向上，灸治馬黄黄疸。若女人，玉門頭是穴，針灸無在。

腳跟在白肉後際，針灸隨便，治馬黄黄疸。

臂石子頭還取病人手自捉臂，從腕中大淵文向上一夫接白肉際，灸七壯，治馬黄黄疸。

黄疸灸第七椎七壯，黄汁出。

瘧病第十　法一十三首

瘧，灸上星及大椎，至發時令滿百壯。艾炷如黍米粒，俗人不解，務大炷也。

又覺小異，灸百會七壯。若更發，更七壯。極難差，不過三灸。

又灸風池二穴三壯。　又灸腎俞百壯。

又灸三間，在虎口第二指節下一寸。三年瘧欲發，即下火。

治一切瘧，無問處所，仰臥，以繩量兩乳間，中屈，從乳向下灸度頭，隨年壯，男左女右。

治瘧，刺足少陰出血，愈。

治諸瘧而脉不見者，刺十指間見血，血去必已。先視身赤如小豆者，皆取之。

瘧日西發者，臨泣主之。

瘧實則腰背痛，虛則鼻衄，飛揚主之。

瘧多汗，腰痛不能俛仰，目如脫，項如拔，崑崙主之。

灸一切瘧，尺澤主之。

凡瘧有不可差者，從未發前灸大椎，至發時滿百壯，無不差。

千金翼方卷第二十六

針灸中

肝病第一 五十一法

治眼目法

攢竹主目視不明䀮䀮目中熱痛及瞤針入一分留三呼寫三吸徐徐出之忌灸宜出血塗鹽

膚瞖白膜覆瞳人目闇及眯雀目冷淚目視不明努肉出皆針睛明入一分半留三呼寫五吸冷者先補後寫復補之雀目者可久留十吸然後速出

視眼喎不正口喎目瞤面動葉葉然眼赤痛目䀮䀮冷熱淚目瞼赤皆針承泣在目下七分匡骨中當瞳子直下陷中入二分半得氣即寫忌灸

目闇不明鍼中渚入二分留三呼寫五吸灸七壯炷如雀矢大在手小指次指本節後間眯目偏風眼喎通睛耳聾鍼客主人一名上關入一分久留之得氣即寫亦宜灸日三七壯至二百壯炷如細竹筯大側卧張口取之眼暗灸大椎下第十節正當脊中二百壯唯多佳可以明目神良灸滿千壯不假湯藥

肝勞邪氣眼赤灸當容二百壯兩邊各爾在眼後耳前三陰三陽之會處以手按之有上下橫脉是與耳門相對也

肝俞主目不明灸二百壯小兒寸數斟酌灸可一二七壯

治目急痛不可遠視灸當瞳子上入髮際一寸隨年壯

治風瞖灸手中指本節頭骨上五壯炷如小麥大逐病左右灸之

治風痒赤痛灸人中鼻柱二壯仰卧灸之

治目卒生瞖灸大指節橫文三壯逐左右灸之

治眼暗若一眼暗灸腕後節前陷中兩眼暗兩手俱灸隨年壯

治溫病後食五辛即不見物遂成雀目灸第九椎名肝俞二百壯永差

治腳轉筋法

治腳轉筋鍼內崑崙穴在內踝後陷中入六分氣至寫之又灸承山隨年壯神驗

第二十一椎主腰背不便筋轉痺灸隨年壯

治筋攣轉筋十指筋攣急不得屈伸灸足外踝骨上七壯

治失精筋攣陰縮入腹相引痛灸中封五十壯又下滿灸五十壯兩腳一百壯此二穴亦主喉腫厥逆五藏所苦鼓脹悉主之老人加之五十以下及小兒並隨年壯

治轉筋脛骨痛不可忍灸屈膝下廉橫筋上三壯

腹脹轉筋灸臍上一寸二七壯

治癥瘕法

少腹堅大如盤胷腹中脹滿飲食不消婦人癥聚瘦瘠灸三焦俞百壯三報之

灸內踝後宛宛中隨年壯　灸氣海百壯

久冷及婦人癥瘕腸鳴泄痢繞臍絞痛灸天樞百壯三報之勿鍼臍兩傍各二寸

積聚堅滿痛灸脾募百壯章門是也

治瘕癖患左灸左患右灸右第一屈肋頭近第二肋下即是灸處第二肋頭近第三肋下向肉翅前亦是灸處初日灸三次日五後七周而復始至十止唯忌大蒜餘不忌

又灸關元五十壯　又灸臍上四指五十壯

膏肓俞兩穴主無病不療方

先令病人正坐曲脊伸兩手以臂著膝前令正直手大指與膝頭齊以物支肘勿令臂得動也從甲骨上角摸索至甲骨下頭其間當有四肋三間灸中間依甲骨之裏去甲骨容側指許摩胎去表肋間空處按之自覺牽引肩中灸兩甲內各一處至六百壯多至千壯數百壯當氣下礱礱然如流水當有所下若停淡宿疾亦必下也此灸無所不治主諸羸弱瘦損虛勞夢中失精上氣欬逆及狂惑妄誤皆有大驗若病人已困不能正坐當令側臥挽上臂令前索孔穴灸之求穴大較以右手從左肩上住指頭表所不及者是也左手亦然及以前法灸若不能久正坐伸兩臂者亦可伏衣襆上伸兩臂令人挽兩甲骨使相遠不爾甲骨覆穴不可得也所伏衣襆當令大小有常不爾則前却失其穴也此穴灸訖後令人陽氣盛當消息自養令得平復其穴近第五椎相準望求索

治頭重臂肘重法

頭重風勞灸腦户五壯鍼入三分補之

頭重不能勝灸腦户下一寸半

身體重四肢不能自持灸脾俞隨年壯鍼入五分補之

身重嗜眠不自覺灸天府五十壯鍼入三分補之

身重灸水分百壯鍼入一寸補之

體重四肢不舉灸天樞五十壯忌鍼

身重腫坐不欲起風勞脚疼灸三里五十壯鍼入五分補之

又灸足太陽五十壯鍼入三分補之

臂重不舉灸肩井隨年壯可至百壯鍼入五分補之

又灸足澤三十壯鍼入三分補之

第一椎名大杼無所不主俠左右一寸半或一寸二分主頭項痛不得顧胷中煩急灸隨年壯

諸煩熱時氣温病灸大椎百壯鍼入三分寫之横三間寸灸之

心煩上氣灸肺俞鍼入五分

心煩短氣灸小腸俞

又灸巨闕期門各一百壯鍼入五分

又灸心俞百壯鍼入五分

頭身熱灸胃管百壯勿鍼

煩悶憂思灸大倉百壯

煩熱頭痛鍼虎口入三分

煩躁恍惚灸間使三十壯鍼入三分

骨熱煩胷滿氣悶鍼三里入五分

身體煩熱鍼中府　又灸絶骨五十壯

膽病第二　一十二法

左手關上陽絶者無膽脉也苦口中無味眯目一云苦恐畏如見鬼多驚少力刺足厥陰治陰在足大指間或刺三毛中

左手關上陽實者膽實也苦腹中不安身軀習習刺足少陽治陽在足第二指本節後一寸

俠膽俞傍行相去五寸名濁浴主胷中膽病隨年壯

膽虛灸足內踝上一夫名三陰交二十壯

治吐血法

虛勞吐血灸胃管三百壯亦主嘔逆吐血少食多飽及多睡百病

凡口鼻出血者名曰腦衄灸上星五十壯

吐血唾血灸胷堂百壯忌鍼

吐血腹痛雷鳴灸天樞百壯

吐血唾血上氣欬逆灸肺俞隨年壯

吐血酸削，灸肝俞百壯。

吐血嘔逆，灸手心主五十壯。大陵是。

吐血，灸頸項上二七壯。

心病第三 一十八法

心俞各灸二七壯，主心病，老小減之。不能食，胸中滿，膈上逆氣悶熱，皆灸之。

卒心疝暴痛汗出，刺大敦，左取右，右取左，男左女右，刺之出血立已。

俠巨闕兩邊相去各半寸，名曰上門，主胸中痛引腰背心下嘔逆面無滋潤，各灸隨年壯。

凡顏色焦枯，勞氣失精，肩背痛，手不得上頭，灸肩髃百壯，穴在肩外頭近後，以手按之有解宛宛中。

當心下一寸，名巨闕，主心悶痛，上氣引少腹冷，灸二七壯。

脉不出，鍼不容，兩穴在幽門兩傍各一寸五分。

健忘忽忽，鍼間使入五分，掌後三寸。

心裏懊憹徹背痛煩逆，灸心俞百壯。

心痛如錐刀刺，氣結，灸膈俞七壯。

心痛冷氣上，鳩尾上二寸半，名龍頷，灸百壯，不鍼。

心痛惡氣上，脅急痛，灸通谷五十壯，在乳下二寸。

心痛暴惡氣叉心，灸巨闕百壯。

心痛胸脅滿，灸期門，隨年壯。

心痛堅煩氣結，灸太倉百壯。

心痛暴絞急欲絶，灸神府百壯，附鳩尾正當心，有忌。

胸痺心痛，灸膻中百壯，忌鍼，兩乳間。

心痛，灸臂腕橫文三七壯。

心痛，灸兩虎口白肉際七壯。

小腸病第四 訣二首 八十一法

左手關前寸口陽絶者，無小腸脉也，苦臍痺，少腹中有疝瘕，主月即冷上搶心，刺手心主，治陰，在掌後橫文中入一分。

左手關前寸口陽實者，小腸實也，苦心下急熱痺，小腸內熱，小便赤黃，刺手太陽，治陽，在手第二指本節後一寸動脉。

俠中管兩邊相去半寸，名曰陰都，灸隨年壯，主小腸熱病。

俠臍兩邊相去一寸，名魂舍，灸一百壯，主小腸泄利膿血，小兒減之。

又灸小腸俞七壯。

灸風眩法 以繩橫度口至兩邊，既得度口之寸數，便以繩一頭更度鼻，盡其兩邊兩孔間，得鼻度之寸數，中屈之取半，合於口之全度中屈之，先覓頭上迴髮，當迴髮中灸之，以度度四邊左右前後，當繩端而灸，前以面為正，並依年壯多少，一年凡三灸，皆須瘡差又更灸之，壯數如前。若連灸，火氣引上，其數處迴髮者，則灸其近當鼻也，若迴髮近額者，亦宜灸，若指面為瘢，則闕其面處，然病重者亦不得計此也。

治卒癲法 灸陰莖上宛宛中三壯，得小便通即差。當尿孔上是穴。

又灸陰莖頭三壯。

又灸乳頭三壯。

又灸足大指上聚毛中七壯。

又灸督脉三十壯，在直鼻人中上入髮際，三報之。

又灸天窻、百會，各漸灸三百壯，炷惟小作。

又法 灸耳上髮際各五壯。

治卒中[illegible]法

鼻下人中及兩手足大指爪甲，令艾炷半在爪上半在肉上。

七炷不止十四壯。炷如雀矢大作之。

狂鬼語鍼其足大拇指爪甲下入少許即止。

治大人癲小兒驚癇法

灸背第二椎及下窮骨兩處。以繩度中折繩端一處是脊骨上也。凡三處畢。復斷此繩作三折。令各等而參合如厶字。以一角注中央灸。下二角俠脊兩邊便灸之。凡五處也。以丹注所灸五處各百壯。削竹為度勝繩也。

狂風罵詈撾斫人名為熱陽風。灸口兩吻邊燕口處赤白際各一壯。

又灸陰囊縫三十壯。令人立。以筆正注當下。已卧却核卵令上乃灸之。勿令近前中卵核。恐害於陽氣也。

卒發狂言鬼語法

以甑帶急合縛兩手大指。便灸左右脅下當對屈肘頭兩處火俱下。各七壯。須臾鬼語自道姓名乞去。徐徐語問乃解其手。

狂癇不識人癲病眩亂。灸百會九壯。

狂走瘈瘲灸玉枕上三寸。一法頂後一寸百壯。

狂邪鬼語。灸天窻九壯。

又灸口吻十五壯。

狂癲哭泣灸手逆注三十壯。在手腕後六寸。

狂走驚癇灸河口五十壯。在手腕後陷中動脉。此與陽明同也。

狂癲風癲吐舌灸胃管百壯。不鍼。

又灸大幽一百壯。

又灸季肋端三十壯。（千金云治狂走癲癇）

狂言恍惚灸天樞百壯。

又灸間使三十壯。（千金云治狂言妄語）

狂走喜怒悲泣。灸巨覺隨年壯。在背上俠內側反手所不及者。骨芒穴上六分。捻之痛是也。（一云巨闕俞）

狂邪驚癇。灸承命三十壯。在內踝後上行三寸動脉上。

又灸巨陽五十壯。（千金云治狂癲風驚厥逆心煩）

又灸足太陽五十壯。（千金云治狂癲鬼語）

又灸足少陽隨年壯。（千金云治狂癲癇易狂）

又灸足陽明三十壯。（千金云治狂走驚恍惚）

狂走癲厥如死人。灸足大敦九壯。（千金云灸足大指三毛中）

狂走罵詈。灸八會隨年壯。在陽明下五分。

狂癲驚走風恍惚瞋喜罵笑歌哭鬼語吐舌。悉灸上星腦户風池手太陽陽明太陰足太陽陽明陽蹻少陽太陰陰蹻足跟。悉隨年壯。

驚怖心忪少力。灸大橫五十壯。

邪鬼妄語。灸懸命一十四壯。在口脣裏中央絃。絃者是一名鬼祿。一法以鋼刀決斷絃絃乃佳。

狂邪鬼語。灸伏兔百壯。

又灸慈門五十壯。（千金云治悲泣邪語鬼忙歌哭）

悲泣鬼語。灸天府五十壯。

狂邪發無常。披頭大喚欲殺人不避水火者。灸間使。男左女右。隨年壯。

狂走刺人或欲自死罵詈不息稱鬼神語。灸口吻頭赤白際一壯。

又灸兩肘內屈中五壯。

又灸背胛中間三壯報之。

驚狂走灸內踝上三寸。近後動脉上七壯。

邪病四肢重痛諸雜候。尺澤主之。一名鬼堂。
邪病語不止及諸雜候、人中主之。一名鬼市。千金云一名鬼客廳。凡人中惡先指鼻下是也
邪病卧冥冥不自知。風府主之。一名鬼穴
邪病大喚罵詈走十指端去爪一分主之。一名鬼城。
邪病鬼癲胷上主之。一名鬼門并主四肢重。
邪病大喚罵走。三里主之。名鬼邪。
勞宮一名鬼路。
陽澤一名鬼臣。
耳前髮際宛宛中名鬼床。
尺中動脉名鬼受。
足太陽名鬼路
癲狂二三十年者。灸天窗次肩井次風門次肝俞次腎俞次
手心主次曲池次足五冊次涌泉各五百壯日七壯

鍼邪鬼病圖訣法

凡百邪之病源起多途。其有種種形相。示表癲邪之端而見其病。或有默默而不聲。或復多言而謾語。或歌或哭。或笑或吟。或眠坐溝渠。噉食糞穢。或裸露形體。或晝夜遊走。或嗔罵無度。或是飛蟲精靈。手亂目急。如斯種類癲狂之人。今鍼灸與方藥並主治之。

扁鵲曰。百邪所病者。鍼有十三穴。凡鍼之體。先從鬼宮起。次鍼鬼信。便至鬼壘。又至鬼心。未必須併鍼。止五六穴即可知矣。若是邪蠱之精。便自言說。論其由來。往驗有實。立得精靈。未必須盡其命。求去與之。男從左起鍼。女從右起鍼。若數處不言。便遍鍼也。依訣而行。鍼灸等處並備主之。

第一初下鍼從人中名鬼宮。在鼻下人中左邊下鍼。出右邊。
第二次下鍼手大指爪甲下三分名鬼信。入肉三分。
第三次下鍼足大指爪甲下入肉二分名鬼壘。五指皆鍼。
第四次下鍼在掌後横文入半解名鬼心。
第五次下鍼在外踝下白肉際火鍼七鋥。鋥三下名鬼路。
第六次下鍼。入髮際一寸。大椎以上火鍼七鋥。鋥三下名鬼枕。
第七次下鍼。去耳垂下五分火鍼七鋥。鋥三下名鬼床。
第八次下鍼承漿從左刺出右名鬼市。
第九次下鍼從手横文三寸兩筋間鍼度之名鬼路。此名間使。
第十次下鍼。入髮際直鼻上一寸火鍼七鋥。鋥三下名鬼堂。
第十一次下鍼陰下縫灸三壯女人玉門頭三壯名鬼藏。
第十二次下鍼尺澤横文中内外兩文頭接白肉際七鋥。鋥三下名鬼臣此名曲池
第十三次下鍼去舌頭一寸當舌中下縫刺貫出舌上。仍以一板横口吻安鍼頭令舌不得動。名鬼封。
右以前若是手足皆相對鍼兩穴。若是孤穴即單針之。

治風邪法

灸間使隨年壯。
又灸承漿七壯三報之。
又灸心俞七壯。　又灸三里七壯。

治鬼魅　灸入髮際一寸百壯。　灸間使手心各五十壯。

野狐魅　合手大指急縛大指灸合間二七壯當狐鳴而愈。

脾病第五　三十二法

脾俞主四肢寒熱。腰疼不得俛仰。身黄腹滿食嘔舌根直。并灸椎上三穴各七壯。

治卒小大便失禁灸法

灸兩脚大指去甲一寸三壯。　又灸大指奇間各三壯。

治大小便不通灸臍下一寸三壯。　又灸横文百壯。

治大便難法

灸第七椎兩傍各一寸七壯。

灸俠玉泉相去二寸半，名腸遺，隨年壯。一云二寸

又灸承筋二穴三壯。　又灸大都隨年壯。　又灸大敦四壯。

腹中熱閉時大小便難，腰痛連脊，灸團岡百壯，在小腸俞下二寸橫三間寸灸之。

大便閉塞，氣結心堅滿，灸石門百壯。

大小便不利，欲作腹痛，灸榮衛四穴各百壯，在背脊四面各一寸。

大小便不利，灸八窌百壯，在腰目下三寸，俠脊相去四寸，兩邊各四穴。

小兒大小便不通，灸口兩吻各一壯。

小便不利，大便數洩注，灸屈骨端五十壯。

又灸天樞百壯，在俠臍相去各二寸，魂魄之舍，不可下鍼。一云相去三寸

治痢法

大便下血，灸第二十椎，隨年壯。恐是中膂肉俞

赤白下痢，灸窮骨頭百壯，多多益佳。

食不消化，洩痢不作肌膚，灸脾俞隨年壯。洩注五痢便膿血，重下腹痛，灸小腸俞百壯。洩痢久下失氣勞冷，灸下腰百壯，三報之，在八魁正中脊骨上，灸多益佳，三宗骨是，忌鍼。

少腹絞痛，洩痢不止，灸丹田百壯，三報之，在臍下二寸，鍼入五分。

下痢不嗜食，食不消，灸長谷五十壯，三報之，在俠臍相去五寸，一名循際。

下痢赤白，灸足太陰五十壯，三報之。

久冷五痔便血，灸脊中百壯。

五痔便血失屎，灸迴氣百壯，在脊窮骨上。赤白下，灸窮骨，惟多為佳。

久痢百治不差，灸足陽明下一寸高骨之上中，去大指奇間三寸，灸隨年壯。

又灸關元三百壯，十日灸，并治冷痢腹痛。

又先屈竹量正當兩胯脊上點記，下量一寸點兩傍各一寸，復下量一寸，當脊上合三處，一灸三十壯，灸百壯以上，一切痢皆差，亦主疳濕，脊上當胯點處不灸。

又灸臍中，稍稍至二三百壯。

胃病第六　三十四法

治胃補胃，灸胃俞百壯，主胃中寒，不能食，食多身羸瘦，腸鳴腹滿胃脹。

灸三焦俞，主五藏六腑積聚，心腹滿，腰背痛，飲食不消，吐逆，寒熱往來，小便不利，羸瘦少氣，隨年壯。

又灸心下二寸，名胃管，百壯至千壯，佳。

小腸俞主三焦寒熱，灸隨年壯。

治胃中熱病，膝下三寸，名三里，灸三十壯。

反胃食即吐出，上氣，灸兩乳下各一寸，以差為限。

又灸臍上一寸二十壯。

又灸內踝下三指稍斜向前有穴，三壯。外臺秘要云一指

灸胸脅脹滿法

臚脹脅腹滿，灸膈俞百壯，三報之。

脹滿水腫，灸脾俞，隨年壯，三報之。
脹滿雷鳴，灸大腸俞百壯，三報之。
脹滿氣聚寒冷，灸胃管，在心鳩尾下三寸，百壯，三報之。
脹滿繞臍結痛，堅不能食，灸中守百壯，在臍上一寸，一名水分。
脹滿瘕聚滯下疼，灸氣海百壯，在臍下一寸，忌鍼。
脹滿氣如水腫狀，少腹堅如石，灸膀胱募百壯，在中極臍下四寸。
脹滿腎冷瘕聚洩痢，灸天樞百壯。
胷滿心腹積聚痞疼痛，灸肝俞百壯。

灸乾嘔法

乾嘔不止，所食即吐不停，灸間使三十壯。若四厥脉沉絕不至者，灸之便通，此法起死人。
又灸心主尺澤亦佳。
又灸乳下一寸三十壯。
凡噦，令人惋恨，灸承漿炷如麥大七壯。
又灸臍下四指七壯。
治卒噦，灸亶中、中府、胃管各數十壯，灸尺澤、巨闕各七壯。

灸吐法

吐逆不得食，灸心俞百壯。
吐逆不得下食，今日食明日吐，灸膈俞百壯。
卒吐逆，灸乳下一寸七壯。
吐變不下食，灸肓堂百壯。
又灸巨闕五十壯。又灸胃管百壯，三報之。
又灸脾募百壯，一名章門，在大橫外直臍季肋端，三報之。
嘔吐宿汁吞酸，灸神光一名膽募百壯，三報之。甲乙經云：日月膽募也，在期門下五分。

嘔吐欬逆霍亂吐血，灸手心主五十壯。
噫噦膈中氣閉塞，灸腋下聚毛下附肋宛宛中五十壯，神良。
噫噦嘔逆，灸石關百壯。

肺病第七 四十五法

肺脹氣搶脅下熱痛，灸俠胃管兩邊相去一寸，名陰都，隨年壯。
又刺手太陰出血，主肺熱氣上欬嗽，寸口是也。
肺脹脅滿嘔吐上氣等，灸大椎并兩乳上第三肋間各三壯。
凡肺風氣痿絕，四肢脹滿，喘逆胷滿，灸肺俞各兩壯。肺俞對乳引繩度之。
肺俞主喉痺氣逆欬嗽，口中涎唾，灸七壯，亦隨年壯，可至百壯。
嘔吐上氣，灸尺澤，在肘中，不三則七。
腹中雷鳴相逐，食不化，逆氣，灸上管下一寸，名太倉，七壯。

治奔豚上氣法

章門一名長平，二穴在大橫外直臍季肋端，主奔豚腹腫，灸百壯。
又灸氣海百壯，在臍下一寸半。
又灸關元五十壯，亦可百壯，在臍下三寸。
中極一名玉泉，在臍下四寸，主奔豚搶心不得息，灸五十壯。
心中煩熱奔豚，胃氣脹滿不能食，鍼上管入八分，得氣即瀉。若心痛不能食，爲冷氣，宜先補後瀉，神驗。灸之亦佳，日二七至一百止，不差倍之。大忌房室。
奔豚冷氣心間伏梁狀如覆杯，冷結諸氣，鍼中管入八分，留七呼，在上管下一寸，瀉五吸，疾出鍼，須灸，日二七壯，至四百止。慎忌房室。

又中府二穴。主奔豚上下腹中與腰相引痛。灸一百壯。
又期門二穴。直乳下二肋端傍一寸五分。主奔豚。灸百壯。
又四滿。俠丹田兩傍相去三寸。灸百壯。一云三十壯 主奔豚氣上下搶心腹痛。
凡上氣冷發。腹中雷鳴轉叫。嘔逆不食。灸太衝。不限壯數。從痛至不痛止。炷如雀矢大。
第四椎名巨闕俞。主胸膈中氣。灸隨年壯。
太倉一穴。一名胃募。心下四寸。主心腹諸病。堅滿煩痛。憂思結氣。寒冷霍亂。心痛吐下。食飲不消。腸鳴泄痢。灸百壯。
肓募二穴。在乳頭斜度至臍中。屈去半。從乳下行盡度頭是。主結氣囊裹。鍼藥所不及。灸隨年壯。
臍下結痛。流入陰中。發作無時。此冷氣。灸關元百壯。
又灸天井百壯。
氣短不語。灸大椎隨年壯。　又灸肺俞百壯。
又灸肝俞百壯。　又灸尺澤百壯。
又灸小指第四指間交脉上七壯。
又灸手十指頭各十壯。
少年房多短氣。灸鳩尾頭五十壯。　又灸臍孔中二七壯。
乏氣。灸第五椎下。隨年壯。
下氣。灸肺俞百壯。
又灸太衝五十壯。此穴并主肺痿。

灸飛尸法

以繩量病人兩乳間中屈。又從乳頭向外量。使肋罅於繩頭灸隨年壯。主一切注。千金云三壯或七壯男左女右
胃管。主五毒注不能食飲百病。灸至千壯。
忤注。灸手肘尖。隨年壯。[illegible]

又第七椎。灸隨年壯。
又灸心下一寸三百壯。
食注。灸手小指頭。隨年壯。男左女右。
水注。口中涌水出。經云肺來乘腎。食後吐水。灸肺俞及三陰交。隨年壯。瀉肺補腎。
灸一切注無新久者。先仰臥。灸兩乳兩邊斜下三寸。名注市。隨年壯。
第二肋間名期門。灸隨年壯。凡中尸者飛尸遁尸風尸尸注也今皆取一方治之其狀皆腹脹痛急不得氣息上衝心胷兩脅或踝踊起或攣引腰脊灸乳後三寸男左女右可二七壯不止者多其壯數即愈
又兩手大指頭各灸七壯。
乳下一寸。逐病所在灸之。病差止。
一切惡注。氣急不得息。欲絕者。及積年不差者。男左手虎口文。於左乳頭並四指。當小指節下間灸之。婦人以右手也。

大腸病第八 論一首 法二十二

大腸俞。主腸中臚脹。食不消化。灸四十壯。
俠巨闕相去五寸。名承滿。主腸中雷鳴相逐。痢下。兩邊一處各灸五十壯。

治欬嗽法

肝欬。刺足太衝。心欬。刺手神門。脾欬。刺足太白。肺欬。刺手太泉。腎欬。刺足大谿。膽欬。刺陽陵泉。厥陰欬。刺手大陰。
嗽。灸兩乳下黑白肉際各一百壯。即差。
又以蒲當乳頭。周匝圍身。令前後正平。當脊骨解中。灸十壯。
又以繩橫度口中。折繩從脊。灸繩兩頭邊各八十壯。三報之。三日畢。兩邊者。口合度也。
又灸大椎下數下行第五節下第六節上穴中間一處。隨年

壯并主上氣
呼嗽灸兩屈肘裏大橫文下頭隨年壯
上氣欬逆短氣氣滿食不下灸肺募五十壯
上氣欬逆短氣風勞百病灸肩井二百壯
上氣短氣欬逆胷背徹痛灸風門熱府百壯
上氣欬逆短氣胷滿多唾唾血冷痰灸肺俞隨年壯千金云五十壯
上氣氣悶欬逆咽塞聲壞喉中猜猜灸天瞿五十壯一名天突
上氣胷滿短氣灸雲門五十壯
上氣欬逆胷痺徹背痛灸胷堂百壯忌刺
上氣欬逆灸膻中五十壯
上氣欬逆胷滿短氣牽背徹痛灸巨闕期門各五十壯
灸欬手屈臂中有橫文外骨捻頭得痛處二七壯
又內踝上三寸絶骨宛宛中灸五十壯主欬逆虛勞寒損憂恚筋骨攣痛又主心中欬逆洩注腹痛喉痺項頸滿腸痔逆氣痔血陰急鼻衂骨瘡大小便澀鼻中乾燥煩滿狂易走氣凡二十二種病皆當灸之也

論曰凡上氣有服吐藥得瘥亦有鍼灸得除者宜深體悟之

治痰飲法

諸結積留飲澼囊胷滿飲食不消灸通谷五十壯
又灸胃管三百壯三報之
心下堅積聚冷熱腹脹灸上管百壯三報之

腎病第九 二十四法

對臍當脊兩邊相去各一寸五分名腎俞主腎間風虛各灸百壯

治小便失精法

灸第七椎兩傍三十壯
又灸第十椎兩傍三十壯
又灸陽陵泉陰陵泉各隨年壯
灸第十九椎兩傍各三十壯
夢泄精灸中封五十壯
男女夢與人交洩精三陰交灸五壯喜夢泄神良
丈夫夢失精小便濁難灸腎俞百壯
男子陰中疼痛溺血精出灸列缺五十壯失精五藏虛竭灸屈骨端五十壯陰上橫骨中央宛曲如却月中央是也一名橫骨
男子失精陰上縮莖中痛灸大赫三十壯在俠屈骨端三寸
男子腰脊冷疼小便白濁灸脾募百壯
男子失精膝脛疼冷灸曲泉百壯
男子失精陰縮灸中封五十壯
第二十二椎主腰背不便筋攣痺縮虛熱閉塞灸隨年壯兩傍各一寸五分
小腸俞主小便不利少腹脹滿虛乏灸隨年壯
骨髓冷疼灸上廉七十壯三里下三寸

治腰疼法

腰卒痛去窮脊上一寸灸七壯
腎俞主五藏虛勞少腹弦急脹熱灸五十壯老小損之若虛冷可至百壯橫三間寸灸之腰痛不得動者令病人正立以竹杖柱地度至臍取杖度背脊灸杖頭處隨年壯良灸訖藏竹杖勿令人得之丈夫痔下血脫肛不食長洩痢婦人崩中去血帶下淋露去赤白雜汁皆灸之此俠兩傍各一寸橫三間寸灸之腰痛灸足跟上斜文中白肉際十壯
又灸巨陽十壯巨陽在外踝下

又灸腰目窌在尻上約左右是

又灸八窌及外踝上骨約中

膀胱病第十三十二法

灸轉胞法

玉泉主腰痛小便不利若胞轉灸七壯

第十七椎灸五十壯

又灸臍下一寸

又灸臍下四寸各隨年壯

第四椎名厥陰俞主胷中膈氣積聚好吐隨年壯灸之

俠屈骨相去五寸名水道主三焦膀胱腎中熱氣隨年壯屈骨在臍下五寸屈骨端水道俠兩傍各二寸半

俠臍傍相去兩邊各二寸半名大橫主四肢不可舉動多汗洞痢灸之隨年壯

第十五椎名下極俞主腹中疾腰痛膀胱寒澼飲注下隨年壯灸之

小腸俞主膀胱三焦津液下大小腸寒熱赤白泄洞痢腰脊痛又主小便不利婦人帶下灸之各五十壯

小腸俞主三焦寒熱一如灸腎法

治霍亂法

凡霍亂灸之或雖未即差終無死憂不可逆灸或但先腹痛或先下後吐當隨病狀灸之內鹽臍中灸二七壯并主脹滿

治霍亂轉筋令病人正合面卧伸兩手著身以繩橫兩肘尖頭依繩下俠脊骨兩傍相去一寸半灸一百壯無不差者肘後云此華佗法

若先心痛先吐灸巨闕二七壯不差更二七壯

若先腹痛灸太倉二七壯不差更二七壯

若先下痢灸穀門在臍傍二寸男左女右一名大腸募灸二七壯不止更灸二七壯

吐痢不禁三陰三陽但數者灸心蔽骨下三寸

又灸臍下三寸各六七十壯

霍亂上下吐瀉灸臍下十四壯

又灸關元三七壯

手足逆冷灸三陰交各七壯不差更七壯

轉筋灸湧泉三七壯不止灸足踵聚筋上白肉際七壯立愈

又灸慈宮二七壯

走哺轉筋灸踵踝白肉際左右各二十一壯

又灸少腹下橫骨中央隨年壯

轉筋四厥灸兩乳根黑白際各一壯

轉筋在兩臂及胷中灸手掌白肉際七壯

又灸亶中中府巨闕胃管尺澤

又灸承筋五十壯

又灸承山一百壯

下若不止灸大都在足大拇指本節內側白肉際各七壯

若轉筋入腹欲死四人持其手足灸臍上一寸十四壯四五壯自不動勿持之

又中管建里二穴皆主霍亂腸鳴腹痛脹滿弦急上氣鍼入八分留七呼寫五吸疾出鍼可灸百壯日二七壯

千金翼方卷第二十七

千金翼方卷第二十八 鍼灸下

消渴第一 論一首 十二法

消渴咽喉乾，灸胃下俞三穴各百壯。穴在背第八椎下横三間寸灸之。

消渴口乾不可忍，小腸俞百壯，横三間寸灸之。

消渴欬逆，灸手厥陰隨年壯。

消渴口乾，灸胸堂五十壯。

又灸足太陽五十壯。

消渴口乾煩悶，灸足厥陰百壯。

又灸陽池五十壯。

建氏灸消渴法

初灸兩手足小指頭及項椎，隨年壯。一云

又灸膀胱俞横三間寸灸之，各三十壯，五日一報之。

又灸背脚俞下四寸，俠脊梁一寸半二穴，隨年壯。

論曰：灸上諸穴訖，當煑白狗肉作羹汁飲食，不用薑醬豉，可用葱薤，隨意。當煑肉骨汁作淡羹，可食肉，當稍漸進，忌食猪肉，法須二百日乃善。

又灸腎俞二穴并腰目，在腎俞下三寸，俠脊兩傍各一寸半，以指按陷中。

又關元俠兩傍各二寸一處。

又陰市二穴，在膝上當伏菟上三寸，臨膝取之。

曲泉、陰谷、陰陵泉、復溜，凡此諸穴斷小便利大佳，不損陽氣，亦云止遺尿也。太谿、中封、然谷、太白、大都、趺陽、行間、大敦、隱白、涌泉，凡此諸穴各一百壯。腹背兩脚凡三十七穴，其腎俞、腰目、關元、水道可灸三十壯，五日一報之，各得一百五十壯佳。涌泉可灸十壯，大敦、隱白、行間可灸三壯，餘者悉七壯，皆五日一報之，滿三灸可止也。若灸諸陰不差，可灸諸陽，諸陽在脚表，宜審用之，無有不驗。造次則并灸肺俞募，按流注孔穴壯數如灸陰家法。

灸小便數而少且難，用力輒失精，此方萬驗也。令其人舒兩手合掌，併兩大指令齊，急逼之，令兩爪甲相近，以一炷灸兩爪甲本肉際，際方後自然有角，令炷當兩角中，小侵入爪上，此兩指共當一炷也。亦灸脚大指，與手同法，各三炷，經三日又灸之，此法甚驗。

淋病第二 二十三法

著鹽臍中，灸三壯。

五淋不得尿，灸懸泉二七壯，在內踝前一寸斜行小脉間，是中封之別名。

五淋，灸大敦三十壯。

氣淋，灸關元五十壯。

又俠玉泉相去一寸半，灸三十壯。

勞淋，足太陰百壯，在內踝上三寸，三報之。

石淋，臍下三十六種疾不得小便，灸關元三十壯。一云百壯

血淋，灸丹田隨年壯。

血淋，灸腹溜五十壯。

卒淋，灸外踝尖七壯。

失禁尿不自覺知，鍼陰陵泉入五分，灸隨年壯。

莖中痛，灸行間三十壯。

屈骨端，主腹中滿，小便數，灸二七壯，小兒以意量之。

不得尿，灸太衝五十壯。

失尿不禁法

灸大敦七壯。 又灸行間七壯。

小兒遺尿，灸臍下一寸半，隨年壯。 又大敦一壯。

垂兩手髀上盡指頭上陷處灸七壯。又臍下横文七壯。

遺尿鍼遺道入二寸補之在俠玉泉五寸灸隨年壯。又灸陰陵泉隨年壯。又足陽明隨年壯鍼入三分。

尿血第三　七法

第七椎兩邊各五寸主尿血。

又灸大敦各隨年壯。

虚勞尿血白濁灸脾俞百壯。

又灸三焦俞百壯。

又灸腎俞百壯。

又灸章門百壯。

尿黄灸石門五十壯。

水病第四　一十五法

灸足第二指上一寸隨年壯。

又兩手大指縫頭各灸七壯。

虚勞浮腫灸大衝百壯。

灸腎俞百壯主百病水腫。

灸胃倉隨年壯。

水腫灸陷谷隨年壯。

水腫氣上下灸陰交百壯。

水腫脹灸曲骨百壯。

大腹灸陰市隨年壯。

人中滿脣腫及水腫大水灸臍中石門各百壯。

風水灸上廉隨年壯。

水腫不得卧灸陰陵泉百壯。

石水灸然谷氣衝四滿章門。

水分主水腫脹滿不能食堅硬灸日七壯至四百即止忌鍼鍼水出盡即死水病灸至差止在下管下一寸。

鼓脹灸中封二百壯。

癰疽第五　七法論一首

卒疽著五指急不得屈伸灸踝尖上數壯亦可至百壯。

凡卒患腰腫附骨腫癰疽節腫風游毒熱腫此等諸疾但初覺有異即急灸之立愈遇之腫成不須灸從手掌後第一横文後兩筋間當度頭灸五壯立愈患左灸右患右灸左當心胷中者灸兩手俱下丈。

丁腫在左灸左臂曲肘文前取病人三指外於臂上處中灸之兩筋間從不痛至痛腫在右從右灸不過三四日差。

又灸掌後横文從五指男左女右七壯即驗已用得効。

論曰丁腫灸法稍多然此一法亦甚効驗出於意表也

瘰癧灸曲池二穴隨年壯神良

頭痛瘰癧灸天窻七壯。

白癜白駁浸淫癧瘍著頭及胷前灸兩乳間隨年壯立差。

痔漏第六　一十八法

鍼漏法

少海在臂曲側肘内横文頭屈手向頭取之主腋下瘰癧漏臂疼屈伸不得風痹瘻漏鍼入三分留七呼瀉五呼

鍼癧瘰先拄鍼皮上三十六息推鍼入内之追核大小勿出核三上三下乃拔出鍼。

灸漏法

頸漏灸天池百壯穴在乳後一寸腋下著脅直腋屈肋間。

又灸兩耳後髮際直脉七壯。

又灸背後兩邊腋下後文頭隨年壯。

又灸心鳩尾下宛宛中七十壯。
又兩髂內有患癧處宛宛中百壯。
又灸章門、臨泣、支溝、陽輔各百壯。
又以艾炷繞四畔周匝灸七壯即止。
又灸肩井隨年壯。一云二百壯
諸惡漏中冷息肉出，灸足內踝上各三壯。二年者六壯。

鍼痔法

長強在窮脊骨下宛宛中。主下漏五痔甘䘌食下部，鍼入三寸，伏地取之。以大痛為度。灸亦良。不及鍼。灸日三十壯，至七日止，特忌房室。
鍼足太陰穴在內踝上一夫。一名三陰交，亦主大便不利，鍼入三分。
飛揚、商丘、復溜、勞宮、會陰、承筋、扶承、委陽、委中，並主之。

灸腸癰法

屈兩肘，正尖頭骨，各灸百壯，則下膿血者愈。

灸乳癰妬乳法

灸兩手魚際各二七壯，斷癰脈也。
又以繩橫度口，以度從乳上行，灸度頭二七壯。
指忽腫痛不可忍，灸指端七壯。

脫肛第七 四十法

灸尾翠骨七壯，立愈。主脫肛。神良。
又灸臍中，隨年壯。

灸瘻法

灸風池、俠項兩邊兩穴、耳上髮際百壯。又大椎百壯。大椎兩邊相去各一寸半小垂下各三十壯。又頸衝在兩伸手直向前，令臂著頭對鼻所注處，一名臂臑，灸隨年壯。凡五處，共九穴。又垂兩手兩腋上文頭，各灸三百壯，鍼亦良。
灸瘻，有蠍，左右相宛宛中，男左十八壯，右十七壯；女右十八壯，左十七壯，再三以差止。
瘻，下氣短氣，灸肺俞一百壯。
瘻，上氣胸滿，灸雲門五十壯。
瘻，惡氣，灸胸堂百壯。
又灸天府五十壯。
又灸大椎橫三間寸灸之。
又灸衝陽隨年壯，在肘外屈橫文外頭。據此，是曲池穴。衝陽在足趺上五寸
瘻，灸天瞿三百壯，橫三間寸灸之。
瘻氣向腫，灸通天五十壯。
瘻，灸中封，隨年壯。

灸癩卵法

以蒲橫度口，如橫折之，一倍增之，以布著少腹橫理，令度中央上當臍，勿令偏僻，灸度頭及中央合三處，隨年壯。好自養，勿勞動作役、大言、大怒、大笑。
又牽陰頭正上行，灸頭所極；牽向左右髀直下行，皆做此，隨年壯。
又灸足厥陰，在右灸左，在左灸右，各三壯。厥陰在足大指本節間。
男癩有腸癩、卵癩、氣癩、水癩四種。腸癩、卵癩難差，氣癩、水癩鍼灸易差。卵偏大入腹，灸三陰交，隨年壯，在內踝上八寸。
又肩井、肩臂接處，灸隨年壯。
又灸關元百壯。
又灸手小指端七壯，在左灸右，在右灸左。
癩卵偏大，灸玉泉百壯，報之。
又灸泉陰百壯，三報之，在橫骨邊三寸。
凡癩病陰卒腫者，令並足，合兩拇指，爪甲相並，以一艾炷灸兩爪

端方角上七壯。

陰腫欲潰困。灸足大拇指本節横文中五壯。

又灸足太陽五十壯報之。

又灸足太陰五十壯。在内踝上一夫。

又灸大敦。在足大指三毛中。隨年壯。

又灸足大指内側去端一寸白肉際。隨年壯。甚驗。若雙癩。灸兩處。

又横骨兩邊二七壯。俠莖灸之。

又足大指下理中十壯。隨腫邊灸之。神驗。

小兒癩。先時將兒至碓頭。呪之曰。坐汝令兒某甲陰囊癩。故灸汝三七二十一。灸訖。便牽兒令雀頭向下。著囊縫當陰頭灸縫上七壯。即消。已用有驗。艾炷如蝟箸頭大。

凡男癩。當騎碓軸。以莖中置軸上。齊陰莖頭前灸軸木上。隨年壯。即愈。

卵腫如瓜。入腹欲死。灸足大指下横文中。隨年壯。

灸汗法

多汗寒熱。灸玉枕五十壯。鍼入三分。

多汗瘧病。灸譩譆五十壯。

盜汗寒熱惡寒。灸肺俞。隨年壯。鍼入五分。

又灸陰都各一百壯。鍼入八分補之。穴在俠胃管相去三寸。

多汗四肢不舉少力。灸横文五十壯。在俠臍相去七寸。

又灸長平五十壯。在俠臍相去五寸。不鍼。

卒死第八　十三法

鍼間使百息。又灸人中。

灸魘不覺法

灸兩足大指聚毛中二十一壯。

治卒忤法

灸人中三十壯。又灸肩井百壯。

又灸間使七壯。又灸巨闕百壯。

又灸十指爪甲下各三壯。

治鬼擊法

夫鬼擊之爲病。卒著人如刀刺狀。胷脇及心腹絞切急痛不可按抑。或即吐血。或鼻中出血。或下血。一名鬼排。灸人中一壯。立愈。若不止。更加灸臍上一寸七壯。又灸臍下一寸三壯。一云七壯

中惡。灸胃管五十壯。

治蛇毒。灸毒上三七壯。無艾。以火頭稱瘡孔大小爇之。

治熱暍。灸兩乳頭七壯。

治狂犬咬人。令人吮去惡血盡。灸百壯。已後日日灸一百日乃止。差血不出。慎酒猪肉。一生慎之。

雜法第九

用鍼法

凡用鍼者。虛則實之。滿則泄之。宛陳則除之。邪勝則虛之。大要徐而疾則實。疾而徐則虛。言實與虛。若有若無。察其後先。若存若亡。爲虛爲實。若得若失。虛實之要。九鍼最妙。補寫之時。以鍼爲之。重則爲補。輕則爲寫。雖有分寸。得氣即止。明堂偃側鍼訖。皆無不灸。

凡病皆由血氣壅滯不得宣通。鍼以開道之。灸以温煖之。灸已好須將護。生冷醋滑等。若不謹慎之。反增疾矣。

黄帝曰。五藏五行五時病。何以故。岐伯曰。假令春月和暢。條芳水渌。心盪意盈。神亂於内。而形病於外。卒有西方飄風凛然毛聳。因腠理開。不復得散。便居孫脉。孫脉滿。流入絡脉。絡脉入大經。大經注府。府歸藏。四時同然。故風病多歸於心也。手心主灸刺血出多令人心驚。三里刺入四分。令人氣上。涌泉刺深殺人。陰交灸多絶孕。

凡諸孔穴名不徒設皆有深意故穴名近於木者屬肝穴名近於神者屬心穴名近於金玉者屬肺穴名近於水者屬腎是以神之所藏亦各有所屬穴名府者神之所集穴名門户者神之所出入穴名舍宅者神之所安穴名臺者神所遊觀穴名所主皆有所況以推百方庶事皆然（穴名五藏穴關脾）

凡孔穴者是經絡所行往來處引氣遠入抽病也故經云灸三壯若即爲足數也

禁忌法

凡灸頭與四肢皆不欲少須熟宜令灸計壯滿三百足以愈病頭手足肉薄若併灸則血氣絕於下宜時歇火氣少時令血氣遂通使火氣流行積數大足自然邪除疾差也乃止火耳本經多云刺入三分灸三壯茲乃舉其大綱未盡聖心且手足皮薄炷小數少腹背肉厚炷大壯多斯皆以意商量也背欲熟即爲佳也凡灸生熟候人盛衰老少肥盛灸之

凡微數之脉及新得汗後並忌灸

凡孔穴皆逐人形大小取手中指第一節爲寸男左女右一云三寸者盡一中指也人年三十以上若灸頭不灸三里穴令人氣上眼闇所以三里穴下氣也

一切病皆灸三里三壯每日常灸下氣氣止停也

凡灸法先發於上後發於下先發於陽後發於陰凡鍼刺大法在午時後不欲午時前

治冷痺脛膝疼腰脚攣急足冷氣上不能久立有時厭厭嗜臥手脚沉重日覺羸瘦此名復連病令人極無情地常愁不樂健忘嗔喜有如此候即宜灸之當灸懸鍾穴在足外踝上三指當骨上各灸隨年壯一灸即愈不得再灸也取法以草從手指中文横三指令至兩畔齊將度外踝從下骨頭與度齊向上當骨點之兩脚令三姓人灸之候天晴日午後在門外四達道上灸之神良若年月久更發依法更灸若意便欲多者七日外更灸七壯

巨闕可百壯　上管可二百壯　中管可千壯　下至五百壯

下管可百壯　中守可一百壯　陰交可三百壯　中極可五百壯

大椎可三百壯　風門可二百壯　䰟門可五壯　陽綱可五壯

意舍可百壯　肓門胞門可各一百壯　懸樞可五壯

命門可七壯　白環俞可三壯（一云又壯）　心俞　肝俞　肺俞

脾俞　腎俞　小腸俞　膽俞　大腸俞　胃俞　膀胱俞

三焦俞　膈俞

右五藏六府俞皆得滿一百壯

膈募中府　心募巨闕　肝募期門　膽募日月

脾募章門　腎募京門　小腸募關元　三焦募石門

大腸募天樞　膀胱募中極　胃募中管

右五藏六府募亦得滿百壯

鳩尾三十壯三報之　巨闕五十壯　上管胃管建里下管水分

臍中各五十壯三報之　陰交　氣海　石門　關元五十壯

中極五十壯

右從鳩尾下第一行皆得百壯以此爲大率自外諸穴或中病乃止或取隨年壯以意商量也

頭維　腦户　風府　絲竹空　下關　耳中　瘈脉　人迎

瘖門　承泣　經渠　脊中　氣衝　鳩尾　地五會　陰市

陽關　乳中　泉腋　伏菟　承光　天府　白環俞　石門（女人忌灸）

右二十四處禁不可灸大忌

上關　左角　乳中　鳩尾　五里　承筋　復溜　顱息

缺盆　臍中　神庭　雲門　伏菟　三陽絡　然谷

右十五穴禁不可刺大凶

王桃　維角　睛明　舌根　結喉　胡脉　天窻　神符

巨覺覺一作　血海　足太陰　丘墟

右十二穴無病不可灸刺。

鍼灸宜忌第十

論曰。凡欲灸鍼必先診脉知醫須看病者行年本命禍害絶命生氣所在。又須看破除開日。人神取天醫。若事急卒暴不得已者。則不拘此也。既得吉辰當知忌穴乃以繩量依圖朱點并蹤患穴及壯數然後用心乃療之。則無不愈矣。其分寸法取病人男左女右手中指第一節爲寸。宜忌等列之如左。

治病服藥鍼灸法訣

凡鍼灸服藥皆須審知病人生年月日推其行年遊宫生氣絶命訖乃處斷之。

禱法。男避除。女避破。又男忌戊。女忌己。

假令木命人行年又在木則不宜鍼及服青色藥。

火命人行年又在火。則不宜發汗及服赤色藥。

土命人行年又在土。則不宜吐及服黄色藥。

金命人行年又在金。則不宜灸及服白色藥。

水命人行年又在水。則不宜下及服黑色藥。

凡醫者不知此法下手即困。若遇病人年命厄會深者下手即死矣。

凡入月六日十五日十八日二十二日二十四日小盡日治病令人長病。

戊午甲午此二日大忌鍼刺出血服藥及灸。不出月凶。

甲辰庚寅乙卯丙辰辛巳此日灸刺大凶。

壬辰此一日大忌鍼灸。

甲辰己巳丙午丁巳此日男子特忌鍼灸。

甲寅乙卯乙酉乙巳。此日女人特忌鍼灸。

丙子壬子甲子丙辰丁巳辛卯癸卯乙亥。以上日切忌鍼灸。

立春春分脾　立夏夏至肺　立秋秋分肝　立冬冬至心

四季十八日後腎　右以前日。並不得治病凶。

凡五藏王時。不得治及鍼灸其經絡。凶。

凡春左脅　秋右脅　夏臍　冬腰　以上人神。皆不宜鍼灸。

凡五辰五酉五未等日及八節先一日後一日。皆不得鍼灸。

建日申時頭　除日酉時膝　滿日戌時腹　平日亥時腰背

定日子時心　執日丑時手　破日寅時口　危日卯時鼻

成日辰時脅　收日巳時足　開日午時耳　閉日未時目

右件其時並不得犯其處殺人。

一日足大指　二日外踝　三日股内及脚腨　四日腰及髀　五日口齒舌根咽懸癰及足指　六日手小指少陽及臍下　七日内踝　八日足腕一云脚　九日尻尾手陽明　十日腰眼及足拇指　十一日鼻柱及眉　十二日面髮際　十三日牙齒　十四日胃管咽喉足陽明　十五日遍身　十六日胸乳　十七日氣衝及脅　十八日股内及腨腸　十九日足趺足下及項　二十日膝以下一云内踝及脛　二十一日脣舌足小指　二十二日伏兔外踝一云胃管膻中　二十三日肝俞足趺兩腋　二十四日足陽明兩脅及小腸　二十五日足陽明心腹一云膝足　二十六日手足胸　二十七日膝内踝一云膈肩臍臍下及兩足并陰囊中　二十八日内踝玉莖一云陰中　二十九日膝頭顳顬兩手足　三十日關元下至足一云足趺及耳頰上及膝頭又云遍身

右人神並須依之吉。

肝神丁卯　心神庚辰　肺神癸酉　腎神庚子　脾神戊己

此五神之日特須避之。餘日不假避諱也。余以此論爲得之近矣。必須依而行之。餘者猥碎。徒費辞難，領固非君子之言。諸忌之法，以施俗士。通人達道，豈拘此哉。

月忌	正	二	三	四	五	六	七	八	九	十	十一	十二	
血忌	丑	未	寅	申	卯	酉	辰	戌	巳	亥	午	子	忌鍼灸
月厭	戌	酉	申	未	午	巳	辰	卯	寅	丑	子	亥	忌鍼灸
四激	戌	戌	戌	丑	丑	丑	辰	辰	辰	未	未	未	忌鍼灸
月殺	丑	戌	未	辰	丑	戌	未	辰	丑	戌	未	辰	忌鍼灸千金法不同
月刑	巳	子	辰	申	午	丑	寅	酉	未	亥	卯	戌	忌鍼灸
六害	巳	辰	卯	寅	丑	子	亥	戌	酉	申	未	午	忌鍼灸
天醫	卯	寅	丑	子	亥	戌	酉	申	未	午	巳	辰	宜尋醫取藥呼師

右呼師宜天醫上來，療病吉。若刑害上來及鍼灸大凶。

又行年天醫法

人年至	子	丑	寅	卯	辰	巳	午	未	申	酉	戌	亥
天醫	卯	戌	子	未	酉	亥	辰	寅	巳	午	丑	申

推歲天醫法

常以傳送加大歲太一下為天醫。

推月天醫法

陽月以大吉，陰月以小吉，加月建功曹下為鬼道，傳送下為天醫。

避病法

以小吉加月建登明下為天醫。

療病法

以月將加時天醫加病人年上療之差。

日天醫法

甲乙丙丁戊己庚辛壬癸　天醫卯亥丑未巳

行年人神所在法

年一歲	十三	二十五	三十七	四十九	六十一	七十三	八十五	神在心辰
年二歲	十四	二十六	三十八	五十	六十二	七十四	八十六	神在喉卯
年三歲	十五	二十七	三十九	五十一	六十三	七十五	八十七	神在頭寅
年四歲	十六	二十八	四十	五十二	六十四	七十六	八十八	神在肩丑
年五歲	十七	二十九	四十一	五十三	六十五	七十七	八十九	神在背子
年六歲	十八	三十	四十二	五十四	六十六	七十八	九十	神在腰亥
年七歲	十九	三十一	四十三	五十五	六十七	七十九	九十一	神在腹戌
年八歲	二十	三十二	四十四	五十六	六十八	八十	九十二	神在頭酉
年九歲	二十一	三十三	四十五	五十七	六十九	八十一	九十三	神在足申
年十歲	二十二	三十四	四十六	五十八	七十	八十二	九十四	神在膝未
年十一歲	二十三	三十五	四十七	五十九	七十一	八十三	九十五	神在陰午
年十二歲	二十四	三十六	四十八	六十	七十二	八十四	九十六	神在股巳

十日人神所在

甲日在頭　乙日在項　丙日在肩臂　丁日在胸脅　戊日在腹

己日在背　庚日在膝　辛日在脾　壬日在腎　癸日在足

十二日人神所在

子日在目　丑日在耳　寅日在胸（一云面及口）

卯日在鼻（一云在脾）　辰日在腰　巳日在手（一云在頭口）

午日在心腹　未日在足（一云兩足心）　申日在頭（一云在肩額又云在腰）

酉日在背（一云在脛）　戌日在頸（一云在咽喉）　亥日在項（一云在臂頸又云兩膝）

十二時人神所在

子時在踝　丑時在頭　寅時在耳（一云在目）

卯時在面（一云在耳）　辰時在項（一云在口）　巳時在乳（一云在肩）

午時在胸脅　未時在腹　申時在心

酉時在膝（一云在背髀）　戌時在腰（一云在陰左右）　亥時在股

右件人神所在，血不可鍼灸損傷，慎之慎之。

千金翼方卷第二十八

千金翼方卷第二十九

禁經上

論曰。夫清濁未分。無間昏曉。玄黃肇判。乃見溫涼。四時攸分。降生寒暑。三光照爛。日景虧盈。人稟五常。腠理通塞。故老子曰。吾所以有大患者。爲吾有身。及吾無身。吾有何患。由此觀之。形質既著。則痾瘵興焉。靜言思之。惟無形者可得遠於憂患矣。夫天地聖人尚不能無患。況如風燭者乎。古有調針切脉之君。嘗藥鍼石之帝。憂勞庶類。不遑寧處者。亦以衆矣。自時厥後。窮神極智之士。抽心盡思之賢。相與贊成其業者。不可勝紀。是以醫方千卷。未盡其性。故有湯藥焉。有鍼灸焉。有禁呪焉。有符印焉。有導引焉。斯之五法。皆救急之術也。何者。病起無端。醫療萬品。閭閻之內。猶有夭枉之哀。朝野之中。尚致膏肓之疾。誠可悲夫。方今醫者。學不稽古。識悟非深。各承家技。便爲洞達。自負其長。競稱彼短。由斯對執。卒不得挹其源流也。余早慕方技。長崇醫道。偶逢一法。豈憚千金。遂使名方異術。莫能隱秘。且此書也。人間皆有。而其文零疊。不成卷軸。縱令有者。不過三章兩章。既不專精。探其至賾。終爲難備。斯之一法。體是神秘。詳其辭采。不近人情。故不可得推而曉也。但按法施行。功效出於意表。不有所緝。將恐零落。今編爲兩卷。凡二十二篇。名曰禁經。其於條例。後科詳悉。博雅君子。無或隱焉。

持禁齋戒法第一

神仙經曰。凡欲學禁。先持知五戒十善八忌四歸。皆能備治此者。萬神扶助。禁法乃行。

五戒者

一曰不殺　二曰不盜　三曰不淫　四曰不妄語

五曰不飲酒嫉妬

十善者

一濟扶苦難　二行道見死人及鳥獸死者皆埋之

三敬重鬼神　四不行殺害起慈愍心　五不憐富憎貧

六心行平等　七不重貴輕賤　八不食酒肉五辛

九不淫聲色　十調和心性不乍嗔乍喜

八忌者

一忌見死屍　二忌見斬血　三忌見產乳　四忌見六畜產

五忌見喪孝哭泣　六忌抱小兒　七忌共女人同牀

八忌與雜人論法

四歸者

一不得著穢汙不淨潔衣服即神通不行

二不得惡口呪詛罵詈　三不得共人語詐道稱聖

四不得飲酒食肉殺害無道

又云不得穢處誦禁文　又云不得與不信人行禁

又不得向人說禁法　又不得穢汙手執禁文

又不得與雜人諠戲　又不得輕說神明

又不得嗔打六畜及人不得乘車馬

有犯此滿三事。則禁道不行。能不犯者。其禁大驗。

經曰。若履城邑汙穢者。當用此方。

竹葉拾兩　桃白皮肆兩　柳白皮肆兩

右三味。以水壹石貳斗。煮之一沸。去滓。浴身。百穢消除。又辟溫瘴疫癘。此法天仙下游既返之日。未嘗不用此方解穢也。至於符水呪漱及外舍之近術。皆不及此方。若能常用此湯澡浴者益佳。惟不可洗目也。

紫微王夫人敕水洗目得清淨法

呪曰。濁不穢形。死不妨生。摩掌熨目三遍。令我長生。青龍在吾左。白虎在吾右。朱雀在吾前。玄武在吾後。神禁敕水除塵垢。急急如律令。〔方法〕解穢禁水曰：東流之水滑如苔。中有主君與三台某甲污穢蕩除。急急如律令。

受禁法第二

神仙經曰：陽道強堅而易歇。陰道微軟而久長。聖人閉口。萬物可藏。迴轉清白。改易陰陽。應言不言。神明相傳。應語不語。神明相與。故萬法閉口藏身之禁法流行五藏。神明衆人游戲。而我獨住。衆人浩浩。而我獨靜。衆人言說。而我獨嘿。此行禁之道畢矣。

仙經曰：凡受禁之法。當先齋戒百日。精心不行淫慾。惟得清淨沐浴著鮮淨衣。口常不出惡言罵詈。精思靜念。勿生異想。一如前章。仍更七日之中閉口不共人語。乃可受之。

正月一日　三月三日　五月五日　七月七日　九月九日

三年之中三遍。於此月日受之。并一心持齋戒不犯。則行禁其驗如神。

正月一日受法

正月一日平旦寅時。清淨澡漱。在無人清淨之處。著鮮淨衣。不得令人輙見。燒衆名香。正面向東。禹步三匝。勿迴轉。長跪讀啓度文曰：上啓三師神童王女天醫盧醫一切諸師太上老君諸仙神王日月五星二十八宿北斗三台諸神仙官屬諸大神王。咸知弟子某甲受持符禁之法。願濟拔衆生苦難。除毒消邪。辟却奸惡萬事。如勑。急急如太上老君律令。

都受禁文曰：

想東方木禁在吾肝中　想南方火禁在吾心中

想西方金禁在吾肺中　想北方水禁在吾腎中

想中央土禁在吾脾中

想左青龍右白虎。前朱雀。後玄武。天師禁駕無事不苦。東王公西王母道吾禁有隨當止。急急如太上老君律令。誦還誦所得禁文各三遍。禮一十二拜。仍更七日勿共人作一言及惡罵詈等語。七日勿洗手。

三月三日受法

三月三日平旦寅時。至東流水上。正面向東立。端心正意。讀前啓度文。如正月法。并啓江河四瀆一切水官四海大龍王。願知弟子某甲受持禁法。願大神王立執。誦所得禁文各六遍。禮九拜。

五月五日受法

五月五日正中午時。在靜處燒香。正面向南立。讀啓度文。誦所得禁文各三遍。禮十二拜。

七月七日受法

七月七日雞鳴丑時。在靜處燒香。正面向西立。讀啓度文。誦所得禁文各二遍。禮七拜。

九月九日受法

九月九日人定亥時。在靜處正面向北立。盆盛水。口銜刀。讀啓度文。投香火。長跪誦所得禁文各三遍。禮九拜。此五日處法。用一如正月法。惟所向方及拜數不同耳。

太白仙人受法

四月一日。齋戒至八日。立道場。四面懸幡蓋。燒香然燈。啓醮五方五帝五方禁師五方吞精啖毒夜叉神王。願知弟子某甲受持禁法。呪誦所得禁文各三遍。七日齋戒。

同力受禁法

候初雷時。舉目看雷。右手把刀。以左手摩之。呪曰：助我行禁振聲如雷吼。萬毒伏閉氣。待雷聲盡。訖七日齋戒。不出言。一本云候初雷時。眼所見物。隨便把取。唱言聲如雷。萬邪皆怖畏。待雷聲盡乃棄之。一云口如銜刀手捉大斧摩之言口如毒手如毒聲如雷吼云云

神仙王受禁法

候驚初來時仰頭看之以手按地云口如毒以驚去不見乃止此等潔淨齋戒一如正月不別乃至七日不洗手

天帝太一受禁法

初受禁時在寂靜無人之處敷坐設案燒香正面向北閉口並足正立左手持刀依式思存青龍在左白虎在右朱雀在前玄武在後北斗七星覆頭上柄指前次思東治大禁師願持兵萬石趙侯驃騎大將軍蘇平南公八部將軍七十二禁師陳師趙師直符小吏直日童子護直今日不得以左爲右以前爲後若有倒錯即依使者法律科罪之急急如律令如此陰念三遍然後禹步三匝至香火前叩齒三遍呪曰東方青龍銜水來南方赤龍銜水來西方白龍銜水來北方黑龍銜水來中央黃龍銜水來悉投杯中三台三台此水非常水洗除天穢地穢三十六穢某甲身穢淨除之急急如律令三遍呪訖以水洗目并噀四方上下餘水自飲之洗腹内令淨想又讀前啓度文然後長跪誦所得禁文各三遍訖禮四方各再拜即成神驗刀子水盆不得用曾經酒肉五辛者

又一法

正月一日東方明星出時洗浴在清淨無人之處白茅爲藉置坐設案燒香以井花水洗面目正面東向並足立先舉左手呼青龍次舉右手呼白虎前行呼朱雀後行呼玄武訖依前左手持刀次第思神師日符禁同法更無別法也若欲受符印者以帛若麥李盛挂著左手指句之而擧水盆閉氣禹步依法次第呪讀有效也

七星受呪法

正月一日　三月三日　五月五日　七月七日　九月九日

先以香湯洗浴取東流水未經用甕器盛之以誦所得禁文呪一遍受人自洗浴於曠野無人之處以淨草爲坐以甕器盛水七盞作七星形北向云謹啓七聖眞君弟子某乙願持禁法禁斷邪惡鬼毒之氣救理人民伏願降眞氣流布臣身令臣所行符禁應聲除差應手除愈次第飲前件水各少許餘洗手不得手捻不淨之物即有大驗一云七佛呪法下又有一觀自存呪法今並不取

黃帝越禁受法

黃帝曰凡受符禁者皆清淨齋潔百日不得近死亡産乳房室三年之中三度　正月一日　三月三日　五月五日　七月七日　九月九日　以夜衆星之下置神座設案燒香盆盛水臨刀北面叩齒捻三師目次第思神訖禹步三匝長跪讀啓度文又誦所得禁文各三遍神驗水盆不得用曾盛酒肉五辛者臨欲越時朱書帛素上左手持之捻目陰誦呪之欲行禁時閉氣朱書帛素上右手持之捻目陰誦呪之

雜受禁法第三

正月一日日未出寅時　三月三日寅時

五月五日午時　七月七日丑時　九月九日寅時一云丑時

正月受一年用　三月受一春用　五月受一夏用

七月受一秋用　九月受一冬用

右年年常依此日受之法不得飲酒食肉五辛芸薹乳酪酥蜜心如藥王藥上願救護一切衆生不作艱難不求財物但作此心下口即差萬不失一受法用前月日先以清淨井花水沐浴上下衣服一切鮮淨清齋七日至其日先以井花水澡浴漱口燒香禮五方五帝各五拜訖正面向東燒香端立淨器盛井花水置傍誦所得禁文各二七遍訖口含水仰噀五方承取洗手面訖向東方吸青氣想入口中七吸次向南方吸赤氣次向西方吸白氣次向北方吸黑氣次吸中央黃氣皆作七吸入腹想訖更禮五方各五拜訖後作兩月持齋戒作得禁想不得作一切諸惡行受訖即成禁法禁物不得用曾經盛酒肉五辛者

受禁腫法

古塚北桑樹陰內有艾者，五月五日平旦日未出時，從塚北向南步取五十四步至艾，作禹步北斗七星訖，還閉氣將取艾葉，拭手使汁入手中。七日勿洗手，持齋過七日以外，即成禁。五十四步之中標記使分明，一步七尺。登取艾時，面向西方呪願我此手一切癰腫一切諸毒乃至一切病手著即差。作法訖，還勿反顧。受時以五月四日作齋，標記步數亦四日，使記先從艾東置鬼，因北向為尾，向北五十四步作標記。五日旦從北向南步之，作法了，齋至十一日。上桑樹在塚北，從地三尺，於塚上生者佳，亦於四日在塚東宿，五日旦即作法。禹步法閉氣握固。若治病時作想，此手作熱鐵叉，想前人病如雪，手著病即散。又治病時常在病人生氣上。若病人頭面上有浮腫，不得頻治，使盡即傷人，必當留少許，明日更治。此法大業六年，琅邪郡莒縣令梁關法，擅持山善寂道場靈法師所行，神驗不傳。

受禁瘧法

候鶩初來時，以紙一張濃點筆於紙上，望鶩頭點，鶩沒乃止。後若瘧病人來，向云我患瘧，即語我與你治你，但去陰押取一點塞壁孔中，即愈。

又法　正月元日呼牛馬時，火下將筆閉氣多書紙上作鬼字，氣盡乃止。瘧病欲發時，押取一鬼字與吞之，即差。

受禁腫都禁法

正月元日東方動時，以淨席一領於寂靜無人之地，以井花水沐浴，漱口三遍，手持香炷，禮五方五帝君，呪願曰：弟子某甲今日受天神呪願，救一切衆生苦。四方各禮三拜訖，想取東方青氣入口滿七咽，南方赤氣、西方白氣、北方黑氣、中央黃氣等各七咽訖，向南東方閉氣誦呪各七遍，七日持齋戒。呪曰：天之所圓，地之所方，受天神符，可以長生。二十八宿，其色亙亙，五色亦變，化與符合，并急急如律令。次呪曰：無根肉本生，無留停，大腫如山，小腫如粟，登高山，臨海水，旦起生，向暮死，急急如律令。

須紫檀把刀子，以刀把按腫上，其腫爽。痛用前禁文，若不爽痛用此禁。禁之然，此二禁皆是正禁腫文，凡是惡腫皆用此二文。

其大腫日別四五度禁，五日差。小者當日差。

大總禁法

呪曰：朝日不良，為物所傷，上告天公，下告地皇，地皇夫人，教我禁瘡。仙人持水，玉女持漿，一唾止毒，二唾止瘡，三唾已後，平復如常。天雷馬鳴，瘡亦不驚，天雷地動，瘡亦不恐。皮相連，肉相當，不疼不痛，不腫不膿，急急如律令。用法以刀子一枚，先吸一口水，捻鹽著口中，和水噀病上。若小兒驚恐，當噀地上，二三過，訣唾病上，以口附近病上誦禁，每一遍三唾，每七遍一遍鹽水漱口，三七遍成一禁也。若不差，多加遍數，取差為限。若百遍不差者，此病大重，不可救也，慎勿與治。

禁時氣病法

頭痛以刀隱痛處，唾禁如前緣，但有患疼痛處，皆用刀背隱而禁之。若金瘡從高墮下，六畜狼虎毒蛇所傷，手足卒攣躄，凡百一切痛苦不如意處，並用此法禁呪之，悉得除愈，不可具載。男女並得受持。

論曰：此之雜法，由禁師不能具美大法，所以須受輕法，易著約著。若受大法，此亦不須。

禁法大例第四

論曰：用禁大例，誦禁文必不得出聲，令自耳聞聲；若聞之，呪即禁法不行，之無益，慎之慎之。受禁之時，不得令人畜等一切見之，見之即不成。受法時刀及水盆，皆不得曾經酒肉五辛用者。

神仙經曰：對治禁萬病數同類。

逢水難土王擊之　逢土難木王擊之
逢刀難陽精擊之　逢鬼難桃湯擊之
逢虎難五常氣擊之萬病擊向類對治皆持刀持桃持火持鑪持水持繩持藥持符持戟持弓持箭持弩持食持坐持粉持意持神持想持氣持書持石持土持齒持幡持脂持肉持血持衣持傘持王持印故其法皆禁擊之所須用禁之法有請有告有祭有害〔善神卽歆食祭之唯之惡鬼卽就之却之〕有殺有畏有愛有喜有惡有死有走有住有滅是故對治用時各各條列。

仙經曰：用禁有六法：一牙齒禁，意存氣至牙齒；二營目禁，開一目閉一目；三意想禁，存意以去想諸疾以除；四捻目禁，謂手上有一十五目；五氣道禁，謂吹呼呵噓嘻呬；六存神禁，存諸神在，以食醮祭之，感天靈氣至，又鳴天鼓叩齒是也。

凡爲人請療疾出門三步呪曰：

天殺黃黃地殺正方，千鬼萬神誰復敢藏，飛步一及百鬼滅亡，急急如律令。

若至主人家，先當解穢，即作五龍水法，手持水椀呪曰：

東方青龍含水來　南方赤龍含水來
西方白龍含水來　北方黑龍含水來
中央黃龍含水來

五方五龍吐水沒殺邪鬼，急急如律令。訖，叩齒三百遍。

呪曰：神水解天穢地穢生穢死穢人穢鬼穢身穢病人之穢，速除去之，立令清淨，急急如律令。三噓三叱，以刀右攪三迴，以右足跟蹴地三下，含水四方噴之，及噴病人上，盡令清潔，然後按法思神行禁。又存氣至牙齒，令使閉一目，存意已去即捻目，然後用存七星在其頂上，存青龍白虎朱雀玄武來護身，存大神在其前後，五星存之腹內，吐氣存如雲氣擊彼處，令如法行，行步法乾坤，如此行，按即外邪不入，五藏神明自通，仍皆須營之，萬不失一。〔又法〕欲向病人家，當須存想作白虎吐火燒病人家屋舍，皆令蕩盡，又作龍舐病人身肉令盡，還作充滿悅懌，然後用氣急治之。欲擊物一一皆如是，此令行禁神明萬物皆神效驗，須精營之。若唾熱病，以冷氣吹之二七，然後禁之；若唾冷病，以熱氣呵之二七，然後禁之。三唾之後行禁，禁後三唾乃放之。

仙經曰：受符禁同法，先當脩身潔己，安魂定魄，口勿妄言，必齋百日，可致神仙，避逆惡氣，除滅災殃，可以長生。

掌訣法第五

天師曰：若欲脩之，先持齋戒，一如正月法，斷口味，絕房室，先取龍骨、烏頭、附子、犀角各一兩，以水二斗煮取一斗，遍身澡浴，有餘者明日更洗手面。訖，以盆盛水，燒香禹步三匝，口銜刀北面長跪，讀前啓度文訖，誦所得禁文各三遍，一依正月戒忌，即成神驗。

天師曰：得吾法者，上士昇仙，下士遷官，庶人得之，益壽延年。父子兄弟不得相傳，傳必賢人，非賢勿傳，殃及子孫。

又受禁法

呪曰：女口含文。一日誦七遍，七日止。

凡禁病大例，禁一切病，先須口嚼楊枝，去口中穢氣，訖，又嚼鹽乃呪唾之。若犯一切口味者，即燒牛糞灰，淋取汁飲漱服之，此除腹中諸穢，并作解穢符水法，還得清淨，此是掌訣解穢法也。

凡游行人間有所犯穢者，皆亦如之。

凡欲行禁者，皆須先捻鬼目，若與男禁捻左手目，若與女禁即捻右手目。〔一云〕男子行禁捻左手目，女人行禁捻右手目，並逐四時王相，正向向月建，正心定意，閉氣三捻目，左營目順天道，即成禁法，用之神效。左營目者，開左目，閉右目；右營目者，開右目，閉左目。

凡禁訖須解禁法

假令禁虎須存作師子捻虎目。若欲解之還存作虎。

一云男畨捻右手虎目。女畨捻左手虎目。若欲禁狗存作虎捻狗目。若欲解之還存作狗。以此為例觸類長之皆須倣此。

大指第一節是生人蛇虎頭。若有惡人侵犯已身罵詈不止者。緩即捻之。急即閉氣押之左營目。惡人即怒止也。若不止則押喉向官府門亦如之。一百步外預作之乃入官。官見不瞋。欲禁虎蛇亦依此法。即虎蛇避人入草畏見人也。

大指第二節是生人蛇虎喉。若惡人罵詈不止與人爭者。閉氣捻之。急即押之左營目。令彼吃訥不能言也。

第二指第一節是蛇虎目。治蛇虎瘡閉氣捻之。已身及他人同。若見蛇虎便捻之。急即嗔怒而押之。

第二指第二節是鬼目。欲見鬼去鬼擊鬼皆捻之。急則閉氣押之左營目。九氣則鬼神立至矣。呼即去。吸即來。治病捻之。

第二指第三節是生人目。欲藏身避已與人鬭爭及在深山曠野皆須捻之。以伏衆人之言。急則閉氣押之左營目。人不見已也。

第三指頭甲下是蜂蠍及白鳥飛蟲之目。若人被蜂蠍螫捻之七左營目五氣則解之。若不差押蠍目及人大一道。并捻掌心即差。

第三指第一節是地獄治鬼目。若欲禁諸神不令來去。閉目向王閉氣五十息捻之。急即左營目押之。

第三指第二節下是天獄目。欲禁鬼擒鬼劫鬼殺鬼皆向王閉氣捻之。急則押之左營目。若為鬼魅所著或惡夢魘鬼押之。

第三指第三節是鼠目。一名天地獄治鬼目。若住鬼定鬼住神皆向王閉氣五十息捻之左營目。

第四指次甲下是蚊子蚤虱之目。欲除之閉氣捻之。

第四指第二節是都監目。一名神都目。都監者監領一切諸神。都管一切諸鬼。欲召鬼神聞其意。向王閉氣五十息捻之左營目。鬼神立至矣。

第四指第三節是禁鬼目。一名蛇胎。欲行考鬼令鬼住鬼問鬼捻之閉氣。若入山澤畏逢蛇蟒。當押蛇胎。令不來見人。及已逢亦押之。蛇口禁不得開。

第五指頭是天心。欲求天神。向王閉氣押之。神自來奉賓大佳。

第五指第一節是游師目。

第五指第二節是天師目。

第五指第三節是三師目。此皆是初學符禁法時。向王閉氣捻之九十息左營目。營請即有神驗。

掌中一理是鬼道。欲誅符破壞斷鬼魍魎惡氣伐神樹。皆向月建閉氣五十息押之左營目神驗。

凡欲呪勑符皆須捻斷鬼道。使鬼常敬之。掌中一理一名鬼舍。亦名地軸。亦名左都監鬼道目。欲誅符破廟除社公社地。或召諸鬼神。須有請問及治病并欲解鬼。皆押左都監鬼道目。鬼神立至。若田野中浪宿押地軸。令鬼賊及神皆不敢近人。若入神屋止宿。恐怕不安押鬼舍。即不魘夢。

掌中一理斜文名食地。食地上一文名天文。下一文名人道。若入山澤畏逢虎狼。向王閉氣押手虎口中。即不來。若已逢亦押之。令虎狼閉口不開。

第四指第一節名左金堂。若遠行求財押之萬倍。

第三指第一節名白玉堂。欲求官覓職押之必遂意。

第二指第一節亦名白玉堂。欲求官押之。

論曰。此掌訣直用閉氣左營目捻之。無呪文也。禁病則皆須禹步誦禁文捻而用之。急則瞋而押之。緩則捻之。禁男用左手。禁女用右手。禁手之用。勿失左右也。

凡禹步法。移步左右腳前後不同。

凡欲作法必先取三光氣又禹步然後作法驗矣三光者日月星禹步者或三步七步九步不定若欲受三光氣者極晴明日向日兩腳並立先所願事隨意多少小呪之然後取禹步三步也所欲步時先舉頭看日光剩開口吸取日光明即閉口塞氣至三步始得放氣也三步者從立處兩過移兩腳始成一步三步即是六過移腳也向日光禹步時左腳先移右腳後移若向月星二光禹步時並右腳先移左腳在後也但步數不同耳若向星禹步時須滿九步也九步者向日中三步更足六步耳三三步合九步也星者即是北斗七星也星中最須懇懃所以須九步也於日月中或用三步或所用七步也呪願及閉氣方法並如日中作也受三光氣時日必須明亮好晴日也日是陽月與星是陰又左是陽右是陰是故受日氣時左腳先移受月星氣時右腳先移也又向星禹步作九步時既長久若一氣不得度是以三步作一閉氣則九步即三過閉氣也呪願亦須三過願之又須識北斗下三台星男識免獄厄女識免產厄問曰雖云兩過移兩腳成一步猶未可好其狀云何釋曰先兩腳正並立先舉左腳進前往次舉右腳就左腳處正齊並立此猶未一步次第二又先舉左腳進往次舉右腳就左腳住方始成一步也如此六過雙移兩腳成三步此是步法也

禁鬼客忤氣第六

呪曰吾上太山府謁拜皇老君交吾却鬼語我神方上呼玉女收攝不祥登天左契佩戴印章頭戴華蓋足躡魁剛左呼六甲右呼六丁前皇神後越章神師誅罰不避豪強先斬小鬼後殺游光何神敢住何鬼敢當一鬼不出斬付魁剛急急如律令（一云吾上太山道逢東王父教吾殺鬼語我有神禁上帝王子捕收飛祥登天左契佩戴印章頭戴華蓋足躡天罡先殺小鬼後殺游光何神敢住何神敢當縛汝正身莫汝鑊湯三日一治五日一量門丞收縛竈君上章吾含天地之氣讀呪殺鬼之方唾天自裂唾地自缺唾山自崩唾水自竭唾癰自潰唾火自滅唾邪自走唾鬼自殺急急如律令）

又吾爲天師祭酒爲天地所使身佩乾靈之兵百千萬億在吾前後羅列左右何神敢住何鬼敢當上神當住邪鬼速去急急如律令

又六甲六乙邪鬼自出六丙六丁邪鬼入冥六戊六己邪鬼自止六庚六辛邪鬼自分六壬六癸邪鬼自死急急如律令

又神師所唾嚴如雪霜唾殺百鬼不避豪強當從十指自出前出封侯後出斬頭急急如律令七遍呪之先呪水噴病人然後呪之欲殺鬼然後下刀不差更呪看之手十指頭毛出者呪病人時當以單被籠病人頭更遣兩人捉被單兩頭以遮前病人洗手莫拭合手胡跪然後呪之

禁溫疫時行第七

禁時氣溫疫病法（一日十禁自防難爲人施禁無限也）天封吾以德地封吾以道吾奉天威取地武吾遇石石爛按癥癥散左達右貫貫骨達髓追病所在何邪敢進進者斬死北斗七星飲汝血叱叱滅手下急急如律令

禁時氣法（亦禁水沐浴身體令淨法溫疫惡鬼）九真行道邪氣敢當元氣洞達百邪消亡伏羲女媧五祖地主流入四肢主作千病萬病上氣虛寒皆以風邪鬼所爲急按急按滅絕手下急急如律令

立病家門禁法（從病家門出去門三步嚙禁閉氣左轉而去然後呪之曰）一畫成湖再畫成海斬汝黃奴老古頭不得追吾天師祭酒之後急急如律令便以左手畫背後地因去勿反顧

禁疫鬼文

吾上知天文下知地理天地夫人教吾禁名能禁疫鬼汝從東來名曰狗入人身中倚於心口神師呪汝汝自走汝從南來名曰羊入人身中倚於肝腸神師呪汝汝自亡汝從西來名曰雞入人身中倚於皮神師呪汝汝自衰汝從北來名曰蛇入人身中倚於百

豚神師呪汝，汝自死，科斗七枚在吾目前，口是天門，不得枉開，若唾東方甲乙木，木折；若唾南方丙丁火，火滅；若唾西方庚辛金，金缺；若唾北方壬癸水，水竭；若唾中央戊己土，土裂。六甲六乙疫鬼自出，六丙六丁知鬼姓名，六戊六己疫鬼自死，六庚六辛知鬼東西，六壬六癸疫鬼自死，六亥六戌百鬼速出，急急如律令。

禁時氣溫疫法

東方青溫吾肝中之氣，南方赤溫吾心中之氣，西方白溫吾肺中之氣，北方黑溫吾腎中之氣，中央黃溫吾脾中之氣，五方五溫悉在吾身中，不得動作，即歸在實，急急如律令。

度惡世禁法

東方青帝甲乙君，南方赤帝丙丁君，西方白帝庚辛君，北方黑帝壬癸君，中央黃帝戊己君，千乘萬騎，護衛吾身，前有萬石桃湯，後有萬隊將軍，主斬黃奴之鬼，欲行我者，吾祭酒父長甲母奇仲語我吾萬厄之中，不近我，急急如律令。一日十念，度惡世也。

禁時氣却疫法一日十念，惡不近人也。

吾是天師祭酒，當為天師驅使，頭戴日月北斗五星，吾有乾靈之兵十萬人，從吾左右前後，吾有太上老君天地父母在吾身中，左手持節，右手持幢，何鬼不役，何神不走，何邪不去，何鬼敢住，急急如律令。

禁時氣溫疫法

吾頭戴朱雀，足履玄武，左挾青龍，右挾白虎，前有萬石鑊湯，後有虎賁猛士，天騶甲卒，在吾前後，黃奴之鬼去我萬里，急急如律令。

又禁溫疫法存青龍白虎朱雀玄武逐後禁之

咄汝黃奴老古，知吾否？吾初學道，出於東方千城萬仞，上紫宮靈鋼百鍊之劍，利如鋒芒，斬殺凶咎，梟截不祥，叱汝黃奴老古，先出有禮，後出斬你，叱叱急急如律令。

唾時行頭痛法

南越太公還故鄉，壬申之唾，自有方神師所唾，上白太一皇天使者，督察不祥，威若山海，唾若雪霜，當吾者死，值吾者亡，魁精魍魎自受其殃，急急如律令。

勑水逐鬼法

吾胥詳詳使生水光，直符使者住立水傍，真正補虛，邪氣消亡，吾左手捉鬼，右手持鐵斧，斬鬼死，急急如律令。

禁唾惡鬼法禁注亦得

吾從狼毒山中來，飢食真珠，渴飲武都戎監一把，冷水一盂，口含五毒，常與唾居，但老君之唾，唾殺飛鳥，唾河則竭，唾木則折，唾左徹右，唾表徹裏，銅牙鐵齒，嚼鬼兩耳，速去千里，不得留止，急急如律令。

禁病勑粉大法禁注亦得

粉在紙中為神粉，舉手以摩體，百鬼走出，精魅魍魎應聲散走，出天皇老教我唾粉，腹中跳踉，五藏安穩，録保三氣，道保精神，急急如律令。

禁溫鬼法

天門亭長，外都使欲得九卿縛鬼士，非子法住，左手持刀，右手持斧，斫黃奴溫病之鬼，何不走去，前出封侯，後出斫頭，急急如律令。

禁瘧病第八

呪瘧鬼法

登高山，望海水，水中有一龍，三頭九尾，不食諸物，惟食瘧鬼，朝食三千，暮食八百，食之不足，差使來索，符藥入五藏，瘧鬼須屏跡，不伏去者，縛送與河伯，急急如律令。一云登高山望海水天公下捕瘧鬼咄汝不疾去吾家有貴客子名破頭如東山驅如東澤不食五穀但食百鬼朝食三千暮食八百一食未足摧促來索急急如律令

禁瘧病法：連年不差，治之即愈。

若治之須在淨處平地，以手小指畫地作鬼字，口中陰道病人生時年月日姓名，以塼覆之，勿令知之。至三七日不開，永差。如三七日內開，其病還復發。若治必須知發時，逆前預治，勿使患人知之。大良。若丈夫左手畫之，女人右手畫之，陰爲之，勿使人知，靜作大驗。

禁瘧病法

唾瘧鬼，翁字園周（一作周），母字欲，大兒羸，長吳，小兒如石，大女驪，乾炊，小女曾子，因玉道將軍取瘧鬼，不得留停，速出速去，不得停住，急急如律令。

禁瘧鬼法

南山一神字銅柱，出門入戶口有語，捉得瘧鬼大鑊煮。

南山一神字長丘，早起至門遶家遊，捉得瘧鬼斬却頭。

南山一神字辟邪，銅作髑髏鐵領車，谷斧作齒金剛作牙，生吞瘧鬼三萬車，北斗七星知汝姓字，不得住家，急急如律令。

禁瘧鬼法

登高山，望海水，使螳螂捕瘧鬼，朝時來暮時死，暮時來朝時死，捕之不得，與同罪，急急如律令。

禁瘧鬼法

將狗上山，下使入海，中有一蟲，不食五穀，只食瘧鬼，朝食三千，暮食八百，一食不足，下符更索，速出速去，可得無殃，急急如律令。

禁瘧病法

日正中時，正南立，取西北桃枝，結項兩手腳交遶三匝，中心立刀曰：頭上戴九天，兩手把九弓，兩腳履九江，腹安四神，皆出自然，吾生食天育養四神，上得精禁，能轉人身，蜈蚣蟒蛇，止殺汝身并鬼子孫，急急如律令。

禁瘧鬼法

先取一平塼，令病人在無人處，不得見人，大從月建向月破，以磚磨地令平，以手按塼四角，使不動，還以手發塼，立在前，可塼下書北斗，傍置三台，外畫孤虛，直取旬孤虛，其北斗中畫作小鬼，患人姓名年幾，置下在斗柄中，呪曰：

小鬼字某甲，年若干，你從台入斗，瘧鬼斷後，若患人時頭上先下，若非患人時頭下先下，若無逆順，平下塼訖，若患人日一發，以手二七下打塼，若隔日發，三七下打塼，三日一發以上，四七下打塼。訖，取塼傍土擁塼，即復左手取一把土散塼上，而去，慎勿反顧，大驗。

又以故筆畫六尺方中，畫作北斗，形皆以北斗相應，其魁衡必令開門，以身左行向斗魁，閉氣，並足俱前而立，呪曰：

小鬼，吾今出天門，入地戶，不得從我去，住，遂出建上之門，急去不得反顧，即差。三七日不發，與人治，患還得此患，必用此治，欲令患人還發，二七日內發之法。

還取患人發，以足蹴塼，呪曰：

小鬼爾從斗入台，瘧疾還迴即發。

勅禁瘧鬼法

書桃枝一尺，欲發即用，與病人，面誦呪文二七遍，繫著頭底。天姓張，地姓皇，星月字長，日字紫光，南山有地，地中有蟲，赤頭黃尾，不食五穀，只食瘧鬼，朝食三千，暮食八百，少一不足，下符請索，語你速去，即得無殃，汝若不去，縛送魁剛，急急如律令。

禁癰腫第九

呪曰：先奄腫上閉右目，左目營之三匝，然後唾之三，乘車四獄吏載癰神，棄都市，登高山，臨海水，呂河伯，捕癰鬼，大腫如斗，小腫如粟，吾唾一腫，自腫屏跡，唾汝二七，毒自出，急急如律令。

禁唾癰法

禁唾一遍一度刀割，一二三四五六七，背陰向陽，吾朝晨行，女媧相逢，教我唾癰從甲至乙癰疽速出從乙至丁癰疽不生從丁至癸癰疽皆死青癰赤癰白癰黑癰黃癰血疽肉疽兄弟八人吾皆知汝姓名從忍割汝汝須急去急急如律令。

禁癰腫法（正面向東以手把刀按其腫令呪以墨點頭重重圍訖然後急唾之即愈）

日出東方乍赤乍黃牽牛織女教我唾方若是癰應鉀空若是痤應鉀碎若是瘡應鉀滅若是腫應鉀壟不疼不痛速去速去急急如律令。

又法　取東壁土三九向井東置一九三呪曰赫赫洞洞日出東方上有崑崙之山下有清泠之泉某甲患某處上有發癰土入井中天公當爛石癰當散七星北斗光織女教我方唾汝急出不得留藏急急如律令（又噓二七遍置土井中三九二二禁三噓之止）

禁五毒法（禁蛇亦得）

吸東方青毒南方赤毒西方白毒北方黑毒中央黃毒天毒地毒水毒火毒霧毒塵毒死生毒百毒之精知汝姓名天毒上昇地毒下藏百毒止息五毒滅亡惡毒須出毒腦破毒腹出毒腸止不止不已拘汝牙折汝齒吸吸叱叱急急如律令。

禁腫法（二七遍）

骨肉皮膚血氣空虛遠入江海急去無留大腫如山小腫如粟唾一腫千腫滅急急如律令（一作死）

禁腫法（七重石遍一氣朱書皆以右手封之指七遍周於五指右手持禁如法）

呪封山山沒封石石爛封湖湖決封火火滅上白東王公西王母教我神方白刃封汝大腫如山小腫如米封一腫萬腫死急急如律令先以手按之久令痛次以金刀按之四邊令散以氣七呵令熱然後急氣七吹令冷陰陽氣定然後却唾之

禁天下大腫法（別室中以木長捆背令以繩繫定上安一臍一禁一折捐令沒以三七遍）

東方青帝攝青精之毒氣南方赤帝攝赤精之毒氣西方白帝攝白精之毒氣北方黑帝攝黑精之毒氣中央黃帝攝黃精之毒氣五方毒氣并及五精內吾腹中天下最尊者莫大於五帝天下最神者莫及於五精天下大惡者莫過於五毒吾含五帝五精五毒與禁共居其聲如雷禁如風霜經口即死逢禁即亡五禁東方木木折禁南方火火滅禁西方金金缺禁北方水水竭吾上禁飛鳥落下禁井泉枯竭吾禁一腫百腫滅吾禁盤石開深澗契天架摧地柱折曉停光夜星滅冬變雨夏積雪冷腫熱腫速消滅急急如律令

禁水腫方

呪曰天陽在上人陽在中陰陽在地水從下流唾腫消化急急如律令

太白仙人禁腫法　先向王方三噓三吹以刀約之以手捏之訖然後三嘆之禁曰日出東方雷起西南蝦蟆白兔食月中心營月帶日無所不通大腫如山小腫如珠吾唾一腫百腫自除急急如律令

又法　一二三四五六七百腫皆疾出急急如律令

又法　日出東方如懸鼓似白虎吾能唾腫散唾毒爛急急如律令

又法　東方青帝禁駕青毒南方赤帝禁駕赤毒西方白帝禁駕白毒北方黑帝禁駕黑毒中央黃帝禁駕黃毒吾有苦口唾十瘥九急急如律令。

禁一切腫法

呪曰吾口如天雷唾山崩唾木折唾金缺唾水竭唾火滅唾鬼殺唾腫滅池中大魚化為鱉雷起西南不聞其音大腫如山小腫如氣浮遊如米吾唾一腫百腫皆死急急如律令

又法　呪曰生在木間那得來人間石鹽一撮清水一斗故來治腫南山石羊其角如芒左角觝腫右角決腫東海大鳥飛來食腫左翼掠腫右翼裂腫不疼不痛不壞不膿急急如律令

禁癰腫法

先叩齒三七遍急嘆左營目即唾呪曰雷起地中一聽其音月生東盛蝦蟆白兔食月中心榮衛不通結成癰大腫如山小腫如粟

唾呪一腫，百腫散，死急急如律令。

又法 日出東方，赫赫煌煌，威威容容，天門亭長，來捕癰腫。山多石，海多龍，天門亭長來捕，壓得便斬殺，莫聞羅。一唾當心，再唾都愈，急急如律令。

禁丁瘡法一云初得之時便以禁即除愈當三七遍唾之訖

呪曰：日出東方，乍赤乍黃，天上織女，教我唾方。丁公丁母，元出南方。丁公死，丁母亡，北斗真氣，能治丁瘡。吾口如天門，不可枉張。唾山崩，唾石裂，唾金缺，唾火滅，唾水竭，急急如律令。

禁丁瘡法

用水一椀，置棗樹南，令搏樹，以刀子一枚安椀上，刀向樹，三指漫撮臨著刀刃上，胡跪，呪曰：上啓伏奴將軍，伏奴將軍能治丁瘡。今是某年月日，姓字某甲年若干，患某處生丁瘡，或是浮漚丁，或是麻子丁，或是雄丁，或是雌丁，或是羊角丁，或是蛇眼丁，或是爛丁，或是三十六丁，或是驅夫瘡，或是水洗瘡，或是刀鐮瘡，三頭著體於人，不量清淨，七寸棗樹下之水洗之，伏藏，急急如律令。

禁丁瘡法先閉氣三遍叩齒三十六通閉氣禁之三七遍即差

東海大神三女郎，療丁有神方，以藥塗此瘡，必使丁公死，丁母亡，丁男丁女自受殃。星滅郎愈，大吉良，過時不去，拔送北方，急急如律令。一云東海大神三女郎三刀縛米撥去膿三瓣行推灸丁瘡一云云

禁喉痹第十

吸喉痹，父喉痹，母喉痹，婦喉痹，孫天生，汝時緣上，百草露，誰使汝著人喉裏，拘汝牙，折汝齒，破汝頭，破汝脅，神不得動，不得留停，北斗知汝名，吸吸急急如律令。

又法 吸日出陽，陽吸為喉痹腫毒，所傷莫癰莫痛，吸吸愈，急急如律令。

禁牙齒法

用桃板長一尺二寸，正面南向，閉氣書曰：某州某縣鄉里女某甲年若干，患口中左右若干齒痛。讀訖，埋三路頭，以石子蓋之，勿反顧。南山有一蟲，名赤松子，不食五穀，但食口中齒。埋汝三路頭，塞汝用石子，埋汝著樹東，千年萬歲不得起，急急如律令。

又禁牙齒法 用一枚杖，長三搓，復取兩指圍艾三炷，灸杖頭，止柱牙上，呪曰：登高山，望海水，中有一蟲，黃頭赤尾，不食五穀，專食牙齒。吾欲治之，搓兩指，神灸三壯，蟲死矣，急急如律令。

禁哽法 南山大虎，北山狐狸，江中大獺，海中鸕鷀，某甲得哽，共來吞除，急急如律令。

又禁哽法 四海蕩蕩，滑如苔上，五虎四獺，三鸕鷀，共來食哽，速消除，橫者即入，順者即出，急急如律令。

禁目痛法以呵之二七遍然後禁之

日出東方，赤如紫陽，兒子目痛，父母心傷。吾口一唾，明見四方。百藥千治，不如吾湯。若唾唾汝，汝眼毒消亡，急急如律令。

禁目痛法 神師所唾，自有方。日出東方，右陰左陽，瞳子生肉，瞻視無光，吾能誅罰，不避鑊湯。唾目二遍，還復故常。大吉神師，西岳靈方，急急如律令。

呪禁產運第十一

取蒜七瓣，正月一日正面向東，令婦人念之一遍，夫亦誦一遍，次第丈夫吞蒜一瓣，吞麻子七枚便止。丈夫正面向東行，誦滿七遍。不得見穢惡。受持之法，不用見尸喪，見即無驗。吾躡天罡，遊九州，聞汝產難，故來求，斬殺不祥，眾喜投，母子長生，相見面，不得久停。

留。急急如律令。

唾運鬼法（丈夫從婦人口中受取，婦人從男子口中受取）

天無梁，地無柱，五騎三龍使九虎押運鬼，汝身長少許，或在人心肝，或在人心肺，或在人心膂，吾受東海王禁，故來追捉汝，急急如律令。

禁運鬼法

先禹步三匝，左手持刀，右手持水，努目急氣，然後禁之，噀之曰：唾東方青運鬼，字青姖，年七十。南方赤運鬼，字赤姖，年六十。西方白運鬼，字白姖，年五十。北方黑運鬼，字黑姖，年四十。中央黃運鬼，字黃姖，年三十。唾天皇地皇，六律九章，是公運子之鬼，未嫁之女，頭亂如筐，腹脹如瓮，剋害忠良，唾汝急出，不得留藏。汝若不去，吾遣張丞伯捉汝，縛送鑊湯，急急如律令。（一云：運子之鬼，未嫁之女，頭亂如筐，腹脹如瓮，但行人間不見，運女唾之還本主，速出速出，更不見汝。張丞伯王問驅殺運鬼，斷萬千連，斷因緣，東唾无辜，西見運鬼來相呼，南唾无極，北見運鬼來相過，唾三寸刀二寸刃，先治反支，却治運，唾太山東門一把葦，舉高十丈，治運鬼初來如擗蛑，不著餘處，當眉眾一杯水唾運去，須臾不去，當自死，急急如律令）

禁產難方

先禁水一杯與服之，乃禁曰：天有陰陽，地有五行，星辰列布，日月精明，四時變化，不失其常，骨肉已成，四體已強，毛髮已就，今是生時，生遲何望，河伯在門，司命在庭，日月已滿，何不早生，若男若女，司命須汝，促出無遲，并持胞衣，急急如律令。

千金翼方卷第二十九

千金翼方卷第三十

禁經下

禁金瘡第十二

禁金瘡法

呪曰。吾被百箭。療無一瘡。一人挽弓。萬人驚張。一箭破於千陣。此禁亦是難。當急急如律令。

又法 正月一日日未出時取四壁下土和酒井華水向東三拜云。言受神禁願大神如是四方各禮訖。口含酒水四方悉噀至日中還復如此七日之中鮮潔齋戒。不得惡言出口。禁金瘡即定法呪閉氣噓三遍呵氣七遍唾之曰。

日出東方惠惠皇皇。上告天公。下告地皇。地皇夫人教我禁瘡。吾行步不良。與刀相逢。斷皮續皮。斷肉續肉。斷筋續筋。斷骨續骨。皮皮相著。肉肉相當。筋筋相連。骨骨相承。今會百藥不如神師。一唾止痛。再唾愈瘡。北斗七星教我禁瘡。南斗六星使瘡不疼。不痛不風不膿。北斗三台轉星證來。急急如律令。

唾瘡法

日出東方育育陽陽。上白天公。下白地王。地王有女。教我唾瘡。皮皮相養。肉肉相當。令瘡不疼不痛不風不膿。連筋續骨。肌生肉實。急急如律令。用王氣唾瘡良便有驗神吉。

禁血不止法 三七遍

日出東方。乍赤乍黃。南斗主瘡。北斗主血。一唾斷血。再唾愈瘡。青衣怒士。却血千里。急急如律令。

禁瘡斷血法

某甲不良。某甲不慎。為刀箭木石所傷。上告天公。下告地皇。地皇夫人教我禁瘡。一唾止血。再唾合瘡。兩皮相連。兩骨相當。新瘡莫痛。故瘡莫膿。急急如律令。

禁金瘡法

吾是天師之子。為師之所使。執天有綱。執地有紀。一百二十禁呪。吾以受之。吾禁此瘡。金血須止。吾與天地同體。令瘡合。急急如律令。

唾百種瘡法

神師所唾。口為雷門。唾為霹靂。雷公主陰。霹靂主陽。殘賊結氣。唾下消亡。急急如律令。

禁唾惡瘡毒法

先閉氣三通。神師受告。大道最良。呪曰。

百藥之長。不如吾之膏唾。吾仰天唾。殺飛鳥。唾南山之木。木為之折。唾北山之石。石為之裂。唾北方之水。水為之竭。唾百蟲之毒。毒自消滅。唾百瘡之毒。生肌斷血。連筋續骨。肌生肉實。扁鵲盧醫教我禁方。三唾何瘡不愈。何毒不去。天音神師今在汝處。急急如律令。

禁水洗瘡法

先左營目三周。閉目視瘡中。閉氣一息。欲止然後禁之。無弱無強。為其所傷。清血無流。濁血無往。一青一黃。一柔一剛。皮皮相值。脉脉相當。南方止血。北方止瘡。東流海水。寒熱如湯。朝令淹露。暮令復故。醫王扁鵲。藥術有神。還喪車。起死人。不膿不痛。知道為覓。知水為神。急急如律令。

禁漆著人法 三七遍

漆翼丹盈。漆翼丹盈。丹為兄。漆為弟。汝不漆杯以盂。乃漆人肌膚。刀來割汝。斧來伐汝。汝不疾去。鹹醋苦醋唾殺汝。急急如律令。

一云。燒故漆器。當著漆急唾之。赤非非。漆賢丈夫著車移丙丁。使著收攝之。不得著人體。不得著人皮。急急如律令。一云妾移移漆賢丈夫著車移丙丁使著以壬癸何由得著人皮膚辛收攝漆賢丈夫急急如律令

禁火爛瘡法

浮陽浮陽火燒東壁東壁窮爈上付河伯還付壬癸火精毒滅入地千里急急如律令

禁蠱毒第十三

呪蠱毒文

毒父龍盤推毒母龍盤脂毒孫無度毒子龍盤牙若是蛆蛛蜣蜋還汝本鄉蝦蟆蛇蜥還汝槽櫪今日甲乙蠱毒須出今日甲寅蠱毒不神今日丙丁蠱毒不行今日丙午還着本主雖然不死腰脊僂拒急急如律令

禁蠱毒法

取一赤雄雞淳色者左手持雞右手持刀來至病人戶前去屋霤三步便三聲門尉戶丞某甲病蠱當令速出急急如律令以雞頭柱病人口中三遍畢以苦酒二合刺雞冠上血內苦酒中便與病人服之愈

呪魘蠱及解法

天無梁地無柱魘蠱我者還著本主一更魘蠱不能行一午魘蠱不能語太山昂昂逐殺魅光魅翁死魅母亡魘蠱大小驅將入鑊湯急急如律令

又呪曰食鬼將軍摩牙利齒不食餘味止食魅鬼魅鬼九千九萬戶少一不足下符來取魅鬼速還本主不歸本主反縛送與急急如律令

又有將軍字屈丘牙形帶劍持戟鉾出門入戶遠地遊捉得魅鬼便斫頭又有一神字窮奇頭如破筐髮強相口如羅披惡神祇不食五穀食魅皮朝食一千暮食九百一口不足使來便索急急如律令

禁五蠱（腈氣急用此）

九真斗光道氣并行大寒小熱當從內出最巨夷憂除烈水火之光宅中凶殃大神丈人入其身形恍惚無常大道正教真道常行邪氣急滅手下急急如律令

又法呪曰

東方青帝魘人鬼南方赤帝魘人鬼西方白帝魘人鬼北方黑帝魘人鬼中央黃帝魘人鬼魘公字阿強魘母字阿防有人魘我者還令著本鄉誦魘二七鬼走出誦魘二九魘鬼還向本主走若當不走吾語北斗急急如律令

禁遁注第十四

禁注法

吾從天南來至北食鹽三斛飲水萬千經江量海手捉丘山口含百毒心懷蚰蜒唾天須轉唾地陷穿唾石碎裂唾火滅煙唾鬼即死唾水竭淵東方之注自名醫入人體中注心根神師呪注注滅門南方之注自名青入人體中注百脉神師呪注注即易西方之注自名搖入人體中注脊腰神師呪注注即消北方之注自名雌入人體中注心脾神師呪注注即移中央之注自名雉入人體中注十指神師呪注注即死四方之注盡已亡惟我五藏永安強急急如律令

禁注出血法（三七遍急噀之）

東方之注自名羊入人體中主腹腸神師呪注注即亡南方之注自名狗入人體中主心口神師呪注注即走西方之注自名雞入人體中主心臟神師呪注注即迷北方之注自名魚入人體中主六府神師呪注注即無中央之注自名雉入人體中主心裏神師呪注注自死

謹告病人身中諸注殃若在心腹及胷腸或在四肢并中央

謹告四方諸關節急送血殃三焦關元下部膀胱若有若無不出者亡速去百年毒神符欲居汝處急急如律令

又法

注父張。注母楊。注兄靖。注弟強。注姊姫。注妹姜。知汝姓字。得汝宫商。何不遠去。住何所。塟前出封侯。後出斫頭。前出與賞。後出與杖。汝今不去。住何所。塟急急如律令。

又禁注法

東方青帝食青色之注　南方赤氣食赤色之注

西方白帝食白色之注　北方黑帝食黑色之注

中央黄帝食黄色之注　五帝之神食十二注。北斗七星食一百二十注。或食土公注。或食土母注。或食土子注。或食土婦注。或食土孫注。或食土孫婦注。或食生人注。或食死人注。或食飛尸遁注。大注消。小注滅。急急如律令。

又禁注法三七通

東方青注　南方赤注　西方白注　北方黑注。中央黄注。五方五注。何不速去。雷公霹靂欲居汝處。吾唾山山崩。唾石石裂。唾火火滅。唾水水竭。吾唾五毒。逐口消滅。急急如律令。

呪注文

吾是太山之子。今為太山所使。口如天門。不可枉張。唾如毒藥。氣如秋霜。當吾者死。值吾者亡。五注之鬼。速出速去。不得留藏。急急如律令。此呪當晨朝日初出時。遣病人淨洗手面。向東方至心禮太山訖。更以水洗手。至心合掌正西立。師當在東正當病人面向南立。以此呪之七遍。便愈。若不愈者。明晨更如是呪之。不過三朝。無不愈者。

禁唾飛尸入腹急切痛法

請天上飛龍。窮奇白虎。眼如明星。腹如建鼓。齊功叩齒。主食惡鬼。入食飛尸。出食殃魅。人生於天。吞氣受道。身形之中。非汝所處。形中五部。各有所主。肝為青龍。肺為白虎。心為朱雀。腎為玄武。脾為中府。主御四方。上有眞人。赤城童子。下有咸池。青腰玉女。各守部界。不得留住。方名道人。教來治汝。頭則法天。身法北斗。手為魁剛。口為金斧。主授六甲。直神輔汝。何鬼不出。何尸不走。急急如律令。

按摩卒中注忤魍魎法

配陰脉十三。陽脉十五。二十八脉。隨手上下。一脉一通。知汝有苦。男祥女祥。客死不葬。骸骨消散。流離道傍。驚恐馳走。責人酒漿。南山有一人。名窮奇。不食五穀。但食鬼皮。朝食鬼父。暮食鬼母。食正欲壯。復索鬼子。急急如律令。

禁邪病第十五

凡鬼邪著人。或啼或哭。或嗔或笑。或歌或詠。稱先亡姓字。令人癲狂。有此狀者。名曰鬼邪。唯須伏鬼遣之。乃差。治之法。正發時。使兩人捻左手鬼門。鬼市。兩人捻右手。如左手法。鬼門者。掌中心是。鬼市者。腕後厭處是。伸五指。努手力。則厭處是腕後者。大指根兩筋中間是。一捻之後。不得蹔動。動鬼出去。不得伏鬼。又不得大急。若大急則捻人力盡。力盡即手動。手動即鬼出。亦不得大緩。若大緩復不能制鬼。惟須以意消息。令緩急得所。復使兩人投㨿子。刺兩肩井中。緩急如鬼門鬼市法。以鬼伏為限。若不伏。稍稍急刺。若鬼伏即稍輕刺之。若病人是丈夫肥壯者。則急刺之。量人之強弱消息。以意。若㨿尖利。以布物裹之。勿令人傷。亦須誦呪。必臣伏。如狀貌中有似伏狀。不復相罵。下情求首。叩頭求去。遣一人捉呪師自問鬼之姓名。住何州縣鄉里。年幾貫屬。伴侶幾人。又問來意。有所須為何事來。一依病人口筆寫之。若其臣伏。叩頭求去。不敢更住者。且停刺肩井等。依其所須備覓發遣之。須食與食。須金銀車馬。即采畫人馬像。金銀綵帛。隨其形貌。悉盡作之。

絹帛以白紙作金，以桃子染之。若是遠來之鬼，須給過所者，亦即給之。即日早發遣，或待後發遣，亦得。送鬼之時，須桃符一枚，長七寸，闊三指，綜縱一條，長七寸，以朱書板上，著年號月朔日子，鬼之鄉里姓名，年幾，從人頭數，告五道大神、河伯將軍：上件鬼某甲等，在我家中作如此罪過，捉獲正身，所索之物並已具給，發遣速出去，不得久停，不得久住。急急如律令。

炬火禁邪法（去百鬼，斷萬邪）

勑粉火治邪，亦可以按摩病人。若欲斷邪鬼，以勑粉火，以一炬火著戶外，令病人往外，又師捉一炬火作禹步，燒粉，令病人越火入戶，還牀，以向者一炬送大門外道上，去門百步棄之，勿反顧。師取一盆水著病人戶限內，以大刀橫上，亦可。然燈置病人屋內，令晝夜不滅，至病差。師捉火炬燎病人身上，隨多少治病，呪曰：

勑良天火赫赫奕奕，千邪萬惡，見火者避。急急如律令。

呪水噴病人法

先取淨水一器，呪三，吸氣閉目，存鬼神怒五氣擊之，呪曰：

持清持濁，持正持水，所為物無不消化，怒石石裂，怒木木折，邪不干正，危不入身，大道流行，攝録邪精，神祇所怒，玉石皆化，何病不愈，何災不斷，速出速出，急急如律令。

呪水治百病法

先取淨水，以器盛之，十呪曰：

太一之水祖且良，舉水向口，續神光，大腸通，膀胱蕩滌五藏，入胞囊，脾腎太倉，耳目皆明，百病除差，邪精消亡。急急如律令。（噀之遍身，然後用之）

禁惡獸虎狼第十六

夫草野山林行，見惡蟲，但閉右目，以左目營之，三匝，鬼神見之伏而頭著地也。

禁虎入山法

吾登行五嶽，前置辟邪，六駮後從，麒麟師子，揚聲哮吼，野獸猛虎，聞吾來聲，伏地不語，若不避吾，檄蟲殺汝。急急如律令。

勑禁虎法

天一太一，李耳伯陽，教我行符，厭伏虎狼，垂頭塞耳，伏匿道傍，藏身縮氣，疾走千里，舅氏之子，不得中傷。急急如律令。

禁蛇毒第十七

三月三日夜，向北燒香，閉氣誦滿三七遍，呪曰：

日出東方，赫赫煌煌，報你蛇蟲，遠逃深藏，你若不藏，鸛鵲步剛，食你蛇頭，吞汝入腸，大蛇死，小蛇亡。急急如律令。

禁蛇法

押蛇頭，呪曰：寅加卯，寅加卯，三遍即愈。若欲發蛇毒，押蛇尾到誦之：卯加寅，卯加寅，蛇毒即發劇。一注：盤石相押，左手自餘皆同。

又法

庚寅卯，庚寅卯，三遍即愈。若欲令發，云：卯寅庚，卯寅庚，即發。

又法

辰生巳，辰生巳，蛇毒即止，三遍即愈。欲令發者，云：巳生辰，巳生辰，即發。

禁蛇法

一名蛇，二名蟾，三名蝮，居近野澤南山腹，蛇八公，青蛇母，黑蛇公，字麒麟，蛇母字接肋，犀牛角，麝香牙，鸛鵲嘴，野猪牙，啄蛇腹腹，熟啄蛇頭，頭爛，蜈蚣頭，鴆鳥羽，飛走鳴喚，何不急攝汝毒，還汝本鄉，江南畔。急急如律令。

禁蛇斂毒法

暉暉堂堂，日沒亭光，姿擢之節，嗟蛇萬方，蛇八公，字蚰蜒，蛇母字彌勒，汝從江南來，江北言，汝何失準，則汝當速斂毒，若不收毒吾有鵂鳥舌。野猪牙蜈蚣頭何咋沙。吾集要藥破汝速出速出。斂毒還家。急急如律令。

一法

器朱書此符。左手把之。閉氣唾禁。捻目向王爲之。吾一唾開天門。再唾諸黃泉。天下有惡毒皆來歸吾前。吾今捉你。一唾得千千。急急如律令。

山鵲蛇　山蚱　山青蛇　澤青蛇　馬蛇　蛟黑似蜥蜴

右六種螫人不死。令人殘病。呪曰。

吾有一切之禁。山海傾崩。九種惡毒。元出南廂。令渡江北。專欲相傷。吾受百神之禁。惡毒元出南邊。今來江北。截路傷人。吾一禁在後。你速攝毒。受命千年。急急如律令。

白朔蛇　蒿脊蛇　赤蛇　黃蛇　水蛇　青蛇

右六種嚙人不傷。直禁即差。

子蛇　尺八蛇　土蝎蛇　沙蝨　毒到蛇　白蜴蛇

罔蛇　蟒蛇

右八種蛇人著者。須藥治。呪曰。

道邊一木。百尺無枝。鳳凰嘴如絲。速去速去。吾不知。急急如律令。

禁蠍蜂第十八

禁蝲蝲法 捻蛇目閉氣向王爲之

蠕蝲神祇。八節九枝。兄字大節。弟字蠍兒。公字腐屋草。母字爛蒿枝。但自攝斂汝毒。不出去何爲。急急如律令。

呪蠍法

蹀蹀移移。八節九枝。公字腐草。母字蒿枝。緣他籬落。螫他婦兒。何不收毒。欲往何爲。山雞戴勝。食汝四肢。頭破尾折。伏地莫移。急急如律令。一云山雞戴勝角拉爾腰斷不得動尾云云

又曰。蠍蟲毒止。速收你尾。河伯將軍。鐵鉗銅指。押你腰斷。不得動尾。急急如律令。

禁毒蠍螫人法

先二日齋戒。正朝一日日未出時。淨澡浴洗手。北堂東頭下誦之三七遍。呪曰。

天有八節。地有九枝。一兆草木。二兆蒿枝。上他牀上。傷他婦兒。速去速去。戴勝來追。不痛不疼。不腫不膿。急急如律令。

禁蜂毒 捻蜂目左營目閉氣向王爲之

東方青毒還東方　南方赤毒還南方　西方白毒還西方

北方黑毒還北方　中央黃毒還中央

黃蜂颭颭。黑蜂奕奕。王有小女。嫁與河伯。吾有銅掌鐵指。押汝便死。汝是小蟲。何不速去。毒陰。吾曰大鳥數翅三千八萬里。不得張口。汝應是死。急急如律令。

禁蜂毒法 捻蜂目左營目向王閉氣爲之

兄弟三人走出野。大兄名蝮。南山上下。中兄名蛇。走田野。小弟名蜂。看屋梁。堅如瓦。熱如火。二七唾。毒當齊。急急如律令。

禁惡蚝螫人毒法

蛆似蜂著山藂。蚝似蝎著山腹。老蚝蚑緣木枝。兄弟五人吾都知。攝汝五毒莫令移。汝不攝毒滅汝族。急急如律令。

禁惡蚝文 一云狐尿刺傷人腫當急閉氣治唾之即愈一七不愈二七遍

日出東方乍赤乍黃。瓜熟離蔓。椹熟離桑。東家齒人狗西家好婦娘。呪此小蟲雄狐毒死雌狐毒亡。急急如律令。

禁狗鼠第十九

呪曰　日出東方。何堂堂。狗不名狗。名大黃。皇帝遣汝時。令嚙猴與鼠。不令汝嚙人。傷若嚙人傷。白虎吞入汝腸。急急如律令。一云不令汝嚙人傷爛汝齒腐汝牙自不去虎啾汝云云

禁狗毒法

犬牙狗齒，天父李子，教我唾汝，毒出乃止。皇帝之神，食汝腦髓；白虎之精，食汝之形。唾汝二七，狗毒便出。急急如律令。以氣噓呵之，捻狗目，左營目向王爲之

禁狗令不咬人法捻狗目向王閉氣七息，七禁之，令不咬人

吾口如天門，不可枉張，舌如拔劍，唾如秋霜，北斗照耀，列宿天蒼，車集聲氣，正其發陽，牽牛持形，織女侍傍，此之小狗，呪之滅亡，天狗地狗，何反不走，欲傷我者，牙折口啞。急急如律令。一法下文不同，今不取

又法

取西廂屋簷下土，擣末，絹羅之，和大苦酒漬，作團如雞子，於瘡上摩之，呪曰：

東方木爲折，南方火爲滅，西方金爲缺，北方水爲竭，中央土爲絶。吾太上府逢西王母，教我禁毒，語我神方。東句枝，西句枝，庶民枉狗，咬我天公兒，急出急出，汝若不出，莫使我怒，吾能唾山崩，唾石裂，唾火滅，唾海竭，速出速出。急急如律令。如此三呪，擘泥中見隨狗毛色，有驗。

又取竈中黄土，與水和作泥丸，如雞子大，摩瘡上，隨犬毛色毒隨而出，擘破泥丸，明視之。瘡痛則又以一盆水寫屋上，以器盛取，以洗瘡，餘水破落地，則和爲泥，封瘡上，擘中必見犬毛色，瘡不疾痛也。

禁狗文

呪曰：汝是小犬，惡獸之餘，爲物有幸，得與人居，汝命如泥土精空虚，吾以西方白虎咬汝頭，汝毒急收。急急如律令。

凡向人家，先以脚蹋門右，呪曰：

主人某甲家門丞户尉，籬落諸神，主人有狗，黄白不分，師來莫驚，師去莫瞋。急急如律令。

禁狗不吠人法

黄狗子，養你遣防賊捕鼠，你何以嚙他東家童男、西家童女？吾請黄帝竈君，震宫社土，付與南山黄斑、北山黑虎，左脚蹋汝頭，右脚蹋汝肚，向暮必來咬殺食汝，狼在汝前，虎在汝後，三家井底黄土塞汝口，吾禁你四脚蹉，不得走，右擲不得左擲，擲罩，吾來上牀，汝亦莫驚，吾出十里，汝亦莫起。急急如律令。

禁鼠令出法

桃枝一枚，茅草索一條，呪曰：

天皇地皇，卯酉相當，天皇教我壓鼠，羣侣聚集一處，地皇教我壓鼠，羣侣聚集一處，速出速出，莫畏猫犬，莫畏呪咀，汝是猫之讎，又非猛獸之侣，東無明，南無明，西無明，北無明，教我壓鼠失魂精，羣陽相將南西一作目失明，呼喚盡集在於中庭，急急如律令。作此法時，於室中净掃地，穴前遍掃之，桃枝以茅草索結枝中腹，以三酉歷穴立呼之矣。

初越集鼠法

初越時，以香湯沐浴身，灑室中及庭前地，訖，用三盆，三家粟粉，以刀子横著盆上，以灰匝之，以筆一管，去盆三尺著地，所有穴前皆安灰廣一尺，上作子字一云穴上紫字，乃呪曰：

北斗三台，招摇所録，天李自形，必歸所屬，寄食附人，穿穴我屋，胡爲楊時，飲食欲熟，急勑鼠王，召集眷屬，大鼠小鼠，并須來食，側立單行，洗盪心垢，伏罪勿走，汝父小奚，汝母幽方，汝兄阿特，汝弟阿當，汝妹僕姜，室家相將，歸化坐傍，固告勑汝，莫以舊爲常。急急如律令。

又去鼠法

鼠必棄兇，牛必棄兇，蛾蛾必棄兇，犯犯必棄兇，毋名必棄兇，三喚神來赴。

欲辟之法悉在華上，勿得東西。

解放鼠法

日東向曠二里，西向曠二里，辟方八里，此廣闊耐停止。雞零星牽至廳，雞零祿牽至獄。汝等此中行，勿得與人相牽觸，當斷汝手足，急急如律令。

禁鼠耗并食蠶法

呪曰：天生萬蟲，鼠最不良，食人五穀，啖人蠶桑，腹白背黑，毛短尾長，跳高三尺，自稱土公之王。今差黃頭奴子三百箇，猫兒五千頭，舍上穴中之鼠，此之妖精，呪之立死，隨禁破滅，伏地不起，急急如律令。

越百怪法

乾坤定位，陰陽化成，門丞戶尉，侍從交并，二十八宿，黑白赤青，千殃萬怪，急收汝形，吾知汝姓，吾知汝名，急須屏跡，不得久停，違即斬殺，萬不得生，急急如律令。

又呪曰：日出東方，赤如紫陽，百怪妄起，損害忠良，吾口呪之，辟除凶殃，怪聞我呪，速去他方，禍去福來，萬惡潛藏，急急如律令。

護身禁法第二十

呪曰：諾諾，罪罪，左帶三星，右帶三牢，天翻地覆，九道皆塞，使汝失心，從此迷惑，以東為西，以南為北，人追我者，終不可得。明星北斗，却閉千里，六甲反張，不避禍殃，乘車追我，折其轅軸，乘馬追我，撞其兩目，步行追我，腫其兩足，揚兵追我，刀反自伏，明星北斗，却敵萬里，追我者亡，覓我者死，牽牛織女，化為江海，急急如律令。

又法

太一神人曰：凡欲遠行，避難若為惡人追逐，危厄之中，出門禹步三，呪乃去，可以消災，追我者迷惑，五道旋轉，到逐惡人欲來侵己者，逆而却之。呪曰：

東方青毒，南方赤毒，西方白毒，北方黑毒，中央黃毒，五毒之氣，今有某甲，無道欲來侵吾，吾被太一神符，歷行四海，乘風駕雲，使有限會。某甲懷惡逆之心，殘賊忠良，不肯休止，五毒之氣，并力收攝，付與地官，莫令某甲復懷惡心，賊害之意，應時了命，言切千二百等，急急如律令。

若逢怨家惡人法

先却三步，捻生人喉，又以左足大指蹹地，呪曰：

北斗神君，來滅惡人，斬截冤家某甲頭，送上天門，急急如太上老君魁剛律令。

又法

惡人欲來侵害者，先閉氣三噓，竊呪勿令人聞。呪曰：

頭戴朱雀，足履玄武，左佩青龍，右佩白虎，吾來到處，百惡悉走，吾有天丁力士，椎殺惡鬼，遠迸千里，急急如律令。

自防身禁呪法

咄某甲，左青龍蓋章甲寅，右白虎監兵甲申，頭上朱雀陵光甲午，足下玄武執明甲子，脾為貴子中央甲辰甲戌，急急如律令。

右此一法，凡是學人，常以旦夕閑誦，令熟，莫使聲出。若有縣官口舌，軍陣危險，厄難之處，四方興功起土，殃禍之氣，或入他邦，未習水土，及時行疫癘，但以晨夜數數存念誦之，勿忘。若弔喪問病，臨尸凶禍之家，入門一步誦一遍，出門三步誦二遍，皆先叩齒三通，并捻鬼目。

又法

凡行山澤，晨夜恐怖之處，使人鬼惡總不相忤。呪曰：

人皆濁我獨清，人皆去我獨得，人皆穢我獨丁，人皆枯我獨榮，人皆破我獨成，天長地久，我與并依文昌，遊八星，登太玄星，紫庭飲甘露，食陽精，佩日月，體安寧，乘三鳳，駕羽英，堅藏擇九天仙公，以越刑。急急如律令。

被人所禁解之法

先捻生人喉，呪曰：煒煒煌煌，天有九柱，地有九梁，北斗七星，爲我除殃，青龍在前，白虎在後，青龍飲汝血，白虎咬汝喉，頭破腦裂，汝死不擇日。急急如律令。

被人禁却解之法

噴之行頭及天公，亦是吾師；坐頭及天公，亦是吾師；眠卧及天公，亦是吾師。却看天師欲作禁，吾解千禁萬惡，若有禁吾，反自著。急急如律令。

禁令家和法

南無伽帝伽帝膩伽帝，收溜避，南無阿乾陀羅呵，彌陀羅灌陀沙婆呵。

右此法能令家內有不孝子、不順婦女皆孝順。用法：取一把土，呪三七遍，置家大門下；又呪一把，置中門下；又呪一把，置堂門下；又呪一把，撒在井中；又呪一把，置竈額上。如是七日，內外自然和順。但使行禁人精心呪之。

又凡人行處不安穩，疑有恐怖之事，即以氣噀之，便以拒禁呪之曰：急令辟惡鬼，除制不祥，衆邪消盡，魍魎逃亡，神符宣流，以知天惡，當我者死，值我者亡。急急如律令。

又法

唾三十六鬼，大鬼打頭破作七分，如阿梨樹枝。沙呵。

凡行經神廟及斷虎狼呪

吾爲天地祭酒，當爲天地，頭戴日月，身佩北斗。急急如律令。

禁惡人鬼火法

呪曰：吾是元皇之孫，太上之子，口含聖眞，神氣付與東西白鬼，隨吾驅使。吾東向一唾，九木折；南向一唾，八火滅；西向一唾，金剛缺；北向一唾，流水絶。道氣流布，隨吾所說。急急如律令。

禁賊盜第二十一

夫欲出行，先畫地爲壇，房中六尺，庭中六尺，野外六十步。置十二辰位，身居甲地，自呼名某乙，今欲出往某處征討，時神保佑於我吉昌。三言乾，大呼青龍下，呪曰：六甲九章，天圓地方，四時五行，青赤白黃，太一爲師，日月爲光，禹前開道，蚩尤辟兵，青龍俠舉，白虎承衡，熒惑先引，辟除不祥，北斗誅罰，除凶去殃，五神導我，周遊八方，當我者死，向我者亡，欲惡我者，先受其殃。吾受北斗之孫，今日出行，乘青龍，出天門，入地戶，遊陰中，復華蓋，去寇賊，子楯刀戟弩，見我摧伏，莫敢當禦。急急如律令。

禁賊法

唾此惡賊，欲來狂圖，其甲者或從東方青帝來，或從南方赤帝來，或從西方白帝來，或從北方黑帝來，或從中央黃帝來，欲來傷害人者，令其作事莫成，拔刀自刺，拔箭自射。吾於四道開通，盜賊伏匿，五兵摧折，蜂蛇莫動，大尾辟側，百蟲莫令相傷。吾禁五方惡賊，伏吾手下，不得浪行。急急如律令。

呪童子令說鬼姓字第二十二

太上老君禁神，三呼三吸，以取其眞。

東方青帝木中精　南方赤帝朱雀形

西方白帝白虎神　北方黑帝乘舡行

中央黃帝黃龍聲

吾有其禁知天神蓋不自發身歸誠日南施禁火精日北施禁五帝動經吾三禁莫敢不來神道神名鬼道鬼字蠱道蠱名魁道魁字偷道偷名賊道賊字高山騰蛇下山騰蛇高山之崎下山之峻或在天上或在人間河伯將軍五道脩羅十二神將登明君天魁君傳送君小吉君勝光君太一君天罡君大衝君功曹君大吉君速送速送汝名不得久停急急如律令

禺天佽　九九山符使蠱　國三籙法玉　圜鬼一本如此

右前件取清水半升以刀子攪之誦此呪三七遍與小兒飲之朱書前件籙於小兒膊髆作下少時召鬼並來小兒自見一一問之即道所作病所作鬼抄取姓名發遣如治癲法與過所遣之如上說也

度符啓請神言曰

先上香呪筆曰　以筆指口鳴六鼓

謹請東方青帝老君來下纏吾筆

謹請南方赤帝老君來下纏吾筆

謹請西方白帝老君來下纏吾筆

謹請北方黑帝老君來下纏吾筆

謹請中央黃帝老君來下纏吾筆指天天傾指地地穿指鬼鬼死指人人生急急一如太上老君律令

請五方水度符言曰

謹請東方青龍真氣入吾水中

謹請南方赤龍真氣入吾水中

謹請西方白龍真氣入吾水中

謹請北方黑龍真氣入吾水中

謹請中央黃龍真氣入吾水中

謹請五方五龍真氣入吾水中吾水非常之水黃桃作湯吾刀非常之刀七星俠傍吾口非常之口內含魁罡水在江中名曰江水水在井中名曰井水水在井中名曰井水水在吾椀中名曰清淨神水水在吾口中名曰太上老君解穢之水吾水噀山山崩噀地地裂噀人人生噀鬼鬼滅急急如律令

灑水言噓係天師陽平等二十四化真氣臣某弟子自稱道號某嶽真人某先生以今月今日今時奉為某家弟子度某符隨符言之　神符度呪曰

日出東方光曜表裏行符勅水出於老子老子行符從五岳所使東九夷從符行南八蠻從符起西六戎捉鬼軍北五狄破鬼營中三秦從符所攝急急收錄一鬼不去斬付北獄天有三皇地有五岳某所行符自有法則非當吾真當符者死值符者亡一鬼不去斬付魁剛急急如律令

又曰符主東方木折　南方火滅　西方金缺　北方水竭

中央土裂　符主天清地裂人生鬼滅急急如律令

噀水三口　度神符主符啓請

謹請虛無直符直事三十六人從吾符行

謹請太清直符直事今歲直符直事今月今日今時直符直事各三十六人從吾符行保某家弟子三災度脫急急如律令

噀水三口又曰天圓地方六律六章神符燒香災厄消亡符到奉行急急如律令

禁經上下兩卷二十二篇其間辭語鄙野蓋出俗傳思邈切於救人寔錄其文不加刪潤今具有云庶成一家之書

千金翼方卷第三十

文政十二年重彫元大德刊本

校正千金翼方後序

夫疾病之至急者有三。一曰傷寒。二曰中風。三曰瘡癰。是三種者。療之不早。或治不對。病皆死不旋踵。孫氏撰千金方。其中風瘡癰可謂精至。而傷寒一門。皆以湯散膏丸類聚成篇。疑未得其詳矣。又著千金翼三十卷。辨論方法。見於千金者十五六。惟傷寒謂大醫湯藥雖行百無一效。乃專取仲景之論。以太陽方證比類相附。三陰三陽宜忌。霍亂發汗吐下後陰易勞復病爲十六篇。分上下兩卷。亦一時之新意。此於千金爲輔翼之深者也。從而著之論曰。傷寒熱病自古有之。名賢濬哲多所防禦。至於仲景特有神功。尋思旨趣。莫測其致。有以見孫氏尊而神之之心也。是二書者。表裏相明。至纖至悉。無不該備。世又傳千金髓者。觀其文意殊非孫氏所作。乃好事者爲之耳。王道集外臺秘要方。各載所出。亦未之見。似出於唐之末代。博雅者勿謂其一家書也。至於合藥生熟之宜。炮炙之制。分兩升斗之齊。並載千金凡例中。此不著云爾。

大德丁未良月
梅溪書院刻梓